新生儿呼吸病学与超声医学

封在李　主编

辽宁科学技术出版社
·沈阳·

图书在版编目（CIP）数据

新生儿呼吸病学与超声医学 / 封在李主编 .—沈阳：
辽宁科学技术出版社，2023.3
ISBN 978-7-5591-2943-7

Ⅰ.①新… Ⅱ.①封… Ⅲ.①超声应用 – 新生儿疾病
– 呼吸系统疾病 – 诊疗 Ⅳ.① R725.6

中国版本图书馆 CIP 数据核字（2023）第 048383 号

出版发行：辽宁科学技术出版社
　　　　　（地址：沈阳市和平区十一纬路 25 号　邮编：110003）
印　刷　者：辽宁鼎籍数码科技有限公司
经　销　者：各地新华书店
幅面尺寸：210mm×285mm
印　　张：20.75
插　　页：4
字　　数：600 千字
出版时间：2023 年 3 月第 1 版
印刷时间：2023 年 3 月第 1 次印刷
责任编辑：丁　一
封面设计：许琳娜
版式设计：袁　舒
责任校对：赵淑新　刘　庶

书　　号：978-7-5591-2943-7
定　　价：228.00 元

联系电话：024-23284363　15998252182
E–mail：191811768@qq.com

作者简介

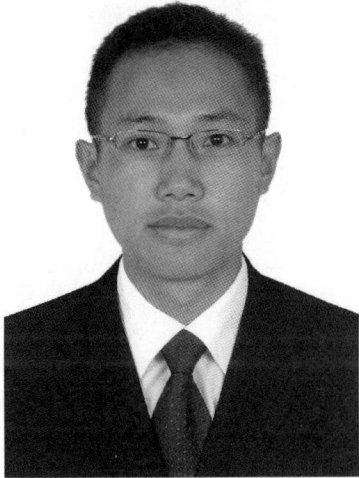

封在李，男，拉祜族，1984年9月出生于云南省腾冲市，昆明医科大学附属德宏医院（德宏州人民医院）小儿内科副主任医师，儿科学硕士，副教授。

专业：小儿内科（新生儿科）。

研究方向：新生儿呼吸系统疾病、新生儿超声影像。

擅长：新生儿常见疾病诊治、早产儿管理，新生儿疑难、危重疾病的救治。

参与国家自然科学基金项目1项（排名第2），主持云南省科技厅科技计划项目基金1项，主持云南省教育厅科学研究基金项目1项，主持昆明医科大学附属德宏医院（德宏州人民医院）科学研究基金项目 1项，发表论文30余篇。

工作期间曾到复旦大学附属儿科医院、朝阳区妇幼保健院、吉林大学白求恩第一医院等研修新生儿学、儿童超声影像学、新生儿超声影像学、小儿神经内科学等学科。

前　言

随着肺脏超声技术的不断发展，超声诊断肺部疾病技术已经非常成熟，既往需要依赖胸部X线甚至CT检查才能诊断的常见肺部疾病，现在可借助肺脏超声做出明确诊断，且较传统X线检查具有更高的准确性和可靠性。

新生儿科近年在国际国内发展非常迅速，相关疾病的辅助检查、诊断和治疗等更新非常快，相应的临床技术也在不断更新和创新。新生儿疾病中以胸部、肺部疾病较为常见，尤其在早产儿中因出生时的肺成熟程度不同，在宫外生长发育过程中胸部、肺部疾病更为常见，在肺逐渐发育成熟过程中可能需要多次胸部、肺部检查、评估；近年在国际国内兴起的肺脏超声检查技术能避免或减少X线胸片的放射性损伤可能，还具有简便、准确、可靠、可在床边开展、可以随时检测、便于动态观察等优势，特别适合在新生儿胸部、肺部疾病中使用。为此笔者结合多年进修、学习和临床经验编写了《新生儿呼吸病学与超声医学》。

本书从临床实用的角度出发，针对胸部与呼吸系统疾病的概述、病因病理、临床表现、诊断、鉴别诊断、辅助检查、治疗及预后进行了详述，辅助检查内容加入超声的检查诊治内容和超声新技术的应用，达到系统、规范、科学、前沿地进行新生儿胸部与呼吸系统疾病诊治，掌握超声在这些疾病中的应用。既提高诊治的规范性和诊治水平，又能掌握肺脏超声的应用，尽量减少或避免患儿的放射性损伤风险。

为了更方便地学习、理解和应用肺脏超声，本书进行了超声基础理论的介绍，因为肺脏超声使用到CDFI机会较少，所以对CDFI没有进行详细介绍。本书中涉及肺脏超声的内容没有进行非常详细的介绍超声如何检查，没有详细介绍超声影像的判断基础，而是立足于具备一定肺脏超声基础知识，同时具备一定的CDFI知识的前提下进行本书的学习和使用。本书中涉及肺脏超声的内容更多以肺脏超声的表现、肺脏超声作为一种辅助检查技术、辅助诊断、鉴别诊断、治疗随访的角度进行阐述其应用；如果没有肺脏超声基础建议参阅和学习：夏焙教授等主编的《小儿超声诊断学》（第2版）；姜玉新等主编的《超声医学住院医师规范化培训规划教材》；李锐主编的《人体正常超声解剖图解》；Daniel A. Lichtenstein主编的《重症肺超声》；刘敬教授等主编的《新生儿肺脏疾病超声诊断学》（第2版）；结合李欣等主编的《中华影像医学儿科影像卷》学习。

本书内容条理清晰，重点突出，简洁实用，理论联系实际，增强了本书的实用性和可读性。另外本书还通过结合国际国内认可的标准和指南，力求科学、规范、前沿、指导性强。是目前国际、国内第一本科学、系统地介绍新生儿胸部与呼吸系统疾病诊治与超声实践的书籍。

辽宁科学技术出版社出版了国际、国内第一本《新生儿呼吸病学与超声医学》，对推动新生儿呼吸病学诊治和超声在新生儿呼吸系统疾病中的应用发挥了重要作用，在此表示感谢！

本书出版得到了云南省科技厅科技计划项目（项目编号：202201AY070001-220）、 德宏州人民医院（昆明医科大学附属德宏医院）科学研究基金项目（项目编号：2022DY008）和云南省教育厅科学研究基金项目（项目编号：2019J1316）的支持，在此表示感谢！

　　衷心期待肺脏超声能够在我国新生儿领域广泛地开展与正确地应用，期待肺脏超声在之领域的同仁们的不断努力、探索、研究下能更客观、全面地服务和惠及更多的新生儿，尤其是需要反复检查随访的早产儿。

　　由于编者接受理解能力及水平所限，对疾病的研究尚不够深入，且同一疾病不同程度、不同阶段的超声影像表现同其他影像表现一样也有所差异；加之可借鉴的参考书籍较少，差错和不妥之处在所难免。恳请广大读者和同道们不吝赐教与指正，以利于编者修正错误及进一步提高。

编者：

目录

第一章　超声基础理论 ……………………………………………………………………… 001

第一节　超声诊断物理基础 ……………………………………………………………… 001

第二节　超声仪器 ………………………………………………………………………… 006

第三节　超声新技术的临床应用 ………………………………………………………… 009

第四节　超声临床诊断基础 ……………………………………………………………… 009

第五节　彩色多普勒超声基础 …………………………………………………………… 013

第六节　新生儿肺脏超声的检查方法 …………………………………………………… 016

第七节　新生儿正常肺脏超声声像图表现 ……………………………………………… 018

第二章　新生儿呼吸系统基础理论 ……………………………………………………… 021

第一节　新生儿呼吸系统解剖 …………………………………………………………… 021

第二节　新生儿胸部解剖 ………………………………………………………………… 022

第三节　呼吸系统的胚胎发育 …………………………………………………………… 023

第四节　呼吸系统解剖生理特点 ………………………………………………………… 025

第三章　新生儿理论基础 …………………………………………………………………… 029

第一节　人工喂养、断乳及辅助食品的添加 …………………………………………… 029

第二节　药物应用概论 …………………………………………………………………… 029

第三节　新生儿与新生儿疾病 …………………………………………………………… 031

第四节　新生儿的养护 …………………………………………………………………… 035

第五节　新生儿肠内营养 ………………………………………………………………… 036

第六节　新生儿肠外营养 ………………………………………………………………… 038

第七节　新生儿外科疾病及围术期管理 ………………………………………………… 039

第八节　危重新生儿转运 ………………………………………………………………… 041

第九节　危重新生儿监护内容 …………………………………………………………… 047

第十节　新生儿体液特点及液体疗法 …………………………………………………… 050

第十一节　酸碱失衡与血气分析 ………………………………………………………… 058

第十二节　新生儿常见电解质紊乱 ……………………………………………………… 061

第十三节　新生儿胸部和肺脏辅助检查 ………………………………………………… 064

第四章　新生儿常见症状及鉴别诊断 …………………………………………………… 069

第一节　反应低下 ………………………………………………………………………… 069

第二节　松软儿 …………………………………………………………………………… 071

第三节　啼哭 ……………………………………………………………………………… 072

第四节　惊厥 ……………………………………………………………………………… 074

第五节　发热与低体温 ·· 078

第六节　呼吸困难 ·· 082

第七节　青紫 ·· 087

第八节　喉喘鸣 ·· 090

第九节　呕吐 ·· 093

第十节　腹胀与腹水 ·· 096

第十一节　肝脾大 ·· 098

第十二节　呕血和便血 ·· 100

第十三节　血尿 ·· 102

第十四节　水肿 ·· 104

第五章　胸部与呼吸系统疾病 ·· 107

第一节　新生儿窒息 ·· 107

第二节　胎儿窘迫 ·· 109

第三节　新生儿复苏技术 ·· 111

第四节　复苏后管理及特殊情况的处理 ·· 117

第五节　窒息多器官损害 ·· 119

第六节　新生儿上呼吸道感染 ·· 122

第七节　湿肺 ·· 123

第八节　新生儿呼吸窘迫综合征 ·· 127

第九节　吸入综合征 ·· 132

第十节　新生儿感染性肺炎 ·· 136

第十一节　新生儿肺出血 ·· 143

第十二节　新生儿持续肺动脉高压 ·· 145

第十三节　支气管肺发育不良 ·· 151

第十四节　新生儿呼吸暂停 ·· 156

第十五节　呼吸衰竭 ·· 159

第十六节　低通气综合征 ·· 162

第十七节　先天性结核病 ·· 165

第十八节　先天性后鼻孔闭锁 ·· 167

第十九节　先天性鼻脑膜-脑膨出 ·· 169

第二十节　先天性喉蹼 ·· 170

第二十一节　先天性喉喘鸣 ·· 171

第二十二节　先天性喉囊肿 ·· 172

第二十三节　喉气囊肿 ·· 173

第二十四节　声带麻痹 ·· 174

第二十五节　先天性喉软骨畸形 ·· 175

第二十六节　先天性喉软骨软化 ·· 175

第二十七节　气管支气管软化症 ·· 176

第二十八节　Pierre-Robin综合征（皮-罗综合征） ····································· 178

第二十九节　先天性气管狭窄 ·· 178

第三十节　气管食管瘘 ··· 179

第三十一节　食管闭锁 ··· 180

第三十二节　肺大疱 ·· 183

第三十三节　先天性肺气道畸形 ·· 184

第三十四节　先天性大叶性肺气肿 ··· 187

第三十五节　先天性肺发育不良 ·· 188

第三十六节　先天性肺囊肿 ··· 189

第三十七节　肺隔离症 ··· 191

第三十八节　脓胸和脓气胸 ··· 193

第三十九节　乳糜胸和乳糜腹 ·· 194

第四十节　新生儿气漏综合征 ·· 197

第四十一节　新生儿自发性气胸及纵隔气肿 ·· 201

第四十二节　胸廓畸形 ··· 204

第四十三节　胸骨缺损 ··· 207

第四十四节　肋缘外翻 ··· 208

第四十五节　先天性膈疝 ·· 209

第四十六节　新生儿膈膨升 ··· 210

第四十七节　先天性后外侧膈疝 ·· 212

第六章　其他相关疾病和需鉴别疾病 ··· 217

第一节　新生儿撤药综合征 ··· 217

第二节　食管裂孔疝 ·· 219

第三节　新生儿纵隔肿瘤 ·· 222

第四节　新生儿休克 ·· 225

第五节　败血症 ·· 230

第六节　新生儿脐炎 ·· 235

第七节　新生儿破伤风 ··· 238

第八节　早产儿视网膜病变 ··· 242

第七章　呼吸系统疾病监测与治疗相关技术 ··· 245

第一节　新生儿氧疗 ·· 245

第二节　气管插管 ··· 248

第三节　辅助通气技术 ··· 250

第四节　一氧化氮吸入治疗 ··· 265

第五节　新生儿肺功能监测 …………………………………………………………………… 268

第六节　超声监测下支气管肺泡灌洗术治疗肺不张、肺实变疾病 ……………………… 273

第七节　超声定位/引导下胸腔穿刺及治疗 …………………………………………………… 274

第八节　超声指导呼吸机的应用与撤离 ……………………………………………………… 276

第九节　新生儿肺复张技术 ……………………………………………………………………… 277

第十节　超声指导外源性肺泡表面活性物质的应用及疗效评价 ………………………… 279

第十一节　超声协助判断气管插管位置 ……………………………………………………… 279

第十二节　纤维支气管镜在新生儿中的应用 ………………………………………………… 280

第十三节　体外膜肺生命支持技术 ……………………………………………………………… 284

第八章　其他相关技术 …………………………………………………………………………… 289

第一节　经外周置入中心静脉导管 …………………………………………………………… 289

第二节　脐动脉置管 ……………………………………………………………………………… 291

第三节　脐静脉置管 ……………………………………………………………………………… 293

第四节　脐血管置管的拔除 ……………………………………………………………………… 293

第五节　心包穿刺术 ……………………………………………………………………………… 294

第六节　腰椎穿刺术 ……………………………………………………………………………… 295

第七节　新生儿连续性血液净化 ……………………………………………………………… 296

第八节　新生儿输血 ……………………………………………………………………………… 300

参考文献 …………………………………………………………………………………………… 304

第一章 超声基础理论

第一节 超声诊断物理基础

一、超声波的概念

超声波（Ultrasound）的本质为高频变化的压力波；其频率超过成年听觉阈值的上限；以波动形式在弹性物质（介质）内传播，而不能在真空内传播。超声波携带能量（声能）并可传至所传播物质（体）；回声（反射声）及穿透声（继续向前方传播的超声波）中包含了传播物质中的声学物理信息。

超声波中的主要物理特性如下：

（一）波型

波型（Waveform）指介质内质点振动与波传播方向间的关系。

1.纵波

介质中质点振动的方向与波传播方向平行（或一致）者称纵波（Longitudinal wave）。人体软组织（包括血液、体液）中均以纵波形式传播。

2.横波

介质中质点振动方向与波传播方向垂直者称横波（Transverse wave）。在声束斜射至骨骼时，可出现部分横波。

3.表面波（Surface wave）

介质中质点振动方向可为纵波或横波。其传播方向与入射声束基本垂直，但波动仅在物体表面传播

（二）频率

每秒振动（即：压力变化）的次数称频率（Frequency，f）。频率单位为赫兹（Hz）。诊断用超声波频率在1MHz（1×10^6Hz）~20MHz（20×10^6Hz）之间；少数临床应用场合已高达80~100MHz。

（三）周期

周期（period，T）为一次完整的压力波变化（或即振动）所需的时间。单位为秒（s）、毫秒（ms）或微秒（μs）。

周期与频率间互为倒数。即：

T（s）=1/f（Hz），f（Hz）=1/T（s）

（四）声传播速度

超声波在不同介质中的传播速度（Propagation speed，C）不同。同一介质中温度高低亦具差别。声传播速度简称声速（Sound velocity）。

（五）波长

波长（Wavelength，λ）为超声波在介质中传播时，1次完整周期所占的空间长度。可从一个压力周

期的开始上升点至次一个压力周期的开始上升点间作距离测定；或从相邻2个压力波的最高点或谷点测定。波长以米（m）为单位。

（六）波长、频率与声速间关系

波长、频率与声速间具有确切关系，即波长与频率的乘积等于声速。从诊断超声分析，如所用频率固定，则在声速高的介质中其波长亦大；如在相同声速的同一介质中，所用频率愈高，则波长愈小。超声在人体软组织中的平均传播速度为1540m/s。

$$f=C/\lambda,\ C=f\lambda$$

二、超声的物理特性

声场（Acoustic field）指探头向前方辐射超声能量所到达的空间。超声场随探头的形状、阵元数及触发扫描方式、工作频率、聚焦设置等具有多种变化。声束指在非聚焦平面圆片被连续等幅高频电激励时，由于超声的照射而形成超声场，此场又可称为声束（Sound beam）。束宽（Beam width）指在平面上，所发出声束的主方向称轴或声轴（Beam axis）；声束的上、下范围称束宽（Beam width）。

1.近场（Fresnel zone，near zone）

近场为在声束的平行区至扩散区交点以内的范围。该区从其边缘考虑属平行声束，但在整段近场区内的声轴线上声场不断起伏，形成多处极大值和极小值。近场区又名复瓣区，或称旁瓣区。

2.远场（Fraunhofer zone，far zone）

从声束扩散点开始，即为远场。该区内声场分布均匀，但是向周围空间扩散。

3.半扩散角

扩散声束边缘连线可相交至探头发射面，而形成扩散角；其在每一边缘与近场声束边缘的延长线间角度称半扩散角。半扩散角为衡量声束指向性的重要指标，其越小，指向性越好。

近场或近场区具有物理学上的严格定义，近场长度随探头频率变化成正比；此长度又与探头半径的平方成正比。声场中并无"中场"与"侧场"概念。

超声诊断时示波屏所显现的声像图中部位，有"浅、中、深、侧部"之分。套用声场的物理术语，易相互混淆，术语不能乱用；对声像图中的部位描述，应称"近区""远区"或"近程""远程"以及"浅部""中部""深部"等。

三、声束聚焦与分辨力

1.聚焦

采用聚焦技术，可使聚焦区超声束变细，减少远场声束扩散，改善图像的横向和（或）侧向分辨力。

2.聚焦的方法

（1）固定式声透镜聚焦：将声透镜贴附在探头表面。常用于线阵探头、凸阵探头，以提高其横向分辨力。此法其聚焦区的深部仍然散焦。

（2）电子相控阵聚焦：利用延迟发射使声束会聚，实现线阵、凸阵等多阵元探头的发射单点聚焦或多点聚焦，用以提高侧向分辨力。

（3）动态聚焦：利用延迟接收在整条声束的回声途径上（长轴方向）自动地、同步地进行全程接收聚焦，亦称动态聚焦。

利用环阵探头进行环阵相控聚焦，同时、对称地改善横向及侧向分辨力。

3.聚焦声束与非聚焦声束的比较

（1）聚焦区声束明显变细，横向和侧向分辨力可望大大改善。

（2）近场区（旁瓣区）声能分布不均匀现象依然存在。

（3）远场区的非聚焦部分散焦现象依然存在，某些单阵元探头或质量低劣的探头或许更为严重。

（4）总体来说聚焦声束的形状和大小仍较奇特和不规则，与纤细的X线束相比，尚有颇大的差别。

4.分辨力

分辨力是超声在人体软组织中传播时，指显示器上能予以区分声束中两个细小目标的能力或最小距离。

空间分辨力主要与声束特性有关，大致可分为三类：

（1）轴向（纵向）分辨力：指在声束长轴方向上区分两个细小目标的能力。它与波长λ有密切关系。频率f愈高（λ波长愈短），轴向分辨力愈好；反之，超声脉冲愈宽，轴向分辨力愈差。理论上轴向分辨力=λ/2，由于受到发射脉冲持续时间的影响，实际分辨力为理论值的5~8倍。举例：5MHz探头的实际分辨力约1.0mm。

（2）横向分辨力：与探头厚度方向上声束宽度和曲面的聚焦性能有关。在聚焦最佳区的横向分辨力最好。目前腹部常用线阵、凸阵探头，通常采用声透镜聚焦。在其聚焦区宽度一般＜2.0mm。

（3）侧向分辨力：与线阵、凸阵探头长轴方向扫描声束的宽度有关。通常采用相控聚焦，聚焦声束愈细，则侧向分辨力愈好。在聚焦区3~3.5MHz探头侧向分辨力应为1.5~2.0mm。

此外，还有细微分辨力（宽频带和数字化声束处理）、对比分辨力（与灰阶级数有关，如灰阶≥256级较好）、时间分辨力（单位时间成像速度即帧频，越高越好）等。

四、超声波的传播

从探头发出的超声波以波动形式向人体（介质）内部行进并带入声能，称超声波的传播（Propagation）。超声波在传播过程中，随人体组织的各种声学特性而产生相应变化：

声特性阻抗（Specific acoustic impedance, Z）：声特性阻抗或称声阻抗率（Unit area acoustic impendance），指某点的声压和质点速度的复数比，它等于介质中声速（C）与其密度（ρ）的乘积，单位为Pa·s/m。即：$Z=\rho$（kg/cm^2）$\times C$（m/s）

界面：两种声阻抗不同的物体（组织）的相接触处称界面。界面小于声束波长者称小界面，大于声束波长则称大界面。由于变换不同频率的超声探头，在某些条件下，同一界面尺寸有时可为小界面，而在另一状态下却成大界面。

散射：小界面对入射声束呈散射（Scattering）现象。散射是小界面接收声能后，作为二次声源向周围立体空间所作的二次超声发射。散射面可称作"散射子"。散射现象无方向依赖；散射现象不产生回声失落（Echo drop-out）。

反射：大界面对入射声束呈反射（Reflection）现象。

平滑的大界面又称镜面，声束入射至镜面时，声能从界面反射至原介质；余下声能穿越界面进入第2

介质。与镜面所作的垂直线名为法线。

入射声束的声轴与法线间角度称为入射角；反射声束（回声）的声轴与法线间角度称为反射角。反射角与入射角相等。反射声束中超声能量（声强）与声强反射系数有关。反射回声的声强主要取决于大界面两侧介质的声特性阻抗差别度、入射角及穿透角余弦值三种参数决定；差别愈大，反射声强愈大，穿透声强愈小。

用反射信号强度分析界面回声（或声阻抗差）的绝对值，在理论上无任何科学意义。粗糙大界面等同于平滑大界面的表面镶嵌以众多的小散射子。因而具有散射特性，即无角度依赖，亦即无回声失落。感染性囊肿及肝脓肿其侧壁可清晰显示而不出现"回声失落"，即此原因。

折射：在界面两侧介质中声速不等且入射角>0°时，则透射声束偏离入射声束的方向传播，称为折射（Deflection）。折射角与入射角有关，亦与界面两侧介质中的声速比有关。

会聚及发散：当声束通过圆球形病灶，如病灶内声速与其周围不等，则在病灶后方产生声束的会聚或发散（Convergence or divergence）。

如圆球形病灶内部声速小于周围组织，则声束经2次折射后会聚；相反，病灶内部声速大于周围组织，则声束经2次折射后在病灶后方呈扩散现象。如病灶内部声速与周围组织相等，则通过病灶后声束无会聚或扩散改变。

在全反射界面的下方，出现"无超声进入区"，形成侧后声影或折射声影。

绕射（衍射）：声束在界面边缘经过，向界面边缘靠近且绕行，即声轴方向产生弧形偏转，其转向程度一般不大，称为绕射（Diffraction）。

相干：两组波形的叠加由于频率、振幅或位相的不同，可获得另一种新的波形。这种新的波形中常含有新的信息，特别如位相信息。

彩阶：是二维超声灰阶显像用彩色编码进行显示，把二维超声的灰阶显像变为彩色显像，是对解剖结构的显像。

层流：流体以相同的方式呈分层的有规律流动，没有横向的交流，同一层流速相同，不同层流速不同。

谐振与谐频：谐振即共振（Resonance）。在声束进入微泡区时，声场中压力改变可使气泡受压后体积（径线）变小；受负压后体积（径线）变大。在超声频率与气泡自然共振频率一致时，其体积变化可大至3个数量级。在共振情况下，界面散射多种频率。其中，与基频f_0成倍数者（即：$2f_0$，$3f_0$，$4f_0$，nf_0）包含的声能最大，形成谐频（Harmonic frequency）。

2倍谐频能量较其他谐频能量更大，已用作谐频成像。

五、超声波的衰减特性

超声波携带能量，在其传播过程中必然受到损失，使声强逐渐降低，此称"衰减"（Attenuation）。

1.不同人体组织中的衰减系数

人体组织的衰减与其组织中所含成分有关。通常含液者衰减甚低；实质性组织中随其含蛋白质的百分数增高而增高；蛋白质中又以胶原蛋白的衰减最大；钙化体衰减更高，密质骨较钙化体更高；含气脏器（或病灶）属人体内最高衰减。正常人体组织衰减的一般规律：骨>软骨>肌腱>肝、肾>血液>尿液、胆汁。

2.衰减在超声诊断中的应用

衰减间差别为超声诊断重要依据之一。比较声像图上同一深度处的回声情况，可推断该处浅部声路上的衰减大小。部分疾病其后方增强，部分疾病其后方减弱，亦有部分疾病后方无明显变化。

（1）后方增强：轻度增强者为：低回声型小肝癌、回声型血管瘤（部分）、正常晶体后囊。显著增强者为：囊肿、脓肿、金属异物、宫腔节育器（金属）、胆囊壁黏膜内胆固醇结晶。

（2）后方减弱：轻度减弱者为：乳腺癌，局灶性纤维化、后方呈现模糊声影。显著减弱者为：钙化斑、结石、重度局灶性纤维化、瘢痕组织、气体、产气杆菌感染、圆球形包膜的侧后声影。一般在其后方均具清晰声影。

（3）后方无改变：不少局灶性病变其衰减与该脏器正常组织一致，或者属弥漫性病变，即使其声衰减与正常者不同，但在声像图上不能比较出衰减差别在何处特别明显。

六、超声生物效应与安全性

声强：声强（Intensity，I）指单位面积上所经过（或发出）的声功率。

声强分为：

①ISATA空间平均时间平均声强：为标出声强中的最低数据。②ISPTA空间峰值时间平均声强：生物效应的最主要指标。③ISATP空间平均时间峰值声强。④ISPTP空间峰值时间峰值声强：为标出声强中的最高数据。⑤ISPPA空间峰值脉冲平均声强。⑥IM最大半周脉冲声强。

诊断用最大声强值ISPTA（mW/cm^2）心脏：430；周围血管：720；眼球：17；胎儿：94。

空化效应：超声波为高频变化的压缩和弛张波，其压力与负压力呈周期性改变，在负压作用下液体可产生空化。

热指数（TI）：指超声照射到某声学界面产生的实际温升与使界面温升1℃所需声功率的比值。

机械指数（MI）：指超声在弛张期的负压峰值与探头中心频率的平方根数的比值。

增流效应：脉冲式超声诊断仪的聚焦声强野中，可使水介质出现增流。

七、其他新技术的原理及物理基础

1.超声弹性成像

超声弹性成像是一种新型超声诊断技术，能够研究传统超声无法探测的肿瘤及扩散疾病成像，正处于观察研究阶段，可应用于乳腺、甲状腺、前列腺等方面。组织的弹性依赖其分子和微观结构，临床医生通过触诊定性评价和诊断乳腺肿块，其基础是组织硬度或弹性与病变的组织病理密切相关。

2.三维超声

三维超声是医学影像学的一门新兴学科，研究始于20世纪70年代，随着计算机技术的飞速发展，已经进入临床应用阶段。

（1）表面重建成像：对于不同灰阶进行分割，提取出感兴趣结构的表面轮廓，适用于膀胱、胆囊、子宫、胎儿等含液性的空腔和被液体环绕的结构，重建的三维B超图像清晰直观，立体感强。

（2）透明成像：该技术采用透明算法实现三维超声重建，能淡化周围组织结构的灰阶信息，使之呈透明状态，着重显示感兴趣区域的结构，同时部分保留周围组织的灰阶信息，使重建结构具有透明感和立体感，从而显示实质性脏器内部感兴趣区域的空间位置。

（3）多平面成像：该方法对三维B超容积数据进行不同方向的剪切，生成新的平面图。本软件采用透明成像与多平面成像融合技术，使平面剪切易于操作。

（4）彩色多普勒血流三维成像：利用彩色多普勒血流方向图多普勒能量图的血流信息，对血流的方向、范围、进行三维成像，用于判断血管的走行、与周围组织的关系及对关注部位的血流灌注的评价。三维彩超重建是本软件的技术突破。

第二节　超声仪器

一、超声探头

（一）压电换能器

1.压电效应

当对压电材料加一压力时，则在此材料的两个电极面上将产生电荷，将机械能变成电能。这种效应称为正压电效应。

当在压电材料两端加一交变电场时，则压电材料出现与交变电场同样频率的机械振动，将电能变为机械能。这种效应称逆压电效应。

在超声成像过程中，发射超声波是换能器的逆压电效应，而接收回声信息则是换能器的正压电效应。

超声探头的主体是换能器，但为了发射/接收的效果，还必须有吸声层、匹配层、声透镜、保护层等，另外加上插件、电缆和外壳，则构成一具完整实用的超声探头。

2.多层匹配探头

为提高宽频带探头的信号噪声比，使探头晶片的声阻抗与人体皮肤声阻抗相匹配，有利于声波的传播，必须采用多层匹配探头。

为使探头与检查部位的声阻抗匹配良好，消除气体的影响，应在超声检查部分涂上超声耦合剂。

（二）超声探头的种类与临床应用

目前临床检查常用的探头有：

（1）电子凸阵探头——主要用于腹部、妇产科检查。

（2）电子线阵探头——主要用于外周血管、甲状腺、新生儿肺脏等小器官检查。

（3）电子扇形探头——主要用于心脏检查。

（4）径向扫描探头——用于血管内检查。

（三）探头频率

探头分为单频探头、变频探头、宽频探头，应根据检查需要配置不同的频率探头。

二、实时超声显像原理

（一）超声诊断仪的类型

（1）A型：显示单声束界面回声幅度，称为振幅调制型，以脉冲波形的幅度显示回声的强与弱。是指接收到的回声信号以振幅的形式显示（幅度调制）。它是超声的早期应用形式，又称"一维"显示。为一维成像，原理简单，用于眼科。

（2）B型：显示与超声束扫描的切面回声图像，界面回声强弱由明暗度（灰阶）表示。它属于亮度调制型的二维图像。B型超声是将不同深度界面反射回来的信息显示为灰阶形式，即亮度模式。以亮度的强弱显示组织回波信号的强弱，并转为二维灰度图像。为二维断面图像，实时显示组织结构，形象直观。

（3）M型超声心动图显示原理：M型超声心动图（UCG）可以显示为运动模式的轨迹。此模式主要显示组织回声界面的位置在不同时间变化的情况，用于显示体内某一声束上各界面与探头的距离随时间变化的曲线。

M型超声心动图（UCG），可用于显示心脏各层次，如心脏房室壁、心瓣膜和大血管运动回声曲线，属于辉度调制型。在实际探测时，显示屏Y轴（垂直方向）代表软组织空间位置深浅，X轴（水平方向）代表时间扫线，由此得出一条"运动位置—时间"曲线。M型可以诊断多种先天性和后天性心脏病，包括心瓣膜病、心肌病、心包病、心包积液等，测算室壁厚度、房室大小和心功能等。

（4）D型彩超：全称是彩色多普勒超声，或彩色多普勒血流显像。显示超声的多普勒（Doppler）效应所产生的频移时即为D型超声诊断法。按显示方式分两大类：彩色多普勒显示、频谱多普勒显示。

（5）CDFI型：彩色多普勒血流显像（Color Doppler flow imaging，CDFI）彩色多普勒又称二维多普勒，它把所得的血流信息经相位检测、自相关处理、彩色灰阶编码，把平均血流速度资料以彩色显示，并将其组合，叠加显示在B型灰阶图像上。它较直观地显示血流，对血流的性质和流速在心脏、血管内的分布较脉冲多普勒更快、更直观地显示。对左向右分流血流以及瓣口反流血流的显示有独到的优越性。但对血流的定量不如脉冲波和连续波多普勒。

（二）超声诊断仪基本概念

数字图像基本概念

（1）像素（像点、像元）：图像中一个最小的基本单元叫作图像的像素或像点。

（2）图像（Imaging）：若干像点的集合便组成图像（也往往称影像）。图像中像素愈多，其空间分辨率愈高。

（3）灰阶（Grey scale）：图像中像素的亮度等级，由黑到白可以分为256级灰阶，B型超声诊断仪常采用64级灰阶。灰阶级数愈多，其图像对比分辨力愈好。一幅超声图像的质量，一般取决于像素有多少和灰阶级数。

（4）存贮容量（Memory capacity）：一个存贮器容量包括了像素与存贮位数的乘积。

（三）数字波束形成

（1）模拟式：模拟式延时线与叠加。

（2）数字式：A/D数字电路延时与叠加。

数字式波束形成器的延迟精度高，系统灵活性大，稳定性好。

（四）二维图像分辨力

（1）空间分辨力：①图像中像素的数目：在一确定的图像显示区域，其像素越多，图像信息越密集，其空间分辨力越好。②声束特性：纵向半波长度越短（超声频率越高）其纵向分辨力越好；横向声束（长轴、短轴或直径）越窄或越细，其横向分辨力越好。

（2）对比分辨力：图像的灰阶级数越多，其对比分辨力越好，常用64级、128级、256级灰阶。

（3）时间分辨力：单位成像速度（即帧速率）越高，其时间分辨力越好，越能真实地反映运动脏器的瞬间变化情况。

（五）监视器

监视器是以灰度或彩色显示超声检查的回声信息，通过显示在屏幕上的图像来进行诊断。

三、"彩超"的正确调节使用

在进行超声检查时，必须掌握的基本方法：熟悉仪器性能及各项功能；掌握基本手法与正确调节；经观察图像及临床思维，对图像进行分析描述；书写适当的诊断提示或诊断意见；参考其他检查结果。

（一）超声诊断仪主要控制器

大致可分为三大类：控制键、功能键、操作键。

（1）控制键：设置在仪器的操作面板上，它们包括增益、SIC、AGC、动态范围、增强方式、M游标、Doppler采样、对比度、亮度等键和钮。这些都是需要操作者根据检查的实际要求进行适当的调节，以获得最佳图像效果为准。

（2）功能键：设置在面板上，它们包括显示格式、方式选择、冻结、左右图像、正负圈转、扫描速度及快门等键和钮。这些都是仪器本身具备的功能，只要按下该键实现该功能，操作者无须调节。

（3）操作键：设在键盘和仪器面板上，它们包括卡钳测量、体位标记、探头标记、键盘、字符数字输入、修改、各种测量等。这些只需按操作步骤进行，但不能丢步，否则就达不到预期的目的。操作者需多实践，娴熟后应用时就会得心应手。

（二）彩色多普勒基本操作

（1）调节滤波器：高速血流用高速滤波，低速血流用低通滤波。

（2）调节速度标尺：根据所检测血流速度的高低，选择相应的彩色速度标尺。

（3）选择取样容积：取样容积与血管腔相宜。

（4）消除彩色信号的闪烁：选用适当的滤波条件和速度标尺，缩小取样框。要求受试者屏住呼吸。

（5）受试者的体位：进行心脏超声检查常规用的体位为侧卧位30°。

提高彩色血流显示的敏感度：增加彩色血流增益，增加彩色血流的扫描线密度，调节滤波及速度范围，调节脉冲重复频率PRF，而不应该增加超声输出功率或增加显示阈值等。

四、超声仪器的一般维护

（一）医用电器设备安全注意事项

（1）超声仪器设备应经常保养：属于自行维护的范围包括：防尘、防潮、防高温、减少振动。

（2）超声诊断仪器工作环境：①整机不应放置在潮湿的环境中或易燃气体旁。②避免高电场、高磁场、高频环境中使用。③使用稳压器，有良好的接地线。④监视器应避免阳光直射。

（3）经常性维护：每天清洁仪器台面，擦除荧光屏上的灰尘，定期检查仪器工作条件设置是否正确。

检查地线或电源线是否连接可靠；在专业技术人员参与下，可拆开侧、后置板，拔除电路板进行除尘清理工作。一般不自行对电路板除尘。

（二）定期检测

超声仪器要定期检测，对轴向分辨力、侧向分辨力、几何位置精度、穿透深度、灵敏度、声输出强度等几项技术指标必须检测。

第三节　超声新技术的临床应用

一、数字化彩超的主要特点

数字化彩超的主要特点（数字化彩超采用了3个重要技术）：①数字化声束形成技术。②前端数字化或射频信号模数变换技术。③宽频探头和宽频技术。

二、高分辨率与高速度成像技术

四倍信号处理技术同时接收4个相位回波信号，可提高速率：彩色血流显示帧速率可提高3倍，即提高时间分辨力。多参数高速同步处理技术高速接收信号、高速运算处理，提取多普勒频谱参数及二维图像的全部重要参数。

三、二次谐波显像

二次谐波成像是指接收和利用由超声波非线性传播所产生的二次谐波信息进行超声成像的技术，分为自然组织谐波成像与造影剂谐波成像。前者是利用人体组织来源的二次谐波进行成像，后者是利用声学造影剂来源的二次谐波进行成像。通常所说的二次谐波成像是指造影剂二次谐波成像。在新生儿肺脏超声中，常规应用基波成像，特殊情况、特殊目的时才可能会使用到谐波成像。

第四节　超声临床诊断基础

一、人体不同组织和体液回声强度

（一）回声强度分级

人体组织和体液回声强度可分为：高水平回声（High level echo，强回声）、中等水平回声（Medium level echo）、低水平回声（Low level echo，弱回声）和无回声4级。可分别简称为高回声（Hyper-echoic）、等回声（Iso-echoic）、低回声（Hypo-echoic）和无回声（Anechoic/echofree）。如果有需要，在高回声或低回声之前还可适当冠以形容词，如："很高（很强）水平回声"（Very high level/Highly echogenic/highly reflective/Very strong）和"很低水平回声"（Very low level）。至于介于两级之间的回声，可以灵活地用"中高水平回声"和"中低水平回声"来表示。注：中文简称在术语中习惯省略"水平（Level）"二字，但英文简称必须换用上述括号中相应的专门术语。如果省略Level用"High echo"/"Low echo"则不可取。

有学者主张，将含气肺（胸膜–肺界面）、胆囊结石、骨骼表面（软组织–骨界面）回声定名为强回声（以此与高回声区别），将肾锥体等很低水平回声定名为弱回声（与低回声区别），使回声分级更细一些。

具体来说，很高水平回声（强回声）见于含气肺（胸膜–肺界面）、胆结石、骨骼表面（软组织–骨界面）；很低水平（弱回声）见于青少年的肾锥体、骨关节表面的透明软骨、肋软骨等；典型的中等水平回声见于肝、脾实质；典型的低回声见于皮下脂肪（其中带有细线样高回声）；典型的无回声见于胆汁、尿液和胸腹水（漏出液）。高水平回声见于皮肤、肝脾包膜，血管瘤及其边界等。

很强的回声界面后方，常伴有声影；但有些强回声结构，如微小结石、前列腺内小钙化灶等，由于超声聚焦和超声频率偏低等因素，不一定伴有声影。

（二）一般规律

（1）均质性液体（介质）如胆汁、尿液为无回声，应当注意：有些均质的固体如透明软骨、小儿肾锥体，可以出现无回声或接近无回声。所以，个别固体或实性组织可以呈无回声，但必须是均质性的。

（2）非均质性液体（介质）如尿液中混有血液和脓液，囊肿合并出血或感染时，液体内回声增加。软骨等均质性组织如果纤维化、钙化（非均质性改变），则由原来无回声（或接近无回声）变成有回声。

所以，认为"凡是液体均是无回声的，固体均是有回声的"，这种看法是片面的、不正确的。

（3）引起回声增强的常见原因，举例：均质性的液体（如血液、脓液）中混有许多微气泡；血液常是无回声的，但是新鲜的出血、新鲜的血肿、静脉内血栓形成时回声增多、增强（凝血块内有大量纤维蛋白）；纤维化、钙化等非均质性改变等。

（4）人体不同组织回声强度顺序：肾中央区（肾窦）＞胰腺＞肝、脾实质＞肾皮质＞肾髓质（肾锥体）＞血液＞胆汁和尿液。

正常肺（胸膜–肺）、软组织–骨骼界面的回声最强；软骨回声很低，甚至接近于无回声。

需要指出，界面回声反射具有高度角度依赖性。当声束垂直于界面时，如果是强回声（入射角=90°），当声束稍微倾斜（入射角＜90°）回声便可减低，变成中等回声、低回声以至于无回声。所以，人体内界面回声反射高低、强弱的描述可能是多变的。

病理组织中，异常气体集聚、结石、钙化最强；纤维化、纤维平滑肌脂肪瘤次之；典型的淋巴瘤回声最低，甚至接近无回声（如果探头频率偏低）。

（5）正常人体不同组织回声强度举例：①皮肤：高（水平）回声。②皮下脂肪组织：低（水平）回声。③肝、脾实质：典型的中等（水平）回声（等回声）。④肾皮质：中等回声，比肝脾实质回声略低。⑤肾锥体：中低回声。青少年和儿童肾锥体回声更低，可接近无回声。⑥肝、脾、肾的包膜，高回声。⑦胸膜–肺组织：强回声伴有多次反射和声影。

（6）脂肪组织的特殊性：脂肪属于疏松结缔组织。由于其中胶原纤维含量和血管成分的多少的不同，不同部位的脂肪组织的回声强度可有很大的差别。

例如：①皮下脂肪组织：常呈较典型的低水平回声，其中带有细线样较强回声。②肾中央区（肾窦内脂肪组织与肾血管、肾集合系统相互交错排列）：通常呈高水平回声或强回声。③腹腔脉和肠系膜上动脉周围脂肪组织：高水平回声。大网膜中的脂肪组织（富含血管、纤维成分）亦可呈较高水平回声。

二、不同组织的声衰减程度的一般规律

（一）组织内含水分愈多，声衰减愈低

血液是人体中含水分最多的组织，比脂肪、肝、肾、肌肉等软组织衰减更少。但是，血液因蛋白含量高，故比尿液、胆汁、囊液等衰减程度高，后方回声增强程度远不及尿液、胆汁、囊液显著。

（二）液体中含蛋白成分愈多，声衰减愈高

由于血液蛋白含量比胆汁、囊液、尿液高得多，故声衰减较高，后方回声增强不显著，声像图上血液和囊液，胆汁后方回声增强的区别，具有鉴别诊断意义。

（三）组织中含胶原蛋白和钙质愈多，声衰减愈高

例如，瘢痕组织、钙化、结石、骨组织均可有显著的声衰减，而且常伴有声影。人体组织中以骨骼和含气肺衰减程度最高，而且均伴有声影（注：骨骼或结石后方声影边界清晰；含气肺的混响后方声影的边界模糊不清）。软骨、瘢痕和肌腱声衰减的程度也很高，肝、脾、肾等组织属于中度衰减，皮下脂肪声衰减较低。

（四）人体不同组织和体液声衰减的比较

人体不同组织和体液声衰减的程度可用衰减系数［dB/（cm・MHz）］来表示。即：超声频率每兆赫穿透每1cm距离衰减的分贝数。

水的衰减系数为0.00dB/（cm・MHz），即无衰减，属于"透声性"介质。人体软组织平均衰减系数约为1dB/（cm・MHz）。可见，超声频率愈高，距离愈长，衰减程度愈高。

血液的衰减系数为0.18dB/（cm・MHz）。肝、肾分别为0.94dB/（cm・MHz）和1.0dB/（cm・MHz），与人体软组织平均衰减系数1dB/（cm・MHz）接近。但是，骨骼和气体衰减严重，衰减系数分别高达5.0dB/（cm・MHz）和12.0dB/（cm・MHz）。

三、超声伪像（伪差）

声像图伪像（伪差，artifact）是指超声显示的断层图像与其相应解剖断面图像之间存在的差异。超声伪像或伪差表现为声像图中回声信息特殊的增添、减少或失真。

超声伪像产生的根本原因是超声的物理特性和超声成像依据的人为假设造成的。

物理特性是指超声在传播过程中与人体介质之间的相互作用，包括反射、折射、散射、声衰减等，还包括超声场（声束）的复杂性及其影响。

1.超声成像的人为假设

（1）声束呈理想的直线发射，由反射体直接返回，方位不变。

（2）人体不同组织声速相同（1540m/s）。

（3）假设人体任何不同组织声衰减相同，而且按照软组织平均衰减系数1dB/（cm・MHz）进行TCG/

DCG补偿，以便满足肝、脾等软组织器官的声像图显示。

如上所述，超声与人体之间的相互作用和超声成像的人为假设不全符合实际情况，成为超声伪像众多的根本原因。

2.识别超声伪像的重要意义

（1）对于声像图表现进行科学的解释。

（2）可以避免伪像可能引起的误诊或漏诊（"诊断陷阱"）。

（3）利用某些特征性的伪像可以帮助诊断，提高我们对于某些特殊病变成分或结构的识别能力。因此，我们不仅应当善于识别超声伪像的种种表现，还有必要了解这些伪像产生的物理基础。

（一）声像图伪像

伪像（伪差）：是指超声显示的断层图像与其相应的解剖断面图像之间存在的差异。表现为声像图中回声信息特殊的增添、减少或失真。其产生的根本原因：超声的物理特性和超声成像依据的人为假设。

混响：超声声束垂直照射到平整的界面，如胸壁、腹壁上，超声波在探头和界面之间来回反射，因此多次反射形成的伪像。其形态呈等距离多条回声，回声强度依深度递减。

识别方法：①适当转动（侧动）探头，勿垂直。②加压探测，多次反射的间距缩小，减压探测间距加大。

内部混响（彗星尾征）：超声束在器官组织异物（如节育器、胆固醇结晶）内来回反射至衰减，产生特征性的彗星尾征。

振铃伪像：超声束在若干微气泡包裹的极少量液体中强烈的来回反射，产生很长的条状图像干扰。在胃肠道内多见。

部分容积效应伪像（切片厚度伪像、断层厚度伪像）：超声断层扫描时断层较厚引起。采用组织谐波成像（THI）可减少或消除。

旁瓣伪像：由旁瓣反射造成（胆囊和膀胱壁的低位：模糊的低水平回声；结石肠气等强回声两侧：披纱征或狗耳征）采用THI可消除。

声影：超声扫描成像中，声束遇到强反射或声衰减程度很高的物质声束完全被遮挡时，其后方出现的条带状无回声区。

后方回声增强：DCG距离增益补偿。

侧边声影、回声失落：声束通过囊肿边缘或肾上、下极侧边时，可以由于折射产生边缘声影或回声失落。实时复合扫描技术有助于减少该伪像，改变扫查角度有助于识别该伪像。

镜面伪像：肋缘下扫查右肝和横膈时，若声束斜射到声阻差很大的膈–肺界面时全反射，会发生镜面伪像。虚像位于实像深方。

棱镜伪像：仅在腹部靠近正中线横断面扫查时（腹直肌横断面）才出现。

声速失真（声速差别过大伪像）：超声诊断仪屏上的厘米标志时按照人体平均软组织声速1540m/s来设定的，由此对声速过高或过低的组织就会测值过小或过大而引起误差。

（二）CDFI伪像分类

（1）有血流，彩色信号过少或缺失：多普勒超声衰减伪像：彩色信号分布不均，即"浅表血供多，深方少血供或无血供"，深部器官血流如肾实质、股深静脉较难显示；测低速血流时，不适当的采用较低f_0探头频谱；PRF（血流速度标尺）设置过高；多普勒增益不足、聚焦不当、滤波设置过高。

（2）有血流，彩色信号过多：增益过高（彩色外溢）；仪器专门设置彩色优先；使用声学造影剂；滤波设置过低；PRF设置过低。

（3）无/非血流，出现血流信号：镜面反射伪像；闪烁伪像（由机械运动引起）；组织震颤（高速血流、被检者发音）；快闪伪像（肾ST等）；输尿管口射尿。

（4）血流方向、速度有误表达：彩色混叠（PRF）设置过低，血流速度过高；高速血流时采用过高f_0探头或较高多普勒频率；方向翻转键设置不当或探头倒置；入射声束与血管内血流垂直。

（三）CDFI伪像

彩色外溢伪像：可由增益过高引起；亦与仪器设置彩色优先有关，对低速血流高度敏感，但是空间分辨力较差。

闪烁伪像：心脏、大血管强烈的机械搏动与呼吸运动，可使相邻器官如肝脏左叶、肾脏等图像产生杂乱的搏动性彩色信号干扰，使左肝内的肿瘤血管、肝左V和肾血管难以检测。屏气可消除肾脏血管闪烁伪像，THI可消除闪烁伪像。

快闪伪像：多见于表面部光滑、有结晶的尿路ST。特点：彩色信号位于ST回声的表面及声影内，与血流和尿流无关（识别部典型的尿路ST）。

操作者技术因素所致多普勒超声伪像：操作者技术因素和仪器调节对于是否产生伪像的影响很大。应熟悉仪器的性能，熟练掌握有关的旋钮操作。

正确选择探头：①对于浅表器官采用高频探头（>7MHz）。②对于深部组织内的多普勒血流显示不满意时，宜选择较低的多普勒频率（限于高档机）或较低频率的探头。③适当调节聚焦区、取样框和取样容积的大小，正确调节彩色速度标尺（PRF），适当调节多普勒增益的灵敏度，注意血流方向和校正角度等。必须注意以上每一个环节。④多普勒频谱测量血流时，正确调节取样容积的大小和位置，进行角度校正，均至关重要。

第五节　彩色多普勒超声基础

多普勒效应：运动的散射子对入射超声的回声产生频移（Frequency shift），称多普勒效应（Doppler effect）。散射子的频移量（f_d）与运动速度（V）成正比，与探头发射频率（f）成正比，与"声束-血流方向"夹角（θ）余弦成正比，与介质中声速（C）成反比：

多普勒频移$f_d=2V\cos\theta f_0/C$

PW脉冲波多普勒：超声探头间歇式发射超声，在发射间歇期，探头可选择性接收所需位置的回声信号，所需检测位置的深度用延迟电路完成，检测取样的大小用取样容积（sv）调节。

提高PW检测血流的方法：①降低发射频率f_0。②移动零位基线。③减低取样深度。④增大超声入射角。

CW连续波多普勒：探头内有两个换能器，一个连续发射超声，一个连续接收回声信号，无选择检测深度的功能，但可测得很高速度的血流。

脉冲重复频率PRF：探头在每秒时间重复发射超声的次数。

PRF与最大频移值：f_d = PRF/2；与检测深度d = C/2PRF。

Doppler超声的限制与困惑：①特浅部探测盲区（<1cm左右）。②深部衰减使灵敏度下降（换Doppler频率至低频）。③深部最高流速测值下降。④大界面活动伪像。⑤f_d超过Nyquist频率（1/2PRF）时的混叠伪差（aliasing）。

FFT快速傅立叶转换技术：能把复杂的频谱信号分解为若干个单频信号之和，以正弦曲线波形显示，以便于从中了解血流的方向、速度、血流性质等问题。

混叠（倒错）：当被检测目标的运动速度超过f_d＝PRF/2时，回声信号被截断为两部分，在零位基线反方向一侧显示被截断的多普勒频谱，这种多普勒频谱回声信号的显示称为混叠。

尼奎斯特频率极限：PRF的1/2。多普勒的频移超过这一极限，PW检测出的频移就会出现伪差。

MTI运动目标显示器：是MTI滤波器，将低频信号如血管壁、瓣膜等低频运动信号除去。具有不同频率响应特征，可用于对A、V、心脏等不同部位血流的检测。

自相关技术：彩色血流显像处理数据的技术。

自相关技术包括：①相差检测：即检测接连发射的两个相邻的超声脉冲的回声信号的相位差，从相位差公式计算血流速度，从相位正负可了解血流方向。②正交检测器：用此把信号转换为低频信号。③自相关检测：把②输出的低频信号输入自相关检测器，此过程总是把一个反射脉冲和它前面的反射回声脉冲结合起来分析，计算出血流速度。自相关技术只能给出不同流速的平均值，不能用于定量分析最大值。

速度标尺：指彩色标图所能显示的速度范围。标尺的大小调节应与所测的血流速度相匹配。

滤波器：用以使高速或低速血流被显示，不被滤掉或避免低频的运动所形成的低频彩色信号干扰对被检测血流信号的显示和观察。

CDFI彩色多普勒显像（原理）：以PW技术为基础，用MTI，自相关函数计算、数字扫描转换、彩色编码等技术，达到对血流的显像。

CDE彩色多普勒能量图（原理）：以红细胞散射回声能量（功率）的总积分进行彩色编码，对血流显像。

CDE特点：①对入射角的相对非依赖性。②对血流的显示只取决于RBC的散射能量存在与否。③血流方向无法显示。④不能判断速度快慢。⑤不能显示血流性质。⑥对高速血流不产生彩色信号混叠。⑦增加动态范围，对血流检测灵敏度提高。

TDI组织多普勒成像：用CDFI原理，不显示血流而显示运动的组织，例如心室壁。

血管取样容积：取样容积指的是频谱多普勒取样线上的两条短平行线，当按下PW键时，就会出现在取样线的大概中央位置，可调节其位置（也就是深度）和宽度，虽然说的是容积，但是仪器上只能调节宽度，做静脉是取样容积可以大些，当做动脉时就应把宽度尽量调小（相当于血管宽度的1/3左右），不管是静脉还是动脉都要把取样容积放在血流的正中央，而且还应该把角度调整到与血流平行。

目前诊断最常用的超声频率是2~12MHz。其中检查成人心脏一般选2~4MHz，小儿心脏3~5MHz，腹部产科3~5MHz，外周血管、浅表器官6~12MHz，颅内血管2~2.5MHz；皮肤及血管内成像的频率范围在10~40MHz；眼科超声显微镜40~100MHz；生物显微镜成像的频率高达40~60MHz；肺脏超声所用的频率≥7.5MHz，建议尽量使用≥14MHz的高频探头。

（一）彩色多普勒技术的种类

第一，彩色多普勒血流成像：彩色多普勒血流成像的本质是脉冲多普勒信号以彩色编码显示，多条取样线及多个取样容积可显示血流的流动。编码时彩色信号用三基色与二次色原理，红黄绿为三种基色；红与绿混合产生黄色，红与蓝混合产生紫红色，蓝与绿混合产生湖蓝色，三基色混合产生白色，就是二次色原理。

其技术特点是：①能显示血流的流动方向，如流向探头方向以红色信号表示，背离探头方向以蓝色信号表示。②彩色信号的深浅（明亮与暗淡）标志流速的快慢。③血流种类：从彩色信号是否持续呈现或有规律的闪现可判断是静脉血流、动脉血流。④血流性质：彩色信号均匀无深浅（色调）或颜色的变化为层流；高速血流如射流时有彩色倒错，湍流时色彩杂乱。成像受超声入射角的影响大，超声入射与血流方向呈90°时，血流不能显示，如所检测的流速过高，超过了Nyquist极限，出现彩色信号混叠，例如瓣口狭窄的高速射流（流向与背离：血流方向与探头方向一致时为背离，两者相对为朝向）。

第二，彩色多普勒能量图：以红细胞散射能量（功率）的总积分进行彩色编码显像，因此对超声入射角只有相对非依赖性，即受角度的影响小，能显示低流量低流速的血流，即使灌注区的血流平均速度为零，也能显示其血流。显示信号的动态范围广，因而对血流检测的灵敏度提高，对高速血流不产生信号混叠。但不能显示血流的方向，不能标志血流速度流速的快慢，不能标志血流的性质（仅显示为平均流速，用于慢速血流，如肿瘤内）。

第三，速度能量型彩色多普勒：以能量型方式显示血流，同时又能表示血流方向。

（二）连续多普勒和脉冲多普勒

（1）频谱多普勒超声主要用于显示一维方向上的血流信息，包括脉冲式多普勒和连续式多普勒，目前公认其是血流动力学定量分析中的首选手段（两者均一维，为频谱多普勒，仅测血流信息）。

（2）脉冲多普勒：脉冲波多普勒是由同一个（或一组）晶片发射并接收超声波的。它用较少的时间发射，而用更多的时间接收（测低速血流，距离选通，可定位诊断，不能测量高速血流）。

（3）连续多普勒：连续波多普勒由于采用两个（或两组）晶片，由其中一组连续地发射超声，而由另一组连续地接收回波（测高速血流，为平均流速，用于瓣膜狭窄等的定量诊断，不能定位诊断）。

（三）频谱多普勒和彩色多普勒的区别

彩色多普勒超声一般是用自相关技术进行多普勒信号处理，把自相关技术获得的血流信号经彩色编码后实时地叠加在二维图像上，即形成彩色多普勒超声血流图像。由此可见，彩色多普勒超声（即彩超）既具有二维超声结构图像的优点，又同时提供了血流动力学的丰富信息 [一维测得的血流信息（自相关技术）+叠加到二维超声结构图上=彩超]。

频谱分析包括：①频移时相：即收缩期、舒张期或全心动周期，以频谱的横坐标（X轴）的数值代表时间，单位为秒。②频移幅值：以频谱的纵坐标（Y轴）的数值代表血流速度的大小，单位为kHz或cm/s和m/s，测定血流速度，包括最大流速、平均流速、加速度和减速度；计算跨瓣压差；测定加速度时间、减速度时间、射血前期、射血时间及压力降半时间。③频移方向：以频谱的基线为准，基线上方频移为正值（正向），表示血流方向朝向探头；基线下方频移为负值（负向），表示血流方向背离探头。④频谱辉度：以亮度表示，反映取样容积或探查声束内具有相同流速的红细胞相对数量的多少。速度相同的红细胞数量越多，散射信号强度越大，频谱辉度也就越亮，反之，辉度弱（暗）。⑤频谱的离散度（宽度）：以频谱在垂直方向上的宽度表示，指某一瞬间取样容积或探查声束内红细胞速度分布范围的大小。红细胞速度分布范围大，则频谱宽，反之，频谱窄。频谱宽度是识别血流动力学改变的重要因素。

层流显示频谱窄，光点密集，频谱包络较光滑，血流频谱和基线之间常呈现空窗；湍流显示频谱宽，光点疏散，频谱包络毛糙，血流频谱和基线之间为充填状；涡流时，因红细胞运动呈多方向性，因而其特征为双向湍流频谱。

第六节　新生儿肺脏超声的检查方法

一、探头的选择

在新生儿肺脏超声扫描时使用线阵探头的优势是探头表面与皮肤贴合好，贴合的范围大，病变范围一目了然，也便于发现更多的细节。

新生儿肺脏超声检查使用线阵探头，其频率范围为9~14MHz，以保证足够的分辨率，以便发现微小的实变等异常。

通常体重越低，胎龄越小，使用的探头频率越高。当患儿较大，探头穿透力不足时，可以降低频率或改为频率略低的线阵探头，调节探头的频率范围。线阵探头成像，图像在近场和远场的宽度一致，呈矩形。

频率相对更高的线阵探头对水肿和胸膜下的微小病变更敏感。

二、预设条件

使用前可选择新生儿肺脏超声检查的预设条件，也可选择小器官条件，进行适当调节。

1.深度调节（Depth）

在穿透力足够的情况下，深度设置数值越大，就可观察到越深的结构。在进行新生儿经胸肺脏超声扫描时，一般设置的深度是4~5cm。在从剑突下经肝脏扫描膈肌和肺底时，需要增加深度到6~7cm。新生儿呼吸频率较快，需要比较高的二维帧频，方便捕获到更多的细节信息，因此在纵深方向能够完整显示感兴趣区域的条件下应尽量减小深度。

2.动态范围与压缩（Dynamic range & compression）

动态范围是指能够被显示的最大振幅与最小振幅之比。人体肉眼可识别的信号强度为35~40dB动态范围越小或动态范围对比度越大，图像表现越粗糙，颗粒感越强，可增加回声差异的显著性，因此可以凸显彗星尾征和多重反射；动态范围越大或动态范围对比度越小，图像表现越细腻，可以提供更好的细节分辨率。在新生儿肺脏超声成像中，在确定肺滑或定性、定量B线时，需要高对比分辨率。但在扫查胸腺或实变与积液时，可以直接使用小器官的条件，不适合使用太高或太低的对比分辨率。

3.谐波成像（Harmonic imaging）

声波在组织内传播，由于组织的非线性性质声波容易产生畸变，形成整数倍于基频的谐波信号，其中二倍频往往是所有谐波信号中最强的。谐波成像可提高信噪比，降低多重反射、旁瓣和栅瓣伪像。在目前的超声仪器，谐波成像一般已经成为灰阶成像的默认模式。在肺脏超声成像中，可以选择使用谐波成像，使图像表现更细腻，噪声小。但使用谐波后，因频率增加，后方衰减增加，同时因为谐波减少了多重反射伪像，因此胸膜的多重反射被弱化，尤其在远场明显；而基波成像在远场显示了更多的胸膜线反射。所以在新生儿肺脏超声检查中尽量不使用谐波成像。

4.聚焦点数量和位置（Focus numbers and position）

聚焦使声束变窄，改善图像的侧向分辨率。在聚焦点位置，图像的侧向分辨率最好；远离聚焦点位置时，侧向分辨率下降。因此可以采用多点聚焦来改善图像从近场到远场的所有区域的侧向分辨率。但聚焦点数目增加，帧频会下降。在新生儿，尤其是有心肺疾病患儿，因其呼吸频率增快，需要较高的帧频捕获信息，因此一般采用1~2个聚焦点，其中一个聚焦点放置在胸膜线的位置，尽量使胸膜线显示清晰。

5.边缘增强（Edge enhancement）

通过提高灰阶差异，使邻近组织间的边界及细微组织差异更加明显。该值设定越高，在轴向上清晰度越好，同时图像的颗粒感也变得越强。肺脏超声检查时要适当增加边缘增强，以方便观察胸膜线及胸膜线病变。

6.空间复合成像（Spatial compounding）

声束从不同角度发射，获得的图像融合成一幅图像。肺脏超声成像，由于要求探头尽量垂直于肋骨和胸膜，所以是否使用空间复合成像，对图像影响不是很大，并且，有的仪器使用空间复合成像后会产生多角度的B线，故在新生儿肺脏超声检查中不建议使用该功能。

7.斑点噪声抑制（Speckle reduction imaging，SRI）

是一种自适应算法，用于减少影响图像品质的斑点噪声。斑点噪声一般呈颗粒纹理，噪声多时会降低图像品质，影响细节分辨率。使用SRI降低噪声，使图像更加柔和，边界平滑。当然如果斑点噪声滤波设置太高，也会掩盖或模糊所需的图像细节。在新生儿肺脏超声扫描时常设置为2~4。如果不使用SRI，图像颗粒感略明显，线性结构显示欠平滑。

8.抑制（Rejection）

设定振幅阈值，高于该阈值的超声回声将被放大，显示在屏幕上；而低于该阈值的超声信号将被删除，不显示在图像上。抑制在肺脏超声成像中，比常规的小器官成像时设置略高即可，过高容易删除有用的图像信息。

9.高分辨率

局部放大，在观察胸膜及其下的微小实变时，可使用该功能，可以清晰观察细节信息。高清晰放大时，感兴趣区内的线密度增高，同时不损失帧频甚至提高帧频，有利于对微小病变的详细观察。

10.时间增益补偿（Time gain compensation，TGC）

又称距离增益补偿。超声波在组织中传播时，随深度增加，衰减逐渐增加，近场和远场的回声信号强度可以相差100dB以上。为获取均匀一致的图像，可以分别对近场和远场及图像中间区域的回声信号进行分段抑制或提升，以获得均匀一致的图像。

11.增益（Gain）

增益是对所接收信号的放大，不改变声输出功率。增益要使用恰当，太低时信号不够；太高时噪声信号也同时被放大。需要调节适当。

12.灰阶图（Gray map）

灰阶图决定了回声亮度与振幅的关系。可根据需求调节，可在冻结图像后也可以再调节。

三、肺脏超声检查方法

1.肺脏分区

通常以腋前线、腋后线为界，将肺脏分成前、侧、后3个区域，即两侧肺脏被分为6个区域（6区分区法），还可以以两侧乳头连线为界，把每侧肺脏分成上下两部分，这样双侧肺脏就被分成12个区域（12区分区法）。在进行肺脏超声检查时，需对肺脏的各个区域进行纵向（探头与肋骨垂直）和（或）横向（探头沿肋间隙走行）扫查，以纵向扫查（与身体纵轴平行）最为重要和常用。

2.扫描模式的选择

最常用的扫描模式是二维超声，二维超声就可以对大多数肺部疾病做出明确诊断。但在诊断气胸时，如果二维超声不能确诊，可用M型超声进一步明确诊断。

3.宽景成像扫描

沿着探头标志点侧向滑动探头时，宽景成像（XTD-view）可以将采集的每一帧图像构建成一幅扩展图像。该图像比探头的扫描视野要宽很多，可以全面展示感兴趣区和其邻近结构，方便全面评估。操作要点：保持探头在初始状态，不要摆动探头，沿着探头标志点方向匀速滑动探头，不可倒退，成像整体感强，但测量值仅供参考。

第七节　新生儿正常肺脏超声声像图表现

一、肺脏超声常用术语

肺部分区：以腋前线、腋后线为界将肺脏分成前、侧、后3个区域，再以两乳头连线为界，将每侧肺脏分成上、下2个肺野，采用R/L1~6分区标记法。

胸膜线：胸膜与肺表面声阻抗的差异所形成的强回声反射，在超声下呈光滑、清晰、规则的线性高回声。

肺滑：在实时超声下探头与肋骨垂直扫描时于胸膜线处可见脏层胸膜与壁层胸膜随肺脏呼吸运动而产生一种水平方向的相对滑动。

A线（A-line）：声束与胸膜垂直时，因混响伪像形成多重反射而产生的一种与胸膜线平行的线性高回声，位于胸膜线下方，彼此间距相等，回声由浅入深逐渐减弱至消失。

B线（B-line）：起始于胸膜线并与之垂直、呈放射状发散至肺野深部的线性高回声称为B线。在实时超声下，B线随着胸膜线的滑动而运动。正常儿童或成人肺脏在超声下见不到B线，但由于胎儿肺脏富含液体，因此在超声下常可以看到少量B线，常于出生后3~7天完全消失，但在早产儿中B线消失时间差异较大。

融合B线（Confluent B-line）：当探头与肋骨垂直扫描时，如整个肋间隙内表现为密集存在的B线（即B线相互融合，难以区分和计数），而肋骨声影仍清晰显示，这种密集的B线称为融合B线。

肺泡-间质综合征（Alveolar-interstitial syndrome，AIS）：当任一扫描区域内有连续2个以上肋间隙存在融合B线时称为AIS。

致密B线（Compact B-line）：当探头与肋骨垂直扫描时，如果肺野内存在过于密集的B线，则可能导致整个扫描区域内的肋骨声影几近消失，这种能够导致整个扫描区域内肋骨声影基本消失的B线称为致密B线。致密B线的根源在于存在肺泡-间质综合征。

白肺（White lung）：如果两侧肺脏的每个扫描区域均表现为致密B线，则称为"白肺"。肺实变（Lung consolidation）：超声影像上呈"肝样变"的肺组织称为肺实变。可伴有支气管充气征（Air hronchogram sign）或支气管充液征（Fluid hronchogram sign）；严重者存在动态支气管充气征。实时超声下可见动态支气管充气征（Dynamir air hronchogramsign）。

肺搏动（Lung pulse）：当肺实变范围较大、程度较重而接近心脏边缘时，在实时超声下可见实变肺组织随着心脏的搏动而搏动，称为肺搏动。

碎片征：实变肺组织与充气肺组织分界不明确时，二者之间所形成的超声征象称为碎片征。

肺点：伴随呼吸运动在实时超声下所见肺滑存在与消失交替出现的分界点称为肺点。

双肺点：由于病变程度或性质不同，在肺脏超声影像的上下肺野之间可形成一明显的分界点，称为双肺点。

平流层征：在M型超声下，肺滑消失时，则胸膜线下方的颗粒样点状回声被一系列平行线所替代，称为平流层征或条形码征（Barcode sign）。

沙滩征（Sandbeach sign）：在M型超声下，可见由胸膜线上方波浪线样的线性高回声与胸膜线下方由肺滑产生的均匀颗粒样点状回声共同形成的一种类似海滨沙滩样表现的超声影像，称为沙滩征或海岸征（Seashore sign）。

二、新生儿正常肺脏超声影像学

（一）新生儿正常肺脏超声影像学表现

新生儿正常肺脏在超声下呈低回声，胸膜线与A线均呈光滑、清晰、规则的线性高回声；二者等间距平行排列，从肺野浅部入深部，A线回声逐渐减弱至最后消失。在B型超声下形成一种类似竹节样的表现，称为竹节征（图1）。

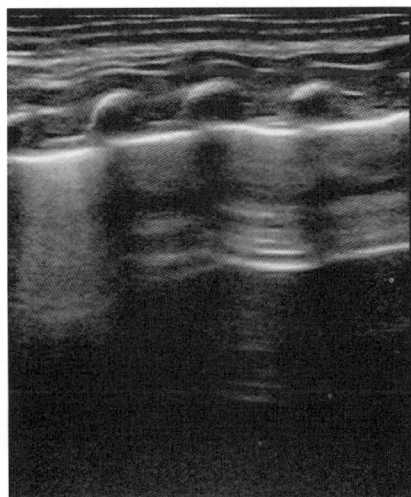

图1 B超声图

胸膜线光滑、A线清晰。

出生3~7天的新生儿可有少数几条B线，但无肺泡-间质综合征，无胸腔积液和肺实变；出生7天以后则B线也消失，但在小胎龄早产儿，B线可能存在更长时间。在实时超声下可见肺滑。在M型超声下，正常肺影像则呈典型的沙滩征（图2）。

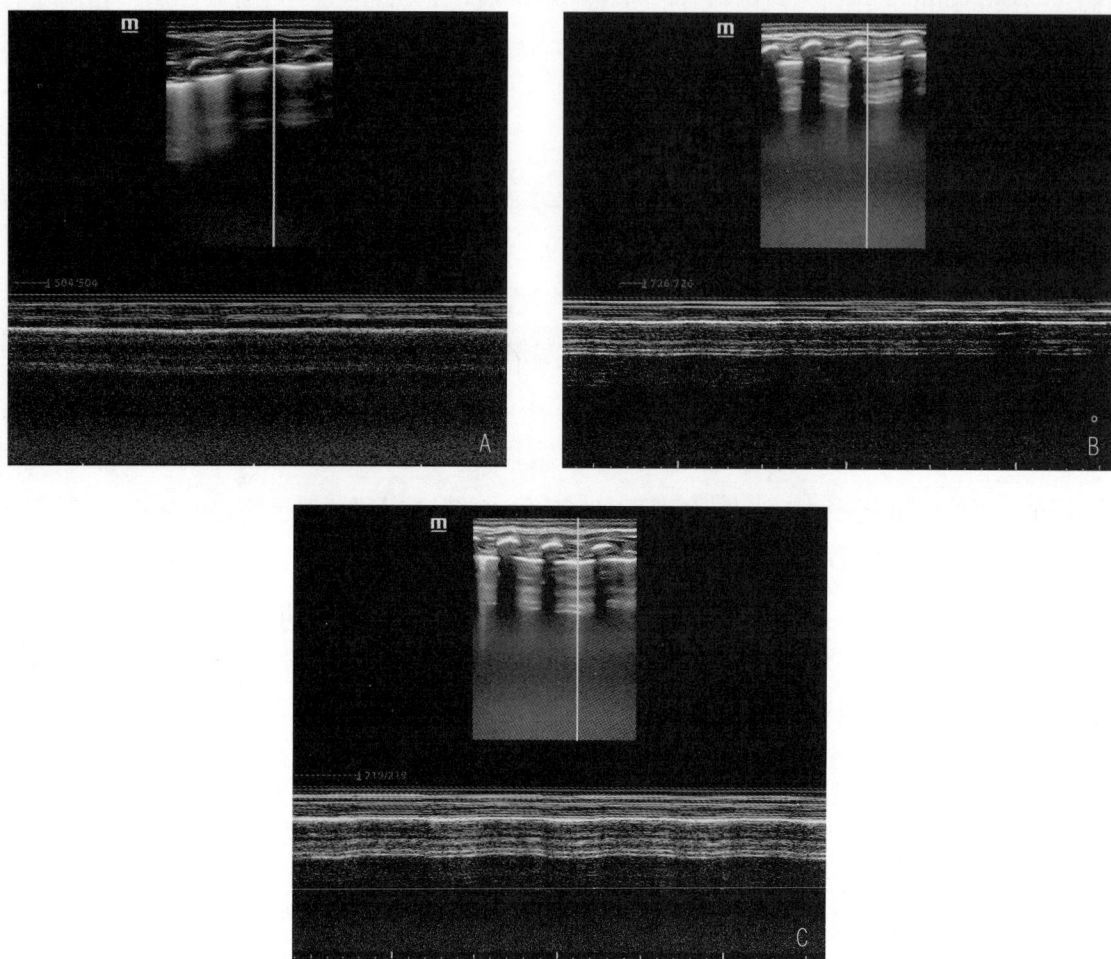

图2　M型超声声像图

图A为声束经过肋骨，图B为声束经过肋骨边沿，图C为声束未经肋骨。均表现为胸膜线下方由肺滑产生的均匀细颗粒样状回声共同形成的一种类似海滨沙滩样表现的超声影像，称为沙滩征或海岸征（seashore sign），表示肺滑存在。

如胸膜线增粗、模糊、消失或连续性中断，则为异常。A线消失，存在肺泡-间质综合征、肺实变或胸腔积液，以及在实时超声下肺滑消失等，均为异常。

（二）肺脏超声检查的适应证

肺脏超声检查适用于多种肺部疾病，如气胸、肺炎、胎粪吸入综合征、肺出血、肺不张、胸腔积液、呼吸窘迫综合征、肺水肿和肺泡-间质综合征等的诊断，还可用于在超声引导下支气管灌洗液的留取、胸腔积液与气胸的抽吸、评估肺复张指导呼吸机撤离、指导和评估PS的使用、指导和评估肺复张，指导最佳PIP与PEEP等呼吸的应用等均是肺脏超声检查的适应证。

（三）肺脏超声的局限性

肺脏超声是一门新技术，也存在一定的局限性，要注意它的局限性，必要时需要进行X线胸片、胸肺CT、胸肺MRI等检查。

第二章　新生儿呼吸系统基础理论

第一节　新生儿呼吸系统解剖

一、呼吸系统

呼吸系统（Respiratory system）是执行机体和外界进行气体交换的器官，由呼吸道和肺两部分组成。呼吸道包括鼻腔、咽、喉、气管和支气管，临床上将鼻腔、咽、喉称为上呼吸道，气管和支气管称为下呼吸道，呼吸道的壁内有骨或软骨支持以保证气流的畅通。肺主要由支气管反复分支及其末端形成的肺泡共同构成，气体进入肺泡内，在此与肺泡周围的毛细血管内的血液进行气体交换。吸入空气中的氧气，透过肺泡进入毛细血管，通过血液循环，输送到全身各个器官组织，供给各器官氧化过程的所需，各器官组织产生的代谢产物，如CO_2再经过血液循环运送到肺，然后经呼吸道呼出体外。

二、喉

喉（Larynx）是呼吸道，也是发声器官，位于颈前部，相当于第4~6颈椎体范围。前面覆以皮肤、颈筋膜和舌骨下肌群。后方与咽紧密相连，其后壁即喉咽腔前壁。两侧有颈部血管、神经和甲状腺侧叶。

三、气管支气管

气管（Trachea）和支气管（Bronchi）均以软骨、肌肉、结缔组织和黏膜构成。软骨为"C"形的软骨环，缺口向后，各软骨环以韧带连接起来，环后方缺口处由平滑肌和致密结缔组织连接，保持了持续张开状态。管腔衬以黏膜，表面覆盖纤毛上皮，黏膜分泌的黏液可黏附吸入空气中的灰尘颗粒，纤毛不断向咽部摆动将黏液与灰尘排出，以净化吸入的气体。

四、肺

肺（Lungs）是进行气体交换的器官，位于胸腔内纵隔的两侧，左右各一。

肺上端钝圆叫肺尖，向上经胸廓上口突入颈根部，底位于膈上面，对向肋和肋间隙的面叫肋面，朝向纵隔的面叫内侧面，该面中央的支气管、血管、淋巴管和神经出入处叫肺门，这些出入肺门的结构，被结缔组织包裹在一起叫肺根。左肺由斜裂分为上、下两个肺叶，右肺除斜裂外，还有一水平裂将其分为上、中、下三个肺叶。

肺是以支气管反复分支形成的支气管树为基础构成的。左、右支气管在肺门分成第二级支气管，第二级支气管及其分支所辖的范围构成一个肺叶，每支第二级支气管又分出第三级支气管，每支第三级支气管及其分支所辖的范围构成一个肺段，支气管在肺内反复分支可达23~25级，最后形成肺泡。支气管各级分支之间以及肺泡之间都由结缔组织性的间质所填充，血管、淋巴管、神经等随支气管的分支分布在结缔组织内。肺泡之间的间质内含有丰富的毛细血管网，是血液和肺泡内气体进行交换的场所。肺表面覆被一层光滑的浆膜，即胸膜脏层。

肺有两套血管系统：一套是循环于心和肺之间的肺动脉和肺静脉，属肺的机能性血管。肺动脉从右心室发出伴支气管入肺，随支气管反复分支，最后形成毛细血管网包绕在肺泡周围，之后逐渐汇集成肺静脉，流回左心房。另一套是营养性血管叫支气管动、静脉，发自胸主动脉，攀附于支气管壁，随支气管分支而分布，营养肺内支气管壁、肺血管壁和脏胸膜。

第二节 新生儿胸部解剖

胸部由胸壁和它内面包藏的内脏、神经、血管等组成。胸壁的骨骼由后方的胸椎、两侧的肋骨和前方的胸骨借骨连接构成骨性胸廓，肋间肌充填于肋间隙内。胸壁和膈共同围成胸腔。

一、胸膜

胸膜是一层光滑的浆膜，分别覆被于左、右肺的表面、胸廓内表面、横膈上面和纵隔外侧面，贴在肺表面的胸膜叫脏胸膜，贴在胸廓内表面，膈上面和纵隔外侧面的胸膜叫壁胸膜，脏胸膜和壁胸膜在肺根处互相延续，形成左、右侧两个完全封闭的胸膜腔。腔内含少量浆液，其内压低于大气压（负压），由于腔内负压和浆液吸附，使腔、壁胸膜紧紧贴在一起，实际上胸膜腔只是一个潜在性腔。呼吸时，随着胸腔容积的变化，肺容积也在不断改变，从而完成肺和外界的气体交换。外界气体一旦进入胸膜腔（气胸）使脏、壁胸膜分开，则影响呼吸。

二、胸廓

胸廓（Thoracic cage）是胸腔壁的骨性基础和支架。胸廓由12个胸椎、12对肋骨（Rids）和1个胸骨（Sternum）借关节、软骨连结而组成。

三、纵隔

1.纵隔的概念和境界

纵隔（Mediastinum）是两侧纵隔胸膜之间所有器官的总称。纵隔内的器官主要包括心包、心脏及出入心的大血管、气管、食管、胸导管、神经、胸腺和淋巴结等。它们借疏松的结缔组织互相连结，以利于各器官的活动。纵隔的前界是胸骨，后界为脊柱胸段，两侧壁为纵隔胸膜，上经胸廓上口与颈部相通。成人纵隔稍偏向左侧。纵隔的正常位置的维持取决于两侧胸膜腔压力的平衡。当一侧胸膜腔压力增高（如气胸）或降低（如肺不张）时，可引起纵隔的位移或摆动。

2.纵隔的分区

（1）四分法：以胸骨角平面为界，将纵隔分为上、下纵隔。下纵隔又以心包的前、后面为界分为3个部分：心包前面与胸骨之间为前纵隔；心包及大血管所占据的区域为中纵隔；心包后面与脊柱之间为后纵隔。

（2）三分法：将纵隔分为3个部分，以气管和气管权的前面及心包的后面的额状面为界，分为前、后纵隔，前缘隔又以胸骨角平面为界分为上、下纵隔。

（一）上纵隔

上纵隔位于胸廓上口和胸骨角平面之间，前界为胸骨柄，后界为第1~4胸椎及椎间盘，两侧为纵隔胸膜。

上纵隔由前向后可分为3层：

胸骨后结构：胸腺，左、右头臂静脉和上腔静脉。

中间结构：主动脉弓及其三大分支，膈神经及迷走神经。

脊柱前结构：气管、左喉返神经和食管。

（二）前纵隔

为心包与胸骨体之间的潜在间隙，其中有纵隔前淋巴结、胸廓内动脉的分支、由上纵隔向下延伸的胸腺及疏松结缔组织。

（三）中纵隔

为心包和心脏所在的部位。此外，还有出入心的大血管、膈神经、心包膈血管、心神经丛及淋巴结等。

（四）后纵隔

后纵隔位于心包与脊柱胸部之间，容纳气管权及左主支气管、右主支气管、食管、胸主动脉及奇静脉、半奇静脉、胸导管、交感干胸段和淋巴结等。纵隔内结缔组织及其间隙向上经胸廓上口、向下经主动脉裂孔及食管裂孔，分别与颈部和腹部的结缔组织及其间隙相互延伸，因此纵隔气肿可向上蔓延达颈部，向下蔓延至腹膜后间隙。后纵隔为支气管囊肿、神经瘤、主动脉瘤与膈疝等的多发部位。

第三节　呼吸系统的胚胎发育

新生儿在出生的瞬间肺功能发生巨大的变化。出生时的肺不是成人肺的微型版，生后它将继续发育、成熟，但它必须能满足新生儿呼吸需求。若在胚胎期间肺发育受阻，可导致肺发育不良等不良后果。

（一）肺的发育与成熟

根据肺组织学特点，经典的肺发育分为4个阶段，包括胚胎期、假腺体形成阶段、小管形成阶段和肺泡阶段。肺泡阶段分为终末囊泡阶段和晚期肺泡阶段，此阶段持续至出生以后。由于个体的差异，分期之间有相互重叠的现象，在每个阶段有其特殊的结构发育。

1.肺发育分期

传统上基于形态学标准把肺发育分为五期：胚胎期、假腺期、小管期、终末囊泡期和肺泡期。具体如下：

（1）胚胎期（Embryonic period）：胚胎第3~7周为肺发育的胚胎期，该期的主要特征是肺芽、气管、初级支气管和主气道的形成。

（2）假腺期（Pseudoglandular period）：胚胎第7~16周为假腺期，主要是传导性气道从支气管树到终末支气管的形成时期。其特点是形成胎肺，再分支形成未来的肺泡管。假腺期与胚胎期的区分在于细胞的分化过程，在胚胎期形成的肺芽、气管、初级支气管和主气道均被未分化的柱状上皮细胞覆盖，而在假腺期近端上皮、远端上皮和间质将分化为特定的细胞类型。

（3）小管期（Canalicular period）：胚胎第17~27周为小管期，这一时期的主要特征是气道上皮的生长、肺腺泡发育和血管形成（肺毛细血管床的大量增加）。标志性的特征是Ⅰ型和Ⅱ型上皮细胞分化及肺泡毛细血管屏障的形成。

（4）终末囊泡期（Terminal sac period）：胚胎第28~36周为终末囊泡期，其特点是继发性嵴引起的囊管再分化。由于分支形态发生与肺泡化是完全不同的遗传程序，因此两者的发生过程并非平行，在终末囊泡期气道分支已完成，分支形态发生已经停止，而肺泡化尚未开始。在此期，肺的进一步生长和发育主要是随着腺泡管膨胀，外周气道扩张和气道壁变薄，肺的潜在气体容量和表面积不断增加，为气体交换提供了解剖上的潜能。

（5）肺泡期（Alveolar period）：肺泡期是肺泡化和微血管成熟时期。人类在宫内已经开始肺泡化，而全肺的肺泡化一直持续到2岁才完成，微血管成熟要持续到3岁。肺泡形成期是肺发育的最关键阶段，涉及多种细胞系精确的时空协调，这就使得该过程特别容易被细胞应激、宫内感染甚至营养受限等因素影响而中断，从而引起肺气肿及肺泡毛细血管发育不良，且这些病理改变不易逆转。

（6）出生后肺生长：出生时肺泡数量为2000万~5000万个，肺泡的增殖持续到2~3岁，肺泡的大小与表面的增长持续到青春期。到成年人肺泡的最终数量可达3亿~8亿个。随着年龄的增长，小支气管和肺泡明显增大，到22岁达到顶峰。

2.肺液的产生及作用

在肺发育过程中，本身会产生液体，充满囊泡及肺泡腔，且随孕周而增加，这是由肺组织分泌所产生的，并不是羊水吸入所致。近足月时，肺液量约为40mL/kg，稍大于自主呼吸建立后肺功能残气量。肺液以4~5mL/（kg·h）的速率进行交换更新。正常的胎肺发育需要保持足够的肺液量。肺液的存在有利于呼吸的建立，充盈后使肺泡半径增大，降低肺膨胀所需的压力，使肺易于扩张，防止生后气道阻塞和肺不张。肺液还有利于生后功能残气量的形成和呼吸的维持。

由于肺需要在出生后瞬间即能有效地进行气体交换，肺液必须迅速得到清除。胎儿肺液生成及其容量一直维持到分娩开始。出生后肺内液体的吸收延迟与新生儿湿肺的发生密切相关。孕周越小的选择性剖宫产，其新生儿湿肺发生率越高，越容易出现重症新生儿湿肺。未经临产过程即行剖宫产的婴儿，更易出现新生儿呼吸窘迫综合征，原因是子宫的收缩和挤压，可促使肺泡Ⅱ型细胞的肺表面活性物质合成。

3.胎儿呼吸生理

胎儿呼吸是促进肺发育的重要因素，是出生后顺利呼吸的基础。在胚胎第10周已可检测到呼吸运动。在24~28周，胎儿有呼吸时间占10%~20%，至30周以后达30%~40%。每天持续呼吸时间随孕周增加而延长。孕母服用一些药物会影响胎儿呼吸运动，如中枢神经兴奋剂咖啡因、苯丙胺、异丙肾上腺素引起胎儿呼吸增加；而抑制剂如麻醉药、乙醇等抑制胎儿呼吸运动。孕母吸烟时，主要是因为相对低氧血症而导致胎儿呼吸运动减少。此外，还有很多因素影响胎儿的呼吸，如P物质、血清素、高碳酸血症、母进食后、注射葡萄糖时使呼吸频率增加；前列腺素、内啡肽、腺苷、低氧血症、母禁食、低血糖、感染等可使呼吸减慢或消失。

胎儿轻度低氧血症时，通过中脑抑制感受器显著抑制胎儿呼吸；但严重缺氧将直接刺激延脑呼吸中枢而诱发初始喘气样呼吸。

第四节　呼吸系统解剖生理特点

随着出生后呼吸器官从胎盘变为肺，呼吸系统需经历适应性变化。这一复杂多变的生理特征，加以器官在结构和功能上的未成熟，导致此阶段发病率和死亡率明显高于其他年龄段儿童。为此，了解呼吸系统的解剖生理特点，对加深疾病的认识和加强防治工作具有重要意义。

（一）解剖特点

1.鼻腔

在胚胎4周时开始出现原始鼻腔，直到新生儿期仍未发育完善。新生儿的鼻道狭窄，几乎没有下鼻道。鼻腔黏膜有丰富的血管和淋巴管，轻微的炎症充血，就可致窄小的鼻腔更为狭窄，甚至闭塞，使以鼻呼吸为主的新生儿出现呼吸困难，严重的可致死亡。新生儿鼻腔黏膜缺乏海绵组织，很少发生鼻出血。

2.鼻窦

新生儿面骨发育不完全，出生时额窦还未出现。上额窦很小，仅是一条窄缝。蝶窦尽管已经存在，但要到3~5岁后才有临床意义。筛窦的发育也不完全，因此新生儿很少发生鼻窦炎。

3.鼻咽部和咽部

鼻咽部和咽部之间由软腭分隔。在新生儿期，鼻咽腔相对狭小，方向垂直，左右两侧扁桃体藏在腭弓内，尚未发育，一般到周岁才可见到扁桃体。

舌位于咽的前部，与咽部生理功能有密切关系。新生儿舌体相对大，充满整个口腔。舌的前端较宽而无舌尖，舌系带短，故不易伸出口腔。且由于新生儿取卧位，舌根靠后，加以喉部较高，容易造成呼吸道阻塞。

4.喉

由相关连接的关节软骨、声带、喉部肌肉及韧带组成。新生儿的喉部，形如漏斗，软骨较软易变形，喉门狭小，喉下界较高，位于第4颈椎水平，声带及喉黏膜较薄弱，有丰富的血管及淋巴组织，当有轻微炎症时，即可导致喉梗阻。

5.气管、支气管

足月新生儿气管长4cm，约为成人的1/3。气管分叉位于第3~4胸椎水平。右侧主支气管较直，为气管的连续部，左侧成钝角向气管方突出，这一特点使异物更易进入右侧支气管。由于新生儿的气管与支气管相对狭窄，产生的气道阻力较大，软骨柔软、弹力纤维及肌肉发育不完善，管壁容易变形，黏膜柔嫩纤细、血管丰富、纤毛运动差，不仅易受感染，且易阻塞而出现呼吸困难。

6.肺内气道和肺泡

新生儿肺内气道和肺泡均较成人少，而且，新生儿肺泡表面面积和体表面积比相对较小，但代谢率明显高于成人。因此，新生儿"肺储备功能"明显不足，较易发生呼吸衰竭。由于新生儿肺的血管丰富，弹力组织发育差，肺内含气量少而含血量多，故易发生感染，且可致间质性肺炎、肺不张等。另外，肺泡间隔较厚，不利于气体交换。这些都是新生儿较易发生呼吸衰竭的原因之一。

7.呼吸肌

（1）膈肌是最重要的呼吸肌，在新生儿，膈肌的作用更为重要，两侧膈神经麻痹就会引起呼吸窘迫。新生儿膈肌中仅有25%的肌纤维耐疲劳，而成人高达50%~55%，故新生儿呼吸肌易于疲劳。

（2）肋间肌分为肋间内肌和肋间外肌。在呼吸运动增强时，肋间外肌有助于吸气，而肋间内肌在呼气中起主要作用。肋骨运动除有助于呼吸外，肋间肌收缩可以增大肋间隙的张力，防止在胸内压变化时发生肋间隙凹陷或膨出。新生儿的肋间肌较弱，起作用不完全，故易发生胸廓凹陷，限制肺的扩张。

（3）腹肌也是重要的呼吸肌，在平静呼吸时，所起的作用不大，当呼吸活动增强时，其作用才进行性增大。一般认为新生儿腹肌在呼吸中的作用与成人基本一致。

（二）生理特点

1.首次呼吸前的准备

正常情况下，至分娩时胎儿呼吸系统已具备建立呼吸和维持呼吸活动的一切条件。肺液使肺囊泡及肺泡腔保持扩张状态，并随胎儿的发育而增大，有利于生后功能残气量的形成和呼吸的维持。肺表面活性物质在孕34~35周后急剧增多，它能减少肺泡表面张力，减少呼吸的工作量，降低气道和肺泡在开放时的压力，维持肺泡大小和形态，使肺泡处于稳定状态。

2.生后呼吸的建立和维持

首次呼吸的触发因素：触发首次呼吸的因素很多，一般认为是由多种因素的相互作用而产生。

首次呼吸的建立：胎儿自骨产道娩出时，胸廓受到70mmHg（1mmHg=0.133kPa）以上的压力，致1/3以上的肺液被迫通过气道挤出。生后胸廓的弹性回缩，吸入8~42mL的空气，以代替被挤出的肺液。正常婴儿在生后数秒钟内建立自主呼吸，3秒钟X线胸片示肺已充气，到生后1分钟呼吸应稳定。第一次吸气可吸入20~80mL的空气，随后的呼气不能使等量的气体排出，残留的气体就建立了新生儿肺的功能残气量。有研究表明，功能残气量是在首次呼吸后逐步建立的，生后3小时达到新生儿的最大值。

生后呼吸的维持和肺液的清除：小儿生后的存活，不仅需要建立呼吸，而且要维持有效的呼吸。

出生后动脉血氧分压在数分钟内从30mmHg上升到70mmHg，二氧化碳分压从胎儿时的45mmHg下降到35mmHg。

肺表面活性物质的存在，对呼吸的维持不可缺少。如果没有表面活性物质，则膨胀压随肺泡半径的缩小而增大，致肺泡和小气道闭陷，产生呼吸窘迫。而表面活性物质的存在，使肺泡气液面的表面张力降低，肺的膨胀压不随肺泡的半径缩小而增大，从而维持了呼吸的稳定性。

肺液的清除对有效呼吸的维持也极为重要。在分娩发动时，儿茶酚胺分泌剧增，抑制了氯离子泵的活性，使肺液的分泌停止，为生后肺液的快速清除创造了条件。阴道产儿在通过骨产道时，又挤压出部分液体，生后残留的肺液由肺淋巴管和肺毛细血管吸收。随着呼吸的建立，肺泡壁的微孔暂时扩张3~6倍，加上肺液与组织间液存在20mmHg左右的胶体渗透压梯度，使肺液被吸收到间质、淋巴管和肺毛细血管。当肺液被完全吸收后，肺泡壁的微孔恢复到比胎儿期略大的状态，以维持肺泡的相对干燥状态。

（三）肺功能的特点

1.新生儿肺功能测定

是一重要的临床检查手段，肺功能检测有助于了解婴幼儿肺功能及肺生理的情况，但因婴幼儿不能主动配合，使传统的用力呼气肺功能检测无法进行。婴幼儿体积描记法（Baby body plethysmography）是目前婴幼儿肺功能测量的主要仪器，能同时测定婴儿静态肺容量和气道阻力。其优点是无创性、安全、重复性好、简单、快速；同时可测量肺容量和气道阻力；而且在整个潮气呼吸可连续测量气道阻力，动态反映气道阻力。

2.潮气呼吸流速容量曲线

是近年来发展起来的反映婴幼儿肺功能的新技术，潮气呼吸肺功能具有检测安全、无创，不需要受试者理解、配合及特殊的呼吸动作等特点，并且能敏感、较准确地反映患儿肺容量和通气功能的变化。其原理是通过面罩上的流速传感器，分析平静呼吸时的容量、气体流速和胸腹腔运动，目前已逐渐成为婴幼儿肺功能测定的重要方法。

3.肺功能测定基本原理

肺顺应性、气道阻力及呼吸功是肺功能测定的主要指标，通过测定潮气量及跨肺压即可计算这3个指标。食管气囊与肺功能仪联机可以测定肺内压。通过积分器将流速积分计算出潮气量；跨肺压为胸腔内压与气道内压之差，胸腔内压可用食管内压代表，而气道内压基本与口腔内压或气管插管内压相等，应用两个压力传感器或一个差压传感器同时测定食管内压及口腔或气管插管内压。将潮气量及跨肺压的信息通过转换装置输入计算机，通过特制软件程序的处理及计算便可得到流速、潮气量及压力曲线，压力-容量曲线图，流速-容量曲线图及肺顺应性、气道阻力及呼吸功等值。

4.肺功能测定和意义

（1）顺应性：包括静态顺应性和动态顺应性。

（2）气道阻力：是气体通过呼吸道时的摩擦力，气体在进入或排出时必须经过呼吸道，从而产生气道阻力，其阻力的大小取决于呼吸道的半径及长度。

（3）时间常数：时间常数表示气道近端压力与肺泡内压力达到平衡所需的时间单位。因而时间常数是在一定压力差下送入肺内一定潮气量所需的时间。顺应性与气道阻力乘积为时间常数，它可指导确定呼吸机适宜的吸、呼气时间，以保证足够气体进入和排出，避免非调定呼气末正压产生。呼吸窘迫综合征患儿的顺应性明显降低，时间常数缩短，机械通气时吸、呼气时间可相应缩短。而胎粪吸入等阻塞性肺部疾病由于气道阻力显著增加致时间常数延长，需较长的吸、呼气时间。

（4）呼吸功：总呼吸功包括克服弹性阻力和呼吸阻力所做的功。弹性阻力代表平静吸气（潮气量）时克服肺和胸廓扩张所需的阻力，而呼吸阻力指克服肺组织运动和气流通过呼吸道所引起的摩擦力。气道阻力越大，潮气量越大，呼吸做功也越大。它是呼吸周期中每一点压力与潮气量变化乘积的总和，新生儿呼吸相比成人需消耗更多的能量。呼吸窘迫时能量消耗更多，呼吸功可增加至平常呼吸时的6倍。

（5）肺活量：肺活量是指进行最大吸气后，用力从肺内呼出气体的最大量，包括深吸气量和补呼气量。新生儿由于不合作，带来常规检测方法的困难，有人用啼哭方法检测啼哭肺活量，即啼哭过程中，一次所能呼出的最大气体量与肺活量相近。

（6）潮气量：为每次平静呼吸时吸入或呼出的气量，呼吸频率决定每分钟潮气量，潮气量越小，要求较高呼吸频率，才能保证足够的通气量。由于其解剖特点，新生儿潮气量较成人为小。为适应代谢的需要，只有采取增加呼吸频率来得到满足。有报道俯卧位可改善早产儿的潮气量和动态肺顺应性，降低气道阻力。

（7）功能残气量：为平静呼气后肺脏内存留的气量，包括残气和补呼气量两个部分。新生儿功能残气量接近残气量。它有稳定肺泡气体分压的缓冲作用，可减少通气间歇对肺泡内气体交换的影响。新生儿特别是早产儿RDS，肺泡萎陷，功能残气量减小，易发生呼吸衰竭。因此，持续气道正压通气（CPAP）能使患儿在呼吸末保持肺泡正压，增加功能残气量，防止肺泡发生萎陷，改善通气和换气功能，纠正低氧血症。而阻塞性疾病如胎粪吸入综合征等功能残气量增加，在机械通气时应该用较低的呼气末正压以防气漏发生。

（8）死腔气量和肺泡通气量：新生儿与成人一样，口鼻至终末支气管内的气体不参与气体交换，这部分气体量称解剖死腔。另进出肺泡但未进行气体交换的气体量称为肺泡死腔。解剖死腔和肺泡死腔总称为生理死腔。由于每分钟通气量包括死腔呼吸量在内，故有效通气量是肺泡通气量即每分钟通气量减去死腔呼吸量后的呼吸量。呼吸愈浅速，有效肺泡通气量愈少。因此，机械通气时若要解决二氧化碳潴留问题，不能无限制的提高呼吸机呼吸频率，要考虑每分钟有效肺泡通气量。

（9）通气/血流比值：有效的气体交换，不仅需要有足够的肺通气，且还要有充分的肺血流。流经肺的血流量中，一部分没有参与气体交换，称为分流量。参与气体交换的肺毛细血管血流量称有效血流量。在正常情况下，肺的通气与血流之间维持于一恒定的比例，一般为0.80~0.85。当某一肺泡的通气在比例上大于血流量，则部分气体不能参与气体交换，使死腔增大，反之当血流在比例上超过通气量时，就会产生动静脉分流。

5.肺功能监测在临床实践中的应用价值

通过对新生儿肺功能的监测，可以最大限度地降低因过度通气引起肺损伤或因通气不足引起或加重肺不张的可能，有助于指导临床合理使用呼吸机。

第三章　新生儿理论基础

第一节　人工喂养、断乳及辅助食品的添加

（一）人工喂养的对象

①母亲没有乳汁分泌。②乳母患有较严重的器质性疾病，如心、肺、肾脏病、内分泌病，或患有慢性传染病，如肝炎、肺结核等，均不宜哺喂婴儿。③婴儿患有苯丙酮尿病、半乳糖血症等遗传代谢病，不适于母乳喂养。

（二）人工喂养的选择与喂养技术

鲜牛奶为最常用人工喂养的乳品，其与人乳的区别点为：

①牛乳中含蛋白质为3.3%，较人乳高但以酪蛋白为主。酪蛋白遇胃酸后容易凝结成坚韧的乳块，不易消化，因而食用前应采取加水稀释，加热煮沸或加酸以使凝块变小变软。②牛乳中不饱和脂肪酸较人乳少，脂肪球大不易消化。③牛乳中各种矿物质浓度均高于人乳，需要加水稀释，以降低渗透压负荷。④人乳中所含的免疫成分及酶等成分在牛乳中含量极少无法弥补。

现在较多选择配方奶粉喂养，建议根据喂养对象的特点在医师或营养师指导下选择合适的配方奶粉喂养。

第二节　药物应用概论

1.药物剂量的计算

（1）根据体重计算：按实际体重或推算的体重乘以某药物的剂量即可。此法简单常用，但对年幼儿剂量偏低，对年长儿剂量偏大，应根据临床经验作适当增减。

药物剂量（每日或每次）=药量/［kg·次（或日）］×体重（kg）

如只知成人剂量而不知每千克体重用量时，可将该剂量除以成人体重（按60kg计），即得出每千克体重的药量。

（2）根据体表面积计算：此法科学性强，比较合理，既适用小儿又适用于成人，但较烦琐。

小儿体表面积（m^2）=体重（kg）×0.035（m^2/kg）+0.1m^2

此公式仅限于30kg以下者。30~50kg者，按体重每增加5kg，体表面积增加0.1m^2依次递增。

此计算法不适于新生儿及小婴儿。

（3）根据成人剂量折算：有些药物只标明成人剂量，可按此法折算小儿剂量。适用50kg以下者。

此法计算得出的药量较其他计算法为小。

小儿药物用量按成人剂量折算如下：初生至1个月小儿相当于成人用量的1/18~1/14，1~6个月为1/14~1/7，6个月~1岁为1/7~1/5，1~2岁为1/5~1/4，2~4岁为1/4~1/3，4~6岁为1/3~2/5，6~9岁为2/5~1/2，

9~14岁为1/2~2/3。

2.药物的相互作用

（1）静脉用药的配伍禁忌：临床上为了抢救危急患者，常把多种药物配合进行静脉点滴，这种措施在抢救中确实起了一定作用，但也产生了一些新问题，主要是药物的配伍禁忌问题。盲目混合静脉滴注有一定的危险性。例如把青霉素同分子量较大的胺类，如普鲁卡因、异丙嗪、氯丙嗪等混合静滴，即可发生复分解反应而产生沉淀；四环素族与青霉素配伍，可使青霉素的有机酸游离而出；维生素C与碱性较强的注射液如氨茶碱配伍，可因氧化而减效。因此静脉配伍应尽量简化，并注意配伍禁忌。

（2）抗生素的合理应用：小儿感染性疾病多，因此应用抗生素的机会亦多。首先要掌握不同抗生素的抗菌谱，务必使所选药物的抗菌谱与所感染的微生物相适应。其次要考虑药物的吸收、分布等特性。如具有抑菌性质的药物常要求在体液中保持一定的浓度，以维持其作用。而繁殖期杀菌性药物（青霉素、头孢菌素类）则要求快速进入体内，在短时间内形成高血药浓度（间歇冲击疗法），以发挥杀菌作用。不适当的联合用药也应避免，同类药物联合应用，除抗菌作用相加外，毒性也是相加的。此外在儿科不少病毒感染患者亦给予抗生素治疗，不仅造成药物浪费，而且带来不少不良后果，甚至出现二重感染以致危及生命。

（3）肾上腺皮质激素在儿科的应用：①急、慢性肾上腺皮质机能减退。②严重感染并发脓毒血症（败血症）。③自身免疫性疾病。④过敏性疾病。⑤防止某些炎症的后遗症。⑥各种原因引起的休克。⑦血液系统疾病等。应用皮质激素应注意以下几个问题：①必须严格掌握适应证，防止滥用，如一般的发热时即静滴氢化可的松是不适宜的。②长期用药必须注意观察副作用，如高血糖症、高血压、水钠潴留、低钾血症、应激性溃疡等。③一般感染不宜使用。急性感染中毒者，必须与足量有效抗菌药物配合应用，并应掌握病情，及时减量和停用。④中、长程疗法，停药时应逐渐减量，不宜骤停，以免复发或出现肾上腺皮质机能不足症状。⑤对病毒性感染应慎用，因目前缺乏对病毒确实有效的药物，使用该类药物抑制了机体免疫系统功能，可使病毒感染扩散和加重。

3.小儿药代动力学特点

近年来研究发现，小儿尤其新生儿在药物与血清蛋白质的结合、肝脏内的代谢及肾脏排泄等方面均与成人有所不同，应引起儿科医师重视。

（1）药物与蛋白质结合能力低者效果较差，新生儿期下列药物与血清蛋白的结合能力较差：氨苄青霉素、苯巴比妥、阿托品等。

（2）某些药物，对新生儿及早产儿易产生毒性作用。因新生儿肝脏酶系统发育未成熟，在肝内不能正常地进行代谢、解毒，如安定的半衰期成人为18小时，而早产儿为54小时。

（3）药物在组织内分布随年龄而异：如小婴儿脑内巴比妥类、吗啡、四环素浓度较年长儿高。

（4）某些药物对正在生长小儿产生不良影响，如性激素可促进骨骼生长，但最终使骨骺与骨干过早闭合，影响身高的增长。6岁以前应用四环素可以造成牙质生长不良等。

新生儿机体发育不成熟，对药物的代谢有其特殊性，药动学和药物的毒性反应也与年长儿不同，且受胎龄、日龄和病理改变的影响，因此不能将成年人或年长儿的药动学资料用于新生儿。因此，安全、有效用药，除需严格掌握用药指征、合理用药外，必须熟悉新生儿药物动力学的特点。

4.药物反应

特殊中毒反应：①氯霉素——灰婴综合征。②地西泮——松软综合征。③苯甲胺——喘息综合征。④四环素——骨骼生长迟缓。⑤阿司匹林、吲哚美辛、镇痛药、磺胺类等——核黄疸。⑥硼酸粉——腹泻，皮肤病变，死亡。⑦皮质类固醇——生长迟缓。⑧六氯酚——网状结构空泡样脑病。⑨水溶性维生素K——核黄疸溶血性贫血；故用药时应对每一例严格根据病情，合理用药。

其他特殊反应：①磺胺类、非那西汀、氯丙嗪可致高铁血红蛋白血症。②噻嗪类利尿药具有光敏感性，能抑制碳酸酐酶活性，使光疗患儿呼吸暂停，使胆红素与白蛋白分离，游离胆红素增加。③新生儿、早产儿对作用于中枢神经系统药物较敏感，如吗啡可抑制呼吸，早产儿对洋地黄的耐受性较低，使用时剂量应偏小。④雄激素可促使骨骼早期愈合。⑤外用药萘甲唑啉（鼻眼净）、乙醇、红汞均可吸收中毒。⑥有的药物为达到有效的血清浓度，应先用负荷量，再用维持量如苯巴比妥抗惊厥，茶碱治疗早产儿呼吸暂停等。

5.药物与母乳

除少数药物外，绝大部分药物不会引起母乳喂养儿的不良反应，但哺乳期母亲药物治疗常常引起家长的焦虑和不必要的母乳中断。有几类药物已知可引起母乳喂养儿不良反应：①抗肿瘤药物，此类药物在哺乳期是禁忌的。②麦角碱类制剂，如溴隐亭和麦角胺在哺乳期是禁忌的，具有抑制催乳激素的分泌，从而减少乳汁的分泌。③碘和含碘制剂，在哺乳期不宜应用，碘可导致婴儿甲状腺肿和甲状腺功能低下。应用放射性碘治疗甲状腺功能亢进时，也应暂停母乳喂养，避免婴儿接触放射性物质。④哺乳期间母亲饮酒、吸烟和药物成瘾均对婴儿不利。饮酒可致乳汁分泌减少，对婴儿的神经系统发育也可产生远期的不良影响。母亲吸烟可引起婴儿较高的呼吸道发生率和暴露于致癌物质的环境。母亲药物成瘾后能否恰当地护理婴儿也是令人怀疑的。⑤哺乳期间最好避免使用金制剂。⑥哺乳期间口服避孕药可能引起乳汁分泌减少。

第三节　新生儿与新生儿疾病

从胎儿娩出结扎脐带时开始、至生后满28天，称为新生儿期。凡胎龄在28周至生后1周的胎儿和新生儿，统称围产儿。围产医学是20世纪60年代兴起的，研究孕产妇和胎儿、婴儿的生理、病理，促进孕期妇女健康，保障胎儿正常生长发育，以及新生儿健康成长的一门多学科的边缘科学。它的建立和发展使孕产妇和胎儿、婴儿死亡率和发病率有了明显下降，有利于人民素质提高，对推行计划生育工作亦起了积极的作用。

新生儿为适应分娩后生活环境的骤然改变，各系统特别是呼吸及循环系统均发生了显著的变化。由于生活和免疫能力薄弱，新生儿的发病率及病死率均较其他各年龄组高，围产儿又是新生儿中发病率和病死率最高的阶段，为此一般把围产儿死亡作为衡量一个国家妇幼卫生保健工作水平的重要指标之一。为了加强和开展围产医学和新生儿疾病的防治工作，必须由产科和儿科医生合作，建立母子统一管理的围产医学系统进一步发展围产监护工作，做好胎儿和新生儿的卫生保健疾病防治，以期获得优质后代。

由于新生儿的成熟程度与胎龄及出生体重有关，故对新生儿有如下各种命名方法。

一、新生儿命名

（一）根据胎龄长短命名

（1）早产儿又称未成熟儿：胎龄满28周至不满37周（196~259天）者。

（2）足月儿：胎龄满37周至不满42周（259~293天）者。

（3）过期产儿：胎龄满42周（293天）以上者。

（二）根据出生体重不同命名

（1）低出生体重儿：生后1小时内测量，体重不足2500g者。

（2）极低出生体重儿：出生体重低于1500g者。

（3）超低出生体重儿：出生体重小于1000g者。

（4）巨大儿：出生体重大于4000g者。

（三）根据胎龄及出生体重关系命名

（1）小于胎龄儿：指出生体重小于同胎龄体重第10个百分位者。

（2）适于胎龄儿：指出生体重在同胎龄体重第10个至第90个百分位之间者。

（3）大于胎龄儿：指出生体重在同胎龄体重第90个百分位以上者。

二、高危新生儿

将存在高危因素的新生儿分类为高危新生儿。高危新生儿（High risk infant）指已发生或可能发生危重情况的新生儿，高危新生儿需密切观察和监护。符合下列条件的可定为高危儿：

（1）孕母存在高危因素，如年龄超过40岁或小于16岁；合并疾病如糖尿病、肾脏疾病、心脏疾病、肺部疾病、高血压、贫血、血小板减少症、出血等。

（2）出生过程存在高危因素，如羊水过多或过少；胎儿胎位不正，臀位产；早产或过期产，急产或滞产；羊水被胎粪污染，胎膜早破和感染；脐带过长（＞70cm）或过短（＜30cm）或被压迫；剖宫产等。

（3）胎儿和新生儿存在高危因素，如多胎、宫内窘迫、胎儿心率或节律异常，有严重先天畸形，窒息，新生儿出生时面色苍白或青紫，呼吸异常，低血压等。

（4）早产的危险因素（表3-1）：①母亲生殖因素，如早产史和母亲年龄。②母亲疾病，如感染、贫血、高血压、子痫前期/子痫、心血管和肺部疾病、糖尿病。③母亲生活方式，如体力活动、物质滥用或吸烟史、饮食、体重和压力较大。④宫颈、子宫和胎盘因素，如宫颈短、宫颈手术、子宫畸形、阴道异常出血、前置胎盘或胎盘早剥。⑤多胎妊娠。⑥胎儿因素，如存在先天异常、生长受限、胎儿感染和胎儿窘迫。近年来认为，50%~80%的早产与绒毛膜炎症有关，其病原体可以为大肠埃希菌、B组溶血性链球菌、李斯特菌、解脲脲原体、人型支原体等。⑦产科干预如羊水穿刺操作不当等也是造成早产的原因之一。

表3-1　早产儿各期常见问题

系统	早期	中期	晚期
置管	置管管理	置管管理	
体温	低体温		
水电解质平衡	出入量、电解质紊乱		
感染	早发性败血症	晚发性败血症	晚发性败血症
神经系统	颅内出血		PVL
呼吸系统	RDS、呼吸暂停、呼吸支持	呼吸支持呼吸暂停	BPD、肺炎
循环系统	低血压，PDA	PDA	
消化系统	早期肠道喂养、肠外营养	肠道喂养、NEC识别	胆汁淤积综合征、胃食管反流
血液系统	血小板减少、贫血、高胆红素血症	高胆红素血症	贫血
泌尿系统	尿量、肾功能		
骨骼系统			代谢性骨病
筛查		新生儿疾病筛查	ROP和听力筛查

三、新生儿胎龄评估

胎龄是指胎儿在宫内生长发育的周龄或日龄，胎龄评估（Assessment of gestational age）是指根据新生儿出生后48小时内的外表特征和神经系统检查估计新生儿的胎龄。

胎龄评估有多种方法，最准确的方法是胎儿超声检查，但在许多情况并不能做得到。如果孕妇月经周期规则，以最后一次月经的第一天算起至出生时的一段时间作为胎龄比较准确。

（一）胎龄评估检查方法

评估时间新生儿胎龄评估应在出生后12~48小时进行，刚出生时易受母亲用药的影响，足底水肿足纹较少，由于产程的影响，头不容易竖立，这些因素会影响胎龄评分的准确性，需要一定时间才能恢复稳定。另外，如过了48小时，新生儿发育较快，使评分结果发生误差。

新生儿状态应在新生儿清醒安静、不烦躁时检查，最好在喂奶后2小时进行，要注意保暖。

（二）胎龄评估常用量表

胎龄评估主要根据新生儿外表特征及神经系统检查，外表特征包括皮肤、胎毛、足底纹、乳头乳房、耳郭和外生殖器等，神经系统主要检查新生儿的肌肉张力，与胎龄相关性比较密切。

胎龄评估量表比较多，有Dubowitz量表（表3-2）、Finnstrom量表和简易评估量表。

Dubowitz胎龄评估量表采用11个体表特征和10个神经肌肉成熟度指标相结合判断胎龄，是比较全面的胎龄评估量表，但是需要检查21项体征，比较复杂，不易执行，评分操作时对新生儿干扰比较大。但因该量表比较可靠准确，仍被有些医院采用。

表3-2　Dubowitz胎龄评估量表外表特征评分表

外观表现	评分				
	0分	1分	2分	3分	4分
水肿	手足明显水肿（胫骨压痕）	手足无明显水肿（胫骨压痕）	无水肿		
皮肤结构	很薄，滑黏感	薄而光滑	光滑，中等厚度皮肤或表皮脱屑	轻度增厚，表皮皱裂及脱屑，以手足部位为著	厚，羊皮纸样，伴皱裂深浅不一
皮肤色泽（婴儿安静不哭时观察）	暗红色	粉红色，全身一样	浅粉红色，全身深浅不一	灰色，仅在耳唇手掌及足跟部位呈粉红色	
皮肤透亮度（躯干）	静脉及毛细血管清晰可见，尤其在腹部	可见静脉及其分支	在腹部可见少数大静脉	少数大静脉隐约可见（腹部）	看不到静脉
胎毛（背部）		整个背部覆满长而密的胎毛	胎毛稀疏分布尤其在下背部	有少量胎毛间以光亮区	大部分无胎毛
足底纹	无皮肤皱褶	足掌前半部可见浅红色皱褶	足掌前 < 3/4 区域可见较明显的红色折痕	> 3/4 足掌前区可见折痕	> 3/4 足掌区见明显深折痕
乳头发育	乳头隐约可见无乳晕	乳头清晰，乳晕淡而平，直径 < 0.75cm	乳晕清晰，边缘部高起，直径 < 0.75cm	乳晕清晰，边缘不高起，直径 > 0.75cm	
乳房大小	扪不到乳腺组织	在一侧或两侧扪到乳腺组织直径 < 0.5cm	两侧乳腺组织皆可扪到，直径 0.5~1cm	两侧乳腺组织皆可扪到，直径 > 1cm	
耳郭	平如翼无固定形状，边缘轻度或无卷折	部分边缘卷曲	耳郭发育较好，上半边缘卷曲		
耳的稳定性	耳翼柔软，易于弯折，不易复位	耳翼柔软，易于弯折，缓慢回位	耳翼边缘软骨已发育，但柔软，易回位	耳郭发育良好，边缘软骨形成，回位快速	
生殖器男性	阴囊内无睾丸	至少有一个睾丸位于阴囊高位	至少有一个睾丸位于阴囊位		
女性	大阴唇明显分开，小阴唇突出	大阴唇大部分覆盖小阴唇	大阴唇完全覆盖小阴唇		

表3-3　简易胎龄评估量表（胎龄周数=总分+27）

体征	0分	1分	2分	3分	4分
足底纹理	无	前半部红痕不明显	红痕 > 前半部褶痕 < 前 1/3	褶痕 > 前 2/3	明显深的褶痕 > 前 2/3
乳头	难认，无乳晕	明显可见，乳晕淡、平，直径 < 0.75cm	乳晕呈点状，边缘突起，直径 < 0.75cm	乳晕呈点状，边缘突起，直径 > 0.75cm	
指甲		未达指尖	已达指尖	超过指尖	
皮肤组织	很薄，胶冻状	薄而光滑	光滑，中等厚度，皮疹或表皮翘起	稍厚，表皮皱裂翘起，以手足为最明显	厚，羊皮纸样，皱裂深浅不一

注：各体征的评分如介于两者之间，可用其均数。

简易评估量表（表3-3）评估的胎龄与Dubowilz法相仿，而较国外几种简易评估量表为优。其误差多数在1周以内，仅少数会达到2周以上。该评估量表只要2~3分钟即可完成，不受检查者用力大小和婴儿重度窒息、颅内外伤等疾病的影响，也不受保暖等条件限制，可采用。

四、新生儿呼吸系统的生理特点

新生儿鼻腔发育尚未成熟，几乎无下鼻道。鼻黏膜富于血管及淋巴管，故轻微炎症时便使原已狭窄的鼻腔更狭窄，而引起呼吸困难、拒哺及烦躁。

胎儿娩出时，由于产道的挤压、缺氧、二氧化碳潴留和环境温度的改变等多种刺激，兴奋了呼吸中枢，引出呼吸动作。娩出后两肺逐渐膨胀，血氧饱和度在3小时内达到90%以上。由于新生儿胸廓几乎呈圆桶形，肋间肌较薄弱，呼吸运动主要靠膈肌的升降，所以呈腹膈式呼吸。加以呼吸中枢调节机能不够完善，新生儿的呼吸较表浅，节律不匀，频率较快（40~45次/min）。

早产儿呼吸中枢及呼吸肌发育更不完善，常出现呼吸暂停或吮奶后有暂时性青紫。咳嗽及吞咽反射差，呕吐时胃内容物及易入气管内而引起呼吸道梗阻或肺不张。新生儿肺的顺应性与肺泡的成熟度主要与Ⅱ型肺泡细胞所产生的肺泡表面活性物质有关，早产儿肺泡表面活性物质少，肺泡壁黏着力大，有促使肺泡萎陷的倾向，易患呼吸窘迫综合征。

需要注意，新生儿皮肤、黏膜的屏障功能较差，新生儿的皮肤上有一层灰白色的胎脂覆盖，它是由皮脂腺的分泌物和脱落的表皮所组成，有保护皮肤的作用，生后逐渐自行吸收，不应强行擦洗。新生儿皮肤角质层薄，黏膜柔嫩、富于血管，易于擦伤而招致细菌感染，可导致肺部感染，严重者易扩散为败血症。

第四节　新生儿的养护

一、消毒隔离

儿科病房宜专门设立新生儿病室，室内应阳光充足、空气流通、清洁整齐，工作人员进入新生儿室必须戴口罩、帽子，护理或检查病儿应穿隔离衣、洗手，如患传染病应暂时调离，待康复后再返回科室。如患一般感冒，需戴双层口罩工作。室内宜用湿揩法进行日常清洁，建立定期大扫除及消毒制度。一旦新生儿室发生流行性腹泻或金黄色葡萄球菌感染时，必须立即隔离，以免疾病蔓延。

二、环境温度、湿度与保暖

新生儿室的室温以20~22℃为宜，尚应有适当湿度（55%~65%）。早产儿室温应保持24~26℃，相对湿度为60%~70%。

新生儿出生后就应注意保暖，应用温暖的消毒巾擦干身上的羊水，并放入暖包。对体温过低者宜用热水袋保暖，有条件时可置于暖箱中。

用暖箱时要注意：

（1）按婴儿出生体重及日龄大小决定暖箱温度。体重愈轻、日龄愈小，箱温愈高。

（2）暖箱应事前预热到需要温度，并逐渐调节，不能在短时间内使箱温急剧升降。

（3）作用温度才是真正的环境温度。所谓"作用温度"是指暖箱内空气温度和箱壁内表面温度（约为箱内空气温度和室内温度的中间值）两者作用的大小（按40∶60估计）所得的平均值。例如箱温为32℃，室温为20℃时，箱壁温度约为26℃，作用温度则为33℃×40%+26℃×60%=28.8℃，若裸体婴儿皮温高于箱壁的温度，婴儿将通过辐射传热而丧失热量。

（4）箱内相对湿度应维持在50%~55%。

（5）出箱前宜逐步降低箱温，过渡到穿衣，并在身旁加暖瓶。如能保持体温36.5℃，则可出箱。

三、合理喂养

目前国内外均提倡及早喂养，以防止低血糖和低体温。足月新生儿生后尽早开始喂糖水，不吐即可喂母乳。若母乳分泌不足，不要过分强调定时，按婴儿需要吸吮可以刺激乳汁分泌。如母乳确实不足可于每次喂乳后补授适量配方奶。喂哺后婴儿宜向右侧卧，注意观察有无溢奶或呕吐，防止吸入窒息。

早产一般于生后4~12小时开始喂糖水，试喂2次无呕吐者，即可改喂奶液。吸吮力弱者，可吸出母乳用奶瓶喂养。奶头应柔软，开孔要适宜。不能吸吮者可用滴管或鼻饲。

新生儿特别是早产儿生长发育快，对维生素A、维生素C、维生素D及钙、铁等矿物质需要量相对较年长儿及成人多，应及时补充以预防营养缺乏症。

四、皮肤、黏膜的保护

新生儿头、颈、腋窝、会阴及其他皮肤皱折处应勤洗，保持清洁、干燥，以免糜烂。每次换尿布后，特别在大便后应用温水洗臀部，并用软毛巾蘸干，以防尿布疹。脐带脱落后可用盆浴洗澡，宜用刺激性小的肥皂。新生儿的衣服、尿布应柔软而宽适，衣带不宜过紧。

为保持新生儿口腔清洁可于奶间喂水，不必擦洗以免损伤。若发现鹅口疮，可及时涂1%龙胆紫，每天2次。一般不必洗眼睛，若有分泌物，可用消毒棉蘸生理盐水或温开水轻轻擦除。如有结膜炎，可滴0.25%氯霉素或0.5%新霉素溶液，每天4次。

脐带未脱落前应保持干燥，勿受污染；脱落后（生后4~10天）脐容潮湿，碘伏或75%酒精清洗即可。若有分泌物可涂1%~2%龙胆紫后撒些消炎粉。若有脓性分泌物可涂四环素或金霉素软膏。若有肉芽形成，可用5%~10%硝酸银溶液烧灼，促其愈合。

第五节　新生儿肠内营养

一、喂养指征

无先天性消化道畸形或严重疾患、能耐受胃肠道喂养的新生儿应尽早开始喂养。出生体重＞1000g、病情相对稳定者可于出生后12小时内开始喂养。有严重围产窒息或ELBW可适当推迟到24~48小时开奶。

（1）喂养指征：生命体征平稳、胎便已排，无呕吐、腹胀、胃潴留，无消化道畸形。

（2）喂养不耐受：呕吐，胃残余奶量增加、腹胀、腹部皮肤变色，肠鸣音消失，血便或大便潜血阳性，提示感染或NEC，应立即禁食。晚开奶胃肠功能退变。

（3）残留奶处理：残留奶量＞喂养量的30%~50%，补足量观察，如再残留奶量＞喂养量的30%~50%时才减量或停喂一次，如无好转禁食。因为胃液含胃酸消化酶，反复弃喂对患儿不利。

二、喂养制剂选择

（1）母乳：首选母乳，早产儿母乳需检测CMV病毒。

（2）母乳强化剂（HMF）：BW＜2000g或BW＞2000g但母乳喂养下体重增长欠佳的早产儿需要添加HMF。母乳喂养量达到80~100mL/（kg·d）开始添加HMF，从1包/100mL母乳开始，视喂养耐受情况逐渐添加至全量。

（3）早产儿配方乳：适合出生体重＜1800g或出生胎龄＜34周的早产儿。

（4）早产儿出院后配方乳：适用于出生体重＞1800g的早产儿，也可作为出生体重＜1800g的早产儿出院后的强化配方。

（5）标准婴儿配方乳：适用于胎龄＞34周和出生体重＞2000g、无营养不良高危因素的新生儿。

三、喂养方式

喂养方式的选择取决于吸吮、吞咽、呼吸和三者间协调的发育成熟度。

（1）经口喂养：适用于胎龄＞34周，吸吮和吞咽功能协调、病情稳定、呼吸＜60次/min的新生儿。

（2）管饲喂养：适用于＜32周，吸吮和吞咽功能不协调或由于疾病因素不能经口直接喂养者。胎龄在32~34周的早产儿，根据患儿情况可选择管饲或经口喂养或两者结合。

1.管饲途径

（1）胃管：新生儿呼吸以鼻通气为主，所以早产儿宜选择经口胃管以减少上气道阻塞。

（2）经幽门/幽门后喂养：包括鼻十二指肠、鼻空肠、胃空肠和空肠造瘘/经皮空肠造瘘，适用于上消化道畸形、严重胃食管反流和吸入高风险等。

2.管饲方法

（1）推注法：推注法符合生理状态，适合于较成熟、胃肠道耐受性好的新生儿。

（2）间歇输注法：采用输液泵输注，每次输注时间可以持续0.5~2小时。适用于胃食管反流、胃排空延迟和有肺吸入高危因素的患儿。

（3）持续输注法：连续20~24小时的微泵输注喂养法，适用于以上两种喂养方法不耐受和幽门后喂养。

3.微量喂养（MEN）

适用于极（超）低出生体重儿和病情较危重的早产儿在转变期的喂养，喂养量为10~20mL/（kg·d）。

4.加奶速度

开奶用量和加奶速率需结合新生儿临床生理、病理以及喂养耐受情况。

四、其他营养素的补充

（1）维生素D：早产儿生后1~2周开始，800~1000IU/d。

（2）铁剂：生后2~4周开始补充元素铁2~3mg/（kg·d）。若发生早产儿贫血，给予治疗量元素铁4~6mg/（kg·d）。

（3）钙和磷：早产儿钙120~140mg/（kg·d），磷60~90mg/（kg·d）。

五、营养状况的评估

早产儿生长仍然以宫内生长速度作为目标：体重15~20g/（kg·d），身长0.8~1.1cm/周，头围0.5~1cm/周。

静脉营养时应每周查血常规、肝肾功能、电解质、甘油三酯、碱性磷酸酶、钙、磷和前白蛋白等。全肠内营养时血生化可每两周查一次，血常规仍需要每周查一次。

六、HMF剂量和停止

1.停止强化观念

（1）欧洲儿科胃肠、肝病营养协会（ESPGHAN）建议出院时有生长迟缓的早产儿，如果是母乳喂养，则应添加强化剂，至少持续到相应胎龄40周，或根据生长情况持续到相应胎龄52周。

（2）需要吃到相同体重达胎龄的20%以上（即追赶上正常生长体重）。其实，母乳喂养的时间也是个体化的，营养过剩也不好，以后会容易得糖尿病、心脏病。

2.出院后强化喂养时间

非高危儿需强化喂养至校正月龄3个月左右；高危儿可至校正月龄6个月左右，个别可至1岁（时间不定）；根据体格生长各项指标在校正同月龄的百分位数决定是否继续或停止强化营养，最好达到P25~P50，小于胎龄儿＞P10转为纯母乳或普通婴儿配方期间需监测早产的生长情况和血生化指标，必要时恢复强化方案注意维生素、铁剂和钙磷补充。

3.强化量个人建议

体重小于P3超强化；小于P10，全量强化；P25~P50半量强化；大于P50不强化。

4.PDF转为足月儿配方

建议用替换顿数的方法，每增加一顿新配方奶（减少一顿老配方奶）观察1~2天，了解有无不良反应如呕吐、腹泻、便秘、腹胀，如反应良好，则按此步骤继续增加。

第六节　新生儿肠外营养

1.适应证

（1）早产儿［出生体重（BW）＜1800g，胎龄（GA）＜32周）］。

（2）先天性消化道畸形。

（3）获得性（后天性）消化道疾患。

（4）预计不能经胃肠道喂养＞3天。

2.输注途径

（1）周围静脉：渗透压＜1000mOsmol/L，一般建议＜800mOsmol/L，葡萄糖浓度＜12.5%，氨基酸浓度<3.5%。

（2）中心静脉：渗透压<2000mOsmol/L，葡萄糖浓度<25%。

3.肠外营养液的组成和需要

（1）液体量：起始液量BW>1500g为60~80mL/（kg·d）；BW1000~1500g为80mL/（kg·d）；BW<1000g为80~100mL/（kg·d）；一般液量增加10~20mL/（kg·d），根据体重、尿量、血钠和疾病状况出入量调整。

（2）热量：足月儿293~337kJ（kg·d）[70~90kcal/（kg·d）]；早产儿335~419kJ（kg·d）[80~100kcal/（k·d）]。

（3）葡萄糖：监测血糖<8.3mmol/L全静脉营养时葡萄糖输注速率[（GIR必须≥4mg/（kg·min）]。

（4）氨基酸：生后24小时内开始使用。

（5）脂肪乳剂：氨基酸使用后第2天开始，持续24小时输注，脂肪乳剂供能<60%。

（6）电解质：钾1~2mmol/（kg·d）；钠：早产儿3~5mmol/（kg·d），足月儿2~3mmol/（kg·d）。

原则上第1天不补充电解质，第2天补钠，第3天补钾，但须根据临床疾病、尿量和血电解质等情况调整。

（7）维生素：水溶性维生素0.5mL/（kg·d）。

脂溶性维生素BW<1500g，lmL/d；BW>1500g，0.5mL/（kg·d）。

（8）矿物质：不推荐经外周静脉补充钙剂。

中心静脉：10%葡萄糖酸钙2~4mL/（kg·d），甘油磷酸钠0.4~0.8mL/（kg·d）（由于钙磷在氨基酸溶液中的溶解性问题，只有当氨基酸使用>3.0g/（kg·d）时葡萄糖酸钙才能给予4mL/（kg·d））。

（9）微量元素：预计持续TPN>1周以上的患儿静脉营养中加入多种微量元素注射液lmL/（kg·d）；若患儿存在胆汁淤积，需减少多种微量元素至0.5mL/（kg·d）以减少铜摄入。

第七节　新生儿外科疾病及围术期管理

在新生儿期出现的外科疾病大致分为四类：先天性畸形、感染、肿瘤和产伤，其中先天性畸形占80%。

一、先天性畸形

根据全国出生缺陷监测数据，我国围产期出生缺陷总发生率呈上升趋势，估计目前我国出生缺陷发生率在5.6%左右，约有25万肉眼可见先天畸形儿出生，加上出生后数月和数年才能显现出来的缺陷，先天残疾儿童总数高达80万~120万，每年新增出生缺陷数约90万例，占每年出生人口总数的4%~6%。先天性畸形属于出生缺陷的范畴，出生缺陷的内涵随着时间变迁，在不断地丰富和完善。

其中呼吸系统畸形包括先天性肺囊性腺瘤样畸形、肺隔离症、胎儿胸水、先天性喉、气管闭锁/狭窄症。

二、术后并发症的处理

创口出血及继发性休克：新生儿由于循环的储备能力不足，血量少，失血10%即可引起血压下降及循环障碍。凝血机制不完善，多种凝血因子较成年人低，手术时容易发生渗血，假如伤口渗血过多、止血不慎及血管结扎线脱落有内出血或术中出血未补足可以发生休克。如患儿面色苍白、烦躁不安、反应差、脉搏加快和血压下降等均为失血性休克的临床表现。除积极输血外，应全面检查。应首先检查伤口，观察是否有肿胀隆起，切口渗血较多，应拆除缝线进行止血；如果伤口无渗血，经输血后情况好转，但不久又恶化，应考虑内出血可能，必须果断采取措施，无菌条件下重新打开伤口，结扎出血点。有时术后出现休克不一定是出血所致，严重感染、酸中毒和缺氧可导致中毒性休克，应针对原发病采取综合治疗措施，如吸氧、控制感染和纠正水电解质紊乱和酸碱平衡紊乱。

肺部并发症：新生儿肠梗阻，因为呕吐物的误吸，术后极易发生肺部炎症。另外，这些重症新生儿术后往往需要一段时间的呼吸支持疗法，这也是肺部感染的常见原因。由于肺部感染，分泌物增多，加上新生儿支气管细小、咳嗽功能差、腹部手术后腹胀等因素，又容易发生肺不张。另外，新生儿因为输血、输液过量和过快，也容易出现肺水肿、肺出血等。这些并发症的处理可参照新生儿内科肺部疾患的治疗原则，早期发现和及时正确治疗，可大大提高术后重症患儿的存活率。

术后发热和硬肿症新生儿体温调节中枢发育不成熟，手术后容易因为术前、术中的保暖措施不完善，或者并发感染等因素，而发生术后发热或硬肿症，对于术后发热的新生儿首先采用物理降温，如调节暖箱温度、湿敷等，其次可进行降温药物滴鼻；对于术后存在硬肿症的患儿，除保持暖箱温度和抗感染治疗，可以给予皮下注射小剂量肝素。

术后新生儿黄疸：新生儿本身存在生理性黄疸，外科手术的创伤打击，可以明显减缓新生儿高血胆红素的消退，特别是肠梗阻的新生儿，胆红素肝肠循环的改变，更容易发生高胆红素血症。所以，术后对于血胆红素的监测也是非常重要的，必要时应给予治疗。对于长期静脉营养的新生儿，如肠闭锁，容易产生胆汁淤积，血结合胆红素升高，一般在停止静脉高营养，开始肠道内喂养后，可逐步自行消退。

总之，对于大部分新生儿手术，术后应在NICU中进行管理，重视新生儿外科患儿的围术期处理，极大程度上提高新生儿外科手术的成功率和术后存活率，并可有效改善术后生活质量。

三、常见外科疾病手术

治疗指征及时机：常见新生儿期外科疾病的治疗近年来有了很大的发展，其治愈率往往代表儿科的医学水平，例如，食管闭锁的手术成功率、先天性膈疝的存活率等。对于各种重症畸形的手术治疗指征及时机，目前亦有了很多的进展。

（一）常见先天性畸形的治疗

先天性心脏病目前的医疗水平已经有可能在孩子出生后不久即施行治疗，但何时手术，即手术时机的选择因病种不同而不同，完全要根据每一个患儿的情况来决定。

肺部畸形有些胸腔肺部的疾病，由于出生后将严重影响新生儿的呼吸功能，必须于产前就进行治疗，如胎儿胸腔积液、胎儿大叶性肺气肿等。

新生儿最常见的胸部畸形——先天性膈疝（CDH），在手术时机的选择上，20世纪末起，已有研究认为延迟手术可以改善CDH患儿的预后，同时有证据显示非适时的手术修补对预后存在负面影响，而目前主张膈肌修补术在肺高压和持续的胎儿循环消退后进行，有条件者可以考虑使用体外膜肺氧合器（ECMO）或胎儿外科手术。

目前国内有学者将手术时机的选择可分为3类：

（1）延期手术：高危膈疝病儿多伴有较严重的肺发育不良及持续性肺动脉高压，紧急手术不能改善病儿的心肺功能，反而导致病情恶化，术前采取改善病儿通气、纠正酸中毒、心功能支持、降低肺动脉压力等措施，待基本情况有所好转，肺功能已获得最大限度改善时手术，可提高生存率。

（2）初步治疗后尽早手术：出生6小时后发病者，出现危重症状多有诱因，如肺炎、腹腔压力骤然增高（剧烈咳嗽、呕吐等）使病内容物突然增加而致心肺受压加重等。压迫不解除，病情往往难以很快控制，因此经初步治疗后尽早手术解除压迫可收到较好的效果。

（3）紧急手术：病内容物嵌顿绞窄的患儿因哭吵、呕吐等因素使腹压增高，突然出现症状，紧急手术。这类患儿疝环均较小，病形成后极易造成嵌顿绞窄，应尽早手术，以防绞窄肠管坏死。

先天性膈膨升也是新生儿期的一种影响肺发育的外科疾病，主要由于膈肌发育不全，肌纤维或胶原纤维层有不同程度的缺陷所致，膈异常升高，膨出的膈肌只是纤维膜性结构。往往伴有患侧膈肌的反常运动，即吸气时膈肌上升，呼气时下降膨出。患儿呼吸困难或反复感染，X线发现膈肌位置抬高达第3~4肋间，双侧膈肌有矛盾呼吸运动时需要安排择期手术。

（二）新生儿期外科感染

感染的治疗主要依靠抗生素的应用，在发现局部波动、脓液生成时尽早进行切开引流，例如新生儿皮下坏疽，常表现为局部的漂浮感，早期多个小切口进行引流，既可以减轻毒素的吸收，改善全身症状，又可以减少皮肤坏死的范围。

总之，新生儿期常见外科疾病手术治疗指征及时机的掌握涉及妇产科、新生儿内科、新生儿外科和麻醉科的理解和配合，随着对疾病病理生理的进一步了解，一些疾病需要更早期进行手术治疗，另一些则可以延期甚至保守，正确的处理将进一步提高生存率和生存质量。

第八节　危重新生儿转运

1950年美国成立新生儿转运系统（Neonatal transport system，NTS），我国的新生儿转运工作起步较晚，近年来有了飞速发展，逐步建立了区域性新生儿转运网络，形成了区域内不同等级的危重新生儿医学中心和相关医疗保健机构，建立了不同程度的集转运、救治、研究和培训为一体的特殊医疗服务系统。

新生儿转运（Neonatal transport，NT）是危重新生儿医学中心的重要工作内容之一，目的是安全地将高危新生儿转运到新生儿重症监护病房进行救治，充分发挥优质卫生资源的作用。转运过程中患儿存在病情变化和死亡的高危风险，必须规范和优化转运工作，充分防范转运风险，从而达到降低新生儿死亡率的目的。

一、高危儿的界定

包括新生儿和儿童。

1.高危儿的界定方法一

高危儿分3类，具体如下：

Ⅰ类

（1）家族中有脑瘫、智力低下、遗传病等病史者。

（2）生母患有贫血、心脏病等疾病者。

（3）生母有异常妊娠及分娩史：自然流产≥3次，妊娠次数≥4次，死胎、死产史；此次分娩年龄≥35岁或＜16岁。

（4）孕早期有先兆流产、孕期感染、服药、接触有害理化学因素者。

（5）胎位不正、胎盘早剥、胎膜早破及脐带、胎盘、羊水问题者。

（6）过期产、巨大儿、多胎。

（7）满月增重＜600g的婴儿。

（8）维生素D缺乏性佝偻病初期。

Ⅱ类

（1）母亲患中度以上妊娠期高血压综合征、糖尿病、严重感染等。

（2）出生体重≥2000g且孕周≥35周的早产儿、低出生体重儿。

（3）满月增重＜600g，经1个月社区管理效果不明显者。

（4）活动性维生素D缺乏性佝偻病。

（5）轻度营养性缺铁性贫血。

（6）中度营养不良。

（7）中度肥胖。

（8）社区DDST筛查可疑者。

（9）生长监测过程中体重连续3次或3次以上不增或下降的小儿。

Ⅲ类

（1）宫内、产时或产后窒息、缺氧缺血性脑病、颅内出血。

（2）出生体重＜2000g或孕周＜35周的早产儿、低出生体重儿；低出生体重儿中的足月小样儿；早产儿、低出生体重儿经3个月的基层管理效果不明显者。

（3）新生儿期严重感染性疾病、惊厥、低血糖等。

（4）病理性黄疸。

（5）患有遗传代谢性疾病（如先天愚型、甲状腺功能低下、苯丙酮尿症等）。

（6）中重度贫血、重度营养不良、重度肥胖及其他疾病经基层治疗1个月无改善者。

（7）反复感染、哮喘、先天性心脏病、先天性髋关节发育不良等。

2.高危儿的界定方法二

（1）有脑瘫家族史、家族遗传病史。

（2）高龄产妇：分娩时母亲年龄≥35岁。

（3）低龄产妇：分娩时母亲年龄＜16岁。

（4）孕期中度、重度妊娠高血压综合征（舒张压≥100mmHg）。

（5）孕期子痫。

（6）孕期感染：发热（孕3个月内体温38℃以上持续3天）、腹泻等。

（7）本次妊娠有先兆流产、保胎治疗。

（8）自然流产≥3次。

（9）妊娠次数≥4次。

（10）孕妇孕期的疾病：高血压、肝炎、糖尿病、贫血、甲状腺肿大、心脏病、癫痫、自身免疫性疾病等。

（11）孕妇接触有害理化因素：腹部接触放射线、有毒化学物品、高压线、造纸厂、水污染等。

（12）孕妇使用药物：对胎儿有毒性的药物（链霉素、卡那霉素、庆大霉素、红霉素、氯霉素、磺胺类抗生素、激素、抗过敏药、镇静安定药、解热镇痛药、维生素类药、抗滴虫药、麻醉剂）。

（13）孕妇智力低下、发育畸形。

（14）孕妇有既往围产期死胎死产史。

（15）早产：孕期＜37周。

（16）过期产：孕期＞42周。

（17）低出生体重：＜2500g。

（18）高出生体重：≥4000g。

（19）生产过程中出现下列情况：胎盘早剥、胎位不正（脚先露、臀先露、枕横位）、胎膜羊水早破（胎膜破裂发生在临产前）。

（20）脐带绕颈、打结、细小。

（21）胎盘老化、钙化、梗死。

（22）羊水过多、过少、Ⅱ/Ⅲ度污染（Ⅱ度：羊水污染呈深绿色较稠，混浊；Ⅲ度：羊水呈黄绿色，黄棕色，黏稠）。

（23）窒息：出生时窒息时间≥5分钟，或5分钟Apgar评分≤5分。被诊断为缺氧缺血性脑病。

（24）病理性黄疸：被诊断为核黄疸，或黄疸出现时间小于24小时，或黄疸持续时间≥2周（母乳性黄疸除外），大于1个月，如果是母乳性黄疸，删除病例）。

（25）新生儿期出现颅内出血。

（26）新生儿期出现感染发热和抽搐，或者发热持续2天以上。

（27）新生儿期出现持续低血糖：新生儿不进食时间≥12小时。

（28）新生儿期出现青紫、呼吸差、吸吮差、反应差。

（29）多胎。

（30）大运动发育落后3个月者。

只要满足其中任意一项高危因素则视为高危儿，高危儿约占新生婴儿总数的60%。高危儿需要密切观察、必要时进行相关监测、检查和观察。高危儿不一定是危重新生儿，两个概念不能混淆。

二、转运指征

新生儿转运的主要对象是高危新生儿，通常以下情况应转运到具备救治水平的NICU进行治疗：

（1）出生体重＜1500g或孕周＜32周。

（2）严重的出生窒息，复苏后仍处于危重状况。

（3）严重呼吸窘迫、频发呼吸暂停需要辅助通气。

（4）出生后发绀且氧疗不改善、休克或有先天性心脏病。

（5）先天畸形需要立刻外科手术治疗。

（6）严重感染、神经行为异常、频繁惊厥、严重黄疸需要换血、急性贫血、频繁呕吐、腹泻、脱水等。

三、转运方式

常用的转运交通方式有陆路、空运两种。

（1）陆路：目前我国新生儿转运以陆路为主，以救护车转运最为常用。

（2）空运：国外经常用专用急救直升机转运新生儿，我国除上海、北京等地外目前还很少，多借用民航班机和包租空军机。空中转运要比陆路转运难度大，需要更多的组织工作及空中转运技能的工作人员，且必须考虑到飞行所致缺氧、气压下降、温度变化、重力、噪声、震动等对生理的影响。

目前国内陆地转运模式常见有两种：①地方120急救中心统一转运。②医院转运系统，部分专科医院拥有转运车、转运队伍，直接到基层医院进行转运。

四、转运设备及用品

危重新生儿的转运实际上是将所有的抢救、监护设备、用品及药物放置于交通工具上，达到一个"流动NICU"的基本需求。转运工具要求基本同一般救护车，但应配备可升降、固定转运保暖箱的装置。所有耗电设备要求稳定、抗震及抗干扰性能好，并要求有内置电池可供2~4小时使用。

转运保暖箱应配备专用于新生儿的转运保暖箱，在转运期间维持高危儿体温恒定，要求重量轻、体积小，以便于移动和置于升降台车上、在救护车内进出或在地上行走；箱内有安全带以固定患儿，避免转运期间强烈震动；有足够的箱内光源照明，以利于转运期间观察或处理患儿。

转运呼吸机及其他NICU设备应配备专用车载呼吸机、监护仪、脉搏氧监护仪、微量血糖仪、便携式血气和电解质分析仪、瓶装氧气、负压吸引器等。iNO治疗、亚低温治疗和体外膜氧合（Extracorporeal membrane oxygenation，ECMO）设备也逐渐开始在某些区域中心配置。

常用转运用品及急救药品（表3-4）。值班医护人员每天逐项登记交班和保养，保证车辆运行途中监护救治工作需要，每次转运结束必须及时补齐用品用药，登记交班。

五、转运系统及队伍建设

专业的新生儿转运队伍要求掌握如下技术：

（1）识别潜在的呼吸衰竭，掌握气管插管、气囊加压通气、CPAP及机械通气技术。

（2）建立周围静脉通道，如穿刺和置入导管、脐血管插管。

（3）胸腔穿刺排气和引流。

（4）识别早期休克、扩容、输液及纠正代谢异常，如低血糖、酸中毒。

表3-4　常用转运用品及急救药品

转运用品	吸氧管/面罩/CPAP管道 听诊器 复苏囊 人工气道 吸痰管（6/8/10F，痰液收集器） 气管插管（2.5/3.0/3.5/4.0mm管径） 喉镜（00/0/1号叶片） 导丝（经口气管插管时使用） 弯钳（经鼻气管插管时使用） 润滑膏 剪刀 胶布 电池 胃管（5/8F） 监护仪导线、传感器 血压袖带 体温计 酒精棉片 碘伏棉签 氧气瓶、空气瓶、氧气袋、 模肺、保鲜膜、CO_2检测器、测氧仪 仪器的救护车电源接头	手套（消毒及检查用） 消毒隔离衣 足月及早产儿缝合包 手术刀片（11号） 纱布垫 脐静脉插管（3.5/5.0F） 胸腔引流管（10/12号）和接头 胸腔引流瓶 深静脉插管 蝶形针（23/25号） 静脉留置针（22~24号） 针头（18/20/26号） 注射器（1/2/10/50mL） 静脉输液管 三通接头 固定夹板 尿袋 凡士林纱布 血培养瓶 标本收集试管 写字夹板、转运表格、知情同意书等
急救药品	10%葡萄糖　　50%葡萄糖 0.9%氯化钠　　5%白蛋白 碳酸氢钠　　　氨苄西林 多巴胺　　　　头孢噻肟 多巴酚丁胺　　肝素 肾上腺素　　　葡萄糖酸钙 前列腺素E　　地塞米松 苯巴比妥　　　地高辛 咪达唑仑　　　红霉素软膏	阿托品 异丙肾上腺素 芬太尼 纳洛酮 泮库溴铵 氯化钠 氯化钾 灭菌注射用水 维生素K

（5）特殊治疗：如窒息复苏、败血症休克、惊厥及外科有关问题的处理。

（6）熟悉急救用药的剂量和方法、掌握PS替代治疗的技术。

（7）掌握转运所需监护、治疗仪器的应用和数据评估，若进行空中转运还要求接受航空医学的训练。

六、转运工作流程

基本原则遵循分级诊疗的原则，依据NICU的技术能力明确转运对象，以保证每一个患儿都得到适宜的医疗护理服务。鼓励实施宫内转运，将具有妊娠高危因素的孕妇转运至同一或附近医疗机构设有高危孕产妇抢救中心进行分娩。转运前应充分评估转运的风险，转运决策需由转出医疗机构主管医师和接收机构专科医师共同商定。转运前应将患儿的病情、转运的必要性、潜在风险、转运和治疗费用告知家属，获取患儿父母的知情同意和合作，并在知情同意书上签字。家属有决定是否转运及向何处转运的权利。

1.应用"STABLE"程序进行评估患儿

T（Temperature，体温）：保持患儿体温稳定，给予持续肤温监测。

A（Airway，气道）：评估咽部和鼻腔是否通畅，明确是否存在小下颌畸形、腭裂和后鼻孔闭锁；清除患儿气道分泌物，确保气道通畅，必要时行气管插管、呼吸机支持，以维持有效通气。

B（Blood pressure，血压）：皮肤苍白往往提示患儿存在酸中毒、灌注不足或血容量过低，即使不存在出血病史，也应高度警惕颅内出血，应仔细检查头皮有无帽状腱膜下出血，腹部是否饱满或有颜色改变，评估心率和股动脉搏动程度、末梢毛细血管再充盈时间、心脏杂音和肝大小；维持血压稳定，监测血压、心率及血氧饱和度。血压偏低时，可应用多巴胺和多巴酚丁胺等维持。

L（Lab work，基本实验室检查）：尽可能在使用抗生素前进行全血细胞计数和血培养；使患儿各项实验室指标处于正常值范围，保持患儿水电解质及酸碱平衡。

E（Emotional support，情感支持）：向患儿法定监护人解释目前患儿病情及转运途中可能会发生的各种意外情况，征得其同意及签字后及时转运。

2.特殊情况的稳定措施

胎粪吸入：生后羊水胎粪污染黏稠而且新生儿没有活力（呼吸抑制、肌张力低下和心率＜100次/min），立即气管插管，并进行气道胎粪吸引；需要气管插管时应重新更换气管插管；初步稳定后，插入胃管进行胃内吸引。

气胸：气胸患儿听诊时一侧呼吸音减弱，可用X线胸片或通过透光试验明确诊断；如果出现呼吸困难，需要胸穿抽出空气或接胸腔引流瓶及吸氧治疗。

膈疝：应插入大口径胃管（10号或12号）以防止胃肠扩张导致呼吸障碍；如需辅助通气应立即气管插管，不能用面罩复苏囊加压通气；患儿应禁食及建立静脉通道，静脉输注10%葡萄糖液。

气管食管瘘或食管闭锁：应抬高新生儿头部，以防吸入胃内容物；轻轻插入口饲管到遇到阻力后连接吸引器进行低压间断吸引；患儿应该禁食及建立静脉通道输注10%葡萄糖液。

腹壁膨出或脐膨出：使用无菌技术处理膨出的器官，包裹膨出的器官保暖，用无菌生理盐水敷料覆盖，以防止干燥；调整体位不要压迫膨出的器官。

后鼻孔闭锁：如果出现呼吸窘迫可用人工口咽部气道或经口气管插管。

皮-罗综合征：调整患儿体位以保持开放气道或用人工口咽部气道及气管插管；注意患儿可能合并腭裂。

胃肠道梗阻：应禁食，插入大口径胃管（10号或12号）引流胃内容物并防止腹胀；建立静脉通道输注10%葡萄糖液，每100mL添加3mmol的NaCl。

新生儿撤药综合征：转运前每两个小时评估症状的严重程度，减少刺激，建立静脉通道输注10%葡萄糖液，暂禁食，必要时药物干预；如果患儿出生时出现呼吸抑制且已明确或怀疑产妇曾使用过兴奋性药物者，应禁用纳洛酮，以避免诱发惊厥发生。

七、转运途中的监护与救治

转运过程中相关的护理原则同住院，应尽量减少转运环境造成的影响，包括过度噪声、振动、照明不良、环境温度和湿度变化、气压变化，密闭的空间和有限的支持服务可能也会在运输过程中产生问题。转运车辆应适当改装，如增加辅助照明和隔音，尽可能实用。患儿上车后置暖箱妥善固定放置，以减少途中颠簸对患儿脑部血流的影响。如道路状况不佳、颠簸严重，最好由护士抱于怀中，以防震荡损伤。在转运途中各种因素均可造成病情反复，因此，在转运途中应做好各种生命体征的监护与管理，以便及时发现病情的改变，以确保患儿的生命安全。转运过程中应注意预防低体温、低氧血症、低血压和低血糖等问题，重点应注意以下问题。

体温监护与管理：放置体温监护仪感应器，持续进行体温监测及暖箱温度监测，应调节合适暖箱温度及保持适当的环境（车厢内）温度，以确保患儿转运途中的体温稳定。

呼吸监护与管理：维持正中体位，固定患儿头部，保持气道开放，转运途中颈的位置不能过度伸展，否则会导致气道阻塞。

持续进行呼吸频率、节律及经皮血氧饱和度监测；气管插管深度应做标记，监测标记的变化以防脱管；监测呼吸机参数有否变化。

气管插管患者，如病情突然恶化应考虑插管移位或堵塞、发生气胸、仪器故障，应根据判断尽快做出相应处理保持呼吸道的通畅，要防止呕吐和误吸。

循环监护与管理：放置心电监护电极，持续监测血压；观察肤色、皮温了解循环灌注情况，调节适当的输液速度。

紧急情况下，如无法成功建立静脉通道，可使用骨髓穿刺输液，并采样检测血糖和pH，控制惊厥、纠正酸中毒、低血糖等，维持途中患儿内环境稳定。

转运人员必须填写完整的转运记录单，内容包括转运途中患儿的一般情况、生命体征、监测指标、接受的治疗、突发事件及处理措施。一个准确、完整的转运记录对于转运的医疗质量控制至关重要，应包括转运机构必要的医疗文件、转运期间的医疗记录和家长知情同意书。

八、回到接受转运机构NICU的救治

到达医院后，患儿通过绿色通道直接进入NICU，转运人员与当班人员进行交接，详细介绍患儿转运全过程的情况，并再次应用"STABLE"程序进行评估。整个转运过程必须有详细记录，记录开始转运时间、结束转运时间、患儿姓名、性别、胎龄、出生体重、诊断、基本病情。

NICU值班人员对患儿进行必要的处置，包括危重评分，要进一步详细询问病史，完成各种知情同意书的告知并签字。待患儿病情基本稳定后，协助家长完成入院手续。

第九节　危重新生儿监护内容

对危重新生儿循环、呼吸、肾、神经系统等功能状态进行连续监测，尽早对危重新生儿的脏器功能异常和内环境进行动态的"微调"，维持机体正常生理状态。

一、基本监护

1.体温监测

体温监测最好采用电子温度计。最好测量颈部或腋下等皮肤温度，保持在36.5~37.5℃，新生儿核心温度保持在36.8~37.3℃。

2.血糖监测

血糖监测目前常用方法为静脉血生化分析、床旁快速纸片血糖检测两类。前者所需血量较多、检测结果较慢，标本处理方法和放置时间会对血糖值产生影响，无法满足NICU中动态了解血糖波动情况、快速进行血糖纠正的要求。快速纸片血糖仪检测血糖值与生化分析仪监测血糖值一致性较好，具有便捷、

操作简单、采血量少、血糖值读数快、痛感相对较小等优点，但是其测量值稳定性相对较差，需要定期对监测仪器进行校准及维护以保证监测结果的准确性。

3.出入量和生化监测

记录出入量：可以评估液体平衡。入量应包括给予患儿的所有液体，包括药物和导管冲洗液；尿量可通过尿布称重的方法来评估，但应注意一旦尿湿就应称重，避免蒸发丢失。

体重：新生儿液体平衡的变化可以从体重变化来反映，但是临床实践中很难找到好的称重方法，即便应用暖箱内称重。

4.血液生化监测

生后72小时内应每天测定电解质、血糖、肌酐、胆红素和血钙，如果临床需要，则需多次测定。电解质测定可以采用静脉血标本，测定值准确，但需血量大，肝素涂层的注射器或毛细吸管进行血气分析时可同时测定钠离子，测定值也较为准确。

对高危新生儿需每天监测尿量、体重、电解质、记录24小时出入量等综合评估决定每日所需液体量。ELBW儿可每12小时总结一次。

二、心血管监护

1.临床观察

有无发绀、皮肤花纹或发灰、四肢末梢冰凉、意识障碍、水肿、尿量等。注意心率、心律、心音、杂音、肤色、肝脏大小、股动脉搏动情况、毛细血管再充盈时间、四肢末梢温度、水肿等。

2.心率和心电图监护

电极放在患儿胸壁的侧面，可以减少对摄片的影响。监测显示的心电图不能用来诊断，如果怀疑有心律失常，必须做12导联心电图。心率可以直接由心电监护中获得并显示出来，在多参数的监护仪上，心率同样可以从有创血压监护中获得，可以免去将电极粘贴在薄脆的皮肤上。

3.皮肤灌注

皮肤灌注：皮肤的血流是全身灌注的标志，但可受环境温度的影响。一般认为毛细血管再充盈时间（Capillary refill time，CRT）正常值应＜3秒。评估CRT的最好部位在前额或胸部，而不是四肢末端。

4.监测组织灌注的其他方法

（1）尿量不是评价组织灌注的敏感指标，只有在血压下降后才会有变化。正常新生儿尿量应维持在每小时2~4mL/kg。

（2）静脉氧分压或氧饱和度：可通过将导管穿过卵圆孔进入左心房采血获得，这是氧输送的更好指标，但并不常用。

（3）近红外光谱分析技术（Near infrared spectroscopy，NIRS）尽管已经应用于新生儿监测，但监测结果差别较大，目前仍在进一步研究中。

（4）超声心动图测定的上腔静脉血流与多普勒测定的脑血流能较好地反映脑血流量。

5.血压监测

血压分为无创和有创血压监测。多普勒测压是目前最常用的无创监测方法，测量值与袖带宽度有关，血压波形对于评价血压可靠性也非常重要，动脉波形幅度减小，影响了收缩压和舒张压。平均动脉压可能更可靠一些，但是当动脉波幅减弱时也会不可靠。由于有创血压监测可能导致栓塞、感染等并发症，故仅用于循环衰竭、明显水肿、严重低体温、外科手术后以及无创监测不理想等情况。

6.乳酸监测

乳酸通常在血气分析时同时测定乳酸。乳酸的蓄积提示无氧代谢，多发生在缺氧或组织灌注不良时。如果乳酸正常，代谢性酸中毒不太可能由低灌注导致。乳酸 < 5mmol/L多预后良好，而 > 9mmol/L与中重度脑病有关。如果乳酸持续升高10~15mmol/L，提示先天性代谢异常。

7.心功能监测

心排出量监测是危重新生儿尤其血流动力学不稳定患儿抢救管理中非常重要的内容，监测方法包括有创测量、无创测量，以及穿戴式或移动式动态测量等。

三、呼吸系统监护

1.临床观察

早期以呼吸增快、吸凹征、点头状呼吸等表现为主，晚期则出现极度呼吸困难、呻吟、口唇持续发绀、昏迷等症状。体格检查应仔细观察有无气促、呼吸不规则、吸气性凹陷、发绀，呼吸音是否对称、啰音等。

2.呼吸暂停监测

呼吸暂停、心动过缓和氧饱和度下降之间的关系比较复杂。多数情况下，先是呼吸暂停或通气不足，然后导致氧饱和度下降，触发反射性心动过缓。如果单纯监测呼吸停止，会漏掉梗阻性呼吸暂停和心动过缓。对于有屏气发作或有呼吸系统疾病可能合并呼吸暂停的自主呼吸的新生儿，必须给予呼吸暂停监测，监测指标必须包括心率和氧饱和度。

3.氧合监测

了解动脉氧分压（PaO_2）是重症监护中非常重要的内容，可通过动脉穿刺或留置导管采集动脉血标本进行血气分析间断测定；也可以使用放置在血管内的传感器连续测定。

动脉穿刺采集血标本：婴儿哭吵会影响PaO_2。PDA可以导致右上肢和头面部/颈部PaO_2高于身体其他部位。

毛细血管血标本：会严重低估PaO_2，不能用于判断氧合情况，但可用于监测状态稳定的新生儿的$PaCO_2$和酸碱平衡情况。

4.氧饱和度监测

脉搏血氧计是目前氧合监测的主要方法，使用方便，不需要校零，并且即刻给予结果。但脉搏血氧计很容易受人为干扰，导致出现错误的数值。周围强光及光照通过组织可以引起光的分流，这是产生错误数据常见原因。组织灌注不良会影响脉搏血氧计的功能，所以要保证脉搏血氧计工作至少需要平均动脉压 > 20mmHg，或收缩压 > 30mmHg。胶布或探头包扎过紧会减弱动脉搏动从而影响信号，还会引起手足的瘢痕或变形。患儿活动也可导致错误数值，也是导致错误报警的最常见原因。

5.二氧化碳分压监测

二氧化碳分压（$PaCO_2$）对于了解肺泡通气和解释酸碱平衡非常重要。$PaCO_2$可以受到哭闹的影响。对于慢性肺病且稳定的新生儿，可以测定毛细血管血标本替代动脉血。监测$PaCO_2$时也可以采用静脉血标本，但是目前资料有限，所以在解释所获得的数据时应谨慎。新一代的多参数血管内传感器也可进行持续$PaCO_2$监测。

6.持续呼吸功能联机监护

目前大部分呼吸机都包含这些功能，还有时间为横坐标的流速、容量和气道压力图，以及流速/容量和压力/容量环。

四、神经功能监测

1.临床观察

有无窒息、复苏等病史，哭声，意识状态，反应，有无抽搐等。体格检查应注意患儿的意识、反应、头围、囟门、瞳孔、肌力、肌张力、各种反射。瞳孔对光反射主要反映中脑和脑干功能，对光反射消失（瞳孔固定）多见于严重脑干病变、脑疝及脑死亡，但需注意除外药物作用因素（如阿托品、阿片等）。在神经系统异常评估中核心是肌张力，由于肌张力不同而表现出不同的新生儿姿势、不同的运动形式，从而帮助评价神经发育成熟程度和是否存在异常。

2.脑电图和脑功能监护

连续视频脑电图（EEG）监测是新生儿惊厥诊断的金标准。背景电活动异常对新生儿脑病严重度及预后评估具有较大价值。对脑损伤高危儿神经功能检测也具有一定价值。aEEG是近年来发展起来的用于新生儿临床的脑电监护技术，在国外已经成为NICU日常监护的一个部分，与常规脑电图相比，aEEG操作方便、图形直观、容易分析。同时aEEG由于电极少，便于长时间记录脑电功能，尤其适用于NICU中高危新生儿的床旁脑功能监测，因此，又称为脑功能监测仪（Cerebral function monitor，CFM）。但简单化的脑功能监护设备对惊厥诊断价值有待于进一步评估。

3.脑超声监测

超声提供了一种对新生儿脑进行成像的简便方法。多次检查有助于进一步监测，提供关于预后的信息。

第十节　新生儿体液特点及液体疗法

体液和电解质紊乱是新生儿的常见问题，许多病理情况都可导致水电解质平衡的调节障碍，因此，液体疗法不仅是补充营养的一个重要手段，也是NICU重症监护的一个重要组成，特别是那些VLBW的早产儿。

（一）新生儿期影响水及电解质平衡的因素

1.胎儿和新生儿体液分布特点及出生后的变化

水是机体的重要组成部分，总体液量（Total body water，TBW）可分为细胞内液（Intracellular water，ICW）和细胞外液（Extracellular water，ECW）两部分。胚胎发育初期，体内94%由水组成，随着胎龄的增加、细胞增殖和脂肪沉积，ICW逐渐增多，而TBW和ECW逐渐减少。因此，与足月儿相比，早产儿处于TBW过多和ECW扩张状态。胎龄越小，体液占体重的比例越高，增多的部分主要是ECW。新生儿体液中电解质的组成也主要取决于胎龄，早产儿比足月儿含有较多的钠、氯和稍低的钾。

　　出生后，TBW继续减少，主要由于ECW收缩所致。在细胞外液收缩的同时伴随肾功能的改善，因此，认为细胞外液的收缩可能是肾血流量和GFR的增加、肾小管上皮细胞转运蛋白的表达和活性增加的结果。新生儿在生后头几天可出现尿量增多、尿钠排泄增多和体重下降的现象，但是不伴脱水和低钠血症，称之为生理性体重下降。生理性体重下降是新生儿对宫外生活过渡和适应的反映，足月儿可丢失体重多达10%，在极早产儿，体重丢失则可多达15%。胎龄越小，ECW越多，生理性体重下降越明显，持续时间也越长。若此期间补液或补钠过多，ECW继续扩张，可延迟出生后体液分布的适应性变化的发生，导致PDA和NEC等发病率增加。

　　2.不显性失水

　　体液通过三个途径从体内丢失：经皮肤和肺的不显性失水（Insensible water loss，IWL）、经肾丢失和经胃肠道丢失。IWL包括经皮肤（70%）和呼吸道（30%）的蒸发失水，但不包括出汗。

　　IWL量主要取决于新生儿的胎龄、日龄、环境温度和湿度、代谢率及皮肤完整性（表3-5）：

表3-5　新生儿IWL的影响因素

影响因素	对 IWL 的影响
新生儿成熟度	与出生体重和胎龄成反比
呼吸窘迫	当吸入干燥气体时，经呼吸道 IWL 增加
环境温度超过中性温度	增加 IWL，与增高的温度成正比
体温升高	增加 IWL 多达 300%
皮肤破溃、损伤或先天性缺陷	增加 IWL 幅度不等
远红外辐射台保暖	增加 IWL 约 50%
光疗	增加 IWL 约 50%
运动或哭闹	增加 IWL 多达 70%
环境或吸入气湿度高	环境蒸气压增加到 200% 时，IWL 降低 30%
塑料防热罩	降低 IWL 30%~70%
塑料毯或塑料舱	降低 IWL 30%~70%
半透膜	降低 IWL 50%
皮肤搽剂	降低 IWL 50%

　　（1）新生儿成熟度：表皮的发育从胎龄23周开始逐渐成熟，至32周完成。因此，胎龄越小，皮肤抗蒸发的屏障功能越差。早产儿有较大的体表面积和较快的呼吸频率，这使早产儿经皮肤和呼吸道的IWL增加。出生后皮肤角化层的成熟迅速加速，至第一周末经皮肤的IWL即可明显减少。

　　（2）呼吸率：任何可引起每分通气量增加的因素都可增加经呼吸道的IWL，例如伴有心脏病、肺功能障碍或代谢性酸中毒的新生儿；运动和哭闹也可增加IWL多达70%。

　　（3）体温：每升高1℃，代谢率增加10%，IWL增加10%~30%。环境温度高于中性温度也可增加经皮肤的IWL，这种影响甚至于可以发生在没有体温升高时；相反，低于中性温度的环境温度并不伴有IWL的降低。

（4）湿度：测定位于远红外辐射台上和暖箱中具有相同皮肤温度的婴儿的IWL时发现，远红外辐射台下的IWL可比暖箱中高50%，这是因为在远红外辐射热下的绝对湿度比暖箱中低。提高大气或吸入气的湿度，可减少经皮肤和（或）呼吸道的IWL。

（5）环境温度：头顶式光疗或远红外辐射台下，由于环境温度升高，IWL可增加50%，二者同时应用，对IWL的影响可以叠加，这对VLBW儿的影响尤为重要。

（6）皮肤完整性：皮肤破溃或损伤可影响皮肤对抗蒸发的屏障作用，增加IWL。

3.肾对水和电解质的调节

肾发育与孕龄（胎龄+日龄）直接相关，不论婴儿已经出生还是在宫内，肾都以同样的速度发育。肾发育约在孕龄34周时完成。当婴儿出生于孕34周之前时，他们将继续以宫内的速度形成新的肾单位，但是新的肾单位发育可能受到宫外环境中许多因素的影响，包括暴露于肾毒性药物。在宫内，由于肾血管阻力高和体循环压力低，肾血流量和GFR很低；出生后随着肾血管阻力下降和体循环压力增高，肾血流和GFR迅速增高。然而这种变化在孕龄<34周的早产儿较为缓慢，甚至缺如，要到纠正胎龄达到34周以后才变得明显。因此，胎龄<34周的早产儿，当静脉供给大量液体或电解质时，就不能及时有效地增加尿量而易致钠、水潴留。

肾小管功能也随胎龄和出生后日龄同样地增加。新生儿肾浓缩功能较差，早产儿的最大尿浓度（600mOsm/L）明显低于足月儿（800mOsm/L）和成人（1200mOsm/L），VLBW儿则更低，仅400mOsm/L。尿液浓缩能力降低，特别是早产儿，限制了新生儿对水丢失（如IWL）增加引起的体液紊乱的调节能力，容易导致高渗性脱水，所以新生儿尤其是早产儿对水摄入不足的耐受能力较差。

足月新生儿的尿液稀释能力是正常的，但早产儿该能力是降低的。当用水负荷激发时，足月儿能够产生渗透压50mOsm/kg的稀释尿，与年长儿或成人相仿；而早产儿只能稀释尿液至渗透压70mOsm/kg。新生儿尿稀释和浓缩能力的降低对临床有重要的含义：过分地限制液体量使新生儿特别是早产儿处于脱水或高钠血症的风险，而宽松的液体摄入又使婴儿处于血管内容量超载和（或）低钠血症的风险。

足月儿肾能够有效地重吸收钠以供生长所需，尿钠排泄分数（Fractional sodium excretion，FENa）<1%，而早产儿钠为负平衡，胎龄越小，负平衡越明显，持续时间也越长，ELBW儿的FENa在出生后的头2~3周可以高达10%~15%。早产儿肾保留钠的能力要到34周孕龄时才达正常，这可能是因为胎龄34周以下的早产儿肾小管发育落后于肾小球、肾小管对醛固酮的反应迟钝和对钠的重吸收能力低下及肾小管上皮细胞Na^+-K^+-ATP酶的水平较低之故。因此，对胎龄很小的早产儿每天钠的需要量应当增加。但是，当给予超负荷的钠盐时，早产儿特别是当肾灌流受损时由于GFR低，不能迅速增加尿钠的排泄，故临床上早产儿既易低钠，又易引起高钠，应该严密监测。由于VLBW儿GFR低和远曲小管对醛固酮不敏感，以及VLBW儿常有酸中毒和负氮平衡，因此，在生后头2天内易发生高钾血症。随着日龄的增长，肾脏的排钾功能逐渐改善。

糖皮质激素可加速肾功能的成熟，宫内用过糖皮质激素的早产儿对其ECW收缩有比较好的调节能力。

4.神经内分泌对水和电解质平衡的影响

心房利钠肽（ANP）是影响新生儿水和电解质平衡的重要激素，其他调节体液平衡的激素还有抗利尿激素（Antidiurelic hormone，ADH）和肾素-血管紧张素-醛固酮系统（Renin-angiotensin-aldosterone

System，RAAS）。在胎儿早期，心脏就可产生ANP，并在妊娠后期超过母亲水平。出生后新生儿ANP继续升高，于48~72小时达到高峰，而此时正值新生儿出生后的利钠和利尿高峰。ANP分泌受容量负荷的刺激，而ANP又刺激利尿和尿钠排泄，因此，可能ANP在新生儿细胞外液的容量变化中起重要作用。

ADH在下丘脑产生，由神经垂体分泌。当血渗透压增高或血容量降低时，ADH的释放增加，从而增加肾集合系统水的重吸收和减少尿量。ADH水平在出生后的前24小时期间较高，然后降低。当早产儿存在某些疾病如RDS、窒息、疼痛和IVH时，可引起ADH分泌增多而产生抗利尿激素分泌失调综合征（Syndrome of inappropriate an tidiuretir hormone，SIADH）。

当低血容量和脱水时，ECW容量降低，心排出量及血压降低，RAAS被激活，引起GFR和输送到远曲小管的钠降低，从而刺激肾髓质细胞产生肾素，肾素可激活血管紧张素原在肝脏转换成血管紧张素Ⅰ，血管紧张素Ⅰ转运到肺，产生活化的血管紧张素Ⅱ。血管紧张素Ⅱ是一种强有力的血管收缩剂（主要作用于动脉），并直接作用于肾保留钠和水。血管紧张素也激活肾上腺释放醛固酮，通过增加钠的重吸收和水潴留而增加ECW容量。早产儿肾小管对醛固酮的反应低下，因此，发生低钠血症的危险性增加。

（二）新生儿液体疗法的原理

与年长儿一样，对存在水和电解质紊乱的新生儿的处理原则也包括补充累计损失量、继续损失量和生理需要量（维持液）3个方面，前两者的估计与其他年龄组婴儿基本相仿，而维持液需要量的计算原理与其他年龄组的婴儿明显不同。

1.出生后的发育变化与液体疗法的临床关联

（1）出生后早期（过渡期）：早产儿在出生后第一周期间利尿的发生，可以分为3个阶段：利尿前期、利尿期和利尿后期。①利尿前期：发生在出生后的前48小时，在此阶段尿量很少，尿中电解质的丢失和GFR也非常低，丢失的液体主要是经皮肤的IWL，易发生高钾血症。②利尿期：发生在出生后2~5天，此阶段无论是否增加液体摄入量，尿量、尿钠和钾的排泄都明显增加。③利尿后期：至生后第4或5天开始，尿量随液体摄入量变化而变化，此即利尿后期。

出生后早期的液体管理：目标应当是允许ECW等张性收缩和暂时的负水平衡，使其能够从宫内成功地向宫外生活过渡，若在此间期通过增加水的摄入来补偿ECW的收缩，将有可能导致液体过剩、水肿、症状性PDA等风险。

钠是ECW的主要电解质，包括血浆和间质液，出生后在水丢失之前通常先有钠的丢失，因此，在ECW生理性收缩的负水平衡期间也处于负钠平衡。允许这种负钠平衡的发生可促进出生后的适应过程。

（2）体重增长期（生长期）：一旦达到预期的生理性体重下降，意味着出生后的适应阶段已经结束，即应提供足够的液体和电解质以满足生长的需要，钠是生长所需的重要电解质，钠摄入明显不足可抑制DNA的合成，导致体重不增，对骨骼和组织的生长及神经系统的发育产生不利的影响。如果应用利尿药则需要量更多。慢性钠耗竭的最早体征是体重不增而不是低钠血症。每天4mmol/kg钠摄入最应持续至矫正胎龄至少32周。

2.正常新生儿维持液需要量（表3-6~表3-8）

维持液是指补充正常情况下体液的丢失量和生理需要量，IWL、尿量、粪便中水分丢失和生长期间新组织中的含水量是估计每天的维持液需要量的4个基本要素。对于一个基础情况下的足月新生儿，IWL约为每天20mL/kg，尿量取决于水的摄入量、经其他途径水分的丢失量（如IWL、粪便失水和生长需水量）、肾浓缩功能和需经肾脏排泄的溶质负荷。

早产儿维持液需要量较大，因为早产儿的IWL较高，且随出生体重或胎龄的降低而增高，对于每一个患病的新生儿，特别是VLBW和ELBW的早产儿，必须根据临床情况和实验室资料进行个体化调整。再一次强调，早产儿在出生后前5~10天TBW和ECW的收缩意味着他们的负水和负钠平衡是对宫外生活的适应，不应当通过增加液体供给和补充钠来补偿。如果不遵从这个原理并在此过渡期间达到正水平衡（体重增加），将加重早产儿RDS病程，导致PDA、充血性心力衰竭、肺水肿、NEC和BPD的发生率增加。ELBW儿及其他可能有液体问题的新生儿应每天称重1~2次，每4~8小时监测血清钠1次直至稳定，尿量应每6~8小时总结1次，如果足月儿体重每天丢失>1%~2%，早产儿>2%~3%，尿量减少，尿比重上升或血钠浓度升高，应增加液体摄入量；相反，如果体重没有适当的下降，血钠浓度降低，需考虑减少液体摄入量。液体量的目标是到出生后7~10天达到140~160mL/（kg·d）以允许足够的热量摄入。

表3-6　新生儿维持液需要量［mL/（kg·d）］

出生体重（g）	< 750	750~1000	1000~1500	1500~2500	> 2500
第1天	100~150	80~100	70~80	60~80	60~80
第2天	120~180	100~140	80~100	80~100	80~100
第3~7天	150~200	100~150	100~150	100~150	100~150
2~4周	120~180	120~180	120~180	120~180	120~160

表3-7　出生后第一个月新生儿维持液需要量［mL/（kg·d）］

出生体重（g）	< 750	750~1000	1000~1500	> 1500
IWL［mL/（kg·d）］	100+	60~70	30~65	15~30
第1~2天	100~200	80~150	60~100	60~80
第3~7天	120~200	100~150	80~150	100~150
第8~30天	120~180	120~180	120~180	120~180

表3-8　新生儿维持液需要量估计［mL/（kg·d）］

出生体重（g）	< 750	750~1000	1000~1500	> 1500
第1天	100~140	100~120	80~100	60~80
第2天	120~160	100~140	100~120	80~120
第3~6天	140~200	130~180	120~160	120~160
≥7天	140~160	140~160	150	150

（三）几种特殊情况下的新生儿液体疗法

1.超早产儿或超低出生体重儿

胎龄26周以下或出生体重<1000g的婴儿的补液是一个十分棘手的问题。因为这些婴儿有较大的体表面积和不成熟的皮肤抗蒸发屏障功能，经皮肤的IWL较多，特别是这些患儿常处于远红外辐射台下或

光疗下，IWL可能超过每天200mL/kg，因此ELBW尤其是胎龄＜26周、体重＜800g的超未成熟儿，在生后24~48小时常易发生以高血钠（＞150mmol/L）、高血糖（＞7mmol/L）、高血钾（＞6mmol/L）和失水为特征的高渗综合征，但无尿少、酸中毒和循环衰竭的表现。高血压、高血糖和高血渗透压均可导致中枢神经系统损害，因此，应尽可能地减少IWL丢失。第1天补液量一般从每天100~105mL/kg开始，不需补充电解质；出生后2~4天补液量逐渐增加，最高可达每天180mL/kg；至出生后4~7天，随着皮肤角质层成熟，IWL下降，液体量可减少10%~20%，以不超过每天150mL/kg为宜，允许生理性体重下降多达出生体重的15%~20%。维持液中钠的补充应至ECW收缩发生后3~7天和血钠＜145mmol/L时才开始，剂量2~3mmol/kg，偶尔可高达4~6mmol/（kg·d），以维持正钠平衡。由于高钾血症是此组婴儿生后第一周极为常见的问题，补钾也应等到生理性利尿发生之后和血钾＜4mmol/L才开始，1~3mmol/（kg·d）。高血糖是此组婴儿常见的情况，葡萄糖输注速率应＜5mg/（kg·min），并严密监测血糖。

在出生后的第一周期间，IWL的估计十分重要，高环境湿度降低经皮肤IWL的效果在最不成熟的婴儿中尤为明显。

因此，初始的液体需要量可能变化于70~160mL/（kg·d），甚至更高。但是，一旦稳定的高湿度环境已经建立，液体摄入量即应相应降低。必须牢记：如果不设法防止婴儿过大的IWL，要维持他们的水平衡是困难的。因此，通过预防过度的IWL而不是补充过多的TWL可明显减少极早产儿的并发症，这可以通过改变婴儿的环境来达到。

2.新生儿呼吸窘迫综合征

如果心肺功能未受损害，RDS患儿的肾功能与同胎龄无呼吸窘迫的早产儿相仿，如果RDS同时伴有低氧和酸中毒，其GFR、肾血流和肾脏重碳酸盐阈值可能降低。已经发现，RDS患儿的临床改善与生后第2和3天发生的尿量增加及循环中ANP水平的上升相关联，然而二者之间的因果关系还不清楚。

RDS对液体平衡的主要影响是延迟出生后的ECW收缩，表现为延迟的利钠和利尿（ADH分泌增加，ANP分泌延迟）。由于早产儿不能排泄足够的钠负荷，对于RDS的患儿应尽可能地限制液体［（10%GS或TPN 40~60mL/（kg·d）］和钠的摄入直至利尿发生之后。利尿后呼吸功能改善，但是应用利尿药并不能帮助改善RDS的病程。RDS恢复期随着肺血管阻力下降，左心房回流增加，心房牵张引起ANP释放增加，从而促进ECW的收缩。由于利尿和利钠的发生也是肺血管压力下降的后果，不难理解为什么利尿药治疗RDS无效。

正压通气也可能通过直接的和间接地对肾功能的影响引起水潴留。正压通气可以降低静脉回流到心脏（前负荷）从而引起心排出量降低和最终肾血流量减少。正压通气也可以通过增加肾素-血管紧张素-醛固酮活性和增加抗利尿激素的分泌而影响水、钠的排泄，引起水潴留。但是如果应用得当，传统的正压通气或高频通气并不影响利尿或引起水的潴留。

近年来，出生前糖皮质激素和出生后PS的应用已经改变了RDS的临床病程。出生前激素的应用可加速器官的成熟，包括肾和皮肤；出生后外源性PS的应用可减少肺毛细血管渗出和肺水肿的形成。这些干预措施普遍促进了出生后早期ECW的收缩，有助于稳定患儿体液和电解质平衡。然而在生后头几天中维持负水和负钠平衡以允许细胞外液收缩的发生，仍是这些患儿液体疗法的基础。

3.动脉导管开放

PDA是早产儿常见问题，特别是在出生后头几天中。在此期间液体量过多增加症状性PDA的发生率。

液体过剩导致PDA风险增加的确切机制还不清楚，可能与这些婴儿缺乏体液的等张性收缩相关。

吲哚美辛和布洛芬仍然是关闭PDA的重要药物，尽管其治疗时机、无症状PDA的预防和最佳的剂量方案是一个有争议的问题。二者都是非选择性的环氧化酶（Cyclooxygenase，COX）抑制剂，通过抑制前列腺素的合成促进动脉导管的关闭。急性肾损伤是此类药物应用的一个重要的潜在并发症，可能是因为抑制了扩血管和促尿钠排泄的前列腺素类合成，导致肾血管收缩、肾血流量和GFR降低，从而减少尿量和尿钠的排泄。尽管Meta分析提示布洛芬比吲哚美辛有较少的副作用，但是，有报道母亲应用布洛芬后，出现羊水过少和新生儿肾衰竭。应用速尿或多巴胺消除吲哚美辛的肾副作用而不降低导管关闭的效果也没得到证实，而且速尿可增加前列腺素的产生，理论上有引起动脉导管重新开放的危险。无论何时应用COX抑制剂时，应仔细的监测尿量、血钠和体重。

4.支气管肺发育不良

早产、氧中毒、气压伤、炎症反应和PDA等都是已知的造成BPD发生的原因，生后早期液体和钠盐摄入过多可增加BPD的发生率和严重性。在BPD的发生过程中，肺水肿可损伤肺功能，影响气体交换，从而增加了对机械通气的依赖和造成恶性循环。因此，BPD的防治措施可针对减轻肺间质和支气管周围的液体潴留，包括液体限制在120~140mL/（kg·d）和利尿治疗。

根据定义，发生BPD的婴儿至少已是孕龄36周，他们的器官成熟程度，包括皮肤，已经接近足月儿水平。大多数的BPD患儿通过肠内和（或）肠外获得充分的营养摄入，肾溶质负荷通常为25~30mOsm/kg，需60~75mL/kg的尿量排泄。

尽管利尿药可改善处于BPD发生风险或已经发生BPD早产儿的近期肺功能，然而，近来的Meta分析没有强烈的证据支持在CLD/BPD的早产儿中常规的长期应用利尿药。长期应用利尿药可引起钠、钾和钙的排泄增加，这些电解质需要补充以避免并发低钠、低钾和低钙血症长期应用利尿药的其他并发症还包括耳毒性、暂时性肾钙质沉着症和低钾性代谢性碱中毒。

达到正常体格生长是BPD管理的重要目标。最佳的生长需要足够的热量、营养和水的摄入。由于呼吸功增加，BPD患儿的基础代谢率比无BPD者增高25%，因此需要相应增加能量的摄入。

5.围产期窒息

围产期缺氧的新生儿常有脑和肾损害，常伴有SIADH和（或）急性肾小管坏死（Acute tubular necrosis，ATN），这两种情况都可引起尿少，临床难以区分，因此，对有围产期窒息的新生儿在生后头2天应限制液体摄入量（IWL量+尿量-20mL/kg负水平衡）以允许ECW的生理性收缩，至生后第3天，若尿量正常，液体量可恢复至正常水平。如果少尿或无尿的原因不清楚，或患儿存在低血容量，可进行试验性的给予1mL/kg的晶体液或胶体液扩容。

在ATN的少尿或无尿期，不应给予钾，以避免高钾血症。在ATN的恢复期，可能有大量的尿钠和钾的丢失，应当予以计量和补充。重度窒息的患儿，严重的急性肾实质损伤可持续几天到几周，或可能伴有永久性的肾皮质坏死存在高钾血症（血清钾＞7mEq/L）时，需要连续监测心电图。高钾血症的治疗选择包括胰岛素、离子交换树脂、腹膜透析和血液净化。

近年来，亚低温治疗已经作为降低重度窒息伴中重度HIE患儿死亡率和神经学后遗症的有效神经保护方法。低温治疗期间的液体供给方案迄今还未很好研究，鉴于低温时机体代谢率降低，低温治疗患儿可能比无低温者需要较少的液体量。

6.抗利尿激素失当分泌综合征

SIADH可能与出生时窒息、颅内出血、RDS、气胸和应用持续正压通气等有关。该综合征的特征为少尿、水潴留、血钠（<130mmol/L）和血渗透压（<270mOsm/L）降低、尿渗透压增高（尿稀释试验时尿渗透压不能达到100mOsm/L以下）和由于水肿所致的体重增加，SIADH的处理应从严格控制入液量（每天30~50mL/kg）着手，补充生理需要量Na^+盐（每天2~3mmol/kg），还可同时应用呋塞米，多数患儿在生后48~72小时对治疗出现反应，表现为尿钠排泄增多和尿量增多。必须记住：在这种婴儿中，总体钠是正常的，但TBW是增加的，其低钠血症是稀释性的，因此，治疗的原则是限水而不是补钠，增加钠盐摄入反可导致ECW进一步增多而使病情加重。

7.胃肠道疾病

由于肠道疾病如腹泻、NEC和解剖畸形所致的体液失衡是新生儿常见的情况。新生儿腹泻多为等张性脱水，静脉补液量根据累积损失量、维持量和继续损失量的估计而定。由于新生儿ECW多和体表面积大，累积损失量和维持量均相对较多，但补液速度应均匀，以防短期内输入大量液体而致肺水肿和心力衰竭。NEC或肠梗阻常需胃肠减，可丢失大量的胃肠道液体，易发生低张性脱水。酸性胃液的丢失可引起低氯性代谢性碱中毒，而下消化道梗阻性疾病常有碱性或中性肠液的丢失，导致代谢性酸中毒，应从静脉补以等量的与引流液相仿的电解质溶液。

综上所述，新生儿液体疗法在不同胎龄、不同体重、不同日龄、不同疾病及同一疾病的不同阶段都不相同，因此必须根据具体情况制定补液方案。

（四）液体和电解质疗法的效果监测

NICU中危重新生儿液体平衡需要仔细的监测。容量状态的临床评估指标包括体重、液体出入量、心率、血压、皮肤弹性、毛细血管再充盈征、口腔黏膜干燥程度和前囟充盈度；实验室监测指标包括血清电解质、肌酐、血/尿渗透压和尿比重。

液体平衡的管理目标为：第1天尿量应至少达到每小时0.5~1mL/kg，然后增加至每小时2~3mL/kg，尿比重1.008~1.012；体重以每天1%~2%有序的丢失，在生后第1周中，预期的体重丢失足月儿可多达5%~10%和早产儿多达15%~20%；超过出生第1周后，体重应以每天15~30g/d的幅度稳定增加；血清肌酐和电解质（钠和钾）浓度应稳定地下降到正常范围。

1.体重的变化

体重是监测液体平衡有用的参数，因为体重的迅速变化反映水平衡的变化。连续称重可被用来估计IWL的丢失，通过下列公式计算：

IWL=液体摄入量−尿量+体重丢失　或

IWL=液体摄入量−尿量−体重增加

然而，出生后早期体重的丢失可以是体内水的丢失，也可以是体内固体物质（如肌肉）的丢失。近年来，随着早产儿出生后早期营养支持的改进，纵然体内水的丢失仍然不变，生理性体重下降的幅度已经明显减小，甚至在某些婴儿中可不发生。因此，尽管每天准确称体重是评估液体平衡的一个重要部分，但必须结合血清电解质变化一起分析。

2.常规监测血清肌苷和电解质

常规监测血清电解质浓度是监测身体水分和电解质状态及适当的水和电解质输入的最好的方式。

血清钠浓度的变化是水平衡的主要指标。高钠血症最常由于水的摄入减少或丢失增加而不是钠的补充过度；低钠血症最常由于过度的补充水分而不是钠的摄入不足。血清钠的过度波动可以通过严格的液体管理来避免。血清肌苷是GFR的评价指标，新生儿出生时的水平反映母亲的水平，早产儿的血肌酐水平在出生后有暂时的升高，第4天达到高峰，然后逐渐下降，至3~4周回到正常。若出生后血清肌酐持续升高或不能降低提示GFR降低。血尿素在评估新生儿肾功能中没有价值，因为它受到许多非肾脏因素的影响。

3.尿液分析

FENa和尿钠浓度反映肾小管的功能，在出生后利钠利尿期间暂时性升高，然后逐渐下降。25~34周的婴儿在出生后第一周中，FENa常超过5%，平均尿钠浓度为80mmol/L。健康的早产儿能够达到最低的尿渗透压为50mOsm/L（RDS患儿为90mOsm/L），最高的尿渗透压为600~800mOsm/L。尿渗透压200~400mOsm/kg通常提示液体摄入满意。尿比重常被用来替代尿渗透压测定，尿比重在1.020~1.030提示尿渗透压在400mOsm/L左右。然而，当存在尿糖和尿蛋白时，尿比重可假性升高。

4.尿量

不足的水摄入导致尿量减少和尿浓度增加。新生儿的稀释和浓缩能力为50~600mOsm/L，若按肾溶质负荷10~15mOsm/kg计算，早产儿能够达到的最大和最小的尿量分别为300mL/（kg·d）和25mL/（kg·d）。后者代表新生儿的最低尿量，即1mL/（kg·h），低于此尿量作为临床肾功能不全的评判指标。超未成熟儿在出生后第1天的肾溶质负荷极低，生后第1天尿量以＜0.5mL/（kg·h），然后以＜1mL/（kg·h）作为异常更为合理。

第十一节　酸碱失衡与血气分析

新生儿正常代谢常处于严格的细胞外液酸碱平衡状态，即细胞外液氢离子浓度在35~45mmol/L，相当于pH在7.35~7.45。酸中毒指pH＜7.35，碱中毒指pH＞7.45。

正常的生长发育依赖于酸碱平衡的内环境稳定，危重新生儿及早产儿由于这种平衡的紊乱而使病情更复杂、严重，有时酸碱失衡甚至较原发病更为有害。因此，血液酸碱平衡状态及血液气体状态的判断已成为新生儿急救医学的重要内容。

血气分析六步分析、判断法：

（一）看pH判断是酸中毒还是碱中毒

（1）pH正常值：7.35~7.45，平均值为7.40。

（2）碱中毒：pH＞7.45。

（3）酸中毒：pH＜7.35。

（4）当pH＜7.20~7.25时要进行补碱。

（5）7.35＜pH＜7.40偏酸，7.40＜pH＜7.45偏碱。

（6）pH正常3种情况：正常，代偿性，混合性。

（二）看$PaCO_2$判断是呼碱还是呼酸

（1）$PaCO_2$正常值：35~45mmHg。

（2）呼碱：$PaCO_2$＜35mmHg。

常见原因：通气过度。

解决方法：有呼吸机者调节呼吸机频率、潮气量等；无呼吸机者予面罩吸氧。

（3）呼酸：$PaCO_2 > 45mmHg$。

常见原因：CO_2潴留、呼吸机麻痹或无力、上气道阻塞、气道狭窄等。

解决方法：增加肺泡通气、治疗原发病、机械通气、吸痰等。

（三）根据$PaCO_2$与PaO_2判断有无呼吸衰竭

（1）PaO_2正常值：80~100mmHg。

（2）当$PaO_2 < 60mmHg$为呼吸衰竭的临床实验依据，也是插管上呼吸机的指征。

（3）当$PaO_2 < 60mmHg$，$PaCO_2$正常时为I型呼吸衰竭；

常见原因：换气功能障碍。

解决方法：纠正低氧血症、保持呼吸道通常等。

（4）当$PaO_2 < 60mmHg$且$PaCO_2 > 50mmHg$时为Ⅱ型呼吸衰竭。

常见原因：肺泡通气不足。

解决方法：机械通气等。

（四）看氧合指数判断有无缺氧

（1）氧合指数 = 氧分压/氧浓度。

（2）氧合指数正常值：> 300。

（3）异常氧合指数：< 300。

常见原因：急性肺损伤、ARDS

ARDS氧合指数的分度：①轻度为200~300。②中度为150~200。③重度 < 150（此时需要插管上呼吸机）。

（五）看代谢指标剩余碱（SBE）与标准碳酸氢盐（SBC）

（1）SBE正常值：± 2~3mmol/L。

（2）SBC正常值：21~24mmol/L。

这两个数值越高越碱，越低越酸。代射性酸中毒治疗方案：可采用纠酸治疗（表3-9）。

表3-9　纠酸治疗

方法1	5%NaHCO₃（mmol）= BE × 0.3 × WT 即 5%NaHCO₃（mL）= BE × 0.5 × WT	（补计算量 1/2）
方法2	（24- 测得 HCO₃⁻）mmol/L × WT × 0.5	（补计算量 1/2）
方法3	5%NaHCO₃ 1mL/kg——提高 HCO₃⁻1mmol/L，无条件者按提高 5mmol/L 计算，即 5%NaHCO₃（mL）=（5 × WT）mL	（补计算全量）
方法4	5%NaHCO₃ 3~5mL/kg+2 倍 5%GS	

注：（1）纠酸计算常用BE值，第一次纠酸效果不明显第二次可全量纠酸，纠酸时间2~4小时，稀释1~3倍。

　　（2）根据血气BE值进行纠酸，无血气分析情况下：5% SB 2mL/kg是比较安全的，维持pH在7.25以上即可，注意高钠血症和高渗透压。

　　（3）5%NaHCO₃以4张计算。

代谢性碱中毒治疗方案：①去除病因。②停用碱性药物，纠正水电解质平衡失调。③静脉滴注生理盐水。④重症者给以氯化铵静脉滴注。

（六）看电解质

1.钾

（1）K^+正常值为3.5~5.5mmol/L。

（2）K^+＞5.5mmol/L为高钾。

临床表现：心脏骤停。

常见原因：摄入过多、代谢异常等。

解决方法：静脉推注葡萄糖酸钙、静脉滴注碳酸氢钠、静脉滴注葡糖糖＋胰岛素、血透等。

（3）K^+＜3.5mmol/L为低钾。

（4）分度：轻度缺钾3.0~3.5mmol/L时；中度缺钾2.5~3.0mmol/L时；重度缺钾＜2.5mmol/L时。

临床表现：肌无力、疲乏、心律失常、腹胀等。

常见原因：摄入不足、丢失过多。

解决方法：多摄入含钾丰富的食物如：香蕉、橙子等，口服钾水、静脉滴注钾水等。

备注：补钾五不宜：①不宜过早：见尿补钾，每小时尿量≥40mL。②不宜过快：一般＜20mmol/h。③不宜静推。④浓度不宜过高：≤0.03%。⑤总量不宜过大：每日补钾4~8g。

2.钠（反应渗透压情况）

（1）Na^+正常值：135~145mmol/L。

（2）当Na^+＞145mmol/L为高钠。

常见原因：水分摄入不足、丢失水分过多、大量利尿等。

处理：遵医嘱鼻饲温开水、必要时将0.9%氯化钠的补液全部改为5%的葡糖糖、血透、CRRT等。

（3）当Na^+＜135mmol/L为低钠。

常见原因：大量消化液丢失、采用保钾排钠利尿剂等。

处理：口服浓钠，必要时将5%的葡萄糖的补液全部换为0.9%的氯化钠等。

3.氯

（1）Cl^-正常值：98~106mmol/L。

（2）当Cl^-＞106mmol/L为高氯。

常见原因：肾功能不全、高渗脱水等。

（3）当Cl^-＜98mmol/L为低氯。

常见原因：呕吐、大量体液丢失等。

备注：一般高钠与高氯、低钠与低氯同时出现。

4.钙

（1）Ca^{2+}正常值：2.1~2.6mmol/L。

（2）Ca^{2+}降低常见原因有：抽搐、胰腺炎等。处理：多摄入含钙丰富的食物，如虾、钙片等。

5.乳酸（判断氧的代谢情况）

（1）乳酸正常值：＜2mmol/L。

（2）当乳酸＞4mmol/L时为危重情况，尤其对心肌梗死、心功能不全等重症患者的救治有举足轻重的意义。

（3）乳酸增高的常见原因：脓毒血症、休克。

（4）处理：去除病因、使用抗生素、清创、机械通气、CRRT等。

但单凭一张血气分析报告单做出的诊断，有时难免有错误，为使诊断符合患者的情况，必须结合临床、其他检查及多次动脉血气分析的动态观察。

第十二节　新生儿常见电解质紊乱

所有电解质紊乱均需心电监护。本节所用液体换算、液体张力见表3-10、表3-11。

表3-10　液体换算表

药物	换算	溶液体积	药物	换算	溶液体积
10%NaCl	1mmol	0.6mL	5%NaHCO$_3$	1mmol	1.67mL
10%KCl	1mmol	0.75mL	25%硫酸镁	1mmol	0.48mL

注：生理K需要量：1~2mmol/kg（10%KCl0.75~1.5mL/kg）；低钾时需要量：4~5mmol/kg（10%KCl3~3.75mL/kg）（已含生理需要量）。

生理Na需要量：早产儿3~5mmol/kg（10%NaCl1.8~3mL/kg）；足月儿需要量：2~3mmol/kg（10%NaCl1.2~1.8mL/kg）

表3-11　液体张力表

液体	张力
10%NaCl	11张（临床上10张）
0.9%NaCl	1张
10%GS	0张
5%NaHCO$_3$	4张
10%KCl	9张

一、低钠血症（表3-12）

（1）定义：血清钠<130mmol/L。

（2）钠缺失（mmol）=（目标钠-实测钠）×体重×0.7。

（3）症状性低钠血症（抽搐或血清钠<120mmol/L）：目标血清钠125mmol/L计算出钠缺失量，先给予3%NaCl 1~3mL/kg，3~6小时内输入，将剩余缺失量24小时均匀输入。3%NaCl的静脉注射速率不能超过1mL/（kg·h）。

（4）无症状性低钠血症：计算出钠缺失量，先将总量的1/2在8小时内输入，余量再24小时均匀输入（加入日常补液中）。

表3-12 低钠血症治疗计算表

理论计算公式1（按细胞外液计算）	应补钠量（mmol）=［140-实测血钠（mmol/L）］×体重（kg）×0.7（1g氯化钠含17mmol钠；3%NaCl 1mL=0.5mmol） 可在12~24小时内先补计算量的1/2，复查后再计算补充（下同）
公式2（常用）	< 125mmol/L时，3%NaCl（mL）=（125-血清钠）mmol/L×0.7×体重×2； 此公式计算出3%NaCl量；0.9%NaCl占77%；10%NaCl占0.23 NS稀释计算：① 3%NaCl量10%NaCl占23%；② 0.9%NaCl（mL）=3%NaCl量-10%NaCl量 GS稀释计算：① 3%NaCl量10%NaCl占30%；② GS（mL）= 3%NaCl量-10%NaCl量
公式3（少用）	应补钠量（g）=［140-实测血钠（mmol/L）］×体重（kg）×0.7/17 此公式计算出钠克数，用5%GS稀释用，如下： 总液体积=钠克数/3%； 5%GS液体积=总液体积-10%NaCl体积； 10%NaCl体积=钠克数×10mL

注：低血糖时才用5%GS或10%GS稀释，建议用0.9%NaCl稀释（血糖会波动），药物浓度（计算：g/mL）。

二、高钠血症（表3-13）

（1）定义：血清钠>150mmol/L。表现：高渗性脱水，口渴、尿少、烦躁；CNS症状、颅内出血、脑血栓。

（2）严重高钠血症（血清钠>160mmol/L）可能造成神经系统损害。

（3）快速纠正高钠血症可能导致脑水肿、抽搐或神经系统损害，所以12小时内血清钠下降不超过10mmol/L。

表3-13 高钠血症治疗计算表

公式	体内所需要水量（L）=［（血清钠-140）mmol/L×0.7×体重］/140（计算为正值：体内缺水，需要补充液；负值：体内液体，过多，需要限液、利尿）
方法	补液量：先补计算量的1/2 补足时间：48小时补足 血清钠下降速度：不可超过（等于）1mmol/（L·h）；每天不能超过10mmol/（L·d） 补液时尚需补充：继续损失量、生理需要量。 用5%葡萄糖补液、如果血糖高加用胰岛素；注意监测电解质

三、低钾血症

正常人的血钾在3.5~5.5mmol/L，如果血钾低于3.5mmol/L，我们就认为是低钾血症。低钾血症的患者常常伴有发作性的肢体无力，我们在临床上叫低钾性周期性麻痹，这种患者可能反复发作，多在清晨发作。

低钾血症的治疗：

（1）一般每天可给钾3mmol/kg，严重低钾者可给4~6mmol/kg［已含生理需要量1~2mmol/（kg·d）］。

（2）因细胞内外钾平衡要15小时以上，细胞内钾恢复要4~5天，即使在严重低钾患者快速补钾也有潜在危险，包括引起致死性心律失常。

血钾少于2mmol/kg时，不出去做检查，见尿补钾（普通补钾浓度0.15%~0.3%）。

见尿补钾原因：肾功能障碍无尿时影响钾的排出（高钾可引起致死性心律失常）。

补钾速度×时间×浓度=总量

方案一：一般补钾的输注速度应每小时＜0.3mmol/（kg·h）；浓度＜40mmol/L（0.3%）。

方案二（口服补钾指征及方法）：血清钾3.0~3.5mmol/L、轻者无症状者，口服缓慢补钾可能更安全（口服补钾量与静脉补钾量相同）。

四、高钾血症（表3-14）

（1）定义：血清钾＞5.5mmol/L。

（2）新生儿较儿童更耐受高钾血症，通常血清钾＜6.5~7.0mmol/L时无症状。

（3）当血清钾＞6.5mmol/L时，完善12导联心电图。

（4）停止钾摄入，利尿以促进钾排泄，积极纠正酸中毒促进钾向细胞内转移。

（5）胰岛素治疗：短效胰岛素0.1U/（kg·h）+10%GS（1U胰岛素/4~5g葡萄糖）静脉维持。

（6）给予10%葡萄糖酸钙1~2ml/kg+等量5%GS缓慢静脉注射（速度＜1mL/min）对抗心脏毒性。

表3-14　高钾治疗计算表

方法1	5%NaHCO₃ 3~5mL/kg+2倍 5%GS ivpump 10min
方法2	20%GS 5~10mL/kg+RI 0.25~0.5U/kg ivpump 0.5~2h（GS 1g~0.25RI/kg；1U胰岛素/5gGS，1小时后测血糖 新生儿 RI0.01~0.05U/kg；儿童 RI0.1~0.5U/kg
方法3	NS 2mL+ 沙丁胺醇雾化，4小时后可重复
方法4	呋塞米 1~2mg/kg iv 氢氯噻嗪 1mg/kg po max200mg（ECG 正常，无临床症状可用）
方法5	5%GS+10%CaGS 0.5~2mL（50~100mg）/kg（最大 10mL）作用时间仅 5min，可重复；应用洋地黄者慎用（ECG 异常用，ECG 正常后停）
方法6	停止钾摄入
方法7	腹膜透析（简易）、血液透析（效果更快）指征①上述措施无效；②肾衰竭；③符合透析指标（急肾衰）

注：除非采用离子交换树脂、血液或腹膜透析，上述方法都只是短暂的措施，体内总钾并未显著减少。

五、低镁血症

定义：血清镁＜0.6mmol/L，表现为神经系统兴奋性增强、神经肌肉传导加强。＜0.5mmol/L时可出现类似低钙性惊厥。常见于3个月以下新生儿。

处方：补25%MgSO₄ 25~50mg/kg（0.1~0.2mL/kg）+5%GS 2倍稀释（稀释后硫酸镁浓度＜10%）后静脉2~4小时输入（可选3小时），不能加入常规静脉补液组中。

疗程：每天1次，建议使用3天，第4天复查决定是否继续使用。

六、高镁血症

定义：血清镁大于4mmol/L，表现为CNS抑制、肌张力低下、呼吸衰竭、循环衰竭。

治疗：10%葡萄糖酸钙2mL/kg，使用3天，第4天复查。

七、低磷血症

诊断标准：早产儿：极重度＜0.4mmol/L，重度0.4~0.6mmol/L，中度0.6~0.8mmol/L，轻度0.8~1.0mmol/L。

新生儿：根据陈昌辉等的报告，＜1.5mmol/L诊断是比较合理的。

治疗：甘油磷酸钠0.4~0.8mL/（kg·d），加入静脉补液，注意Ca、P不与脂肪乳配伍。

八、低钙血症

表现：不安，易激惹，发作性呼吸暂停或惊厥。

治疗：10%葡萄糖酸钙2mL/kg，稀释1~2倍，用3天，只静滴，第4天复查。

速度：＜1mL/min，过快引起心脏障碍和呕吐等毒性反应。

停止指征：心率＜80次/min，外渗。

九、高钙血症

高钙危象：为血清钙大于3.75mmol/L，表现为昏睡、脱水、心律失常、惊厥、心力衰竭，死亡。

影像学检查：甲状旁腺功能亢进典型表现为骨矿化不全，而维生素D过多为骨硬化损伤。

治疗：NS10~20mL/kg ivgtt，再用呋塞米2mg/kg iv，每6~8小时复查1次电解质。

特殊：维生素D中毒、肉芽肿瘤病、白血病、淋巴瘤等引起的高钙血症，泼尼松1~2mg/（kg·d）（或者氢化可的松），疗程2~3周。

十、高血糖

（1）定义：血糖＞7.0mmol/L。

（2）下调葡萄糖输注速度，每次下调1~2mg/（kg·min），最低至4mg/（kg·min）。

（3）若经上述处理血糖仍然＞14mmol/L可给短效胰岛素静脉维持，剂量0.01~0.2U/（kg·h）静滴滴注。每1~2h监测血糖，目标血糖7.0~l0.0mmol/L。若血糖＞10mmol/L，增加胰岛素0.01U/（kg·h）。治疗期间据血糖水平调节胰岛素剂量，密切监测血糖，同时监测血钾。

第十三节　新生儿胸部和肺脏辅助检查

一、X线检查

X线胸片经济简便、应用广泛、整体感强，是胸部疾病诊断的基本方法。X线检查可大致明确胸部是正常还是异常；随访复查可对肺部病变进行动态观察或判断疗效，了解术后改变或术后病变的复发情况；健康查体还可早期发现症状不明显的疾病。但X线检查对肺内微细病灶或隐匿性病灶易漏诊，对病变的定位及定性诊断均有一定困难。

肺野正常充气的两肺在胸片上表现为均匀一致较为透明的区域称肺野（Lung field）。正位片上，两侧肺野透明度基本相同,其透明度与肺内所含气体量成正比。为便于指明病变部位,通常人为地将两侧肺野分别划分为上、中、下野及内、中、外带:①横向划分:分别在第2、4肋骨前端下缘引一水平线,即将肺分为上、中、下三野。②纵向划分:分别将两侧肺纵行分为三等分,即将肺分为内、中、外三带。此外第1肋骨圈外缘以内的部分称为肺尖区,锁骨以下至第2肋骨圈外缘以内的部分称为锁骨下区。

(一)胸部X线摄影

胸部X线摄影(Chest radiography)是胸部疾病最常用的检查方法,常规摄影体位如下:

后前位和侧位胸片为常规摄影体位,用于疾病初查、定位和治疗后复查,也是胸部健康查体常采用的方法。

斜位胸片也称广角位胸片,常用于检查肋骨腋段的骨折。

此外,胸部X线摄影已广泛应用现代的CR、DR数字化成像方法,其具有减影功能,一次检查两次曝光可分别获得标准胸片、软组织密度和骨组织密度三幅图像,避免了不同密度组织结构影像重叠的干扰。DR体层容积成像技术通过一次检查即可获得胸部任意深度、厚度的多层面体层图像,从而提高了肺内小病变的检出能力。

(二)胸部透视

胸部透视(Chest fluoroscopy)目前已很少应用,可用于评估疾病所致的膈肌运动异常,并作为上消化道造影常规检查程序之一。

二、超声检查

(1)既往认为由于含气的肺组织和胸部骨骼可将入射超声波全反射,所以超声检查在胸部的应用受到较大的限制,仅可检查胸壁肿瘤、胸壁感染、胸膜病变及浅表的肺肿物等。因新生儿的胸廓、肺组织的特殊性,当肺部存在病变时,超声波的全反射不存在,超声波可进入肺组织,可进一步诊治疾病,这是肺脏超声的基础,也是国际国内的研究热点。

(2)超声检查可用于评价胸壁软组织病变,包括胸壁的炎症、肿瘤和外伤。对于检查胸膜病变,如胸腔积液、胸膜肿瘤,超声也有一定应用价值;且常可在超声引导下行胸腔积液的穿刺引流。应用超声检查纵隔肿瘤可经体表或食管内路径进行,但临床上很少应用。

(3)新生儿肺脏超声影像学成像。

(一)新生儿正常肺脏超声影像学表现

新生儿正常肺脏在超声下呈低回声,胸膜线与A线均呈光滑、清晰、规则的线性高回声;二者等间距平行排列,从肺野浅部入深部,A线回声逐渐减弱至最后消失。在B型超声下形成一种类似竹节样的表现,称为竹节征。出生3~7天的新生儿可有少数几条B线,但无肺泡-间质综合征,无胸腔积液和肺实变;出生7天以后则B线也消失,但在小胎龄早产儿,B线可能存在更长时间。在实时超声下可见肺滑。在M型超声下,正常肺影像则呈典型的沙滩征。

如胸膜线增粗、模糊、消失或连续性中断,则为异常。A线消失,存在肺泡-间质综合征、肺实变或胸腔积液,以及在实时超声下肺滑消失等,均为异常。

（二）肺实变、肺不张为基础的超声影像学

①肺实变伴支气管充气征和（或）支气管充液征：是最重要的超声影像学表现。②胸膜线异常与A线消失。③非实变区可有肺水肿表现，如B线、AIS样等改变。④可存在双肺点。⑤可存在胸腔积液。⑥偶可见双肺点。此类患者见于NRDS、MAS、新生儿肺炎、新生儿肺出血等疾病。

（三）肺水肿、肺泡或（和）间质积液且无肺实变的超声影像学

①轻度主要表现为AIS或双肺点；重度在急性期主要表现为致密B线、白肺或程度较重的AIS，随病情恢复亦可出现双肺点。②轻度或重度均可有胸膜线异常、A线消失。③胸腔积液：无论轻或重度均可有不同程度的单侧或双侧胸腔积液。④无肺实变。此类患者见于TTN、羊水吸入综合征、继发性肺水肿等。

（四）气胸的超声影像学

①实时超声下肺滑消失：是超声诊断气胸最重要的征象，如存在可基本除外气胸。②存在胸膜线与A线：如消失，可基本除外气胸。③无B线：如存在，也可基本排除气胸。④明确存在的肺点：是轻-中度气胸的特异性征象，但在重度气胸时无肺点。⑤在M型超声下，沙滩征消失，气体所在部位呈平流层征。此类患者见于各类型气胸。

三、CT检查

CT检查易于发现胸部病变和显示病变特征，还可显示胸片上心影后及后肋膈角等处隐匿性病灶，提高了病变的检出率和诊断准确率，已成为呼吸系统疾病的主要检查方法；MSCT的低辐射剂量扫描则可用于肺癌的普查，效果明显优于X线胸片；应用CT动态增强扫描还可了解病变的血供情况，提高了鉴别病变良恶性的准确率。但常规CT检查的辐射剂量较高，选用时需注意。

（一）CT平扫检查

平扫是CT检查常规应用方法。对于大多数胸部病变，平扫检查多可明确诊断。常规行横断面扫描，获取胸部各个横断层面的肺窗和纵隔窗图像。其中，肺窗主要显示肺组织及其病变；纵隔窗主要显示纵隔结构及其病变，并用于观察肺组织病变的内部结构，确定有无钙化、脂肪和含气成分等。若需评价胸廓的骨质改变，则应在骨窗图像上观察。

（二）CT增强检查

增强检查通常是在平扫检查发现病变的基础上进行。适用于：鉴别肺和纵隔病变的血管与非血管性质；了解病变的血供；明确纵隔病变与心脏大血管的关系等。从而有助于病变的定位与定性诊断，尤其对良、恶性病变的鉴别有较大帮助。方法是经静脉快速注入含碘对比剂，并根据需要选择不同的注射速率、不同扫描期相甚或不同的延迟时间，对感兴趣部位进行连续或间歇性横断面扫描。对于碘对比剂使用禁忌证者则不能采用此项检查。

（三）CT检查后处理技术

对于平扫和增强检查发现的病变，常应用不同的后处理技术，目的是更好地显示病变，发现病变特征，确定病变位置及其在三维方向上与毗邻结构的关系，为病变的诊断和临床治疗提供更多的信息。后处理技术有多种，应根据病变平扫和增强检查表现和后处理目的进行选用，常用后处理技术如下：

（1）薄层面重组技术：是对MSCT扫描采集的容积数据，重组为0.3~2.0mm层厚图像的后处理技术，若用高分辨力算法则其效果相当于逐层扫描图像。薄层面重组技术消除了部分容积效应的影响，提高了图像的空间分辨力，有利于观察细微病灶，常用于评估肺结节，对于弥漫性肺间质病变及支气管扩张等病变也有较高的诊断价值。

（2）多平面重组技术：系应用MSCT容积数据，重组为冠状、矢状甚或任意倾斜方位的体层图像，目的是进一步确定病变的起源，显示与毗邻结构的关系。

（3）支气管树成像技术：通过获得全气管和支气管树整体观图像的方法，可以旋转观察，用于检查气管和支气管病变，如支气管肿瘤、支气管扩张等。

（4）CT仿真内镜技术：应用软件对MSCT容积数据进行处理，可在荧屏上产生模拟纤维支气管镜进、出和转向效果，主要用于观察支气管腔内的改变，但不能像纤维支气管镜那样观察病变的表面色泽和进行组织活检。

（5）容积再现技术：因为CT检查往往是一个断层面，所以病变以及器官组织的容积可以不被看到，这个时候通过容积再现技术就可以通过三维显示出复杂的结构，使前后立体感增强，从而对于心血管和骨骼系统以及毗邻结构的关系也能够很好地在CT成像中显现出来了。

这些技术的应用特点：

（1）二维显示技术。主要通过薄层面重组、多平面重组以及曲面重组等方式，将周围的血管以及软组织通过良好的结构对比，从而显示出它的真实位置以及与周围组织的病变是否有粘连的情况，这样更有利于疾病的诊断以及后续的治疗。

（2）三维显示技术。主要是通过最大强度投影、最小强度投影以及表面遮盖显示等方法，将这种显示技术同计算机领域的虚拟现实结合起来，甚至能够用彩色的编码式内腔的显示更为逼真，所以几乎现在所有的内脏器官都可以通过这样一项技术来增加良好的诊断效果。

CT图像后处理技术非常多，而且患者也可以根据自己的经济能力，在医生的建议下选择合适的影像学的后处理，这样就更有利于疾病的诊断，还能够为后续的手术方案建立好良好的基础。

（四）能谱CT

能谱CT作为一种新的成像技术，已初步用于临床并显示出其应用价值。

四、MRI检查

胸部MRI常用于检查纵隔病变；还可了解肺部病变对纵隔的侵犯、纵隔病变对心脏大血管的侵犯等；鉴别纵隔或肺门病变是血管性还是非血管性；即使不使用对比剂也可显示纵隔或（和）肺门的淋巴结增大。然而肺部MRI信号较弱，难以显示肺的微细结构；显示病灶的钙化也不敏感。

X线、超声、CT和MRI检查在胸部的应用各有其优势和限制，彼此间可互相补充、互相印证，进行胸部影像检查时应根据临床拟诊疾病优选成像技术和检查方法。

（一）MRI平扫检查

胸部MRI检查时，常规先行平扫检查，获得横断面T$_1$WI和T2WI图像。为了多方位观察病变，可加行冠状位和（或）矢状位成像。平扫检查能够发现纵隔和胸壁病变，其中少数病变如囊肿性病变，可以明确诊断对于纵隔和肺内较大结节或团块病变，MRI检查有重要价值，也是CT检查的重要补充。例如，应用脂肪抑制序列有助于含脂肪病变如畸胎瘤的诊断；扩散加权成像则为肿块病变的良、恶性鉴别提供了有价值信息。

（二）MRI增强检查

对于平扫检查发现的胸部病变，大多需行MRI增强检查，以进一步评价病变的血供情况，确定是否存在病变或坏死，明确病变与大血管的关系等。增强检查常为胸部病变的诊断与鉴别诊断提供有价值的信息。

第四章　新生儿常见症状及鉴别诊断

第一节　反应低下

新生儿反应低下是新生儿严重疾病的一种表现，患儿可有昏睡（Stupor）、萎靡不振（Lethargy）、哭声弱（Weak cry）、吸吮无力（Poor suck）、喂养困难（Poor feeding）、肌张力减低（Hypotonia），肢体活动减少（Absent spontaneous activity）等一系列表现。新生儿反应低下临床症状缺乏特异性，病因复杂多样，最常见于中枢神经系统疾病、败血症、低体温、低血糖、休克、甲状腺功能低下、代谢紊乱、母亲用药等。

（一）反应低下的判定

新生儿反应是否正常，可能因为检查时间的不同而结果大不相同。觉醒状态即指身体活动，如头部转动，四肢自主徐动，眼睛睁开，面部动作或哭叫。大脑皮质觉醒应包括面部表情和（或）全身性运动，最能反映中枢神经系统的功能状态。

1.意识状态检查

新生儿意识状态主要观察患儿对外界刺激的反应，包括触觉和痛觉刺激。如轻轻摇动或触摸身体、弹足底等刺激方法，以及对针刺等疼痛的反应。

Fenichel将新生儿意识障碍分为四种状态：

（1）嗜睡，很容易唤醒，但不易保持觉醒状态，弹足底3次，哭1~2声又睡。

（2）迟钝，用非痛性刺激可以唤醒，但醒来很迟，且不完全清醒，不能保持觉醒状态。弹足底5次，才稍有弱哭声。

（3）浅昏迷（昏睡），弹足底10次不哭，只有疼痛刺激才能唤醒。

（4）昏迷，疼痛刺激也不能唤醒。

孕周与睡眠觉醒关系：

（1）通常胎龄28周以下早产儿大部分时间都处于睡眠状态。

（2）28周后，可能比较易于唤醒，轻微摇动可使之从睡中醒来，四肢肌张力较低。

（3）32周后，睡眠与觉醒才比较明显。

（4）足月新生儿有较长的觉醒时间，哭得更为频繁，对外界刺激有反应。

2.运动检查

孕周38~42周的新生儿正常呈四肢屈曲的姿势，在屈曲和伸展时头部控制良好。肢体动作流畅，只是偶尔交替伸展和（或）震颤，大多数将能够有短暂的追视。

新生儿肌张力减低常伴有哭声减弱，吃奶差，活动减少。新生儿肌张力减低既可以是神经系统或肌肉病变的一个症状，也是许多全身疾病严重时中枢神经系统受抑制的一种表现。

3.反射

新生儿反射随孕周变化，提供脑干和皮层功能的信息。反射异常可能是中枢神经系统受损，而某一反射持续存在也可能反映有问题。原始反射在新生儿神经检查中非常重要。反应低下时原始反射如拥抱反射、握持反射、吸吮反射均减弱或消失。

4.感觉

在新生儿阶段检查感觉通常比较困难。但是新生儿可以检查触觉和痛觉。检查触觉时，新生儿可能表现为皱眉、觉醒或者表情的变化，痛觉可能表现为开始哭或者被检查肢体缩回。反应低下时对疼痛刺激的反应减弱或消失。

5.体格检查

新生儿反应低下并非某一疾病的特异性表现，而是疾病严重程度的表现，各种疾病进展到一定程度时几乎均出现反应低下。存在反应低下的新生儿，体格检查应包括生命体征，如体温、心率、呼吸和血压；还需注意各系统的伴随表现，尤其是神经系统检查，还需要关注呼吸系统、循环系统等。

（二）常见的原因和鉴别诊断

新生儿反应低下最常见原因有以下几种疾病：中枢神经系统疾病如缺氧缺血性脑病、颅内出血、中枢神经系统感染、败血症、低体温、低血糖、甲状腺功能低下、代谢紊乱、先天发育异常等。

1.中枢神经系统疾病

反应低下在任何原因的中枢神经系统疾病中是最常见的表现之一，常见疾病如HIE、颅内出血、中枢神经系统感染等。

（1）缺氧缺血性脑病：是新生儿早期表现反应低下最常见的原因。生后不久出现神经系统异常，表现为意识障碍，常伴有惊厥和颅内压增高。脑电图常有电活动延迟、异常放电、缺乏变异及背景活动异常等改变。重症者病死率高，存活者数周后反应逐渐好转，多有后遗症。

（2）颅内出血：根据出血类型和出血程度临床表现有所不同，轻者可无症状，或轻度意识障碍、反应和肌张力低下、原始反射减弱等。严重时颅压增高明显，表现昏迷、反复惊厥、呼吸节律异常，前囟紧张、肌张力和原始反射消失，很快因中枢性呼吸衰竭而死亡。

（3）中枢神经系统感染：新生儿期以化脓性脑膜炎最常见。临床表现为反应低下、面色欠佳、体温异常等，神经系统异常有易激惹、嗜睡、哭声尖直，双眼凝视及惊厥等，前囟张力高、肌张力低下或增高、瞳孔对光反射迟钝或大小不等。早产儿化脓性脑膜炎可无激惹，仅表现反应低下，常有惊厥，前囟紧张和其他感染症状，行脑脊液检查可确诊。

2.败血症

新生儿败血症无特异表现，常以反应低下、面色欠佳、反复呼吸暂停、拒乳作为首发症状，有时黄疸为唯一表现。常伴有皮疹、腹胀及肝脾增大等症状，若出现肤色苍白、肢端凉、皮肤毛细血管再充盈时间延长及心音低钝等，则应考虑合并休克。外周血白细胞增多或减少，杆状核增高，常有血小板数减少，C-反应蛋白明显增加，有助于诊断，血培养阳性可确诊。

3.低体温

低体温可直接由寒冷刺激所致，也可因摄食和产热减少或严重疾病如重症感染等引起。单纯体温低者，复温后可随着体温上升反应转佳。若低体温伴有反应低下、面色发灰、皮肤发花、呼吸困难甚或有硬肿症等，常提示存在其他严重合并症，需积极寻找感染等原发病。

4.低血糖

新生儿尤其是小于胎龄儿及早产儿发生低血糖时，常以反应低下、呼吸暂停或阵发性青紫为首发症状，有时反应低下为唯一症状。如患儿为早产儿或小于胎龄儿、糖尿病母亲的婴儿、有新生儿窒息史、生后头几天内进食不足，临床有反应低下表现时，应考虑是否有低血糖。

5.甲状腺功能低下

若患儿为过期产，出生后少动，反应低下，不笑，少哭，喂养困难，基础体温偏低，同时有便秘、腹胀、皮肤粗糙、脐疝、黄疸消退延迟等应考虑有甲状腺功能低下可能，进行甲状腺功能测定以明确诊断。

6.药物

母亲分娩前用过降压药或麻醉药，婴儿生后可表现反应低下、肌张力减低和呼吸浅弱。

7.其他

新生儿脱水、酸中毒、休克、心力衰竭、呼吸衰竭等严重情况时，患儿都可表现反应低下，应全面了解病史、伴随症状和体征，以便及时做出正确的诊断和处理。

第二节　松软儿

新生儿肌张力低下（Hypotonia in newborn），又被称为松软儿（Floppy baby），是一种可能提示良性或者不良情况的临床体征。针对新生儿肌张力低下的鉴别诊断复杂，明确诊断有助于制定治疗计划和告知家长预后。

（一）病史

新生儿肌张力低下的鉴别诊断很多，良好的病史采集，有利于尽快诊断。需要询问家族史、母亲健康状况、母亲高危因素、围产期病史等所有可能导致肌张力低下的原因。

（二）体格检查

重要的是确定婴儿是否有肌张力低下或肌无力。肌张力是指肌肉对抗伸展的阻力，因此，肌张力低下时，被动伸展的阻力降低；另一方面，肌无力是肌肉力量减低，在新生儿，缺乏自主运动意味着肌无力。肌无力可以通过哭、面部表情、吸吮反射和拥抱反射、对抗重力的运动和呼吸力度评价。

大多数肌张力低下新生儿特征姿势是：青蛙腿样姿势，充分的外展，腿外旋，手臂软弱无力的伸展。

体格检查应包括神经系统评估和外观畸形特征评估。

（三）病因和鉴别诊断

对松软儿的主要任务是确定病理起源，明确中枢性或者外周性，明确肌无力的类型或者受累的肌群。

1.中枢性肌无力

新生儿可能表现有意识异常、惊厥发作和呼吸暂停、异常的姿势和喂养困难。肌肉力量存在但是轴向运动无力是一个重要的临床特征。

2.外周性肌无力

患有前角细胞疾病的新生儿，有神经肌肉接头异常，因此，表现为上睑下垂、眼外肌无力。这些婴儿与中枢神经系统受累的新生儿相比，显得更易激惹。四肢肌无力、反射减弱或消失。他们有先天性骨或关节畸形。

（四）辅助检查与诊断流程图

1.神经影像

头颅和脊椎CT或MRI检查能区别是否有结构异常、神经元受损、脑干和小脑异常，可以识别线粒体异常和代谢性疾病的特征。

2.基因检查

染色体核型会揭示遗传缺陷，分子遗传学检测也可帮助诊断脊髓性肌萎缩（Spinal muscular atrophy，SMA）（SM/V基因缺失）和强直性肌营养不良（三核苷酸重复）。

3.血液检查

排除全身性疾病（败血症和电解质紊乱）引起的肌张力低下，需要进行全血细胞计数、电解质和炎症标志物。肌酶（肌酸激酶，Creatine kinase，CK）有助于诊断肌肉疾病，如先天性肌营养不良、代谢性肌病和某些形式的先天性肌病。

4.X线胸片

心脏扩大或者肋骨纤细可能提示心肌病。胎儿呼吸运动减少可能是神经肌肉疾病产前线索。胸片心脏扩大提示心肌糖原沉积病（Pompe病）。

5.腰穿脑脊液的检查

用于除外中枢神经系统感染。脑脊液中蛋白升高可能提示周围神经病或特殊的退行性变。

6.遗传代谢病（Inborn errors of metabolism，IEM）检查

遗传代谢病检查是一种简易、快速和廉价的血斑试验，可以及早发现孩子是否患有先天遗传病，并进行及时治疗。

7.电生理检查

神经传导、肌电图检查在评价下运动神经元受累中非常有用。肌电图对于神经肌肉接头紊乱（肉毒杆菌中毒或者先天性重症肌无力）和脊髓性肌萎缩的诊断非常有帮助。妊娠32周之后进行神经传导检查结果是可靠的。

8.肌肉、神经活检

即便电生理检查正常，可能也需要肌肉、神经活检。尽管是有创检查，肌肉活检后，进行免疫荧光染色和电镜检查是鉴别肌肉病变和肌营养不良症的首选方法。如果活检显示某些异常，可以作为新生儿诊断评估的重要组成部分，以指导随后的DNA分子检查。

第三节　啼哭

（一）关于新生儿啼哭

新生儿啼哭（Crying）被认为是表达感觉和要求的一种方式，是正常神经行为发育的一部分。各种原因都可能引起啼哭，例如疲劳、饥饿或者神经系统成熟延迟。

（二）新生儿啼哭的病因

95%的新生儿啼哭，没有躯体或者健康的问题。常见的病理性啼哭原因如下：

1.不同原因啼哭的分析

（1）饥饿、过冷和过热、尿湿等生理性啼哭，一般声调不高，程度不剧烈，解除原因后易停止啼哭。

（2）高声、长时间、有时身体还摇动的剧烈啼哭可能与疼痛刺激有关。

（3）哭声为尖声、高调常提示中枢神经系统疾病。

（4）哭声低调、嘶哑见于甲状腺功能减退、声带损伤或喉返神经麻痹。

（5）哭声微弱提示重症败血症或神经肌肉疾病。

（6）气道梗阻所致的吸气性喉鸣只有在婴儿啼哭时听得到。

（7）完全失声通常提示双侧喉返神经损伤。

2.感冒时鼻腔堵塞

新生儿一般用鼻呼吸，鼻塞时只能用口呼吸，因不习惯，出现不安，待哺乳时需要闭口更无法吸气，只能放弃奶头大声啼哭。治疗可在喂奶前1~2分钟用生理盐水滴鼻，冲洗出分泌物后再喂。如无效可用5%麻黄碱滴鼻，但不宜多用和常用。

3.尿布皮炎

皮肤的皱褶处发生褶烂或大小便浸湿的尿布未及时更换引起尿布皮炎，常是新生儿啼哭的原因。需要勤换尿布，加强护理。

4.喂养不当

由于喂奶过多或过早添加淀粉类食品，或新生儿咽入空气过多，食物不能完全消化又有较多空气，引起胃部膨胀和呃逆，有时呕吐，而致哭闹。

5.乳糖不耐受症

亚洲人群中（包括中国）乳糖酶低下的发生率相当高，可发生于新生儿。表现大便次数多，黄绿色稀便，夹有奶块，泡沫多。腹胀，排气多，肠鸣音增加，排气时常带出少量大便，用抗生素或止泻药无效。由于肠黏膜发育不成熟以及乳糖酶活性暂时低下，过多的未水解的乳糖到结肠后，在菌群的作用下发酵成乳酸、氢气、甲烷和二氧化碳，乳酸刺激肠壁增加蠕动而引起腹泻。新生儿因腹部不适，常剧烈哭闹。治疗应减少母乳喂养次数，或代之以无乳糖的配方乳，可取得良好效果。

6.牛乳蛋白过敏

指机体对牛奶蛋白的高反应性，是新生儿最常见的食物过敏之一。牛奶中含有多种蛋白质，其中，α-乳清蛋白、β-乳球蛋白是引起牛奶过敏的主要过敏原。表现为过敏性皮疹（荨麻疹、湿疹等），呕吐、腹泻、肠胀气、肠痉挛等。治疗推荐单纯母乳喂养（母亲避食牛奶及可能过敏的食物），不能母乳喂养的婴儿可选择适当的低敏配方奶粉，如深度水解配方奶粉甚至氨基酸成分奶粉。

7.肠道菌群失调

近年来，有观点认为，婴儿肠道菌群影响肠道功能和产气，导致腹部疼痛和过度啼哭。

8.其他原因的肠绞痛

（1）肠套叠：是由于一部分肠套入相邻的肠中，分原发性和继发性，新生儿多为原发性，也可能因喂养不当、吞咽空气过多引起肠蠕动紊乱造成。肠套叠的症状为阵发性剧烈啼哭，常伴呕吐，休克时面色苍白，起病4~12小时排出果酱样便或血便。但也有仅表现面色苍白，精神萎靡，不久即进入休克状态，此时反而啼哭不明显。早期腹部不胀，触诊右下腹有空虚感，以后在右上腹或中上腹或左腹扪到长条形肠块，质软可活动。治疗早期可从肛门通入空气复位，晚期则需手术治疗。

（2）嵌顿疝：腹股沟疝、脐疝和腹内疝一般都能复位，偶尔可发生嵌顿和肠梗阻，此时，新生儿除剧烈啼哭外还有呕吐、腹胀等症状。临床医师易疏漏外阴部体征，因此，当原因不明的剧烈哭闹，尤其伴有精神反应减低，面色异常等时，要注意检查腹股沟部、外阴部和脐部的情况。

9.其他

泌尿系感染是最常见的问题，尤其是小婴儿。因此，在生后最初几个月，啼哭的孩子需要进行尿常规检测。神经系统异常的孩子可能有异常的哭声，例如猫叫综合征中的高调平直的哭声。早产儿和SGA儿过度啼哭相对多。过度啼哭的婴儿可能有中枢神经系统发育的不平衡。

（三）治疗

对原因不明的新生儿剧烈哭闹时应询问病史和喂养史，然后做全身体格检查，寻找原因，并进行病因治疗对啼哭本身采取如下措施。

（1）实施有规律的每日护理：包括睡眠和喂养的环境不能更改，孩子能自己睡眠、能自己玩。应当强调，这并不意味着日程固定不变，而是采用相对固定的方式。

（2）抚触：小于6个月的婴儿进行抚触都很有效果。改善母子关系、改善睡眠和啼哭的问题。尤其对于3~6个月的婴儿啼哭有效。

（3）体位：俯卧位能更好地改善啼哭的问题，但是为了避免猝死，并不鼓励。

（4）当孩子过度啼哭时间较长时，抱起啼哭的孩子并予以安抚。

（5）益生菌可能会有益处。

第四节　惊厥

新生儿惊厥（Neonatal seizure）是中枢神经系统功能失调的重要表现，是指生后28天内（足月儿）或纠正胎龄44周内（早产儿）出现一种刻板的、阵发性发作的、引起神经功能［行为、运动和（或）自主神经功能］改变，伴或不伴异常同步大脑皮质放电的表现。新生儿期的惊厥发生率远高于其后任何时期，并且80%的新生儿惊厥发生在生后1周内，早产儿发生率显著高于足月儿。新生儿惊厥的EEG与临床表现相分离已被广泛认可。虽然连续性视频EEG监测是诊断新生儿惊厥的金标准，但大多数通过临床表现诊断惊厥。

（一）病因

新生儿惊厥病因很多，有时几种因素可同时存在，例如窒息后HIE，常同时有低血糖、低血钙；败血症既可以合并化脓性脑膜炎，又常同时有低血糖。新生儿惊厥的病因诊断很重要，是进行特殊治疗和估计预后的关键。主要的病因如下：

1.缺氧缺血性脑病

由围产期严重窒息引起，是足月儿惊厥最常见的原因。临床特点为意识障碍、肌张力异常、惊厥及颅内压增高。惊厥多在生后1~2天出现，多为微小型和局限型发作。重症常伴有颅内出血，加重颅内压增高，可出现强直性或多灶阵挛性惊厥。严重者多在1周内死亡，死于中枢性呼吸循环衰竭。

2.颅内出血

病因分为缺氧性和产伤性。产伤性颅内出血多发生在体重较大的足月儿，常因胎位异常或头盆不称导致娩出困难，颅骨直接受压或受不适当的牵引而致脑膜撕裂和血管破裂，可发生于硬膜外、硬膜下和蛛网膜下腔。

PVH-IVH是早产儿惊厥最常见的原因，主要由于室管膜下胚胎生发基质尚未退化，具有丰富毛细血管，对缺氧、酸中毒极为敏感，易出血。

3.感染

新生儿期以化脓性脑膜炎最常见。出生1周内发病者为产前或产时感染所致，常有母亲临产前感染、胎膜早破或产程延长等病史；出生1周以后发病者为生后感染，可经皮肤、消化道和呼吸道途径感染。近年来，由有创治疗如呼吸机、动静脉置管等所致的医源性感染增多。

4.代谢异常

（1）低血糖：常见于小于胎龄儿、早产儿、窒息新生儿及糖尿病母亲的婴儿。低血糖多发生在生后3天内，主要表现反应差、阵发性青紫、呼吸暂停和惊厥等，根据病史及辅助检查易诊断。

（2）钙血症和低镁血症：生后3天内起病的低血钙与低出生体重、窒息、母亲糖尿病等有关。因妊娠后期钙经胎盘输入胎儿的量增加，胎儿血钙增高，抑制了甲状旁腺功能。生后3天至3周发病的低血钙，多见于足月儿，尤其人工喂养儿。牛奶中磷含量高，且钙/磷比例低，不利于钙的吸收。伴有脑损伤的低血钙惊厥为非局灶型，发作间期脑电图持续异常，钙剂治疗效果不好。生后3周发生的低血钙通常不伴有脑损伤，发作间期脑电图正常，用钙剂治疗效果好。

低镁血症常伴有低钙血症。症状无特异性，常与低钙血症临床上难以区分，因此低钙血症经钙剂治疗无效时应考虑低镁血症，需同时用镁剂治疗。

（3）高钠和低钠血症：高钠血症常因钠的过度负荷或脱水引起，低钠血症通常由于窒息、颅内出血或脑膜炎引起抗利尿激素分泌多所致。根据病因不同临床表现有所差别，神经系统表现可有嗜睡、烦躁、昏迷和惊厥等。

5.新生儿破伤风

是由于用未消毒的剪刀、线绳来断脐、结扎脐带，使破伤风杆菌由脐部侵入引起的急性严重感染。常在生后7天左右发病，全身骨骼肌强制性痉挛，牙关紧闭、"苦笑"面容。声、光、轻触、饮水等刺激常诱发痉挛发作。用压舌板检查咽部时，越用力下压，压舌板反被咬得越紧。呼吸肌与喉肌痉挛引起呼吸困难、青紫和窒息，可因缺氧窒息或继发感染死亡。

6.先天代谢性疾病

是遗传性生化代谢缺陷造成的疾病，急性起病的先天代谢异常主要表现拒食、呕吐、呼吸困难、顽固性惊厥、昏迷等。主要发生在新生儿和婴儿期。种类繁多，常见有甲基丙二酸血症、苯丙酮尿症、枫糖尿病、尿素循环障碍和高氨血症等。当临床上惊厥原因不明，同时伴有较顽固性低血糖、酸中毒、高氨血症等，需考虑先天代谢性疾病。

7.维生素B_6依赖症

主要为遗传性犬尿氨酸酶（Kynureninase）缺乏，由于酶结构及功能的缺陷，引起维生素B_6依赖性黄尿酸尿症，其维生素B_6活性仅为正常的1%，需要量为正常婴儿的5~10倍。惊厥在生后数小时或两周内开始，脑电图改变为肌阵挛高振幅型。用镇静药治疗无效，用维生素B_6 100mg静注，症状在几分钟内消失，如不及时治疗，可留下严重后遗症，甚至死亡。惊厥控制后逐渐减量至最小剂量长期维持（减量方法：

每3天减为前次1/2，减至最小剂量后长期维持治疗，注意随体重的增长增加剂量）。

8.撤药综合征

若母亲长期吸毒或使用镇静、麻醉、巴比妥类或阿片类药物，药物可通过胎盘到胎儿体内，致胎儿对该药产生一定程度的依赖。生后可发生惊厥，常伴有激惹、抖动，打哈欠、喷嚏和流涎，呕吐和腹泻。诊断根据母亲用药史或吸毒史，惊厥通常在生后24~48小时开始，用苯巴比妥或美沙酮可控制惊厥。

9.胆红素脑病

早期新生儿重症高胆红素血症，尤其伴早产、低蛋白血症、缺氧、感染及酸中毒等高危因素时，大量游离胆红素透过血脑屏障沉积于脑组织，影响脑细胞的能量代谢而出现神经症状，以脑基底核受累最为严重，大脑皮质也可受累。临床上严重黄疸同时出现反应差、拒食、惊厥、角弓反张等症状应考虑胆红素脑病。

（二）临床表现

新生儿惊厥的临床表现可分为4种类型：微小型、阵挛型、肌阵挛型和强直型。按其发生频率叙述如下：

1.微小型（Subtle）

新生儿惊厥最常见的表现形式，多为一些过度的自主运动，可表现为眼部运动（眼皮微颤、阵发性斜视、眼球震颤、突然凝视、反复眨眼等），口-颊-舌运动（面肌抽动，咀嚼、吸吮和咂嘴，常伴流涎增多、吐舌等），连续的肢体动作（踏步样、踏车样、拳击样、划船样或游泳样运动）或复杂的无目的性运动，交感神经功能异常（呼吸暂停、屏气、心率增快、血压升高、阵发性面红或苍白）。某些患儿刺激后可诱发或加重微小型惊厥的发作。绝大部分微小型惊厥的临床发作不伴皮质异常放电，但脑电图常见背景波异常，表现为波幅低平和暴发抑制。

2.阵挛型（Clonic）

是指重复有节律的四肢、面部或躯干肌肉的快速收缩和缓慢放松运动，惊厥表现时节律更慢。可以为局灶性或多灶性表现，但一般无意识丧失。局灶性阵挛型常见原因是新生儿脑卒中，其他原因有颅内局灶性病灶、感染、蛛网膜下腔出血、局部外伤或代谢异常，EEG表现为局灶性的节律尖慢波。

多灶性阵挛型发作时多个肌群阵发性频繁地节律性抽搐，具有迁移性特点，常表现为身体同侧或双侧多个肢体或多个部位同时或先后交替，或快速从一侧发展至另一侧，无一定顺序。

全身性阵挛型在新生儿发作极为罕见，可能是由于未成熟脑不能将高同步放电同时传播至全脑。

3.肌阵挛型（Myoclonic）

是无节律且单一的四肢、面部或躯干肌肉的快速收缩，可无重复发作，可以是局灶性、多灶性或全身性。全身性肌阵挛型惊厥EEG可表现为暴发抑制。典型肌阵挛惊厥常伴有弥漫性中枢神经系统病理改变，多提示严重脑功能损伤，常见原因有围产期窒息、先天性代谢异常、大脑发育不全或严重脑创伤，提示远期预后不良。

4.强直型（Tonic）

有局灶性或全身性发作，全身性发作表现为四肢伸展、内旋，并握拳，一般神志不清。局灶性强直发作表现为某一肢体的固定体位（少见）。临床表现可不伴EEG改变。EEG背景多为多灶或广泛电压抑制，在某些病例可有明显异常的暴发抑制。

（三）诊断及鉴别诊断

新生儿惊厥的鉴别诊断需根据病史、体格检查、神经系统检查、实验室检查及影像诊断。

1.病史

需要详细询问病史，包括孕产史、新生儿出生情况、新生儿出生后情况、疾病的发展变化。

2.体格检查

检查新生儿有无惊厥，必须把包被全部打开，仔细观察自然姿势和自发动作。突然出现的肌张力改变、持续性的伸肌强直，反复迅速的肢体某一部位抽搐，以及阵发性痉挛是具有病理意义的。

所有可疑惊厥的新生儿均应进行详细的体格检查。神经系统检查应包括意识、肌张力、凝视、身体姿势的评估、肌腱反射、脑神经和新生儿反射。体格检查着重于寻找惊厥的潜在病因。

3.实验室检查

新生儿惊厥的病因诊断应常规检查血糖、电解质、血气分析，怀疑感染时查血常规、C-反应蛋白，并进行脑脊液检查。

4.神经电生理检查和监测

神经电生理检查对诊断和预后评估很重要。随着实验室检查进行，应开始神经电生理检查和监测。在过去的十年里，振幅整合脑电图（aEEG）在全世界的NICU中已被用于诊断和评价惊厥治疗效果。不论EEG和aEEG，增加视频和呼吸监测，提高识别率，能将惊厥发作与假象区分出来。

5.神经影像检查

（1）颅脑超声检查：为现代NICU提供了快速诊断颅内病变的可能。头颅超声是新生儿惊厥的常规检查。应该在首次发作后尽快进行，能够确定惊厥发作的原因，并有助于早期诊断，许多潜在原因包括IVH、动脉卒中、畸形和感染、新生儿脑梗死。

（2）MRI检查：是新生儿大脑检查的"金标准"，将揭示大多数脑病理。与弥散成像相结合，是很好的脑卒中和脑水肿的诊断工具。MRI能区分潜在的病理改变，如缺氧缺血性损伤、动静脉卒中、脑膜炎、脑膜脑炎、一些遗传代谢病（如肾上腺脑白质营养不良）、先天畸形（无脑回或巨脑回）。

（3）CT检查：仅适用于紧急情况下，当MRI不可用或者颅内出血（尤其是后颅窝）病变时。原因在于CT的放射线暴露问题，且影像处理劣于MRI。

（四）治疗原则

新生儿惊厥应迅速进行病因诊断，尽可能针对病因给予特异治疗，这种病因治疗比抗痉治疗更重要。如改善通气、换气功能，维持体液平衡，纠正低血糖、电解质紊乱及酸中毒，控制感染等。

抗惊厥治疗首选苯巴比妥，对窒息和局部缺血引起的脑损伤有保护作用，主要有降低脑代谢、能量消耗和减轻脑水肿作用。

（五）预后

新生儿惊厥的病因错综复杂，导致了早期病死率高，远期存活儿常存在运动、认知和行为障碍，甚至癫痫等严重神经系统后遗症。临床和脑电图表现惊厥发作是足月儿和早产儿的预后不良的重要危险因素，远期预后取决于潜在病因和因此而构成的癫痫的风险。新生儿惊厥中，应尽一切努力控制惊厥发作，以尽量减少进一步的损害。10%~20%惊厥患儿将在儿童期有进一步的癫痫发作。

第五节   发热与低体温

一、发热

发热是新生儿的常见症状，一般认为新生儿的正常核心温度（肛温）为36.5~37.5℃，体表温度为36.0~37℃，人们通常将新生儿的核心温度高于37.5℃定义为发热。人体的核心体温指的是"体腔"（胸腹腔）内的温度。一般以能够测量的直肠温度做替代。

（一）新生儿的体温代谢特点

新生儿出生1小时内体温可降低2.5℃，在适中温度下逐渐回升，一般12~24小时内稳定在36~37℃。新生儿期体温中枢发育不成熟，无论产热和散热功能都不完善，调节功能差，体温容易波动，易发生低体温，也容易发热。新生儿对发热耐受性差，体温过高可引起心动过速、呼吸急促、呼吸暂停，严重者引起惊厥、脑损伤甚至死亡。

（二）新生儿发热的机制

新生儿发热是由产热和散热之间的复杂关系的紊乱造成的。体温由位于下丘脑的体温中枢控制，外源性的致热原、内源性致热原通过提高下丘脑体温中枢的体温控制点水平引起新生儿发热。

（三）体温测量

1.肛温测量

直肠温度最接近新生儿的核心温度，其结果能准确反映体温的实际变化，为了准确地了解新生儿的核心温度，常采用直肠测量法。

测直肠温度时，新生儿取屈膝仰卧位，充分暴露臀部，用鞣酸软膏润滑后将肛表水银端轻轻插入肛门2~3cm，3分钟后取出，用纱布擦净后检测读数并记录。还可以用直肠热敏电阻温度计，它是一个薄的柔软的探头，插入5cm可获得准确的读数。

测肛温的缺点是新生儿直肠较短，由肛门口至乙状结肠有一个约3cm的直角转弯，插入的深度不易掌握，加上新生儿的直肠壁较薄，如不小心可造成直肠穿孔，操作要谨慎轻柔。

2.腋温测量

腋温测量简单易行，对新生儿干扰小，临床最常应用，其应用的主要原理是腋窝有丰富的血管，测得的温度接近新生儿的核心温度，但比肛温略低，低0.5℃左右。测量腋温时，将体温计水银端放于腋窝深处，屈肘过胸，尽量紧贴皮肤，同时护士在旁扶持测量侧上肢以夹紧体温计，测量时间5分钟。

3.其他体温测量

其他如颌下温度、腹股沟温度、耳温、皮温等测量方法在新生儿不常用，在此不作详细介绍。

（四）常见原因和鉴别诊断

新生儿的体温由位于下丘脑的体温中枢控制，体温中枢控制身体的正常温度水平，当体温下降低于正常水平时，体温中枢启动产热机制产热作用。当体温升高超过正常水平时，则启动散热机制，主要为外周血管扩张和有限程度的出汗。新生儿体温中枢尚未发育成熟，对产热和散热的调节功能差，加以新生儿皮下脂肪薄，体表面积相对较大，体温易受周围环境温度影响。因此，许多因素都可以引起新生儿发热。

1.环境因素引起新生儿发热

当新生儿周围的环境温度过高，如新生儿室或母婴同室室温过高、新生儿包裹过严过多、暖箱温度控制不当、光疗时温度过高、放置新生儿的辐射抢救台皮肤温度电极过松或脱落时，可引起新生儿的核心温度迅速升高。原因是新生儿体温中枢调节功能低下，不能迅速启动散热机制，扩张外周血管，通过增加外周循环散热降低体温；新生儿的汗腺组织发育不完善，足月儿环境超过30℃或腋温大于37.2℃时才开始散热，早产儿的汗腺发育更差，因此，也不能通过出汗促进身体散热。处理：如因环境因素引起发热，应去除原因，如降低室温，打开新生儿的包裹，调节暖箱、光疗箱温度，检查辐射保暖台温度电极是否松动等。

2.新生儿脱水热

多发生在生后3~4天正常母乳喂养的新生儿，体温突然升高至39~40℃，患儿烦躁不安、啼哭、面色潮红、呼吸增快，严重者口唇干燥、尿量减少或无尿。

应与新生儿感染引起的发热鉴别，前者体检无脐部及其他感染灶，心肺听诊正常，无感染中毒症状，血常规正常，抗生素治疗无效。发病原因为摄入水分不足。因新生儿出生后经呼吸、皮肤蒸发以及排出大、小便等丢失相当量的水分，而生后3~4天母乳量较少，如未及时补充液体可造成体内水分不足，致新生儿血液浓缩而发热。早产儿体温调节能力差，汗腺发育不完善，哺乳少，更易发生本病。待补充水分及降低环境温度后即可缓解。处理：如发热因脱水引起，应评估脱水、体重减低情况，尽快补充水分。

3.新生儿感染引起发热

感染是引起新生儿发热的常见原因，包括各种病原体如细菌、病毒、原虫等引起的局部和全身性感染，如败血症、肺炎、上呼吸道感染、泌尿道感染、脑膜炎、肠炎、虫媒传染病、肠道病毒感染、先天性疟疾等。感染引起新生儿发热的机制是新生儿感染的细菌和病毒毒素。新生儿感染时除发热外，还表现全身状态较差、可找到感染病灶、末梢循环不良、外周皮肤血管收缩、肢端发凉、核心温度与外周温度差增大等，可通过检查内细胞、中性粒细胞计数、C-反应蛋白、白细胞介素-6等辅助诊断。

但是要注意，发热不是新生儿感染的可靠标志，有统计发热的新生儿血培养阳性者在10%以下。有些严重感染的新生儿不是表现发热而是表现低体温。

处理：如发热为感染引起，应做血培养，查明感染源，积极控制感染。

4.其他原因引起的发热

新生儿体温升高也可由新生儿代谢率升高引起，如骨骼肌强直和癫痫持续状态。

先天性外胚叶发育不良的患儿，因汗腺缺乏，散热障碍，可引起发热。

新生儿下丘脑和中枢神经系统畸形和肿物、新生儿颅内出血可引起中枢性发热。

母亲分娩时接受硬膜外麻醉也可引起母亲和新生儿发热。

近年来有新生儿川崎病发热的报道，临床表现类似婴儿川崎病，也可引起冠状动脉损害。

（五）处理

首先应当明确发热的原因，进行对因处理和对症处理。

新生儿发热的处理应以物理降温为主，常用凉水袋置新生儿枕部，如体温过高可洗温水澡或温水擦浴，水温33~36℃为宜，擦浴部位为前额、枕部、颈部、四肢、腋下、腹股沟等。忌用酒精擦浴。慎用退热药，以防药物在新生儿期的毒副作用及体温骤降，必要时可用对乙酰氨基酚，每次5~10mg/kg，口服或灌肠，高热时每4~6小时一次。

二、低体温

新生儿体温的平衡是通过调节产热与散热来维持的，当胎儿从子宫内娩出后，由于室温低于宫内温度，导致新生儿散热增加。新生儿体表面积相对较大，皮下脂肪薄，血管多，易于散热，保温能力差；能源物质储备不足，肌肉不发达，活动力小，产热能力差，致产热减少，加上中枢神经系统发育不完善，调节功能差，出生后体温明显降低。将低体温分为：①轻度36.0~36.4℃。②中度32.0~35.9℃。③重度<32.0℃。低体温可致新生儿细胞代谢增加，耗氧量增加，出现低血糖、酸中毒，硬肿症以及心、脑、肝、肾和肺等重要脏器损伤，甚至死亡，尤其是重度低体温病死率可达20%~50%。因此，在临床工作中，恢复和保持新生儿体温正常非常重要。

（一）病因

1.寒冷的影响

寒冷是低体温的重要因素。寒冷使末梢血管收缩，去甲肾上腺素分泌增多，致棕色脂肪分解，增加产热以维持体温。若寒冷时间长，则储备的去甲肾上腺素耗尽，棕色脂肪耗竭，化学产热能力剧降，导致新生儿寒冷损伤。因此，冬春寒冷季节环境温度低，低体温发生率高。

2.早产、低出生体重新生儿

产热主要依赖于棕色脂肪，棕色脂肪产热过程需要葡萄糖参与。早产儿、低体重儿棕色脂肪生成不足，能源物质储备少；出生后吸吮吞咽能力差，摄食少，致能源物质补充不足；在寒冷应激状态下容易消耗能源物质，丧失产热能力；早产儿体温调节能力低下，缺乏寒战的物理产热机制及产热代谢的内分泌调节功能（如儿茶酚胺、甲状腺素水平低下等）；早产儿体表散热面积大，容易热散失；故早产儿、低体重儿易发生低体温。早产儿胎龄越小、体重越轻，低体温发生率越高，并发硬肿症及多脏器功能受损更严重。

3.疾病的影响

新生儿体温调节中枢尚未发育完善，容易受窒息、肺炎及其他感染等疾病的影响而致功能障碍。受疾病影响，新生儿热量摄入不足，消耗增加。缺氧、酸中毒、休克等抑制神经反射调节及棕色脂肪产热，以上皆可使新生儿发生低体温，甚至硬肿症。

4.热量摄入不足

除疾病可使热量摄入不足外，母乳不足或其他原因不能进行母乳喂养而又未积极进食糖水和其他代乳品者也可造成热量摄入不足，新生儿糖原贮备少，产热来源受限，热量摄入不足可引起低体温甚至硬肿症。

（二）病理生理

1.新生儿热量散失的4个途径

（1）辐射：热量由新生儿（温热的物体）散失到周围较凉的物体，辐射热丢失与皮肤和周围环境的温度梯度有关。

（2）传导：传导热丢失是新生儿的皮肤传导热量至所接触的物体表面。

（3）对流：热量由新生儿散失到周围的空气中，当环境温度低于婴儿皮肤温度时发生对流散热。

（4）蒸发：热量通过新生儿皮肤水分的蒸发而散失，经皮肤的水分丢失随体重和孕周的减少而成倍增加。

2.新生儿低体温的重要病理改变

新生儿对低体温做出反应，去甲肾上腺素分泌增加，增加了机体的新陈代谢，机体的新陈代谢增加使外周血管收缩，使肺血管收缩，肺循环向体循环的右向左分流增加，最终结果都是缺氧、酸中毒，引起多脏器损害，甚至死亡。

（三）临床表现

新生儿低体温时，皮肤温度常因末梢血管的收缩而首先下降，患儿全身凉，体温常低于35℃。新生儿的一般情况与低温的严重程度及潜在的疾病或并发症有关，患儿常嗜睡、拒乳、少哭、少动，部分患儿可见皮肤硬肿，始于四肢、大腿、臀部，严重时遍及全身。严重者可有多脏器损伤。

1.呼吸系统

体温低至29~27℃时呼吸频率、每分通气量和潮气量可比正常减少50%；体温＜25℃时，肺血管紧张度下降，肺血容量增多，肺血管床扩张而出现肺水肿和肺出血；体温低至20~16℃时常出现呼吸暂停。

2.心血管系统

体温降至32℃时冠状动脉血流量减少50%，可见心动过速，心电图T波低平或倒置，Q-T间期延长；降至30~29℃时，血压下降；降至28~26℃时，窦房结抑制，心脏传导障碍，可发生心室颤动甚至死亡。

3.神经系统

体温低于35℃时反应迟钝；低于33℃时，处于半昏迷状态，瞳孔开始扩大；低于30℃时对外界反应消失，呼吸心跳减慢；低于26℃时接近死亡。

4.肾功能

体温每下降1℃肾小球滤过率减少5.3%，肾血流量减少8.2%；降至30℃时肾小管上皮细胞肿胀变性，尿液生成减少甚至无尿；降到27℃时肾小球滤过率减少30%，肾血流量减少54%，常有肾衰竭。

5.血液系统

随着体温下降，血流缓慢，血液浓缩，血液黏滞度增加。当体温降至26℃时血容量减少30%，血流更缓慢，易于凝聚，由此而引起凝血因子大量消耗及血小板减少，出现严重的微循环障碍，甚至DIC。

6.电解质代谢与酸碱平衡

本病2/3的患儿伴有酸碱平衡紊乱，以酸中毒（代谢性、呼吸性和混合性酸中毒）为主，危重硬肿及病死儿多存在明显酸血症。可有高血钾、高血磷、低钠血症和低钙血症。

7.免疫功能

低体温使免疫功能降低，新生儿低体温24小时后大多合并感染如败血症、化脓性脑膜炎和肺炎等。

（四）诊断

结合病史、体格检查和辅助检查综合诊断。

1.病史

要询问环境温度、保温情况、出生季节等情况，询问是否存在新生儿窒息、感染性疾病、早产、热量摄入不足等。

2.体格检查

新生儿低体温时，患儿反应差，可有硬肿及多脏器损害的表现，呼吸、心率减慢，微循环障碍，严重时休克、心力衰竭、肺出血、肾衰竭、DIC等。

3.辅助检查

血气分析可有低氧血症及代谢性酸中毒，部分患者血小板减少、凝血酶原时间延长、凝血酶及凝血活酶时间延长、纤维蛋白原降低。血糖可降低，血尿素氮、肌酐增高，并有高血钾、低血钠、低血钙等。患者可有血黏滞度增加，心电图改变为P-R间期延长、Q-T间期延长、T波低平、ST段下降。心脏超声可显示心脏结构和功能异常，肺脏超声和X线胸片可有肺淤血、肺水肿、肺出血等改变。

（五）处理原则

新生儿低体温的主要处理包括复温、控制感染、供给热量、矫正酸中毒和水电解质紊乱、纠正器官功能障碍等。

复温是治疗新生儿低体温的主要措施，体温过低的新生儿在复温的过程中都应给予密切的监护。常用新生儿暖箱复温，将患儿放入预热的暖箱中，复温的速度一般为每小时提高暖箱温度1℃，于12~24小时内恢复正常体温。若新生儿体重小于1200g、胎龄小于28周或体温低于32℃，复温的速度应减慢，速度不超过每小时0.6℃。在复温过程中，体表温度与肛门温度的差不应超过1℃。对低体温有合并症需抢救的新生儿，可将其置于远红外线抢救台上进行复温，床面温度从30℃开始，复温速度可每15~30分钟提高1℃。复温应与控制感染、供给热量、矫正酸中毒和水电解质紊乱、纠正器官功能障碍等措施同步进行。

（六）预防

对于孕周＜28周或体重＜1500g的早产儿可以用塑料膜保温。方法是早产儿出生后未擦干前即刻将其颈以下全身用聚乙烯塑料膜包裹，然后放于远红外线抢救台上治疗原发病，也可放于转运车上进行新生儿转运，此方法可以有效地减少VLBW早产儿低体温的发生。

第六节　呼吸困难

呼吸困难（Respiratory distress）是新生儿的常见症状之一，是指新生儿的呼吸频率、节律、强弱、深浅度改变，吸气与呼气比例失调，出现呼吸急促、费力、点头、张口呼吸以及由呼吸肌动作引起的三凹征、鼻翼翕动等。呼吸困难是新生儿的危重症，它可由多种原因引起，临床表现为程度不同的低氧血症、代谢性和（或）呼吸性酸中毒，如不及时处理，可危及生命。

（一）病因

新生儿呼吸困难的常见原因有呼吸系统疾病、循环系统疾病、中枢神经系统疾病等，以呼吸系统疾病所致的呼吸困难最常见。

1.呼吸系统疾病

（1）呼吸道阻塞性疾病：由于呼吸道阻力增加致通气障碍，引起呼吸困难。上呼吸道阻塞多表现吸气性呼吸困难、吸气性凹陷，见于后鼻孔闭锁、喉蹼、巨舌畸形、小颌畸形、声门下狭窄、气管狭窄、声带麻痹、先天性腺样体肥大、咽部囊肿、水囊瘤、血管瘤、喉痉挛、喉软化等。下呼吸道阻塞多表现呼气性呼吸困难，见于支气管狭窄、羊水或胎粪吸入等。

（2）肺部疾病：肺部本身疾病引起呼吸困难，是新生儿呼吸困难的最常见原因。包括：①后天性肺部疾病，HMD、湿肺、肺炎、肺出血、肺不张、BPD、气漏（纵隔气肿、气胸、间质性肺气肿）等。②先天性肺部疾病，先天性肺囊肿、先天性肺发育不全、膈疝、膈膨升、乳糜胸、肺气肿等。

2.循环系统疾病

新生儿严重复杂的先天和后天性心脏病、持续肺动脉高压（PPHN）等，常伴有心力衰竭，呼吸困难是心力衰竭的重要症状之一。心力衰竭时肺淤血，肺顺应性降低，换气功能障碍是出现呼吸困难的主要原因。新生儿红细胞增多症和贫血皆可因缺氧引起呼吸困难。

3.中枢神经系统疾病

新生儿窒息、HIE、颅内出血、颅内感染时，脑血管的自动调节功能降低，血管通透性增高致脑水肿、颅压增高，重者出现脑疝，抑制呼吸中枢；缺氧、感染也可直接损伤大脑，影响呼吸中枢功能，引起中枢性呼吸困难。此外，代谢性酸中毒、低血糖、中枢神经抑制剂等都可影响呼吸中枢，引起中枢性呼吸困难。

（二）病理生理

正常呼吸的维持需经一系列复杂的生理过程，包括呼吸中枢的控制，神经、化学感受气的反射调节，胸廓的正常结构及运动，呼吸道畅通有足够通气，血循环正常，吸入肺泡的气体能与血液气体进行有效的交换等。

呼吸困难的发生受多种因素影响：呼吸负荷增加、缺氧、高碳酸血症和酸中毒、间质性肺疾病、肺血管病和肺水肿等各种均可引起的呼吸困难，机体可通过辅助呼吸肌参与呼吸运动及呼吸频率、深度等的改变进行代偿，有时仍可维持血气正常，当代偿不全时，导致PaO_2降低及$PaCO_2$升高。

（三）诊断

新生儿呼吸困难原因很多，首先要明确诊断，才能及时正确的治疗。询问病史、体格检查、化验检查、肺脏超声、X线和各种辅助检查是明确诊断的主要手段。

1.详细询问病史

包括母孕期健康状况、胎龄、分娩方式、胎盘情况及是否有窒息、宫内窘迫、羊水胎粪污染等。注意了解呼吸困难开始的时间、变化及伴随症状。

（1）生后即出现严重的呼吸困难和青紫，提示有严重心肺畸形。

（2）早产儿生后不久出现进行性加重的呼吸困难伴呻吟，要考虑HMD。

（3）有宫内窘迫或出生窒息伴羊水胎粪污染，出生后有呼吸困难，应考虑MAS可能。

（4）剖宫产儿生后出现呼吸困难，应注意湿肺。

（5）母亲产前有发热或胎膜早破＞24小时，生后有呼吸困难应注意感染性肺炎可能。

（6）治疗过程中呼吸困难突然加重，应注意有无气胸发生。

（7）生后严重青紫伴呼吸困难，应注意有无先天性心脏病及心源性呼吸困难。

（8）有严重出生窒息，生后有HIE及呼吸节律改变或喘息样呼吸，应考虑中枢性呼吸困难。

2.体格检查

注意观察呼吸的频率、节律和深度，健康足月儿的呼吸频率为35~45次/min，哭闹时呼吸增快，可达

60~80次/min。

与呼吸系统疾病相关的检查

（1）一般将呼吸频率持续＞60次/min称为新生儿呼吸增快。新生儿安静时呼吸增快多由呼吸系统疾病引起，也可能与非呼吸系统疾病有关，如先天性心脏病、心力衰竭、休克、神经系统疾病等。

（2）新生儿呼吸＜30次/min，称为呼吸减慢，往往是由呼吸中枢受抑制所致，是病情危重的表现之一。

（3）注意呼吸是否通畅，鼻部通气不畅伴吸气时三凹征，应注意有无后鼻孔闭锁。

（4）观察是否有点头呼吸、鼻翼翕动及三凹征、呻吟。点头呼吸、鼻翼翕动及三凹征说明有呼吸窘迫，多由呼吸系统疾病引起。

（5）呼吸不规则、浅表，提示有中枢性呼吸衰竭。

（6）注意有无青紫、青紫的程度及分布、吸氧是否能够缓解，由呼吸系统疾病引起的青紫，吸氧多能缓解；如吸氧不能缓解，且青紫与呼吸困难不一致，应注意有无先天性心脏病。

（7）注意胸廓的形态，一侧胸廓饱满伴呼吸音改变提示有气胸。

（8）注意胸部听诊，它是诊断新生儿呼吸系统疾病如新生儿肺炎、湿肺、HMD、MAS、肺出血等的重要依据，要注意两肺呼吸音的强弱及是否对称，啰音的多少、性质及分布等。

非呼吸系统疾病相关检查：

（1）循环系统要检查青紫情况，心脏有无扩大，心尖冲动的位置，心音及心脏杂音等。

（2）要检查新生儿皮肤的颜色，注意有无贫血和红细胞增多征，有无皮肤胎粪黄染。

（3）要进行新生儿神经系统的检查，有无意识改变，有无惊厥，前囟是否紧张饱满，神经反射是否正常，有无呼吸节律的改变及中枢性呼吸衰竭的表现。

3.辅助检查

在新生儿呼吸困难的诊断中，合理选择并适当评估相应的辅助检查对于诊断有十分重要的意义。

（1）新生儿呼吸困难大部分是由呼吸系统疾病引起的，而肺脏超声、胸部X线检查对其诊断有很大价值，对许多引起新生儿呼吸困难的疾病，如HMD、湿肺、MAS、肺炎、气漏、胸腔积液、肺发育不良等均有特征性表现，超声、胸部X线检查对新生儿心脏疾病的诊断也有帮助，尤其是心脏超声能明确诊断一些心脏病，较X线胸片具有优势。如胸部X线不能明确诊断，CT、MRI是进一步的检查手段。

（2）血气分析是呼吸困难的重要检测项目，对鉴别诊断、指导治疗和估计预后都有重要价值，尤其在指导呼吸机使用和调节方面突显重要。

（3）新生儿纤维支气管镜检查可直接观察气管内黏膜病变及行组织病理学检查、细胞学检查、病原体鉴定等，对明确呼吸困难原因有重要意义。

（4）如患儿发绀明显，吸氧不能缓解，怀疑有先天性心脏病及心源性呼吸困难，应做心脏超声检查。

（5）伴有神经系统症状及体征的患儿，应在病情稳定后或在保证适当通气和氧合的情况下进行头颅MRI或超声检查以明确中枢性呼吸困难的病因。

（四）鉴别诊断

介绍几种引起新生儿呼吸困难的常见疾病的诊断要点，每个疾病的详细内容在第六章的部分章节介绍。

1.肺透明膜病

主要见于早产儿，也可见于糖尿病母亲和剖宫产的足月新生儿，主要病因为早产儿肺发育不成熟，PS缺乏。发病率与胎龄呈负相关。大多数患儿在生后6~12小时内出现呼吸困难并进行性加重，伴呻吟、青紫和吸气性三凹征，听诊呼吸音减低，可有细湿啰音。根据肺脏超声、X线胸片确诊。本病呈自限过程，病程2~3天达高峰。进行PS、给氧及机械通气治疗。近年来由于出生前母亲类固醇类药物的应用，HMD的发病率和严重程度都有所降低。

2.吸入综合征

分为羊水吸入和胎粪吸入，多有出生时窒息或宫内窘迫史。单纯羊水吸入，生后可有气促、吐沫、轻度三凹征，肺部可闻湿啰音，症状轻，胸部X线可见斑片状影，临床恢复较快。如吸入污染胎粪的羊水则可发生MAS，MAS多见于足月儿和过期产儿，有胎儿宫内窘迫史，出生时可见羊水胎粪污染，出生后或复苏后很快出现呼吸困难，表现呻吟、青紫和三凹征。肺脏超声可见肺实变、肺不张影像；胸部X线表现肺气肿、肺不张和斑片状阴影，严重者可并发气胸、纵隔积气、PPHN和呼吸衰竭，需机械通气治疗，病死率较高。

3.湿肺

也称为新生儿一过性呼吸增快，是一种常见的轻度自限性疾病，多见于足月剖宫产儿，也可见于早产儿，病因与肺液吸收迟缓有关。临床特点：生后不久出现气促，可有三凹征和鼻翼翕动，间断性呼气性呻吟，肺部有时可听到湿啰音。肺脏超声可见肺水肿，无肺实变；胸部X线常可见肺纹理增强，可见肺野斑片状、云雾状阴影和叶间积液（右肺常见），肺脏超声较X线胸片的诊断敏感性和特异性更高。本病为自限性疾病，症状多在24小时内消失，重症患者可持续72小时。偶有呼吸窘迫严重需辅助通气者。

4.肺出血

指肺出血面积累及2个肺叶以上，是新生儿死亡的重要原因。目前多认为与窒息缺氧、酸中毒、败血症、心力衰竭、重症硬肿症及凝血因子缺乏等因素有关。肺出血的临床表现在原发病的基础上，呼吸困难突然发生或突然加重，两肺湿啰音增多，面色青紫，继而口鼻腔涌出血性泡沫状液体或吸引时发现血性液体。肺脏超声检查可见碎片征、肺实变、肺不张、胸腔积液等表现，较大量肺出血可见肺内积液，血液内可见漂浮物。胸部X线为非特异性改变，可有两侧肺广泛斑片状影，肺透亮度减低，两肺门血管影增多，心影增大，大量出血时两肺透亮度明显减低呈"白肺"样改变。

5.气漏

本病包括气胸、纵隔气肿、心包积气、间质性肺气肿、气腹等一组疾病，常发生于新生儿窒息、胎粪吸入、HMD或肺炎等疾病使用呼吸机治疗中的患儿，也可为自发性。肺内气体漏至胸腔，称为气胸，气胸多起病突然，表现呼吸困难、呻吟、吸气性三凹征、青紫等。胸廓可不对称，患侧呼吸音减弱，心脏可向对侧移位。可用胸部透光试验检查，胸部X线可确定诊断。如气胸进行性加重，应考虑张力性气胸，需紧急引流治疗。气体漏至纵隔成为纵隔气肿，漏至心包成为心包积气，常伴皮下气肿，轻者可自行吸收，严重者需抽气治疗。肺脏超声可明确诊断，引导胸腔穿刺减压，减少和（或）避免穿刺损伤。

6.感染性肺炎

肺炎也是引起新生儿呼吸困难的原因之一，感染性肺炎可分为宫内感染性肺炎和生后感染性肺炎，表现为呼吸急促、呻吟和呼吸困难，与HMD的表现相似。肺部感染的病原可以是细菌、病毒、支原体、真菌等，胸部X线片表现与病原有关，如细菌性肺炎多呈广泛点片状或弥漫性浸润影，偶见大片实变或伴脓胸或肺大疱，病毒性肺炎则多表现肺内间质条索影或浸润影。肺脏超声检查显示为肺实变、肺不张、胸腔积液等，能明确诊断新生儿肺炎。

7.先天性膈疝

膈疝患儿的主要表现是呼吸困难，常误诊为肺炎等呼吸系统疾病，但如果认真做体格检查，不难发现患侧胸廓饱满，呼吸音减弱或消失，可听到肠鸣音，心脏可有移位，腹部平坦或凹陷，X线的特异性改变可以确诊。膈膨升的表现与膈疝类似，也可表现为呼吸困难，确诊靠X线检查。膈疝和膈膨升皆应手术治疗。

8.后鼻孔闭锁

新生儿后鼻孔闭锁是指先天性后鼻孔阻塞，其中90%由骨质隔膜、10%由软组织隔膜所致。双侧完全性后鼻孔闭锁是生后即可发生呼吸困难的原因之一，新生儿只能张口呼吸，否则发生窒息和青紫。以鼻导管不能通过鼻腔进入鼻咽部确定诊断。需经口插入气管导管或塑料口腔气道缓解症状，根治方法为手术治疗。

9.食管闭锁及食管气管瘘

食管离鼻10~12cm处为盲端。85%的病儿食管远端与气管汇合形成气管食管瘘。主要并发症为肺部疾病，完全性食管闭锁者患儿不能吞咽自己的分泌物，表现为"唾液过多"，由于气管食管瘘使反流的胃液直接进入呼吸道，引起化学性肺炎，继发细菌性肺炎。患儿生后不久即表现呼吸困难，同时口鼻溢出大量黏液及泡沫，每次喂食时迅速出现呕吐、咳嗽、窒息和青紫。根据插鼻胃管在离鼻腔10~12cm处受阻建立诊断，胸部X线检查确定诊断，可显示鼻胃管在胸腔入口处的终末端或呈卷曲影。需要手术治疗。

（五）处理原则

首先应查明引起呼吸困难的原因，进行病因治疗：

（1）手术治疗先天畸形，保持呼吸道通畅。

（2）治疗各种肺部疾病，改善呼吸功能。

（3）治疗引起心源性呼吸困难的先天性心脏病及心力衰竭。

（4）治疗引起中枢性呼吸困难的中枢神经系统疾病等。

（5）密切监护患儿的心率、呼吸、血压、体温、血气的变化，保持正常通气、换气功能，必要时给人工通气治疗。

（6）机械通气者要密切观察气管插管的位置及呼吸机参数的变化，根据临床情况、血气等及时调整呼吸机参数。

（7）配合进行全身治疗，纠正各种代谢紊乱。

第七节 青紫

青紫（Cyanosis）是新生儿期的常见症状之一，可由多种原因引起，可以发生在肺部疾病、心脏疾病、血液系统和中枢神经系统疾病，也可以发生在少数正常新生儿。引起青紫的原发病可以很轻微，也可能严重至威胁生命。

（一）病理生理

新生儿青紫是新生儿毛细血管血液中还原血红蛋白增多超过一定水平所致。一般认为新生儿动脉血还原型血红蛋白含量大于50g/L时，肉眼即能察觉到青紫。口腔及舌黏膜青紫出现早，当还原型血红蛋白含量在30g/L左右，即可观察到青紫。

新生儿青紫还有其独有的特点：

（1）新生儿血液中胎儿血红蛋白较多，与氧的亲和力高，故新生儿要在比年长儿及成人更低的动脉氧分压的情况下才出现青紫。

（2）青紫的出现取决于动脉血还原血红蛋白浓度，当血红蛋白的含量较高，如红细胞增多症时，在血氧饱和度处于较高水平时，即可出现青紫。相反，在贫血情况下，血氧饱和度降至较低水平时，临床上才可出现青紫。

（二）病因

1.生理性青紫

健康足月新生儿出生后10分钟才能达到导管前动脉（右侧桡动脉为代表）血氧饱和度＞95%。而需经1小时达到导管后动脉（脐动脉或下肢动脉为代表）血氧饱和度＞95%。正常新生儿生后由于肺尚未完全扩张，肺换气功能不完善，以及周围皮肤血流灌注不良可引起青紫。出生后动脉导管与卵圆孔尚未关闭，哭闹时肺动脉压力增高可引起动脉导管和（或）卵圆孔水平的右向左分流一过性青紫。

2.病理性青紫

（1）周围（外周）性青紫：周围（外周）性青紫：此类发绀常由于周围循环血流障碍所致。其特点表现在发绀常出现于肢体的末端与下垂部位。这些部位的皮肤是冷的，但若给予按摩或加温，使皮肤转暖，发绀可消退。此特点亦可作为与中心性发绀的鉴别点。

新生儿期外周性青紫较成人常见，可见于环境过冷，血红蛋白含量过高及局部静脉阻塞等情况。是因为血流通过周围毛细血管时速度缓慢、淤滞、组织耗氧增加，局部缺氧所致，患儿动脉血的氧分压和氧饱和度正常。

周围（外周）性青紫可见于：①全身性疾病，心力衰竭、休克时心搏出量减少，外周血液循环不良，局部缺血缺氧所致青紫。②局部血流障碍，新生儿分娩时局部受压迫，或因寒冷等致局部血液循环不良，局部缺氧所致青紫。

（2）中心性青紫：此类发绀的特点表现为全身性、除四肢及颜面外，也累及躯干和黏膜的皮肤，但受累部位的皮肤是温暖的。发绀的原因多由心、肺疾病引起呼吸功能衰竭、通气与换气功能障碍、肺氧合作用不足等所致。

因全身性疾病引起动脉血氧饱和度和氧分压降低所致青紫。可见于：①各种呼吸系统疾病：新生儿窒息、呼吸道先天畸形、HMD、肺炎、气胸、PPHN等。②心血管疾病：各种青紫型先天性心脏病，如大动脉转位、永存动脉干、左心发育不良综合征、三尖瓣闭锁、肺静脉异位引流等导致肺循环向体循环的右向左分流，体循环氧分压和氧饱和度降低发生青紫。

（3）其他原因引起的青紫：高铁血红蛋白血症患儿，当高铁血红蛋白水平超过血红蛋白总量的10%时，可出现皮肤青紫，血液呈棕色。应用某些药物如亚硝酸盐类可引起新生儿高铁血红蛋白血症。应用一氧化氮吸入者，也可出现高铁血红蛋白血症。此外，新生儿红细胞增多症，因红细胞增多，血流淤滞，还原血红蛋白增加而出现青紫，中枢神经系统疾病引起的中枢性呼吸衰竭也可引起青紫。

（三）诊断

近年来用脉搏氧饱和度仪测量经皮氧饱和度被推荐用于新生儿青紫的过筛检查，尤其用于筛查青紫性先天性心脏病。美国儿科学会建议用生后24小时下肢经皮氧饱和度＜95%作为进一步检查评估的指征。

新生儿青紫的诊断首先要确定青紫的类型，生理性或病理性；外周性或中枢性等。

（1）生理性青紫为暂时性，随时间推移青紫消失，新生儿无任何器质性病变的表现。

（2）若青紫仅限于四肢末端、耳轮、鼻尖等体温较低的部位，经保暖及改善微循环后青紫消失为外周性青紫。外周性青紫氧饱和度正常，四肢末梢冷。

（3）如全身皮肤、眼结膜、口腔黏膜和舌广泛青紫，经保暖及改善局部循环后不消退则考虑中心性青紫。中心性青紫氧饱和度降低，四肢末梢暖。

中心性青紫的常见病因如下：

1.呼吸系统疾病

注意患儿的呼吸频率、深度和节律，有无呼吸频率加快，鼻翼翕动和三凹症等呼吸困难的症状。肺部疾病引起的青紫，常因肺泡通气不足、弥散障碍等引起，高浓度氧气吸入后青紫有所缓解，此时应考虑呼吸系统疾病，进一步检查肺部体征，如听诊肺部呼吸音及有无啰音，进行肺脏超声、胸部X线检查明确诊断。

2.新生儿PPHN

是新生儿青紫的原因之一，如PPHN未合并肺部疾病，多无明显呼吸困难，普通吸氧青紫不缓解。

（1）高氧试验：头罩或面罩吸入100%氧5~10分钟，如缺氧无改善，提示存在PPHN或青紫型先心病所致的右向左分流。

（2）动脉导管开口前（常为右桡动脉）及动脉导管开口后（常为左桡动脉、脐动脉或下肢动脉）的动脉血氧分压差：当两者差值大于2~2.67kPa（15~20mmHg）或两处的经皮血氧饱和度差＞10%，提示患儿有PPHN或先心病。

（3）PPHN与青紫型先天性心脏病的鉴别。

二者皆有青紫，高氧试验均不能使青紫缓解，鉴别方法如下。

（1）高氧-高通气试验：用100%氧，手控加压通气60~80次/min，共10分钟，使$PaCO_2$下降，动脉血pH上升，此法可使PPHN患者PaO_2增加，而青紫型先天性心脏病则无反应。

（2）超声心动图检查：是鉴别PPHN与先天性心脏病的主要手段，超声心动图可以检查新生儿的心内结构，确定有无先天性心脏畸形，并可间接测量新生儿的肺动脉压力。PPHN患儿可见肺动脉压力增高及经卵圆孔或动脉导管的右向左分流。先天性心脏病患儿可见心脏畸形和与其相关的心脏血流动力学改变，两者容易鉴别。

3.新生儿先天性心脏病的诊断

新生儿先天性心脏病是引起新生儿青紫的重要原因，近年来人们把青紫型先天性心脏病分为：

（1）依赖动脉导管供应肺循环的青紫型先天性心脏病，如肺动脉闭锁、严重肺动脉狭窄、三尖瓣闭锁、三尖瓣下移畸形等。

（2）依赖动脉导管灌注体循环的青紫型先天性心脏病，如左心发育不良综合征、主动脉弓离断、危重型主动脉瓣狭窄等。

（3）其他，如完全性大动脉转位、完全性肺静脉异位引流等。

这些患儿出生后存活情况及青紫轻重依赖于动脉导管及其他分流途径的存在。

某些青紫型先心病在新生儿期可不表现青紫，如法洛四联症、永存动脉干。相反某些非青紫型心脏病在新生儿期有时可出现青紫，如室间隔缺。青紫型先心病多数伴有心脏杂音，是重要的诊断依据，但某些严重的青紫型先心病在新生儿期并不出现杂音，例如完全性大动脉转位和肺动脉瓣闭锁如不合并其他心脏畸形，均听不到杂音或无响亮的杂音。因此，当新生儿有中心性青紫，尤其当青紫伴有心界扩大或心力衰竭时，不论有无心脏杂音，都要做心脏超声检查，确定有无先天性心脏病。

4.其他引起新生儿青紫的疾病

（1）高铁血红蛋白血症：见于先天性高铁血红蛋白血症患儿或由于后天原因引起血液中高铁血红蛋白增多。由于各种化学物质或药物中毒引起血红蛋白分子中二价铁被三价铁所取代，失去结合氧的能力。当血中高铁血红蛋白量超过30g/L时可出现皮肤青紫，出现呼吸困难和激惹症状，此时，患儿有青紫而血氧分压正常。常见于某些药物如亚硝酸盐、苯胺、磺胺类、非那西汀等中毒，饮用含硝酸盐或亚硝酸盐的水等也可引起中毒，患儿青紫出现急剧，抽出的静脉血呈深棕色，虽给予氧疗，但青紫不能改善。新生儿应用一氧化氮吸入治疗者，也可出现高铁血红蛋白血症，对于应用一氧化氮吸入治疗的新生儿，应监测血中高铁血红蛋白。高铁血红蛋白含量可通过分光光度法测定。

（2）红细胞增多症：常见于小于胎龄儿、胎-胎输血综合征、过量胎盘输血、宫内慢性缺氧等。除出现青紫外，患儿皮色较红，有激惹、嗜睡、呼吸暂停等症状，患儿血氧饱和度降低而氧分压可能正常。

（3）中枢神经系统疾病：如颅内出血、HIE等因中枢性呼吸抑制引起青紫，患儿常表现中枢性呼吸衰竭，反复发作呼吸暂停、惊厥等。

总之，青紫是新生儿期的常见症状，可由多种疾病引起，应通过系统的病史、临床表现及辅助检查和实验室检查做出诊断，及时治疗。

（四）治疗原则

生理性青紫不需治疗。外周性青紫应加强局部保温护理，心力衰竭或休克引起者应改善心功能，纠正休克和微循环障碍。中心性青紫应寻找原因，进行病因治疗，

要正确掌握吸氧指征及机械辅助通气治疗指征，对于青紫型先天性心脏病依赖动脉导管开放存活者，不可给氧，以保持动脉导管持续开放，同时进行氧分压或氧饱和度监测。

第八节   喉喘鸣

新生儿喉喘鸣（Laryngeal stridor）指出生时或出生后数周内出现的喉部高音调的喘鸣声，提示在喉、气管或支气管等部位存在梗阻，可为气道内或气道外的先天性或后天性病变，亦可为气道炎症或异物吸入导致的急性梗阻。喘鸣是儿科医生经常遇到的体征，然而，当存在于新生儿期时，常会引起父母和医护人员的担忧，因其伴随的上呼吸道梗阻和呼吸窘迫，需要尽快地确定诊断和治疗。

（一）喘鸣的解剖学

喉鸣是由于在吸气或呼气时气流通过气道的狭窄段发生湍流所致。新生儿由于气道管径较小而易发生狭窄，而支持气道的软骨又发育不良使其容易发生扭曲和萎陷。

解剖学上把气道可分为3个部分：

（1）声门上段：包括鼻、鼻咽腔、口咽腔和下咽部。

（2）喉段（声门段）：包括声带、声门下区、颈部气管段。

（3）胸内段：包括胸腔内的气管和支气管。

声门上段是新生儿最薄弱的部分，此部位的梗阻性疾病常可引起吸气性喉鸣，如小颌或巨舌畸形所致的舌后坠、声门上炎症等。喉部是新生儿气道解剖学上最狭窄的部分，此处的疾病如先天性喉软化症、声带麻痹、喉蹼、喉囊肿、声门下狭窄和声门下血管瘤等均可引起喉部梗阻，气流在吸气和呼气时均同样受到影响，因此，表现为典型的双相性喉鸣。胸腔内气管和支气管的先天性异常相对比较少见，如气管软化、气管狭窄、先天性大血管异常压迫气道，或反复发作的胃食管反流（GER）引起的气道炎均可造成此段的气道梗阻，表现为呼气性喉鸣。

（二）喘鸣的评估

喘鸣仅是一个体征，需要基础的生理学方法来评估、诊断和鉴别诊断，包括喘鸣的特征、喘鸣伴随的症状及呼吸窘迫的严重程度。在新生儿中引起喘鸣的病因通常是先天性的，包括喉、气管支气管软化性疾病、声门狭窄和囊肿、声带麻痹、喉裂、喉蹼、血管瘤等。在许多情况下需要诊断性喉镜和支气管镜检查。

1.病史及体格检查

（1）喘鸣特征：对气道梗阻准确诊断的基本前提是导致喘鸣的病变可能在气道的管腔内、管壁、管腔外或这些部位的组合，因此，喘鸣的时相至关重要。单纯的吸气性喘鸣意味着是一种胸外的病变，而单纯的呼气性喘鸣提示是一种胸内的病变，其临床的分界点是锁骨或胸廓入口。双相喘鸣则本质上意指固定的病灶，胸内或胸外或是两者都有。

起病的年龄、喘鸣的周期性和声音的质量都为诊断提供了有意义的线索，例如，生后第1天的连续喘鸣提示声带麻痹性疾病，而渐进式的或晚发的、间歇性的、钝齿轮样的喘鸣提示喉软化。体位的变化，例如从仰卧位到俯卧位时喘鸣消失也是喉软化症的一个重要的特征。

（2）伴随的特征：喘鸣的评估应该包括重要的相关特征，例如：①声音的存在与否？声音或哭声的质量和响度？它们提示是否存在声襞活动受限或功能障碍。②吞咽和喂养困难，以及神经学体征也很重要，因为它们意味着神经控制性疾病的可能性。③咳嗽可能反映气道或胃肠道内容物的刺激或渗入喉部,提示存在气道清除的障碍。④咳嗽的质量也可提示病灶的特定部位,如声门下炎症伴有哮吼性的咳嗽,而金属样咳嗽则反映气管的病变。⑤皮肤体征诸如在口面部的血管瘤提示气道也可能存在血管瘤。⑥体重不增和发育迟缓则可能表明疾病的慢性和严重性。

(3)呼吸窘迫:呼吸窘迫的表现如呼吸频率增加、吸气性或呼气性凹陷、呼吸暂停、呼吸的呼气相延长、睡眠不安、低氧、高碳酸血症、呼吸衰竭等,都是确定有关疾病的严重程度和急慢性质,以及制定决策的重要因素。

2.纤维喉镜和气管支气管镜检查

纤维喉镜应在临床稳定的情况下进行。它能很好地观察到声门上区域和声带,允许对一个清醒的孩子进行动态的气道评估。然而,纤维喉镜不能触诊,也不能显示声门下和气管。因此,除了单纯的轻度喉软化外,大多数有喘鸣的婴儿仍然需要喉气管支气管镜检查。

3.影像学检查

(1)X线检查:颈部前后位及侧位X线片有助于发现声门下狭窄、喉部软组织肿瘤或先天性甲状舌管囊肿。吞钡食管造影可以证实吞咽反射异常、GER和由血管环或吊索所致的压迫。

(2)CT检查:颈部CT扫描+三维重建可明确病变的部位、性质和程度,发现内镜不能完全阐明的异常或喉部肿瘤。螺旋CT血管造影(CTA)对先天性血管环有确诊价值。

(3)MRI检查:MRI有助于观察纵隔的血管畸形和广泛的气管狭窄。

(三)喘鸣的特点及处理

根据解剖学定位,新生儿喘鸣的常见病因可以分类为声门上、声门、声门下和气管水平的气道梗阻性病变。

1.声门上气道梗阻

(1)喉软化症(Laryngomalacia):喉软化又称"松软喉"(Floppy larynx),是新生儿喘鸣的最常见原因。它的典型特征是吸气性的喘鸣。喉鸣可以随着进食、激惹和仰卧体位而恶化。喉部直接视诊典型地显示声门上的塌陷,紧的杓状会厌襞,长而向后弯曲的Ω形会厌和杓状软骨上组织的脱垂。这一情况被认为是喉部的神经肌肉发育不成熟的结果。许多患儿同时伴有胃食管反流(GER),这是胸腔内极度负压所造成,反流本身也可以导致气道的损伤。

大多数儿童的喉软化症是轻微和自限性的,诊断可通过纤维喉镜检查确诊。但在严重的或非典型表现的婴儿中,需要气管和支气管内镜检查确诊和外科手术缓解症状,预后多良好。

(2)会厌谷黏液性囊肿(Mucus retention cyst in the vall ecula):在新生儿的临床实践中,另一个常见的声门上梗阻的原因是在会厌谷的黏液潴留性囊肿。黏液性囊肿的存在迫使会厌后置从而引起喘鸣和明显的危及生命事件的发作,需手术治疗。

2.声门水平的气道梗阻

(1)声带运动损伤(Vocal cord motion impairment,VCMI):是新生儿喉鸣的第二常见原因,可以为单侧性或双侧性,先天性或获得性。先天性原因包括Arnold-Chiari畸形和其他神经系统疾病;获得性原因可能是由于产伤、颈部或心脏手术所致。

单侧声带麻痹以左侧较为常见,这是因为左侧喉返神经较长和较为扭曲,出生时易受牵拉和损伤,可同时伴有同侧的其他周围神经损伤,如面神经、臂丛神经和膈神经麻痹等。若无明显产伤史或周围神经损伤时，单侧声带麻痹应注意除外心血管、肺或食管的病变，因为左侧喉返神经环绕主动脉弓动脉导管开口远端，易受扩张的大血管牵拉。单侧声带麻痹的喉鸣为双相性，常伴声嘶或失音，无发绀及喂养困难，多能自行缓解而不需治疗。

双侧声带麻痹多属中枢性，系由于产前或产时缺氧损伤脑干所致，可同时伴有吞咽困难及其他脑神经损伤，常有哭声低弱、高音调的双相喉鸣和呼吸窘迫，有时需要气管插管或气管切开。

声带运动损伤即使是先天性的病例，部分患儿也可随着年龄增长而自行缓慢恢复，故手术干预应当尽可能延迟。

（2）声门后狭窄（Posterior glottic stenosis）：声门后狭窄引起声带麻痹和固定是需要与VCMI鉴别的一个后天获得性的问题。随着NICU中极早产儿的不断增加，这些婴儿通常因为各种原因所致呼吸窘迫而需要长期气管插管，引起明显的声门刺激和声门后肉芽组织形成。患儿典型的表现为拔管失败、拔管后出现喘鸣和声音嘶哑。采用下列措施可以减轻插管对声门后的损伤：①应用较小的气管插管，避免应用带套管的气管插管。②经鼻插管。③尽可能减少患儿活动，以防意外的脱管（必要时镇静）。④积极治疗全身感染。⑤在理想的情况下拔管。

拔管困难者，可在拔管前后应用大剂量糖皮质激素全身治疗24~48小时；拔管后立即应用肾上腺素喷喉或普米克令舒雾化，减轻气道水肿。小的肉芽肿经普米克雾化后可消退，大的肉芽肿可能需要内镜下摘除。

（3）喉裂（Laryngeal cleft）：是引起声门梗阻的不常见原因，这在常规的纤维鼻内镜检查甚至在麻醉下的喉镜检查时易被漏诊。金标准是显微喉镜检查时应用双眼视觉，推开喉后结构检查勺状软骨间组织的深度。当此区域有过度的或高度增生的组织时应警惕喉裂的可能性。除了误吸之外，当这些组织比正常内收和吸气导致声襞轻微凹入时，可以存在喘鸣和噪声。小裂口可以在内镜下修复，大部分需要外科手术。

（4）喉蹼（webs）：先天性喉蹼可分为声门上型、声门型和声门下型3种。先天性的声门蹼可以表现为失声或高音调的猫叫样哭声和喘鸣，可能伴随基因的变异，如软腭-心-面综合征（Velo-cardio-facial syndrome）。喉蹼存在厚薄之分，薄的罕见，比较常见的蹼是厚的和伴有声门下的延伸，在侧位X线片上就像一张帆，需要手术治疗，并需治疗伴随的声门下狭窄。

（5）复发性呼吸系统乳头状瘤病（Papillomatosis）：是新生儿喘鸣的罕见原因。出生时呼吸可以正常，然后在婴儿期出现进行性的双相性喘鸣和失声。希望人类乳头状瘤病毒疫苗（6型和11型）的应用能够减少这种情况的发生。目前只能应用吸切器、冷凝或二氧化碳激光反复切除斑块。

3.声门下气道梗阻

（1）声门下狭窄（Subglottic stenosis，SGS）：声门下狭窄是新生儿喘鸣的第三大原因。95%以上的SGS为获得性的，多见于长期气管插管之后，特点为拔管后出现的喉鸣。SGS也可以是先天性的，如先天性声门下弹性圆锥组织肥厚或环状软骨畸形皆可引起声门下腔狭窄、梗阻，严重者出生时即有喉鸣，但发音和哭声正常。纤维喉镜或纤维支气管镜可明确诊断，先天性声门下狭窄的特征为前部扁平形外观，或环状软骨凸起，侧壁隆起形成椭圆形，或纵裂状外观。SGS的处理取决于症状的严重程度和出现症状的年龄，先天性SGS症状一般不及气管插管后的获得性狭窄严重。获得性SGS轻者可以保守治疗，随着年龄增长情况逐渐改善；水肿严重者可能需要环状软骨切开以免气管切开；更严重的年长患儿可以采用喉气管重建术治疗。

（2）声门下血管瘤（Subglottic hemangioma）：声门下血管瘤患儿呈现双相喘鸣，在50%的病例中也可能有皮肤的血管瘤。纤维支气管镜检查可在声门下腔有典型的黏膜隆起或肿块；然而，在生命早期或新生儿期也可能表现为难以描述的斑疹。目前首选心得安口服。小的血管瘤可在内镜监测下等其自然消退。如气道受压明显，而心得安治疗无效，可选择气管切开术，或试用糖皮质激素控制血管瘤的增殖，但不宜长期应用。某些血管瘤采用CO_2激光治疗也可能有效。

（3）喉囊肿（Cysts）：囊肿可在口、舌、喉、食管及胸腔区域的腔内、腔外及腔壁的任何地方被发现。所有这些都是罕见的，但它们可能会造成严重的伴或不伴喘鸣的气道阻塞、喂养及吞咽困难和死亡。喉囊肿可分类为Ⅰ型和Ⅱ型：Ⅰ型为喉内型，可通过内镜摘除；而Ⅱ型延伸至喉部以外，需要外部手术。

4.气管水平的梗阻

（1）气管软化（Tracheomalacia）：气管软化是由气管壁薄弱引起的，原因是软骨与肌肉的比例失调，或由于气管肌张力减退引起的前脱垂所致。它可以是原发性的或继发性的。常需要外科手术治疗。

（2）气管狭窄（Tracheal stenosis）：

可由气管本身病变（气管软骨环缺如、气管环软化、气管蹼、气管囊肿等）或气管外病变（颈部肿瘤、纵隔肿瘤或先天性的血管吊索等）压迫所致，患儿多于出生时或出生后不久即有持续性喉鸣，以呼气时更为明显，哭声和发音正常。严重者可有呼吸困难。纤维支气管镜可明确诊断，颈部CT、气道三维重建或CTA可明确病因、狭窄的部位、程度和长度。一般可予CPAP或正压通气治疗，直至患儿自发改善；严重狭窄时可能需外科手术、放置支架或气管切开。

（3）血管环（Vascular rings）：主动脉弓和大血管形成过程中出现的一类先天性发育异常，变异的血管围绕气管和食管形成紧缩的血管环，压迫气管或食管。双主动脉弓形成的血管环最紧，多在出生时或出生后不久即出现持续性喉鸣，以呼气更为明显，严重者有呼吸困难和发绀，进食可使喉鸣加重。由于双主动脉弓形成的血管环不能随患儿生长而相应增大，故其压迫症状随着患儿的生长而越来越重，需要及早进行外科矫形。其他一些由迷路的大血管（如右位主动脉弓、迷路的锁骨下动脉、无名动脉、肺动脉等）和动脉韧带或动脉导管形成的血管环多为开放性的，且可随患儿生长而相应增大，因此，很少在新生儿期出现症状。

总之，在新生儿中，喘鸣意味着一种非常严重的气道梗阻，需要紧急的处理。管理包括从轻度病例的观察、父母宣教，到在严重的有潜在生命危险的病例中减轻缺氧、消除梗阻和通过手术根治病因。

第九节 呕吐

呕吐（Vomiting）是新生儿期常见症状之一。发生呕吐者占同期住院新生儿的10%左右。以新生儿急症就诊的患儿中，呕吐占36%。

（一）发病机制与病理生理

呕吐是由平滑肌、骨骼肌、中枢神经系统反射、小肠、胃、食管和横膈共同运动将胃肠内容物强有力地排出口外的过程。是消化道及其他有关的器官借系列复杂的神经反射来完成的。主要与新生儿胃容量小、胃呈水平位、贲门括约肌发育较差、食管下段括约肌较短、压力较低、胃肠道动力差及胃酸和胃蛋白酶分泌少等生理特点有关。大脑皮质和第四脑室下的呕吐中枢受全身炎症或代谢障碍产生的毒素刺激或颅内压升高，也可引起呕吐。新生儿特别是早产儿呕吐物易呛入气道引起窒息和（或）吸入性肺炎，也易引起水电解质紊乱和酸碱失衡，较长时间呕吐还可导致营养不良。

（二）病因及临床特点

引起新生儿呕吐的原因复杂，一般可分为内科性和外科性呕吐两大类型。

1.内科性呕吐（占80%~90%）

（1）病因：①消化系统疾病：a.胃黏膜受刺激，如咽下羊水、出血、应激性溃疡、服用药物等。b.喂养不当，乳头内陷、奶嘴孔过大、大量吞入空气、喂奶过多过频、配方奶浓度和量不合适等。c.胃肠道动力障碍，如GER、幽门痉挛、小左结肠综合征、胎粪性及新生儿便秘等。d.肠道内感染、NEC。e.过敏性胃肠道疾病。f.假性肠梗阻。②全身疾病。a.肠道外感染。b.HIE及颅内压增高等。c.代谢紊乱，低血糖症、低钙血症、高钾血症等。d.先天性遗传代谢性疾病，肾上腺皮质增生症、半乳糖血症、苯丙酮尿症、丙酸血症、线粒体病等。

（2）临床特点：①大多数以呕吐奶汁及咖啡样物为主。②呕吐物不含胆汁或粪便成分，无肠梗阻（假性肠梗阻除外）表现。③常伴有消化道以外的症状和体征，如青紫、呼吸困难、心动过速等。④X线腹部立位平片无异常征象。⑤常需结合病史来综合判断，可有围产期窒息史、难产史、产前感染、喂养不当、过敏史或家族过敏、服药史等。

2.外科性呕吐（主要病因是消化道畸形）

（1）病因：①与前原肠发育障碍有关的疾病。病变在十二指肠壶腹总胆管开口以上，临床特点为呕吐物往往不含胆汁。包括：a.食管闭锁和食管气管瘘；b.先天性肥厚性幽门狭窄、胃扭转；c.胃流出道梗阻、穿孔、膈疝及食管裂孔疝等。②与中肠发育障碍有关的疾病。病变上端起始于胆总管开口以下，止于横结肠右2/3处，共同表现为：a.完全或不完全性肠梗阻。b.有严重呕吐、腹胀、便秘、肠型、蠕动波、肠鸣音亢进和气过水声。c.高位者，生后不久即吐，呕吐物有胆汁，肠型腹胀不明显，可排少量胎便。d.低位者以便秘和腹胀为主要表现，呕吐出现较晚，常在生后3~7天出现，呕吐物有胆汁和粪便。e.疾病包括：肠狭窄、肠闭锁、肠重复畸形、肠旋转不良及环形胰腺等；胎粪性肠梗阻、胎粪性腹膜炎。③与后肠发育障碍有关的疾病：a.先天性巨结肠。b.肛门及直肠闭锁或狭窄。④其他外科情况：肠套叠、阑尾炎、嵌顿疝等。

（2）临床特点：①呕吐物多数情况下含有胆汁或粪便成分。②多为喷射状，呕吐量大，有明显肠梗阻表现。③可有羊水过多史，反复、严重呕吐常导致脱水和电解质紊乱。④X线腹部立位平片、胃肠道造影检查、腹部B超、胃镜等可发现各种消化道病变的特征。

（三）诊断与鉴别诊断

通过详细询问病史，可初步判断呕吐是生理性还是病理性。进行全面查体，尤其是肠鸣音、肠型和胃肠蠕动波等体征对呕吐的鉴别诊断有重要意义。还应注意观察患儿进食情况及其与呕吐的关系。在诊断思路方面首先要区别是内科性或外科性呕吐，是否存在感染，是全身疾病还是消化道本身疾病，是否伴有机械性或麻痹性肠梗阻等，从而能够尽早明确诊断。

1.呕吐类型

（1）溢乳：新生儿胃呈水平状，胃部肌肉发育不完善，贲门松弛，哺乳后即从口角溢出奶汁，不影响生长发育，常于生后6个月左右消失。

（2）一般呕吐：常伴恶心，每次呕吐不重，多为胃内容物；多见于喂养不当，过敏，胃肠道感染或全身感染的伴随症状，常见内科性疾病。

（3）反复呕吐：无规律性，呕吐一般不含胆汁，主要见于GER及遗传代谢性疾病。

（4）喷射性呕吐：突然发生，呕吐量较大，随日龄增加，呕吐物可为奶样、乳酪样具酸腐味，可含胆汁。主要见于胃扭转、幽门梗阻、颅内压增高等。

2.呕吐发生时间

（1）生后7天内发病的早期新生儿呕吐应重点考虑食管闭锁、咽下综合征、GER、胎粪性便秘、胃扭转等。

（2）生后7天后发病的中晚期新生儿呕吐应考虑肥厚性幽门狭窄、肠梗阻、NEC等。

3.呕吐伴随症状

（1）呕吐物颜色：①清淡或半透明色黏液，可能是食管内容物。②伴有酸味、有奶汁或凝块，多来自胃内。③乳凝块多、伴酸腐味，有持久的规律性，多为幽门及十二指肠Vater壶腹部梗阻。④呕吐物为绿色，可能为较高位肠梗阻，首先要除外先天畸形，如呈均匀绿色，应考虑是否有肠旋转不良，也可能由于败血症所致。⑤呕吐物为粪性有臭味，多为低位梗阻，结合腹部情况考虑是否为麻痹性肠梗阻或是胎粪性腹膜炎。⑥呕吐物带血，首先考虑消化道黏膜出血，如出血量多、色鲜红，多为新鲜活动性出血，呈紫褐色、咖啡色为陈旧性出血。

（2）呕吐与腹型：①上腹膨隆下腹塌陷，表明梗阻位置较高，如看到胃蠕动波可能为幽门性梗阻，伴有肠型、蠕动波为空肠梗阻。②腹部异常膨隆呈球形，皮肤紧张发亮、静脉曲张，则是低位梗阻。肠鸣音亢进或减弱、气过水音、梗阻多在回肠末端、结肠部位。肠鸣音消失，则是麻痹性肠梗阻的表现。

（3）呕吐与排便：①呕吐同时伴有稀便、水样便、蛋花便等排出，为肠功能紊乱、消化不良、肠炎、乳糖不耐受、过敏等引起，在临床最为常见。②伴便血，内科首先要考虑肠道感染、NEC、出血性疾病、应激性溃疡、过敏性肠炎、炎症性肠病等；外科则要注意有无肛裂、肠道畸形、肠套叠等。③伴排便逐渐减少到停止，膨隆不减轻，则可能为完全性肠梗阻，伴排便为不完全性梗阻。肛诊时有气体溢出，则为麻痹性肠梗阻。

（四）辅助检查

1.腹平片

对呕吐新生儿怀疑有外科病变时，可行腹部立位平片检查。胃或小肠扩张积气，有液平提示上消化道梗阻；结肠扩张呈袢状提示肛门、直肠部位梗阻；膈下游离气体提示穿孔；特征性肠壁积气征象提示NEC。注意左侧卧位片很重要，因为立位片易漏诊肠穿孔。

2.胃肠造影检查

采用吸吮法和插胃管抽液后再注入对比剂，可显示胃腔、幽门出口、十二指肠至Treitz韧带处。可选用稀钡或泛影葡胺，剂量一般30mL左右。先摄取立位平片，再进行造影检查。先天性肥厚性幽门狭窄，采取右侧卧位或右后斜位显示较佳，检查时间可延长到4~6小时。新生儿GER，立位吸吮稀钡30~35mL较为适宜，安静状态下观察5分钟，反流3次以上即可确诊。

3.24小时胃食管pH加阻抗动态监测

目前被认为是诊断呕吐是否为病理性GER的金标准。检查前需停用促胃动力药2~3天，禁用降低胃酸的药物。

4.腹部B超检查

有报道应用低回声水作为对比剂，行B超检查，可显示胃排空、胃内容物反流至食管下段以及肥厚性幽门狭窄、幽门痉挛和各种十二指肠畸形等。B超检查无时间限制，无放射性暴露，但技术要求高，空腔气体也限制了B超显影效果。

5.胃镜检查

胃镜检查可发现胃和十二指肠黏膜病变，如溃疡、出血等，并可指导食管气管瘘的手术方式。

（五）处理

1.病因治疗

首先除外外科性呕吐，以免延误手术时机，再针对病因治疗，如合理喂养、控制感染、降颅压等。

2.对症治疗

病情轻者一般不需特殊处理，病情不轻者应及时检查处理，缩短病程，减少并发症的发生。

（1）禁食：呕吐轻者不需禁食，呕吐严重者在确诊前应禁食，给予肠道外营养，保证能量和入量，腹胀严重者给予围胃肠减压。

（2）体位：GER患儿可采取左侧卧位，床头抬高30°。

（3）洗胃：咽下综合征可用温生理盐水或1%碳酸氢钠100mL洗胃。

（4）解痉止吐：幽门痉挛可在每次奶前15~20分钟滴入1:（1000~2000）的阿托品，从1滴开始，逐步增加剂量直到用药后面部潮红表示药量已足。

（5）胃肠减压：呕吐频繁伴严重腹胀者，可持续胃肠减压。

（6）纠正脱水、酸中毒：注意纠正脱水、酸中毒及电解质紊乱。

（7）营养治疗：GER患儿可选用抗反流奶粉，牛奶蛋白过敏患儿可选用深度水解蛋白和氨基酸奶粉。

（8）药物治疗：红霉素的治疗效果尚未得到肯定，抑酸药物和促胃肠动力药物在新生儿的应用尚存在争论。

第十节　腹胀与腹水

一、腹胀

腹胀（Abdominal distention）为新生儿期常见症状之一，在危重患儿常常提示病情恶化。表现为腹部局限性或全腹膨隆，严重者可伴有腹壁皮肤紧张、发亮、发红、发紫。严重腹胀还可使膈肌活动受限，肺活量减少，胸、腹腔内血液循环障碍，而使疾病的病理生理过程加重。

1.病因及临床特点

全腹腹胀一般分为生理性和病理性腹胀两种类型。

（1）生理性腹胀：正常新生儿特别是早产儿在喂奶后常有轻度腹胀，但无其他症状和体征，亦不影响生长发育。新生儿以腹式呼吸为主、消化道产气较多、肠管平滑肌及腹壁横纹肌肌张力低下也会造成腹胀。哭闹或哺乳时吞下气体或肠腔细菌发酵产生大量气体也是腹胀的一个原因。

（2）病理性腹胀：新生儿病理性腹胀的原因以感染性疾病居首位，其发病机制主要为：①致病微生物导致肠腔内正常菌群紊乱，肠道黏膜屏障破坏，肠道内致病微生物发生易位。②重症感染引起全身炎症反应综合征，大量细胞因子、内毒素、炎症介质的释放，造成肠道微循环障碍。③细菌产生的毒素抑制了神经系统，造成中毒性肠麻痹。④腹胀使肠管壁受压，造成胃肠血液循环及消化功能障碍，加重了腹胀。

病理性腹胀按照发病机制又分为以下3种情况，肠梗阻、腹水和气腹。

（1）肠梗阻：又分为机械性和麻痹性肠梗阻。

（2）机械性肠梗阻：有较规律的阵发性哭叫，伴呕吐，吐后哭叫暂缓解。呕吐物常含胆汁、血液或粪汁腹部可见肠型，肠鸣音增强或有气过水声，病变局部有明显压痛或（和）包块。

腹部X线立位平片可见2个以上肠腔内液平面以及各种疾病所特有的改变，晚期可合并麻痹性肠梗阻。机械性肠梗阻又分为不全性和完全性肠梗阻两种类型。①不全性肠梗阻：症状轻，有少量排气、排便；常见于胎粪黏稠性肠梗阻、先天性巨结肠、肠旋转不良、肠重复畸形、腹腔内肿物压迫、糖尿病母亲所生左半小结肠综合征患儿。②完全性肠梗阻：多见于胎粪性腹膜炎、十二指肠束带、环状胰腺、各肠段的先天性狭窄或闭锁、肠扭转及肛门闭锁等。③麻痹性肠梗阻：腹部弥漫性膨隆，肠型轮廓不清或有粗大而松弛的管形，腹壁有轻度水肿，晚期可呈紫蓝色。肠鸣音明显减弱或消失。常为各种疾病的晚期合并症，常见病因：①重症肺炎、败血症、化脓性脑膜炎、NEC及急腹症晚期等严重感染。②颅内出血、RDS、窒息及各种原因所致的呼吸循环衰竭。③水电解质紊乱，如低血钾、低血镁等。④肝、肾衰竭。⑤先天性遗传代谢病引起的代谢紊乱。⑥乳母、临产孕妇及新生儿应用阿托品、鸦片、氯丙嗪、茶碱类药物等。

（3）腹水：各种原因造成的腹水也可引起新生儿腹胀。

（4）气腹：因消化道穿孔（如先天性胃壁肌层发育不良所致胃穿孔、肠穿孔）气体大量进入腹腔所致可有面色苍白或发绀、呼吸窘迫、心动过速或过缓等病情迅速恶化表现。X线透视或腹部立位平片见到腹腔及膈下游离气体。

2.诊断

详尽询问病史，了解症状出现的先后，仔细地进行全面体格检查，特别注意腹部查体。需要判断是否有肠梗阻，是机械性还是麻痹性肠梗阻，如果是机械性肠梗阻，进一步判断是完全性还是不完全性梗阻。合理适时的辅助检查对诊断和治疗意义重大，包括血、尿、粪常规+潜血、电解质检查，腹部X线立位平片对胃肠穿孔、气腹、梗阻及胎粪性腹膜炎有较大诊断价值。消化道造影对诊断消化道畸形有意义。腹部B超检查可协助诊断腹水、肿瘤、囊肿、腹腔脏器肿大等。

3.处理

（1）内科性疾病：①积极治疗原发病。②对症治疗：在治疗原发病的同时，注意保持肠道菌群平衡，改善肠道微循环，胃管减压、清洁灌肠、肛管排气、抽放腹水、排除腹腔内游离气体等，辅以肛管排气等综合处理。

（2）外科性疾病：主要是针对病因的手术治疗。

二、腹水

腹水（Ascites）一般引起全腹弥漫性膨隆，是腹腔内游离液体的积聚。腹水多时，腹部呈蛙腹状。

1.病因及临床特点

按照腹水的性质可分为渗出性腹水和漏出性腹水两类。

（1）渗出性腹水：各种原因引起的腹膜炎（Peritonitis）造成，可分为感染性和化学性两种。①化学性腹膜炎：多见于肠道和胆道系统破裂后，胎粪和胆汁外溢，引发化学性刺激所致。②感染性腹膜炎：可为原发性或继发性。原发性腹膜炎罕见，为感染通过血源或淋巴管播散造成；继发性腹膜炎为继发于危重症腹部疾病如NEC、阑尾炎、胆道疾病、内脏脓肿破裂、穿孔或埋置异物感染。新生儿细菌性腹膜炎多为继发性，病原可为需氧菌或厌氧菌，常见有大肠埃希菌、肺炎克雷白杆菌、假单胞菌、葡萄球菌、链球菌等。需要注意，念珠菌性腹膜炎约占肠穿孔病例的10%，常见于需要长期应用脐动脉插管、抗生素和气管插管的早产儿。腹膜炎病死率为10%~50%。

（2）漏出性腹水：根据腹水的性质又可分为乳糜性、尿液性、胆汁性、胰液性或血液性腹水。①乳糜性腹水：较常见，常发生于男婴，通常由于淋巴管堵塞引起。②尿液性腹水：占新生儿腹水的25%，通常继发于梗阻性尿路病变。后尿道瓣膜是最常见病因，其他包括输尿管囊肿、尿道闭锁、膀胱颈部阻塞、神经性膀胱和膀胱血肿等。③胆汁性腹水：由胆道系统自发性穿孔引起，68%发生于胆总管部位。临床分为两种形式：急性型患儿出现腹胀、呕吐，肠鸣音消失，可无明显黄疸表现；慢性型多见，约占80%，黄疸出现早，逐渐出现腹胀。剖腹探查和胆汁引流术对于提高存活率很重要。术后存活率为80%。④胰液性腹水：罕见，常继发于胰导管畸形。临床除腹胀外，可无症状，也可表现为胰腺炎。腹水中淀粉酶、脂肪和蛋白含量升高，血和尿淀粉酶水平正常。多数病例需要外科引流手术。⑤血性腹水：见于产伤或先天性凝血机制障碍引起的实质脏器出血如肝、脾破裂、肾上腺出血等。

2.诊断

除病史和体征外，腹部X线、B超、CT检查对诊断腹水有帮助。腹腔穿刺检查对明确腹水性质和来源有诊断价值，腹水常规检查包括比重、红细胞计数、白细胞计数和分类、蛋白、甘油三酯、淀粉酶和胆红素定量、细菌培养等。同时做血培养和血生化检查。苏丹Ⅲ染色有助于乳糜性腹水的诊断。

3.处理

由于腹水可造成呼吸困难，腹腔穿刺既可作为诊断手段，也可为治疗措施。治疗首先应针对病因处理，包括外科引流和应用广谱抗生素或抗真菌药物。积极补液，纠正水电解质紊乱对于改善预后很重要。

第十一节　肝脾大

肝大（Hepatomegaly）在新生儿并不少见，除肝脏疾病本身外，非肝脏疾病也可引起肝增大。新生儿期扪及肝并不表示肝大，正常肝位于右锁骨中线肋缘下约2cm，剑突下更易扪及。如肝脏触诊肋缘下2cm以上，提示肝大。每个有肝增大的婴儿都必须测量。

正常新生儿约1/4可触及脾的下缘，其特点为质地软，位置表浅，不被结肠遮盖，脾的上部在肋弓后面，不能触及。脾大（Splenomegaly）最常见的原因是感染和溶血。

（一）病因

肝脾大常为全身疾病的一种临床表现，常见肝脾大的原因如下。

1.感染性疾病

无论是宫内、产时或产后，新生儿细菌、病毒、原虫感染都可引起肝脾大，如细菌感染引起的新生儿败血症，肝炎病毒、CMV感染等引起的新生儿肝炎，原虫感染引起的弓形虫病等。

2.心脏病

常由充血性心力衰竭引起，可见于各种先天性心脏病及各种原因引起的心肌疾病，如窒息缺氧性心肌损害、心肌炎、心肌病等，也可见于非心脏原因如HMD、肺炎等引起的心力衰竭。

3.血液病

新生儿贫血、新生儿溶血病如Rh、ABO血型不合溶血病、G-6-PD缺乏、遗传性球形红细胞增多症等都可引起肝脾大。新生儿血液系统恶性疾病如新生儿白血病也可引起肝脾大。

4.遗传代谢性疾病

肝脾肿大是许多遗传代谢性疾病的共同征象，患儿常同时有智力落后、肌张力异常、惊厥等，少数患儿有特殊面容、毛发异常和骨关节改变等，如糖原累积病Ⅰ型和Ⅲ型、半乳糖血症、高脂血症、酪氨酸血症和类脂质沉积症等。

5.胆道疾病

见于先天性胆道畸形、胆道闭锁、胆总管囊肿、胆汁淤积症等致肝大。

6.肝脾占位性病变

肝母细胞瘤、淋巴网状细胞肉瘤、肝脏囊肿、血管瘤等。

7.其他

新生儿药物超敏反应，朗格汉斯组织细胞增生症等。

新生儿肝脾大的伴随症状在肝脾大的鉴别诊断中有重要价值。

（1）肝脾大伴感染中毒症状如发热或体温不升、不吃奶、反应差，多考虑感染性疾病。

（2）肝大伴黄疸应当考虑新生儿肝炎、新生儿溶血病、败血症、肝外胆道闭锁、胆总管囊肿、遗传代谢性疾病等。

（3）肝大伴神经系统症状应注意新生儿胆红素脑病。

肝质地的触诊在鉴别诊断上也有一定价值。

（1）肝边缘圆钝、质硬，提示淤血、髓外造血增加或慢性感染。

（2）糖原累积症的肝像干土样坚硬。

（3）肝脏肿瘤表面常有结节。

脾大常与肝大同时存在，脾大多见于某些感染性疾病和溶血性疾病。

（二）诊断

详细询问病史和仔细的体格检查对诊断有帮助，但有时临床症状并不明显，化验检查已显示肝功能异常，因此，实验室检查对确定肝脾大原因和判定肝功能非常重要。

1.肝功能

肝功能检查能鉴别肝脏功能是否正常，根据异常的指标能提示一些疾病的存在，还可判断疾病的严重程度。

2.B型超声

B型超声可以从形态学鉴别肝脾是否正常，对肝囊肿、肝脓肿和肝肿瘤等肝内肿物的鉴别极有用，肝硬化、脂肪肝和淤血肝也能在超声图像下区别。利用超声检查判断脾大较触诊更敏感和正确，并可显示内部结构，可区别淤血性脾肿大、淋巴肉芽肿、脾的原发性肿瘤和脾被膜下血肿等。

3.放射性核素检查

放射性核素检查可用于肝脾大的诊断，将胶体上锝注入静脉，可显示肝影像，用于了解肝的位置、形态、大小和探测肝内有无占位病变。脾可与肝同时显影，脾功能正常时，脾影较肝右叶淡，脾功能亢进时，脾影可浓于肝影，有助于脾内占位病变和浸润病变的诊断。

4.其他实验室检查

为确诊血型不合溶血病须做抗人球蛋内直接试验、游离抗体测定和抗体释放试验。疑有糖代谢异常者应测定血糖及糖耐量试验。考虑有血液病或恶性细胞增生时应做骨髓穿刺。对诊断不明的肝脾大或疑为肿瘤者可考虑肝脾穿刺取活体组织进行病理检查。

（三）处理

1.病因治疗

针对病因给予特异性治疗，如抗感染、纠正心力衰竭、治疗溶血或贫血等。遗传代谢疾病往往需要特殊营养治疗。

2.对症支持治疗

（1）一般治疗：注意营养，加强护理，预防感染。

（2）保肝治疗：常用葡醛内酯、双环醇、谷胱甘肽、辅酶A、维生素C、三磷酸腺苷等。

（3）利胆治疗：如果肝脏增大合并有胆汁淤积时需要利胆治疗，如熊去氧胆酸、茵栀黄等。

第十二节　呕血和便血

消化道出血按部位分为上消化道和下消化道出血。前者指Treitz韧带以上的消化道出血（食管、胃、十二指肠、胰腺、胆道），多为呕血（Hematemesis）或排柏油样便。便血（Melena）指Treitz韧带远端的消化道出血，多表现为鲜红、暗红，或果酱样便，出血量多时可反流到胃引起呕血。消化道出血主要临床表现为呕血、便血或两者并存。

（一）病因

1.假性呕血和（或）便血

见于因插管或外伤所致鼻咽部或气管出血，被吞咽至消化道而引起；新生儿咽下综合征；生后1~2天的胎便、移行便、久置后可呈黑色；口服铁剂、铋剂、碳末、酚酞等引起；阴道出血污染粪便。

2.全身性出凝血性疾病

某些重症疾病如感染、硬肿症、新生儿肺透明膜病等所致DIC引起者多见；还可见于新生儿出血症，迟发性维生素K缺乏症，血小板减少性紫癜或各种先天性凝血因子缺乏症。

3.消化道疾病

（1）反流性食管炎：GER致食管炎伴发溃疡时可出现呕血、黑便。并有顽固性呕吐、营养不良和生长发育迟缓。

（2）急性胃黏膜病变：指各种应激因素引起的胃黏膜急性糜烂、溃疡和出血。如颅内出血压增高、缺氧、败血症、低血糖、剧烈呕吐、非甾体类抗炎药、皮质类固醇等。多于生后1~2天起病。

（3）急性胃肠炎：可见发热、呕吐、腹泻、严重者有便血和（或）呕血。

（4）肠梗阻：可有呕吐、腹胀、呕血和便血。可因肠旋转不良、肠重复畸形引起。

（5）食物蛋白诱导的小肠结肠炎、先天性巨结肠、NEC也可有呕血和（或）便血。

（6）乙状结肠、直肠及肛门疾病：多表现为便血，可因息肉、肛门-直肠裂等引起。

（7）血管畸形（血管瘤、动静脉瘘）：据其不同部位可引起便血或呕血。

（8）早发性炎症性肠病：克罗恩病、溃疡性结肠炎等。

（二）诊断

1.详细询问病史

详细、明确的病史对疾病的诊断、鉴别诊断、治疗和以后至关重要。

出血量的多少应根据以下来判断：

（1）呕血、便血情况，呕出咖啡样物，一般出血量不大。呕红色或暗红色血，出血量较大。呕血同时有暗红色血便，出血量大。

（2）生命体征：心率增快，血压下降出现休克表现说明出血量大。

（3）实验室检查：①Hb值出血后1小时开始下降，血液充分被稀释需要24~36小时，故要连续观察Hb以估计出血量。②除外肾衰竭后，BUN升高，也提示出血量较大。

（4）应注意询问有无其他伴随症状，如反应差、吃奶差、发热、体温不升、排便不畅等。

2.体格检查

详细进行身体各系统检查外，特别要注意腹部、皮肤黏膜检查及生命体征的稳定情况。

3.实验室检查

血常规、便常规+潜血、呕吐物潜血、凝血功能、肝功能、血型、BUN等。

4.辅助检查

（1）内镜检查：电子胃镜、小肠及结肠镜检查能确定出血部位及情况，能在直视下活检和止血并发现浅表及微小病变。

（2）X线检查：腹部立位平片可排除肠梗阻和肠穿孔，对小肠扭转、NEC及胎粪性腹膜炎尤为重要。钡剂造影宜在非出血期进行，钡灌肠对下消化道疾病及肠套叠有诊断价值。

（3）同位素扫描及血管造影术：可用^{99}锝-硫胶或其他锝酸盐标记的红细胞扫描，对亚急性或间歇性出血最有价值。血管造影术为损伤性检查，新生儿很少用。

5.外科手术探查

出血经内镜保守治疗效果不佳；经内科输血、扩容治疗循环不能改善或好转后又恶化；在补液或排尿量足够的情况下，血尿素氮仍持续上升提示出血可能持续，需要外科手术探查。

（三）处理

1.禁食

保持安静及呼吸道通畅，监测生命体征。潜血阴性后可恢复饮食。

2.对症治疗

新生儿出血症可给予维生素K₁治疗。纠正休克（扩容、输血）、抗感染，并给予立止血、止血敏等。可输新鲜同型血10~20mL/kg，必要时可增加。输血前应迅速正确地判断出血量。

3.水分可电解质

保证静脉通畅，保证热量及入量，纠正酸碱平衡。

4.置胃管局部止血

（1）充分减压：有效的胃减压可减少胃的含血量，有利于损害的修复。

（2）冰盐水洗胃：尚有争议。持续冲洗对创面的刺激和对纤维块的破坏，本身可使出血时间延长。

（3）去甲肾上腺素灌注：其止血率达85%，100mL冷盐水+8mg去甲肾上腺素，10~20mL/次，保留30分钟，再吸出。可重复。

（4）通过胃管注入药物止血，保护黏膜：凝血酶（1/3支）稀释1倍、云南白药（1/3支）等注入止血。蒙脱石散（1/3支），磷酸铝凝胶（1/3支）等注入保护黏膜。

5.全身静脉滴注抑酸剂及止血药物

奥美拉唑（洛赛克）0.7~1mg/（kg·d），每天1~2次，用生理盐水20mL，15~30分钟滴注。止血敏10~15mg/（kg·次），每天2~3次口服、肌内注射或静脉注射。止血芳酸100mg/次，静脉注射。立止血0.33U/次静脉滴注或肌内注射。

6.治疗方法

内镜下止血治疗、手术治疗、病因治疗等。

第十三节　血尿

不论是镜下血尿或者肉眼血尿，足月儿少见，多见于早产儿，尤其在NICU中的早产儿。肉眼血尿是指可见到尿液变色呈洗肉血色或鲜红血色；新鲜离心的尿沉渣若红细胞≥5个/高倍视野时，则称为镜下血尿。

血尿的筛查是通过试纸条评估的，阳性结果提示红细胞、血红蛋白或者肌红蛋白尿。

进行尿显微镜检查。显微镜无红细胞，提示可能为游离血红蛋白尿或肌红蛋白尿。尿红细胞的显微镜检查可以提供血尿起源的线索，红细胞维持正常形态的红细胞提示下尿道来源。

（一）病因及临床特点

1.假性血尿

（1）尿酸盐尿：新生儿常见尿酸盐结晶，使得新生儿尿液呈粉红色。尤其常见于有脱水婴儿，母乳喂养未补充水分的婴儿多见。尿潜血试验阴性。

（2）血红蛋白尿（Hemoglobinuria）或肌红蛋白尿（Myoglobinuria）：前者见于新生儿ABO溶血病，后者见于难产挤压或窒息儿，提示肾功能不全。两者镜下都无红细胞，潜血试验阳性。

（3）先天性紫质症（Congenital porphyria）：大多数患儿有溶血性贫血。新生儿期即可排红色或葡萄酒色尿。罕见。

（4）新生儿假月经：女性婴儿在生后3~4天由于母体雌性激素的撤离而引起阴道出血，此血液混入尿中所致。

（5）其他：如尿布皮炎的皮肤破裂、直肠出血或包皮环切术中出血可引起尿布中出现红色，均可引起混浊，应加以鉴别。

2.全身性疾病所致的血尿

（1）出、凝血疾病：常见于新生儿出血症、DIC、先天性血小板减少性紫癜（同种免疫性或被动免疫性）及各种先天性凝血因子缺乏症。

（2）全身感染性疾病：①非泌尿系统感染引起的发热，易引起热性蛋白尿及轻度血尿，尤其是败血症或细菌性心内膜炎时，还可引起肾血管栓塞或血栓形成，亦可引起肾上腺皮质及髓质坏死，均可引起严重血尿。②泌尿系统邻近的组织器官炎症，如急性胃肠炎或腹膜炎时，可波及输尿管或膀胱，引起血尿，此时尿中的白细胞或脓细胞更见增多，亦可有菌尿。

（3）结缔组织病：先天性系统性红斑狼疮亦可引起血尿，但应伴有全身其他系统症状及体征。

3.泌尿系统疾病所致的血尿

肾损伤、脓尿症、泌尿道畸形、肾血管病变、药物性损伤、先天性肾脏疾病、肾肿瘤及肾结石等疾病均可导致血尿。

（二）诊断要点

1.判定患儿是否真的血尿

确定为血尿后，再根据病因进行相应的检查。

2.病史要点

新生儿血尿的病史，需要包括母亲病史、家族史、出生史和生后用药等，需要详细询问。

3.体格检查

体格检查应明确可能的出血来源，包括：

（1）会阴、直肠、阴道和包皮环切术。

（2）体温升高提示泌尿道感染。

（3）血压升高提示肾受累，尤其可能是由于血栓形成、皮质坏死，都需要紧急处理。婴儿常染色体隐性遗传性多囊肾（ARPKD）特别容易高血压。

（4）低血压可能表明感染或心功能不全。

（5）肾小球肾炎患儿出现水肿和血尿。

（6）心脏杂音提示继发于心内膜炎的肾小球肾炎。

（7）腰部肿块或扩张可继发于尿路梗阻性疾病、ARPKD、肾动脉或静脉血栓导致的肾增大。

（8）有出血性疾病的患儿可能有瘀点、瘀斑，或从脐带残端出血。

4.辅助检查

（1）尿液检查：表明患儿是否血尿，还是其他潜在的原因，白细胞在尿中出现，提示尿路感染。蛋白尿和红细胞管型支持肾小球肾炎的诊断。大多数患儿应该做尿培养，因为尿路感染是一种比较常见的血尿的原因和需要紧急治疗。

（2）影像检查：泌尿系超声（肾、输尿管、膀胱）对泌尿系的形态结果有较好的价值。CT对于评价膀胱出口梗阻或者肿瘤有效，CT比B超判断血栓或者钙化都更灵敏。

（三）处理原则

一般情况下，血尿时的对症处理并不重要。虽然在诊断和鉴别诊断时亦需遵循疾病定位和定性的原则，但在新生儿期，定性对血尿的诊断更起着决定性的作用。

第十四节　水肿

水肿（Edema）是新生儿期常见的症状之一，出生时已有全身性水肿称胎儿水肿（Hydrops fetalis），并常伴浆膜腔积液。生后各种原因所致的新生儿水肿多见于四肢、腰背、颜面和会阴部。

（一）新生儿水肿的原因和临床特点

新生儿水肿常见于早产儿，多为一过性，生后数天缓解。有一些持续水肿病例，多数为肾外起源。

1.生理性

正常新生儿的体液占体重的80%，高于其他年龄组，增加的部分主要在细胞外液，因此正常新生儿表现一定程度的水肿，早产儿尤为明显，甚至可出现指压痕，以手背、足背及眼睑等处明显。

2.贫血性

各种原因引起的严重贫血也可在新生儿出生后出现水肿，且水肿和贫血程度不一定完全平行。新生儿尤其体重＜1500g的早产儿维生素E贮存少，生后生长发育快，需要量大，缺乏时在新生儿后期出现水肿，以下腹部、外阴及大腿较明显，至生后6~8周贫血更明显，用维生素E治疗后水肿很快消失。

3.心源性

各种严重心律失常、心肌炎、先天性心脏病和心内膜下弹力纤维增生症均可在新生儿期发生心功能不全，而出现水肿。

4.肾源性

新生儿尤其早产儿肾功能发育不成熟，肾小球滤过率低，如钠摄入量或静脉输液量过多易发生水肿。其他如先天性肾病、泌尿系统各种畸形及肾静脉血栓形成也可引起水肿。

5.低蛋白血症

当血浆蛋白＜40g/L或白蛋白＜25g/L时可引起水肿。见于肝、肾等疾病。

6.内分泌

先天性甲状腺功能低下患儿有黏液水肿，皮肤粗厚，为非可凹性水肿，常伴反应低下、生理性黄疸延长及便秘等症状。肾上腺皮质功能亢进、神经垂体抗利尿激素或肾上腺皮质醛固酮代谢障碍均可发生新生儿水肿。

7.低钙血症

可导致新生儿全身性或仅两下肢水肿，发病机制尚未完全阐明，可能与钙离子参与调节肾小管上皮细胞膜的渗透性有关，补充钙剂后水肿可迅速消失。

8.新生儿硬肿症

在寒冷季节多见，与冻伤、感染、低氧血症等因素有关，可因毛细血管渗透性增加，间质液增多，呈可凹性水肿。又可因皮下组织饱和脂肪酸凝固，呈非可凹性水肿。

9.局部原因

新生儿期先天的局部水肿可见于生殖道畸形和原发的淋巴水肿（Milroy disease）。

10.卵巢过度刺激综合征

卵巢过度刺激综合征（Ovarian hyperstimulation syndrome，OHSS）主要临床特征包括早产、外阴和大腿有不同程度的肿胀、雌二醇水平和促性腺激素水平升高、卵巢囊肿。

该病为自限性疾病，无须治疗可自发缓解。但是，在随访期间要注意监测患儿促性腺激素和雌二醇水平。一般外阴水肿1周开始消退，14周左右完全缓解，卵巢囊肿也逐渐消失。

11.毛细血管渗漏综合征（Capillary leak syndrome，CLS）

是一种由于各种原因引起毛细血管内皮细胞损伤、血管通透性增加，致大量血浆蛋白渗漏到组织间隙引起的以低蛋白血症、低血压、急性肾缺血和全身高度水肿为主要临床表现的综合征，延误诊治常发展致多脏器衰竭和严重内环境紊乱，近年来，已成为导致新生儿死亡和预后不良的重要原因之一。

（二）诊断要点

胎儿水肿应在产前即作出诊断，可从B超测出胎儿皮肤厚度，如或有胎盘增大、浆膜腔积液可得出初步诊断。也可通过B超发现心脏畸形，或通过羊水检查胎儿血型、血型免疫物质、胆红素、染色体核型或DNA及血红蛋白电泳等，有助于病因诊断和治疗。

根据病史、症状、体征及血尿化验等可对新生儿水肿的病因做出诊断。对某些罕见的病因则需进一步行特殊的免疫、内分泌、染色体等检查。

（三）治疗要点

胎儿水肿的治疗包括寻找病因和治疗并发症，出生后需要成功复苏（包括气管插管、使用肺表面活性物质、脐静脉置管），如果有大量腹腔积液和胸水，需要立即胸腔（腹腔）穿刺抽液。由于肺水肿，胎儿水肿患儿易于出现肺出血，因此需要较高的呼气末正压。

1.呼吸管理

由于胸腔或腹腔积液，肺发育不良、PS缺乏、水肿、皮肤水肿导致胸壁顺应性减低等原因，有时还伴有PPHN，患有胎儿水肿的新生儿出生后需要呼吸支持。持续的胸腔积液可能需要放置持续引流。胸水也可能压迫横膈和影响肺膨胀。

2.液体和电解质治疗

目的是为了缓解水肿。液体入量需要限制，当有血容量不足的体征时，才给予扩容。水肿的新生儿常有细胞外水钠过多，复苏时可能又增加了水和钠的摄入，因此，应在进入NICU病房后尽快去除。最初的维持液，应尽可能减少钠的含量，监测每日血清和尿钠水平、尿量和体重，以保证液体和电解质平衡。尿钠有助于鉴别血液稀释和尿液丢失引起的低钠血症。

3.心血管系统管理

休克是水肿患儿突出的表现。水肿的患儿，有毛细血管渗漏引起的低血容量、血管张力减低和由于窒息或感染导致的心肌收缩力下降。需要改善毛细血管通透性，维持血管间隙容量，纠正静脉回流受损的原因，维持正常血压和中心静脉压。注意监测外周灌注、心率、血压和酸碱平衡。

第五章　胸部与呼吸系统疾病

第一节　新生儿窒息

新生儿窒息（Asphyxia）是指由于产前、产时或产后的各种病因使新生儿出生后不能建立正常呼吸，引起缺氧并导致全身多脏器损害，是围产期新生儿死亡和致残的主要原因之一。正确的复苏是降低新生儿窒息死亡率和伤残率的主要手段。

一、概述

新生儿窒息是导致全世界新生儿死亡、脑瘫和智力障碍的主要原因之一，新生儿窒息导致的死亡已经占到了新生儿死亡的1/4。根据我国妇幼卫生监测显示，排名前三位的死因为早产和低体重、窒息、肺炎。窒息占第二位。智力致残原因依次为产时窒息、早产、宫内窘迫等。产时窒息为致残的首位原因。新生儿复苏项目能明显降低新生儿窒息的病死率和伤残率。

二、病因

新生儿窒息是由于产前、产时或产后的各种病因引起气体交换障碍，使新生儿出生后不能建立正常的自主呼吸。因此，凡使胎儿、新生儿血氧浓度降低的任何因素都可引起窒息，它可出现于妊娠期，但绝大多数出现在产程开始后，如果缺氧严重且发生较早，胎儿可死于宫内；如果缺氧发生在产程中或产后，则为产时窒息或娩出后的新生儿窒息。有报道凡有高危因素的分娩，新生儿窒息的发生率可达70%，应高度重视，做好复苏的准备。

三、病理生理

原发性呼吸暂停：胎儿或新生儿缺氧时，先有呼吸运动加快，若缺氧继续，则呼吸运动停止，心率减慢，此为原发性呼吸暂停。此时若及时给氧及必要的刺激，多能诱发自主呼吸。

继发性呼吸暂停：如窒息持续存在，婴儿出现深度喘息样呼吸，心率继续下降，同时血压开始下降，呼吸越来越弱，最后在一次深呼吸后进入继发性呼吸暂停。在此阶段，心率、血压及血氧饱和度均持续下降，新生儿对外界刺激无反应，此时必须给予正压人工呼吸。

出生时不易鉴别原发性呼吸暂停和继发性呼吸暂停，应按继发性呼吸暂停处理，以免延误治疗。

出生前后肺和肺循环的改变：胎儿期由于氧供来自胎盘，胎儿只有很少部分的血液流经胎肺。胎肺不含气，肺泡内为液体充填，肺小动脉关闭，血液由肺动脉经动脉导管流至主动脉，动脉导管开放。

出生时空气进入肺泡，呼吸建立，肺泡张开。1/3肺液出生时经产道挤压，由口腔、鼻腔排出，余者由肺泡进入肺周围的淋巴管。肺液的排出取决于最初几次呼吸的强度，第一次呼吸所需压力为正常呼吸的2~3倍。肺小动脉开放，流经肺的血液量明显增加，原先经动脉导管流至主动脉的血，现流到肺内，动脉导管关闭。

窒息时缺氧及肺灌注减少，窒息的新生儿出生未建立正常的呼吸，肺泡不扩张，肺液排不出，不能进行气体交换，造成缺氧。窒息时血氧饱和度下降、酸中毒，使新生儿肺内小动脉仍保持收缩状态，动脉导管继续开放，血液不经肺而进入主动脉，即使肺泡开放，氧气也不能进入血液，更使缺氧加重。

窒息造成的低氧血症引起多脏器损害，尤其是呼吸中枢供氧不足加重呼吸抑制。故正压人工呼吸改善全身缺氧，尤其是改善呼吸中枢缺氧是窒息复苏的关键措施。

四、诊断

Apgar评分（表5-1）的应用：Apgar评分由5项体征组成，5项体征中的每一项授予分值0、1或2，然后将5项分值相加，即为Apgar评分的分值。在新生儿生后1分钟和5分钟做出Apgar评分。当5分钟Apgar评分<7时，应每隔5分钟评分一次，直到20分钟。一般将1分钟Apgar评分0~3分诊断为重度窒息，4~7分为轻度窒息。Apgar评分作为评估新生儿出生时生命状况和复苏效果是一种简捷实用的初筛指标。

表5-1　Apgar评分

体征	0分	1分	2分	1分钟	5分钟	10分钟	15分钟	20分钟
肤色	青紫或苍白	四肢青紫	全身红润					
心率	无	< 100 次 /min	> 100 次 /min					
呼吸	无	微弱，不规则	良好，哭					
肌张力	松软	有些弯曲	动作灵活					
对刺激反应	无反应	反应及哭声弱	哭声响，反应灵敏					
总分								

但是，近些年人们对Apgar评分的诊断价值不断提出质疑，但临床工作中仍然是诊断新生儿窒息的重要依据。有条件的医疗单位应增加脐动脉血气作为新生儿窒息的诊断标准。脐动脉血气代表新生儿在产程中血气变化的结局，能揭示有无缺氧、酸中毒及其严重程度，反映窒息的病理生理本质，被认为比Apgar评分更客观、更具有特征性。

美国儿科学会联合美国妇产科医师学会的新生儿窒息诊断标准，必须同时具备以下4条：

（1）生后严重代谢性酸中毒（脐动脉血pH<7）。

（2）Apgar评分0~3分持续>5分钟。

（3）有神经系统症状如惊厥、昏迷及肌张力低下等。

（4）有多器官损害。并明确指出：低Apgar评分并不等同于窒息，如将Apgar评分作为诊断窒息的唯一标准，则是对Apgar评分的误解和滥用。

我国新生儿窒息的诊断方案如下：

（1）新生儿生后仍做Apgar评分，在二级及以上或有条件的医院出生后应即刻做脐动脉血气分析，Apgar评分要结合血气结果做出窒息的诊断。

轻度窒息：Apgar评分1分钟或5分钟<7分，伴脐动脉血pH<7.2。

重度窒息：Apgar评分1分钟<3分或5分钟<5分，伴脐动脉血pH<7.0。

（2）未取得脐动脉血气分析结果的，Apgar评分异常，可称之为"低Apgar评分"。

（3）应重视围产期缺氧病史，尤其强调宫内窘迫及胎心率异常，在有条件的医院常规定时做胎心监护，呈现不同程度胎心减慢，可变减速、晚期减速、胎心变异消失等，可作为新生儿窒息的辅助诊断标准，尤其是对于没有条件做脐动脉血气的单位，可作为诊断的辅助条件。

第二节　胎儿窘迫

胎儿窘迫（Feta distress）又称胎儿宫内窘迫，是指孕妇、胎儿或胎盘的各种高危因素引起胎儿在子宫内缺氧和酸中毒，表现胎心率及一系列代谢和反应的改变，以及危及其生命和健康的综合表现。新生儿出生窒息常与胎儿窘迫有关，胎儿窘迫和出生窒息都是新生儿死亡和致残的重要原因。

一、病因

凡影响胎儿和母体间气体交换引起胎儿低氧血症的因素都可引起胎儿窘迫。常见原因如下：

1.孕妇缺氧性疾病

如妊娠合并心脏病、肺部疾病、贫血、感染性疾病等引起低氧血症，减少对胎儿的氧供给，导致胎儿窘迫。

2.胎盘异常

胎盘位置异常如前置胎盘，胎盘形态异常如帆状胎盘、轮状胎盘等，胎盘病理改变如胎盘血管硬化、变性、坏死等，皆可引起母胎之间气体交换不充分，导致胎儿窘迫。

3.胎儿脐带异常

脐带发育异常或病变如脐带过长、过短，脐带缠绕，脐带打结及扭曲，脐带血肿及阻塞，脐带脱垂等皆可使脐动、静脉血流不畅及阻断，造成胎儿胎盘循环障碍，引起胎儿窘迫。

4.胎儿疾病

如胎儿先天性心脏畸形，胎儿血液系统疾病如先天性血红蛋白病、母儿血型不合等降低胎儿血红蛋白的携氧能力，降低组织供氧，导致胎儿窘迫。

5.产程异常

产程中的许多因素，如产程延长尤其是第二产程延长、宫缩异常、母亲感染、饥饿、脱水等可造成胎儿急性缺氧。各种原因引起的孕妇休克，孕妇血管病变，因子宫收缩过强、过频等引起绒毛间隙压力过高等，皆可造成母体胎盘循环障碍，影响母子间的气体交换，使胎儿缺氧，引起胎儿窘迫。

二、病理生理

胎儿窘迫时血液中CO_2积聚，pH下降，发生呼吸性酸中毒。随缺氧的加剧，无氧代谢加强，血中乳酸增加，致胎儿代谢性酸中毒。因此，胎儿窘迫的病理生理过程是缺氧、呼吸性酸中毒和代谢性酸中毒同时存在，共同作用引起胎儿脑、心脏、肺脏、肾、肾上腺等重要脏器的损伤。

胎儿轻度缺氧时，CO_2蓄积及呼吸性酸中毒使交感神经兴奋，肾上腺素分泌增多，代偿性血压升高及心率加快，重度缺氧时，迷走神经兴奋，心功能失代偿，心率由快转慢。缺氧使肠蠕动亢进，肛门括约肌松弛，胎粪排出，污染羊水。妊娠期慢性缺氧可使胎儿生长受限，分娩期急性缺氧可致出生窒息、缺氧和多脏器损伤，可引起死亡及神经系统后遗症。

与新生儿窒息相似，胎儿窘迫也经历原发性呼吸暂停、继发性呼吸暂停等阶段，只是在子宫内不易观察到，出生窒息常为胎儿窘迫的延续。

三、诊断

胎儿窘迫按发生的时间可分为孕期胎儿窘迫和分娩期胎儿窘迫。本节主要讨论分娩期胎儿窘迫。分娩期胎儿监护是诊断分娩期胎儿窘迫的必要手段，是采用生物物理和生物化学的手段对胎儿宫内安危状态进行评价的方法。

1.胎儿心率监护

电子胎心监护（Electronicfetalmonitoring，EFM）作为一种评估胎儿宫内状态的手段，其目的在于及时发现胎儿宫内缺氧，以便及时采取进一步措施，或考虑阴道助产或剖宫产终止妊娠。

胎心监护异常的判断：

（1）基线：胎心率基线是指无胎动无宫缩影响时10分钟以上的胎心率平均值。不包括周期性变化和一过性变化。正常胎心率基线维持在120~160次/min。

胎心率基线异常分为：

胎儿心动过速：指胎心率基线＞160次/min，持续＞10分钟。为交感神经兴奋所致，引起胎儿心动过速的原因有：胎儿疾病，如胎儿缺氧、胎龄过小、迷走神经不成熟、胎儿贫血、胎儿感染等；母亲疾病，如感染导致发热、母亲甲状腺功能亢进或使用了兴奋交感神经的药物等。

胎儿心动过缓：指胎心率基线＜110次/min，持续＞10分钟。轻度胎儿心动过缓无危险，多为枕后位或枕横位导致胎头受压所致；重度胎儿心动过缓见于严重的胎儿窘迫，如发现胎心率基线由正常范围进行性减慢至100次/min以下，要高度怀疑胎儿已发生低氧血症，易发生新生儿窒息，需紧急处理。胎儿心动过缓也可见于胎儿先天性心脏传导阻滞。

（2）基线变异：指每分钟胎心率自波峰到波谷的振幅改变，分为短变异和长变异。正常胎心基线变异反映经大脑皮质、中脑、迷走神经及心脏传导系统的神经通路活动良好，胎儿储备功能良好，是胎儿健康的表现。在胎心监护中基线变异是判断胎儿安危的重要依据之一。变异加大多见于胎动频繁和急性早期缺氧，而变异减少是胎儿慢性缺氧及酸中毒的表现。基线变异减少或消失也常受一些因素干扰，如胎儿睡眠、胎儿不成熟、缺氧、镇静药的应用及胎儿严重中枢神经系统畸形等。基线变异减少或消失，常提示胎儿宫内缺氧，出生后可能有窒息，需引起警惕。

（3）减速、加速、正弦图对胎儿的状况均有一定提示价值。

2.羊水性状监测

羊水是胎儿的外围保护，使其不致受到挤压，防止胎体畸形和胎肢粘连，羊水的性状可以在一定程度上反映胎儿的状况。①血性羊水提示有无胎盘早剥、血管破裂等出血情况。②羊水异味应注意有无宫内感染。③金黄色羊水应注意溶血性疾病。

对于羊水胎粪污染的临床意义有争议，一些学者认为是胃肠道成熟的反映，羊水胎粪污染的发生率随胎龄的增长而增加，是一种生理过程；但另一些学者认为，羊水胎粪污染与胎儿缺氧引起迷走神经兴奋、肠蠕动亢进和肛门括约肌松弛有关。如前羊水少，羊水Ⅲ度污染，表示缺氧严重，时间至少已过6小时；羊水Ⅱ度污染常表示急性缺氧；Ⅰ度污染多表示慢性缺氧的代偿期。

3.胎儿头皮血气

分析血样由胎儿先露部获得（通常是头皮，有时可为臀部），此操作仅能在破膜后进行，禁忌证为胎儿有血液系统疾病或孕妇患单纯疱疹、HIV等感染性疾病。根据血气分析值等判断胎儿有无缺氧、酸中毒。有人提出pH < 7.20为异常，pH < 7.15为危险，pH 7.25~7.30为正常。

4.胎儿脉搏血氧饱和度测定

在胎儿心率监护不能明确诊断时，胎儿脉搏血氧饱和度测定是一种有力的辅助措施。

四、胎儿窘迫的处理

产程中胎儿监护的目的主要是发现胎儿宫内缺氧，当出现异常时要及时寻找原因并采取措施，缓解胎儿缺氧。常用的保守性措施有吸氧、改变体位、静脉输液、停用缩宫素、纠正仰卧综合征、宫缩过强者使用宫缩抑制剂、阴道检查以排除脐带脱垂等。吸氧可以增加氧气的供给，改变体位可以解除脐带受压导致的减速，静脉输液可以增加血容量从而增加子宫和胎盘血流量。停用缩宫素可以减少宫缩过频的发生。

胎儿窘迫如果无法去除病因，保守性措施治疗无效，应在短时间内结束分娩，若短时间内经阴道分娩困难，可考虑剖宫产，让胎儿脱离宫内缺氧环境。

第三节　新生儿复苏技术

新生儿窒息是新生儿死亡、伤残的重要原因，正确规范的复苏对降低窒息的死亡率、伤残率非常重要。

一、复苏的准备

1.医务人员的配备

（1）每次分娩时有1名熟练掌握新生儿复苏技术的医护人员在场，其职责是照料新生儿。

（2）复苏1名严重窒息儿需要组成3~4人的复苏团队，复苏团队每个成员需有明确的分工，均应具备熟练的复苏技能。

（3）多胎分娩的每名新生儿都应由专人负责。

2.器械和用品的准备

产房内应备有整个复苏过程所必需的、功能良好的全部器械。预计新生儿高危时，应将器械打开备用。

常用的器械和用品如下。

（1）吸引器械：吸引球囊、吸引器和管道、吸管（5F或6F、8F、10F、12F）、胃管（8F），胎粪吸引管。

（2）正压人工通气器械：新生儿复苏气囊或T-组合复苏器、不同型号的面罩（最好边缘有软垫）、配有气流表和导管的氧源，有条件者准备脉搏血氧饱和度仪、空氧混合仪。

（3）气管内插管器械：带直镜片的喉镜（0号，早产儿用；1号，足月儿用）、喉镜的备用灯泡和电池、不同型号的气管导管、金属芯、剪刀、气管导管的胶带或固定装置、酒精棉球。有条件者准备喉罩气道、二氧化碳监测器。

（4）其他：辐射保暖台或其他保暖设备、温暖的毛巾、肩垫、氧气导管、无菌手套、时钟、听诊器（最好新生儿专用）、胶布等。

3.药品准备

药品：1：10000肾上腺素、等渗晶体液（生理盐水或乳酸林格液）、注射用水。静脉插管用品：消毒手套、解剖刀或剪刀、碘酒溶液、脐带胶布、脐静脉导管（3.5F、5F）、三通管。注射器（1、3、5、10、20、50mL）、针头等。

二、复苏方案

新生儿窒息目前采用的复苏方案为ABCD方案。

A（Airway）建立通畅的气道

B（Breathing）建立呼吸，进行正压人工通气

C（Circulation）进行胸外心脏按压，维持循环

D（Drug）药物治疗

约90%的新生儿可以毫无困难地完成宫内到宫外环境的过渡。他们需要少许帮助或根本无须帮助就能开始自主且规则的呼吸；约有10%的新生儿在出生时需要一些帮助才能开始呼吸；约有1%需要使用各种复苏措施才能存活。窒息复苏分4步，每次评估后才进入下一步，每一步都有严格的标准（表5-2）。

表5-2　新生儿窒息急救处理

步骤1	是否初级复苏指标：足月吗？羊水清亮吗？有呼吸和哭声吗？肌张力好吗？	入初级复苏（A）
	A—初级复苏：保暖，摆正体位，吸引，擦干，刺激	
步骤2	是否正压通气指标：心率＜100次/min，呼吸不好（暂停、喘息样呼吸）	入球面正压通气（B）
	B—球面正压通气（监测SPO₂）	
	是否胸外按压指标：心率＜60次/min	入CPR（C）
	C—胸外按压	
	是否插管指征：心率＜60次/min，按压30s无效（按压时即准备插管、准备肾上腺素）	入气管插管（仍C）
步骤3	是否肾上腺素指征：心率＜60次/min，按压30s无效（即人工呼吸30s，胸外按压30s仍然无效）。	入肾上腺素（D）
步骤4	D—肾上腺素0.1~0.3mL/kg，气管内0.1~1mL/kg（扩容NS 20mL/kg 10min）	
总结	心率：＜100次/min按压，＜60次/min插肾	

注：1.气管插管后复苏失败需考虑：气胸、PPHN、膈疝、心脏功能损害（先心、胎儿失血/母出血）、气管位置不对。

2.高级生命支持包括稳定内环境（Hct、血糖、血气、电解质）、维持器官功能（心脑肺肾肠的缺氧损伤和水肿）。

3.平均动脉压（MAP）=（收缩压+2舒张压）/3=舒张压+1/3脉压差，需大于患儿胎龄。

三、复苏的实施

1.快速评估

出生后立即用几秒钟的时间快速评估以下4项指标。

（1）是否足月儿：早产儿常由于肺发育不成熟、肌肉无力而不能进行有效的呼吸，而且生后不能很好地保持体温，因此，应当将早产儿放在辐射保暖台上进行评估和初步复苏。

（2）羊水是否清亮：羊水正常是清亮的，如羊水有胎粪污染则不清亮，常是宫内缺氧的结果。

（3）是否有哭声或呼吸：是判断新生儿有无窒息的最重要指标，观察新生儿胸部就可以看出是否有呼吸，有力的哭声也说明有呼吸。喘息是在缺氧或缺血时发生的一系列单次或多次深吸气，说明有严重的呼吸抑制。

（4）肌张力是否好：也是判断新生儿有无窒息的重要指标，健康足月新生儿应四肢屈曲且活动很好。

如以上任何一项为否，则需要进行以下初步复苏。

2.初步复苏

（1）保暖：将新生儿放在辐射保暖台上或因地制宜采取保温措施，如用预热的毯子裹住婴儿以减少热量散失、将床垫预热、提高环境温度等。

早产儿尤其是VLBW儿，即使用传统的措施减少热丢失，仍会发生低温。因此推荐塑料膜保温措施。

（2）建立通畅的呼吸道：

摆正体位：新生儿应仰卧，颈部轻度仰伸到"鼻吸气"位置，使咽后壁、喉和气管成直线，可以让空气自由出入。应注意勿使颈部伸展过度或不足。

吸引：胎儿娩出后，如口咽部有分泌物，用吸球或吸管先口咽后鼻清理分泌物。过度用力吸引可能导致喉痉挛和迷走神经性的心动过缓和延迟自主呼吸的开始。应限制吸管的深度和吸引时间（＜10秒），吸引器的负压不超过13.3kPa（100mmHg）。

羊水胎粪污染时的处理，中国新生儿复苏项目专家组做如下推荐：当羊水胎粪污染时，首先评估新生儿有无活力：新生儿有活力时，继续初步复苏；新生儿无活力时，应在20秒内完成气管插管及用胎粪吸引管吸引胎粪。

气管插管吸引胎粪的方法：将气管导管插入气管，连接胎粪吸引管和吸引器吸引，边退气管导管边吸引，3~5秒将气管导管撤出气管外并随手快速吸引一次口腔内分泌物，全部操作20秒内完成。

（3）擦干：快速擦干全身。

（4）刺激：用手拍打或手指弹患儿的足底或摩擦背部2次以诱发自主呼吸，如无效，表明新生儿处于继发性呼吸暂停，应按以下步骤继续进行复苏。

初步复苏需时30秒。

3.评价新生儿及继续复苏步骤

初步复苏后评估新生儿的3项指标，呼吸、心率、皮肤颜色（SPO_2）。评估呼吸可观察新生儿有无正常的胸廓起伏及听诊双肺呼吸音。评估心率可触摸新生儿的脐动脉搏动或用听诊器听诊新生儿的心跳，数新生儿6秒的心跳次数，乘以10即得出每分钟心率的快速估计值。

4.正压通气

（1）正压通气的指征：呼吸暂停或喘息样呼吸和（或）心率＜100次/min，给正压通气。正压通气是复苏流程中最重要的部分。

对有以上指征者，要求在黄金一分钟内实施有效的正压通气。

如果新生儿有呼吸，心率＞100次/min，但有呼吸困难或持续发绀，给清理气道、脉搏血氧饱和度监测，可常压给氧或持续气道正压通气（CPAP），特别是早产儿。

（2）无论足月儿或早产儿，正压通气均要在血氧饱和度仪的监测指导下进行。足月儿开始用空气进行复苏，早产儿开始给21%~40%的氧，用空气-氧混合仪根据血氧饱和度调整给氧浓度，使氧饱和度达到目标值。

利用自动充气式气囊复苏时，有3种氧浓度可用：自动充气式气囊不连接氧源，氧浓度21%（空气）。连接氧源，不加储氧器，可得到约40%浓度的氧。连接氧源，加储氧器得90%~100%浓度的氧。

脉搏氧饱和度仪的传感器应放在导管前位置（即右上肢，通常是手腕或手掌的中间表面）。

（3）正压人工通气的频率和压力：正压人工通气的呼吸频率为40~60次/min。使足月新生儿肺开始膨胀所需要的吸气峰压是30~40cmH$_2$O（1cmH$_2$O=0.098kPa），以后维持20~25cmH$_2$O。有效的正压通气应显示心率迅速增快，胸廓起伏及两侧呼吸音良好，最好应有压力监测。早产儿可用的吸气峰压为20cmH$_2$O或更低，早产儿复苏最好应用T组合复苏器。

（4）矫正通气步骤：如达不到有效通气（胸廓无起伏），需做矫正通气步骤，包括，检查面罩和面部之间是否密闭，再次通畅气道（可调整头位为鼻吸气位，清除分泌物，使新生儿的口张开）及增加气道压力。矫正通气后，如心率＜100次/min，可进行气管插管或使用喉罩气道。

（5）评估及处理：经30秒有效正压通气后，如有自主呼吸且心率＞100次/min，可逐步减少并停止正压通气，根据脉搏血氧饱和度值决定是否常压给氧；如心率＜60次/min，气管插管正压通气并开始胸外按压。

（6）插胃管：持续气囊面罩正压通气（＞2分钟）可产生胃充盈，应常规经口插入适当大小的胃管，用注射器抽气并保持胃管远端处于开放状态。

（7）正压人工呼吸复苏装置的应用

自动充气式气囊：是目前最常用的复苏装置，如名称所指，在无压缩气源的情况下，可自动充气，如不挤压，一直处于膨胀状态。它的吸气峰压（PIP）取决于挤压气囊的力量，它不能提供PEEP。

气流充气式气囊：又称麻醉气囊，靠压缩气源来的气流充盈，不用时处于塌陷状态，当气源将气体压入气囊，且面罩紧贴面部时气囊才能充盈。PIP由进入气体的流速，气流控制阀的调节和挤压气囊的力量决定。可提供PEEP，可做常压给氧。

T-组合复苏器：是近年来国际上应用比较多的一种正压通气装置，由一个调节压力的装置和一个手控的T形管道构成。单手操作，操作者用拇指或其他手指堵塞或打开T形管的开口，使气体交替进出新生儿体内，给予间断的PIP。主要优点是可提供PEEP，预设PIP和PEEP，并使PIP和PEEP保持恒定，更适于早产儿应用。

面罩的特点和有效应用：面罩有不同的形状、大小，可以用不同的材料制成。新生儿面罩的选择取决于是否适合新生儿的面部。

面罩分为2种形状，圆形和解剖形。解剖形面罩适合面部的轮廓，当放在面部时，它的尖端部分刚好罩在鼻上。面罩边缘应能覆盖下颌的尖端、口和鼻，但勿覆盖眼睛。

5.胸外按压

（1）胸外按压的指征：30秒有效的正压通气后，心率持续＜60次/min，应在继续正压通气的同时开始胸外按压。

在胸外按压前为保证正压通气有效地进行，应气管插管正压通气，配合胸外按压。胸外按压时给氧浓度要提高到100%。

（2）胸外按压的手法：胸外按压有两种手法：①拇指法，双手拇指端压胸骨，根据新生儿体型不同，双拇指重叠或并列，双手环抱胸廓支撑背部。②双指法，右手食、中两个手指尖放在胸骨上进行按压，左手支撑背部。

（3）胸外按压的位置和深度：给新生儿施行胸外按压时，对胸骨下1/3用力，位置在两乳头连线中点下方（胸骨下1/3处）。注意避免直接对剑突用力。摆好手与手指的位置后，要用足够的压力使胸骨下陷约前后胸直径1/3的深度，然后放松令心脏充盈。1次按压包括1次下压与1次放松的动作。实际下压的距离取决于新生儿的体型大小。

（4）胸外按压的操作：胸外按压的下压时间应稍短于放松时间，使心脏输出量达到最大。胸外按压时拇指或其他手指的指尖（根据使用按压方法的不同）在按压和放松的过程中，应始终不离开胸骨的压迫区。两次压迫之间，拇指或其他手指不得离开胸部。

（5）胸外按压与呼吸的配合：胸外按压要两人合作完成，一人进行正压通气，一人做胸外按压。胸外按压要与呼吸很好地配合，在按压放松的时候要保证胸廓能很好地扩张，但按压者的拇指不能离开胸壁。按压与呼吸的比例为3∶1，即每分钟按压90次，人工呼吸30次，共120次，每1循环（按压3次通气1次）需时2秒。每次人工呼吸后第1次按压时呼气。按压45~60秒后评估心率，如心率＞60次/min，停止胸外按压继续人工通气，如心率仍＜60次/min，加用药物肾上腺素。

6.气管插管

（1）气管插管的指征：①新生儿羊水胎粪污染且无活力时需气管插管吸引胎粪。②如正压人工呼吸不能充分改善临床症状，无良好的胸廓起伏，或需要正压人工呼吸持续超过数分钟时，可考虑气管插管，以改善正压通气的效果。③如需胸外按压，气管插管可有利于正压通气和胸外按压更好地配合，并使每次正压通气取得最大效率。④如需要用肾上腺素刺激心脏，在建立静脉途径前常用的途径是直接注入气管，需要气管插管。⑤疑有膈疝，不用面罩而用气管插管，可防止空气进入胃肠道，妨碍肺扩张。

（2）气管插管的实施。

选择喉镜：足月儿使用的型号喉镜镜片为1号，早产儿为0号。

根据体重选择合适内径的气管导管（表5-3）。

（3）确定气管插管深度：按体重计算插管深度。

经鼻插管深度＝［体重（kg）+7.5］cm

经口插管深度＝［体重（kg）+6.5］cm

表5-3 气管导管内径选择

新生儿体重（g）	导管内径（mm）	妊娠周数（周）
＜1000g	2.5	＜28
＜2000g	3.0	28~34
＜3000g	3.5	34~38
＞3000g	3.5~4.0	＞38

气管插管的步骤：

（1）操作者左手持握喉镜。

（2）保持新生儿的头部呈"鼻吸气"位置。整个过程中，应常压给氧。

（3）喉镜应沿着舌面右侧滑入，将舌推至口腔左侧，推进镜片直至尖端到达会厌软骨谷。

（4）轻轻提起镜片，提升整个镜片而非镜片尖端。

（5）寻找解剖标记，声带看起来像反向的字母"V"。必要时，吸引分泌物改善视野。

（6）如声门关闭，等待其开放。插入气管导管管端直到声带线达到声门水平。

（7）撤出喉镜时，将导管紧贴患儿上腭。如有金属芯，握住导管，将金属芯从管中撤出。以上步骤需要在30秒内快速完成。如无法暴露声门并在30秒内插入导管，则撤出喉镜，用气囊面罩给新生儿做正压人工呼吸使新生儿稳定，然后重试。

气管插管位置的判断：如导管已在正确位置，应观察到

（1）心率增加，心率迅速增加是插管位置正确和正压通气有效的重要指征。

（2）每次呼吸时胸廓对称扩张，有双肺呼吸音，但胃区无声音。

（3）呼气时，管内壁有雾气凝结。

（4）CO_2检测器可确定呼出CO_2的存在。

（5）胸片显示导管管端在锁骨或稍下水平。

喉罩气道是气管插管的替代装置，当气囊面罩人工通气不成功时应用喉罩气道和气管内插管的应用无明显的区别。但有以下情况，如需吸引胎粪污染的羊水、胸外按压、VLBW儿或需要气管内给药时应用气管内插管而不应用喉罩气道。喉罩气道不建议使用于需要较长时间通气的患儿。

7.药物

在新生儿复苏时，很少需要用药。新生儿心动过缓通常是因为肺部充盈不充分或严重缺氧，而纠正心动过缓的最重要步骤是充分的正压人工呼吸。但是在足够的100%氧正压人工呼吸和胸外按压45~60秒后心率仍＜60次/min，应给肾上腺素或扩容，或二者皆给。少数情况下，复苏后可用碱性液、麻醉药对抗剂或血管加压剂。

（1）肾上腺素：给药指征：在30秒正压通气和45~60秒胸外按压配合正压通气后，心率仍＜60次/min，需要使用心脏兴奋剂肾上腺素。

剂量和给药途径：过去推荐首剂量肾上腺素通过气管内导管给予，因为建立静脉给药途径需要时间，气管内给药迅速。但近年来研究显示，气管内给药如发挥作用所需剂量远大于通常的推荐剂量，因此，推荐一旦脐静脉途径建立，应尽可能脐静脉给药。推荐剂量是每次0.01~0.03mg/kg（即1：10000溶

液0.1~0.3mL/kg），不推荐大剂量静脉给药，可能存在引起高血压、心肌和神经功能的损害。在脐静脉通道未建立或正在建立时可先气管内给药，剂量大于静脉给药剂量，为0.05~1mg/kg（即1∶10000溶液0.5~1.0mL/kg），最大量不得超过0.1mg/kg，因其安全性尚未得出最后的结论。不论何种途径给药，肾上腺素的浓度应为1∶10000（0.1mg/mL）。

（2）扩容剂：扩容剂的应用指征：有低血容量的新生儿、已怀疑失血或新生儿休克（苍白、脉搏微弱、毛细血管再充盈时间＞3秒）且对其他复苏措施无反应时考虑扩充血容量。

扩容剂的选择：可选择等渗晶体溶液，推荐生理盐水或乳酸林格液，不选择胶体液如白蛋白。大量失血则需要输入与患儿交叉配血阴性的同型血或O型红细胞悬液。

使用方法：生理盐水首次剂量为10mL/kg，经脐静脉缓慢推入（＞5~10分钟）。在进一步的临床评估和观察反应后可重复注入。给窒息新生儿和早产儿不恰当的扩容会导致血容量超负荷或发生并发症，如颅内出血。

（3）纳洛酮：新生儿复苏应用纳洛酮应有严格的适应证，具备如下条件可使用纳洛酮：①正压通气使心率和肤色恢复正常后出现严重呼吸抑制。②母亲在分娩前4小时以内有应用麻醉、镇痛药历史。

应用时要注意：①必须先完成建立通畅的气道和正压通气。②母亲吸毒者或使用美沙酮者不能使用纳洛酮，否则可导致新生儿惊厥。纳洛酮剂量为0.1mg/kg，静脉或肌内注射。

新生儿复苏时不推荐使用碳酸氢钠，除非严重酸中毒，而纠正通气无明显好转患儿。

第四节　复苏后管理及特殊情况的处理

（一）复苏后的监护和管理

接受重大复苏的新生儿受到严重应激，可能有多器官损害的危险，这些损害也许不会立即表现出来。不要假设已成功复苏的新生儿就是健康的，可以像普通新生儿一样对待他们。发生复苏后并发症的可能性与复苏的时间和程度成正比。脐血或复苏后立即从新生儿采血检查pH及剩余碱值有助于评估窒息的程度。

复苏后的新生儿要给予最佳的护理，监测和调节好血糖。低血糖的干预标准：不论胎龄，低于2.6mmol/L（47mg/dL）为临床需要补糖处理的界限值。要及时对脑、心、肺、肾及胃肠等器官功能进行监测，早期发现异常并适当干预。新生儿窒息可以引起多脏器损害，如脑损害（HIE）、心肌损害、肺损害、肾损害、胃肠道损害、肝脏损害等，要早期发现，及时治疗，以减少窒息的死亡率和伤残率。

（二）特殊情况的处理

如按复苏流程规范复苏，患儿情况无改善，无良好的胸廓运动，未听及呼吸音可能存在以下问题。

1.气道机械性阻塞

（1）咽部或气管内有胎粪或黏液阻塞：清除气道内胎粪或黏液阻塞的有效方法是插入气管导管进行吸引。

（2）先天性后鼻孔闭锁：新生儿只能张口呼吸，否则出现呼吸窘迫，吸引管不能通过后鼻孔，需经口腔插入气管导管或放一塑料口腔气道缓解症状。

（3）咽部气道畸形：如Pierre-Robin综合征，新生儿出生时下颌短小，导致咽部气道严重狭窄，后置的舌进入咽并在喉上将其堵塞，引起呼吸困难。处理是使新生儿俯卧，使舌向下，打开气道，或经鼻腔插入气管导管。其他气道畸形如喉蹼、水囊状淋巴管瘤、先天性甲状腺畸形等。

2.肺功能损伤

任何聚集于胸腔内的物质可影响肺随胸廓扩张，导致新生儿呼吸窘迫、发绀和心动过缓。

（1）张力性气胸：多见于MAS，肺部胎粪阻塞致局限性肺气肿肺泡破裂所致，气胸引起呼吸窘迫、青紫和心动过缓，患侧呼吸音减低，X线胸片可确诊。处理是在患侧腋前线第4肋间隙沿肋骨上沿穿刺引流。

（2）先天性膈疝：因横膈构造不全，一些腹腔器官进入胸腔，压迫该侧肺，引起持续呼吸窘迫，舟状腹，疝侧呼吸音减低，X线胸片可确诊。这类病儿不能用面罩做正压人工呼吸，否则部分气体进入位于胸腔内的胃肠，影响肺充盈，加重呼吸窘迫。应气管插管通气，同时插胃管排气，最终需手术治疗。

（3）其他：先天性肺发育不全、宫内感染性肺炎等。

3.先天性心脏病

尽管正压人工呼吸有效，新生儿胸廓运动良好，两侧呼吸音清晰对称，但新生儿持续发绀或心动过缓，可能为先天性心脏病或先天性房室传导阻滞。必要时做胸片、心电图或超声心动图检查。有先天性心脏病的患儿很少在生后立即发病，所以无法成功复苏的原因多为通气问题。

（三）早产儿复苏

近年来早产儿复苏越来越受到人们的关注，对早产儿的复苏和复苏后的处理提出了更高的要求。

1.早产儿的病理生理特点

（1）皮肤薄、体表面积大（与体重比）、脂肪少，容易丢失热量。体温中枢不成熟，体温控制能力差。

（2）呼吸中枢发育不完善，呼吸肌力弱，造成自主呼吸困难。

（3）肺发育不成熟，PS缺乏，使通气困难，肺部容易受到正压通气的伤害。

（4）组织发育不成熟，易受过度吸氧的损害。

（5）发育中的脑组织毛细血管脆弱，容易破裂致颅内出血。

（6）血容量小，对失血引起的低血容量敏感。

（7）免疫系统发育不成熟，容易感染。

2.早产儿低体温的处理

早产儿低体温是导致新生儿死亡的危险因素，随时监测体温，避免过冷或过热，保持腋下温度36.5℃左右。

3.早产儿复苏用氧

早产儿更容易受到高氧损伤，不宜用100%氧复苏，建议小于35周的早产儿开始复苏用21%~40%的氧。早产儿肺发育不成熟，缺乏PS，空气也不能用于早产儿复苏。复苏时用空气-氧混合仪和脉搏血氧饱和度仪，上调或下调给氧浓度，使血氧饱和度逐渐增加至出生后导管前血氧饱和度标准值。当血氧饱和超过到95%时，停止用氧。

4.减少脑损伤

对胎龄不足32周的早产儿脑组织生发层基质内的毛细血管网极易破裂，导致IVH、脑积水和终身残疾，血流和氧供不足还可引起脑白质损伤并导致脑性瘫痪，可导致减少颅脑损伤。

为减少早产儿脑损伤可采取如下措施：

（1）对待早产儿的动作要轻柔。

（2）避免将早产儿摆成头低位（垂头仰卧位），复苏台必须是平的。

（3）避免过高的吸气峰压（Peak Inspiratory Pressures，PIP）或呼气末正压（PEEP）。给予足够的正压从而使心率上升，并保证足够的通气，但过高的PPV或PEEP会限制头部的静脉回流或造成气胸，增加IVH的危险。

（4）逐渐改变氧饱和度和CO_2水平。

（5）输液速度不要太快。如需要扩容，避免输液速度过快。

5.防治低血糖

早产儿肝发育不成熟，糖原储存低于足月儿，复苏后很可能迅速地耗尽而发生低血糖症。窒息后的低血糖加重脑损伤，因此，一定要监测血糖，维持血糖在正常水平。

6.预防NEC

经复苏的早产儿可有消化道出血，并有早期喂养不耐受及以后的NEC。开始数天予肠外营养，并可谨慎地给予母乳喂养，逐渐增加奶量。

7.警惕感染绒毛膜羊膜炎

常与早产的发生有关，胎儿感染可以引起围产期窒息。如果早产儿有感染的迹象，则需采集血培养及进行抗生素治疗。

8.氧损伤的预防

早产儿对高动脉氧分压非常敏感，易造成氧损害（ROP、BPD）。因此，需要规范化用氧，根据经皮血氧饱和度的监测调整用氧浓度，避免长时间、高浓度用氧。凡用氧者经皮血氧饱和度不得＞95%。

第五节　窒息多器官损害

一、病理生理基础

窒息的本质是缺氧，窒息早期由于海豹潜水反射的存在机体会发生体内血液重新分布，目的是保证心脑重要脏器供血。虽然，此时可出现呼吸暂停，但心血管系统是完整的，尚可维持心率、血压正常，有足够的心输出量，心脑血流灌注得以维持，一般不会产生严重的心及脑损害。随着窒息发展为重症窒息，缺氧、酸中毒加重（pH≤7），心肌缺氧，导致心功能障碍，心肌收缩力减弱，心排出量下降，出现心率减慢血压下降，心脑血流灌注减低，就会引起心脑器官严重损害，并出现肺动脉高压，持续胎儿循环。由于体内血流重新分布，非重要脏器如肾、肺、肠胃等在窒息早期就存在血流减少，易发生器官损害。可见窒息缺氧是各器官损害的病理生理基础。

二、病理解剖变化

脑足月儿为选择性神经元坏死，皮质及皮质下白质坏死，脑梗死、基底核大理石样改变及以蛛网膜下腔出血（SAH）和脑实质出血为主的颅内出血；早产儿以脑室周围白质软化（PVL）及室管膜下-脑室内出血为主。

三、新生儿窒息多器官损害诊断标准

1.明确的围产期窒息及缺氧病史

（1）围产期孕母存在窒息高危因素。

（2）明确的围产期缺氧和宫内窘迫史：①了解产时是否有滞产、母亲使用麻醉剂、羊水胎粪污染、脐带绕颈、脐带脱垂和胎盘早剥等。②了解胎心监护有无胎儿窘迫的证据，胎心率＞160次/min或＜100次/min、晚期减速、变异消失和胎心异常持续时间等。③重度宫内窘迫表现：胎心率减慢、胎心变异消失和反复晚期减速，提示心、脑缺氧。

（3）新生儿窒息：呈现呼吸抑制并需结合出生时脐动脉血pH及Apgar评分来诊断。轻度窒息：Apgar评分1分钟≤7分，或5分钟≤7分，且出生时脐动脉血pH＜7.2；重度窒息：Apgar评分1分钟≤3分和（或）5分钟≤5分，且出生时脐动脉血pH≤7.0。

2.新生儿窒息多器官损害的诊断标准

2个或2个以上器官损害为窒息多器官损害。

（1）脑损害：需符合新生儿HIE、颅内出血或颅内压增高的诊断。

HIE诊断主要依据临床表现，但需影像学检查（头颅B超、CT或MRI）证实并需要动态观察。建议有条件的医院应使用新生儿振幅整合脑电图（aEEG）在生后早期2~6小时进行连续监测，结合临床表现可辅助诊断HIE并进行临床分度，已证实其对诊断评估有较好的特异度和阳性预测值，且可成为HIE亚低温治疗的适应证。

（2）肺损害：①呼吸衰竭I型及Ⅱ型（临床表现及血气结果符合）。②需要呼吸支持，如无创和有创正压通气。③PPHN。④肺出血。⑤新生儿窒息合并急性肺损伤及急性呼吸窘迫综合征。

具备以上1条就可诊断，且需胸片、血气及肺脏超声证实。凡无呼吸衰竭的肺炎、MAS及RDS等肺疾病不能列为肺损害。

（3）心脏损害：①临床特征。a.心率减慢（＜100次/min）、心音低钝。b.烦躁哭闹、青紫、呈现心力衰竭表现。c.循环不良如面色苍白、指端发绀、毛细血管再充盈时间（前胸）＞3秒。d.严重心律失常和（或）心脏骤停。②心电图Ⅱ或V5导联有ST-T改变且持续＞2~3天。③血清肌酸激酶同工酶≥40U/L或心脏肌钙蛋白T≥0.1ng/mL。④超声心动图（推荐）：显示新生儿右心扩大，三尖瓣反流并有左心室壁运动异常，心脏射血分数常减少、心包积液、心肌收缩力降低、心排出量减少及肺动脉压力增高；或采用多普勒组织成像（推荐）显示窒息后24小时内二尖瓣收缩期峰值速度、舒张晚期峰值速度和室间隔峰值速度均降低。

满足第①条中至少一项，加上第②~④条之一可诊断心脏损害。无临床表现而仅有一项心肌酶（肌酸激酶同工酶）增高，不可诊断。

（4）肾损害：①临床有少尿、无尿，尿量<1mL（kg·h）持续24~48小时。②血尿素氮>7.14mmol/L，肌酐>100μmol/L。③血β$_2$微球蛋白和尿β$_2$微球蛋白是公认的能早期反映肾功能改变的灵敏指标。④推荐使用多普勒超声肾血流检测在新生儿生后第1天观察左右肾动脉主干收缩期峰值血流情况，窒息缺氧主要表现为血流灌注阻力增大，血流速度减慢，从而使血流灌注量减少。

凡符合①、②、③或④均可诊断肾损害。

（5）胃肠道损害：①喂养不耐受和胃滞留。②腹胀、呕吐咖啡样物、便血、肠鸣音减弱或完全消失。③X线呈现肠胀气、僵硬肠段、间隙增厚、肠壁积气、肠梗阻或穿孔等。

只满足第①条不可诊断胃肠道损害，满足第②、③条中任意一条可诊断。

（6）肝损害：生后1周内血清丙氨酸转氨酶>80U/L。

四、多器官损害的监测

窒息多器官损害发生率、病死率是较高的，且与永久性神经系统后遗症有关，对重症宫内窘迫及重症窒息需要严密的监护。

（1）维持中性温度，维持内环境稳定及水盐代谢平衡。

（2）心率、呼吸、血压、颅内压、氧饱和度、血气、血糖、尿量、心电图及胸腹片等监测。临床观察：皮肤颜色、脉搏强弱、周围循环、毛细血管再充盈时间、呼吸节律、意识、肌张力、原始反射、前囟张力、瞳孔反应、惊厥等。

（3）结合围产期缺氧病史、临床特征及相应器官损害的实验室检查和影像资料做诊断。

（4）新生儿肺脏超声可以监测是否出现肺水肿、肺实变不张、气胸等，具体表现如下：①肺实变、肺不张为基础的超声影像学：a.肺实变伴支气管充气征和（或）支气管充液征：是最重要的超声影像学表现。b.胸膜线异常与A线消失。c.非实变区可有肺水肿表现，如B线、AIS样等改变。d.可存在双肺点。e.可存在胸腔积液f.偶可见双肺点。②肺水肿、肺泡或（和）间质积液且无肺实变的超声影像学：a.轻度主要表现为AIS或双肺点；重度在急性期主要表现为致密B线、白肺或程度较重的AIS，随病情恢复亦可出现双肺点。b.轻度或重度均可有胸膜线异常、A线消失。c.胸腔积液：无论轻或重度均可有不同程度的单侧或双侧胸腔积液。d.无肺实变。③气胸的超声影像学：a.实时超声下肺滑消失：是超声诊断气胸最重要的征象，如存在可基本除外气胸。b.存在胸膜线与A线：如消失，可基本除外气胸。c.无B线：如存在，也可基本排除气胸。d.明确存在的肺点：是轻-中度气胸的特异性征象，但在重度气胸时无肺点。e.在M型超声下，沙滩征消失，气体所在部位呈平流层征。

五、多器官损害的治疗原则

基础治疗：维持中性温度、合理给氧，维持机体各器官正常血流灌注，保持内环境稳定，纠正酸中毒和水电解质紊乱。血压下降伴心率减慢者首选多巴胺10μg/（kg.min）静脉滴注，增加心肌收缩力和改善肾血流。血压持续降低者，可逐渐增加多巴胺至<20μg/（kg·min）或可加用多巴酚丁胺10~15μg/（kg·min），与多巴胺合用，静脉输注。

第六节　新生儿上呼吸道感染

病原体侵犯新生儿鼻和咽部出现的急性感染称新生儿上呼吸道感染。由于新生儿鼻腔小，鼻道狭窄，鼻黏膜柔嫩，血管丰富等生理特点，一旦其感染病原体，黏膜易充血、水肿而出现严重的鼻腔阻塞和呼吸困难等症状。

一、病因

以病毒为主，支原体和细菌少见。常见的病毒有呼吸道合胞病毒、流感和副流感病毒等。常见的细菌有葡萄球菌、大肠埃希菌、溶血性链球菌等，也可为衣原体和支原体感染。衣原体感染一般发生在宫内或分娩过程中。

二、临床表现

轻者只有鼻塞、喷嚏、流涕，偶尔咳嗽；重者发热，体温高低不一，持续几日不退，患儿拒食、呕吐、不安，有时伴腹泻，一般不发生脱水和酸中毒。有的新生儿还可出现鼻炎、咽喉炎等症状，比如患儿会出现哭声嘶哑、咽喉肿痛、鼻腔堵塞，呼吸时发出堵塞的呼噜声，有时无法经鼻呼吸，只得张口呼吸。

三、辅助检查

（1）血常规：病毒性感染时，白细胞计数多正常或偏低，淋巴细胞比例升高；细菌感染时，白细胞计数常增多，有中性粒细胞增多或核左移现象。

（2）病原学检查：因病毒类型繁多，且明确类型对治疗无明显帮助，一般无须明确病原学检查。细菌培养可判断细菌类型并做药物敏感试验以指导临床用药。

（3）X线胸片：肺部未见异常。

（4）肺脏超声影像：上呼吸道感染时肺部无疾病变化，所以表现为新生儿正常肺脏超声影像学表现：①新生儿正常肺脏在超声下呈低回声，胸膜线与A线均呈光滑、清晰、规则的线性高回声；二者等间距平行排列，从肺野浅部入深部，A线回声逐渐减弱至最后消失。在B型超声下形成一种类似竹节样的表现，称为竹节征。②出生3~7天的新生儿可有少数几条B线，但无肺泡-间质综合征，无胸腔积液和肺实变；出生7天以后则B线也消失，但在小胎龄早产儿，B线可能存在更长时间。③在实时超声下可见肺滑。在M型超声下，正常肺影像则呈典型的沙滩征。

需要注意上呼吸道感染可继发下呼吸道感染，可有肺水肿、肺实变不张等肺脏超声影像表现。

四、诊断

症状

本病患儿以鼻塞、喷嚏、流涕最常见，可有发热、咳嗽、拒食、呕吐、不安、腹泻、哭声嘶哑、呼吸困难等。听诊肺部有鼾音。可进行病原学检查协助诊断。

五、治疗

1.对症治疗

鼻塞明显者需使患儿口唇稍张开，使其适应暂时的经口呼吸，同时注意湿润和清洁口腔，不能吮乳时可挤出母乳，用小匙喂入。可以使用新生儿适用的感冒药以消除明显的鼻塞现象。

2.药物治疗

上呼吸道感染起病时多以病毒感染为主，早期不宜多用抗生素，应积极进行抗病毒治疗。在继发细菌感染时或发生并发症时选用适当抗生素。

六、预后

本病经积极的治疗一般预后较好。

七、护理

（1）因患儿发热、出汗多、皮肤潮湿，应注意腋下、颌下、腹股沟、后颈等部位皮肤的护理，有条件者应每日沐浴，上述部位擦干后涂爽身粉。

（2）上呼吸道感染患儿多数伴有腹泻，因此，每次便后应冲洗臀部并选择无刺激、柔软的尿垫，以防尿布皮炎或尿布疹的发生。

第七节　湿肺

新生儿湿肺（Wet lung of newborn）又称暂时性呼吸增快症（TTN），是一种由肺内液体吸收障碍引起的自限性疾病，一般在24~72小时内自行缓解。占晚期早产儿呼吸系统疾病的首位，是早期新生儿呼吸窘迫常见原因之一。

一、病因及发病机制

胎儿出生前肺泡内有一定量液体（20~35mL/kg），胎儿肺液由肺毛细血管和肺泡上皮细胞通过氯离子泵主动分泌产生，并从气道断续流出至羊水，胎儿肺液随胎龄增加而增加，至胎龄34~35周达最大量，以后逐渐减少。

胎儿肺液生理作用有：

（1）提供一定的呼气末压力，约2.5cmH$_2$O，防止肺泡黏着，促进胎肺发育和生长。

（2）参与调节胎儿酸碱平衡，肺泡细胞将氢离子、氯离子主动分泌到肺泡液，而将碳酸氢离子主动转运回血浆。

（3）由于胎肺液保持肺泡呈扩张状态，有利于出生后充气扩张。

肺液的清除：

（1）早在胎儿出生前数日已经开始，由于血中儿茶酚胺及其他激素水平升高，肺液分泌受到抑制。

（2）产妇阵痛发作时能使血中儿茶酚胺含量特别是去甲肾上腺素浓度增加，血管加压素上升，血浆蛋白增加。儿茶酚胺可抑制肺泡细胞氯离子泵的活性，使肺液分泌停止并促使其吸收。

（3）胎儿通过产道时胸部受到9.3kPa（95cmH$_2$O）的压力，约有1/3肺泡液经气道由口、鼻排出。剩余的液体移至肺间质，再由肺内淋巴管及静脉转运。

（4）出生后随着肺循环扩张，阻力和压力骤降，使肺毛细血管和淋巴管的驱动压增高、静水压下降，而肺泡及间质液由于肺扩张充气而静水压增高，同时由于肺泡和肺间质液中的Na$^+$主动转运入毛细血管，且肺液中蛋白质的含量又低于血浆，其晶体和胶体渗透压均低于血浆，故肺泡和肺间质内的液体很快被吸收入淋巴管、血管而被清除。

一般出生后6小时左右肺内液体可清除完毕。

肺液吸收清除延迟引起湿肺症。其发生与产科因素、孕母状态尤其分娩方式密切相关。

肺液吸收清除延迟主要影响因素有：

（1）妨碍出生后肺扩张的因素，如围产期窒息、吸入羊水、孕妇在产程中使用大量麻醉镇静剂等，由于影响肺扩张和肺血管的扩张，使肺毛细血管内静水压持续处于高水平，从而影响肺液的吸收和清除。

（2）孕妇产程中或新生儿出生后输液过量，因中心静脉压升高，妨碍胸导管引流，以致肺液清除延迟。

（3）结扎脐带过迟，胎儿接受胎盘输血而血容量增多，其后果类似输液过量。

（4）动脉导管未闭，由于左向右分流，肺血流量增加，使肺毛细血管内静水压上升，影响肺液吸收清除。

（5）低蛋白血症，由于血管内胶体渗透压下降，影响肺液吸收清除。

（6）剖宫产儿，尤其选择性剖宫产儿，既缺乏产道的挤压，又缺乏应激反应，儿茶酚胺浓度低下，使肺液蓄积过多而易发生湿肺症。

（7）早产儿血中去甲肾上腺素水平降低，肾上腺素能受体的敏感性差，肺不成熟，肺表面活性物质缺乏，易造成肺泡壁的损伤，血浆蛋白含量低等引起肺液吸收障碍。早产儿胸廓小、呼吸肌薄弱、肺的顺应性低、气体交换面积减少更易于延迟肺液吸收。

二、临床表现

病史中具有上述高危因素，患儿主要表现呼吸窘迫，如出生时有窒息，复苏后即出现呼吸急促、发绀、呻吟、吐沫、反应差、不吃、不哭，轻症反应正常，哭声响，体温正常。肺部呼吸音减低或出现粗湿啰音。湿肺可分临床型和无症状型，后者仅X线胸片和（或）肺脏超声提示湿肺存在。

血气分析pH、PaCO$_2$和BE，轻症在正常范围，重症可出现呼吸性酸中毒、代谢性酸中毒、低氧血症和高碳酸血症。本症预后良好，病程短者5~6小时或1天内呼吸正常，长者4~5天恢复。

三、X线表现

1.X线征象

（1）肺泡积液征：肺野呈斑片状、面纱或云雾状密度增深，或呈小结节影，直径2~4mm，或呈面纱毛玻璃样片絮状阴影如白肺。

（2）间质积液：X线片呈网状条纹影。

（3）叶间胸膜（多在右肺上、中叶间）和胸膜腔积液。

（4）其他征象：肺门血管淤血扩张，呈肺纹理影增粗，且边缘清楚。自肺门呈放射状向外周伸展。

（5）肺气肿征，透光度增加。

2.湿肺的X线特点

（1）时间：X线表现24小时内吸收占71%，72小时内吸收占97.8%，偶有延长至4~5天吸收。

（2）肺泡和肺间质积液为最常见的X线征象，其特征为颗粒状、小片状广泛融合的片状影及网状、短线状致密影。

（3）肺淤血和肺气肿表现亦是常见X线征象。

（4）胸膜增厚及少量胸腔积液占26.19%。

（5）部分病例伴有心影增大及纵隔增宽占35.71%。

四、肺部B超

TTN的肺脏超声影像表现为肺水肿、肺泡和（或）间质积液且无肺实变的超声影像学：

（1）轻度主要表现为AIS或双肺点；重度在急性期主要表现为致密B线、白肺或程度较重的AIS，随病情恢复亦可出现双肺点。

（2）轻度或重度均可有胸膜线异常、A线消失。

（3）胸腔积液：无论轻或重度均可有不同程度的单侧或双侧胸腔积液。

（4）无肺实变。

五、鉴别诊断

新生儿早期出现呼吸窘迫NRDS的病因不少，需与湿肺鉴别。

1.新生儿呼吸窘迫综合征

新生儿呼吸窘迫综合征又称新生儿肺透明膜病。指新生儿出生后不久即出现进行性呼吸困难和呼吸衰竭等症状，主要是由于缺乏肺泡表面活性物质所引起，导致肺泡进行性萎陷，患儿于生后4~12小时内出现进行性呼吸困难、呻吟、发绀、吸气三凹征，严重者发生呼吸衰竭。发病率与胎龄有关，胎龄越小，发病率越高，体重越轻病死率越高。应用肺脏超声、X线胸片结合患儿病例特点有助于诊断。

新生儿呼吸窘迫综合征及先天性肺炎（三者）的鉴别见表5-4。

表5-4　常见新生儿疾病的诊断与鉴别诊断表

疾病	新生儿呼吸窘迫综合征（NRDS）	胎粪吸入综合征（MAS）	新生儿肺炎（PN）	新生儿肺出血（PHN）
好发人群	多为早产儿；足月儿可见	多为过期产儿	早产儿、足月儿均可见	多见于严重肺部疾病、凝血功能异常患儿
临床表现	呼吸困难（窘迫），呻吟	呼吸困难（窘迫）	呼吸困难（窘迫）	呼吸困难（窘迫）
肺部体征	胸廓扁平	胸廓饱满	肺部固定性湿啰音	肺部湿啰音，变化快
发病时间	< 12h	生后不久	不定（早发型、晚发型）	不定

续表

疾病	新生儿呼吸窘迫综合征（NRDS）	胎粪吸入综合征（MAS）	新生儿肺炎（PN）	新生儿肺出血（PHN）
疾病特点	进行性加重的呼吸困难；无并发症者生后24~48h最重	羊水粪染，插管吸出胎粪；临床表现12~24h明显；不均质性肺病：肺不张、肺气肿、正常肺泡同时存在	感染中毒症状、病原学异常、可伴有败血症、休克	突发呼吸困难加重、肺部影像学异常、贫血表现、可有口鼻出血
主要并发症	PDA、PPHN、BPD、PHN、颅内出血、肺部感染	肺气漏、PPHN（发生率1/3）、肺部感染	休克、DIC、PPHN、PHN	呼吸衰竭、贫血、休克
X线胸片征象	两肺普遍透亮（过）度降低（充气减少），呈密度增高影	肺斑片状透亮度降低，呈密度增高影；横膈平坦；可伴肺气肿	双肺点状、片状或大片状透亮度降低，呈密度增高影	病变处呈点、小片、斑片状透亮度降低，呈密度增高影
超声征象	肺实变伴支气管充气征	肺实变伴支气管充气征	肺实变伴支气管充气征	碎片征、肺实变伴支气管充气征
主要治疗	外源性PS、大剂量氨溴索、肺泡灌洗、呼吸机辅助通气	插管吸胎粪（无活力者）、外源性PS、呼吸机辅助通气、肺泡灌洗	敏感抗生素、外源性PS、呼吸机辅助通气、肺泡灌洗、糖皮质激素、免疫球蛋白	止血药物、外源性PS、呼吸机辅助通气高压力止血、肺泡灌洗、纠正凝血功能、RBC转入、冷沉淀输入、DIC治疗

注：1.缩写词：肺表面活性物质（Pulmonary surfactunt，PS）；动脉导管未闭（Patent ductus arteriousus，PDA）；新生儿肺动脉高压（Persistent pulmonary hypertension of newborn，PPHN）；支气管肺发育不良（Bronchopulmonary dysplasia，BPD）；肺出血（Pulmonary hemorrhage of the newborn，PHN）；红细胞（Red blood cell，RBC）；弥散性血管内凝血（Disseminated intravascular coagulation，DIC）；小时（Hour，h）。

2.呻吟不是NRDS专有症状，当机体为了增加呼气末正压通气，在呼气时启动保护机制，会厌关闭，产生呻吟，多见于早产儿。

3.胸廓扁平不是NRDS专有体征，较大面积肺不张患儿均可存在。

4.胸廓饱满不是MAS的专有体征，气胸、肺气肿、胸腔积液时可存在胸廓饱满。

5.湿啰音不是PN的专有体征，新生儿刚出生3天内，肺部疾病导致呼吸道内分泌物存在，或小支气管壁因分泌物附着而陷闭，可有湿啰音。

6.呼吸系统疾病严重者可出现呼吸衰竭，加重可出现多器官衰竭。

2.胎粪吸入综合征（MAS）

胎粪吸入综合征（MAS）是指胎儿在宫内或娩出过程中吸入被胎粪污染的羊水，发生气道阻塞、肺内炎症和一系列全身症状，生后出现以呼吸窘迫为主，同时伴有其他脏器损伤的一组综合征，多见于足月儿和过期产儿。肺脏超声、X线征象及动态观察结合孕产史有助于诊断。

3.羊水吸入综合征

是指胎儿在分娩过程中或子宫内大量吸入羊水的一种病症，由于新生儿大量的吸入羊水，所以最常见的症状是呼吸困难，较少吸入羊水的患儿暂时会出现呼吸困难，严重者可再生后数分钟内死亡，或者生后数小时内出现严重的呼吸困难和青紫。羊水的化学组成pH、HCO_3^-及蛋白浓度均较肺液高。肺脏超声、X线征象及动态观察结合孕产史有助于诊断。

4.脑性过度换气

常见于足月儿伴窒息，由脑水肿引起，肺部无病变但呼吸急促，因此常伴呼吸性碱中毒，预后与窒息程度及病因有关。颅脑超声、肺脏超声、X线征象及动态观察结合孕产史有助于诊断。

六、治疗

主要加强监护和对症治疗。当呼吸急促和青紫时给予氧疗并作血气分析，若Ⅰ型呼吸衰竭给予鼻塞CPAP，Ⅱ型呼吸衰竭给予有创机械辅助通气治疗，HFOV治疗高CO_2具有较好效果，复查血气分析、肺脏超声及胸片，动态观察病情变化。有严重代谢性酸中毒时可用5%碳酸氢钠纠正酸中毒，稀释后静注或缓慢静注，必要时可重复。烦躁、呻吟者用苯巴比妥每次3~5mg/kg或咪达唑仑。两肺湿啰音多时，可用呋塞米1mL/kg静脉注射，最大剂量可达每日6mg/kg，本药在新生儿的半衰期明显延长，故新生儿用药间隔应延长。并注意纠正心力衰竭。

第八节　新生儿呼吸窘迫综合征

新生儿呼吸窘迫综合征（RDS）为肺表面活性物质（PS）缺乏所致的两肺广泛肺泡萎陷损伤渗出的急性呼吸衰竭，多见于早产儿和剖宫产新生儿，生后数小时出现进行性呼吸困难、青紫和呼吸衰竭。病理上出现肺透明膜，又称肺透明膜病（HMD）。早产儿RDS发病率为5%~10%，胎龄越小发病率越高，择期剖宫产新生儿RDS发生率0.9%~3.7%。随着PS、呼吸机的使用，同孕周的病死率有所降低。

一、病因及发病机制

早产儿RDS的发生率与胎龄和出生体重密切相关。胎龄越小，出生体重越低，发病率越高，如胎龄小于28周者发病率为80%，29周为60%，32~34周者为15%~30%，35~37周者为5%，39周者几乎为0；出生体重低于750g者发生率为80%，750~1000g者为55%。

1.肺表面活性物质缺乏

PS由肺泡2型上皮细胞合成分泌，分布于肺泡表面形成单分子层，能降低肺泡表面张力，防止肺泡萎陷和肺水肿。PS主要成分为磷脂，约占90%；其次为肺表面活性物质蛋白（SP），占5%~10%；其余为中性脂肪和糖。PS有4种，即SP-A、SP-B、SP-C和SP-D，其中SP-B和SP-C为疏水性小分子蛋白，磷脂必须与SP-B、SP-C相结合才能发挥最佳作用，SP-A和SP-D主要参与呼吸防御功能。

2.导致肺表面活性物质缺乏的因素

主要有以下几类。

（1）早产儿：PS在胎龄15周时，可在细支气管测得肺表面活性物质蛋白B（SP-B）和C（SP-C）的mRNA，胎龄24~25周开始合成磷脂和活性SP-B，以后PS合成量逐渐增多，但直到胎龄35周左右PS量才迅速增多。因此，胎龄小于35周的早产儿易发生RDS，并且，胎龄越小发生率越高。

（2）剖宫产新生儿：正常分娩对产妇和胎儿都是一个强烈的应激反应过程，分泌和释放大量儿茶酚胺和糖皮质激素等，这些激素能促使胎儿肺泡2型上皮细胞分泌和释放肺表面活性物质。剖宫产尤其是择期剖宫产，没有经过正常分娩的宫缩和应激反应，儿茶酚胺和糖皮质激素没有大量释放，PS分泌和释放不足。同时，剖宫产新生儿肺液转运障碍，影响PS功能。因此，剖宫产新生儿RDS发生率较高。

（3）糖尿病母亲新生儿：母亲患糖尿病时，胎儿血糖增高，胰岛素分泌相应增加，胰岛素可抑制糖皮质激素，而糖皮质激素能刺激PS的合成分泌，因此，糖尿病母亲新生儿PS合成分泌受影响，即使为足月儿或巨大儿，仍可发生RDS。

（4）围产期窒息：缺氧、酸中毒、低灌注可导致急性肺损伤，抑制肺泡2型上皮细胞产生PS。

（5）PS蛋白功能缺陷：PS蛋白对PS功能至关重要，许多研究显示，PS蛋白中的SP-A、SP-B、SP-C的基因突变或某些缺陷，导致PS功能缺陷，表现为有PS物质但无PS功能，所以发生RDS。

（6）重度Rh溶血病：Rh溶血病患儿胰岛细胞代偿性增生，胰岛素分泌过多抑制PS分泌。

3.发病机制

（1）PS的主要功能是降低肺泡表面张力，保持肺泡扩张。

（2）PS缺乏使肺泡表面张力增高，肺泡逐渐萎陷，发生进行性肺不张，影响通气换气功能，导致缺氧和酸中毒等。

（3）缺氧和酸中毒导致肺小动脉痉挛，肺动脉高压，动脉导管和卵圆孔开放，右向左分流。使缺氧加重，肺毛细血管通透性增高，血浆纤维蛋白渗出，形成肺透明膜，覆盖肺泡表面，使缺氧酸中毒更加严重，造成恶性循环。

（4）使PS破坏增加和（或）产生减少，导致PS缺乏，导致肺泡萎陷、肺不张。表现为呼吸窘迫、进行性的呼吸困难、呼吸衰竭。

二、病理变化

RDS患者肺组织在光镜下见广泛的肺泡萎陷，肺泡壁附一层嗜伊红的透明膜，气道上皮水肿、坏死、脱落和断裂。电镜下肺2型细胞中的板层小体成为空泡。肺及肺外脏器组织广泛微血栓形成。

三、临床表现

1.早产儿RDS

RDS的典型临床表现主要见于早产儿，生后1~2小时即可出现呼吸急促，60次/min以上，继而出现呼吸困难，呻吟，吸气时三凹征，青紫，病情呈进行性加重，至生后6小时症状已非常明显。然后出现呼吸不规则、呼吸暂停、呼吸衰竭。体检两肺呼吸音减弱。血气分析$PaCO_2$升高，PaO_2下降，BE负值增加。生后24~48小时病情最为严重，病死率较高。轻型病例可仅有呼吸困难、呻吟、青紫，经无创通气治疗后可恢复。重型需要PS、有创通气治疗。只要特别关注部分轻度RDS会转变为中度、重度RDS。

2.剖宫产新生儿RDS

主要见于晚期早产儿和足月儿，与剖宫产的胎龄密切相关，剖宫产新生儿RDS起病时间差别较大，有些患儿生后1~2小时即发生严重呼吸困难，而有些患儿生后第1天呼吸困难并不严重，胸片为湿肺表现，但生后第2天或第3天呼吸困难突然加重，胸片两肺呈白肺，发生严重呼吸衰竭。剖宫产新生儿RDS常合并重症PPHN，表现为严重低氧性呼吸衰竭。

3.PS蛋白缺陷RDS

生后数小时即发生严重呼吸困难，进行性加重，表现为重症呼吸衰竭，给PS治疗后短时间内（2~3小时）临床表现改善，但5~6小时后临床表现又非常严重，为依赖PS的治疗，最终预后较差，多于数天内死亡。

四、X线检查

本病肺X线检查有特征性表现，多次床旁摄片可观察动态变化。早产儿RDS按病情程度可将胸片改变分为4级：

1级：两肺野透亮度普遍性降低、毛玻璃样（充气减少），可见均匀散在的细小颗粒（肺泡萎陷）和网状阴影（细支气管过度充气）。

2级：两肺透亮度进一步降低，可见支气管充气征（支气管过度充气），延伸至肺野中外带。

3级：病变加重，肺野透亮度更加降低，心缘、膈缘模糊。

4级：整个肺野呈白肺，支气管充气征更加明显，似秃叶树枝。胸廓扩张良好，横膈位置正常。

X线检查分度：

（1）轻度RDS：1级、2级RDS。

（2）中度RDS：3级RDS。

（3）重度RDS：4级RDS。

注意：剖宫产新生儿RDS部分病例生后第1天胸片常表现为湿肺，甚至重症湿肺，肺水肿、肺野模糊，第2、3天出现严重RDS，甚至白肺，支气管充气征常不典型，整个肺野充气不良，肺不张，呈白肺，可见支气管充气征，肺与膈缘、心脏边缘界线不清。

五、合并症

1.动脉导管开放

早产儿动脉导管组织发育未成熟，常发生动脉导管开放。在RDS早期由于肺血管阻力较高，易出现右向左分流，在恢复期肺血管阻力下降，出现左向右分流。早产儿RDS患儿PDA发生率可达30%~50%，常发生在恢复期，发生PDA时，因肺动脉血流增加导致肺水肿，出现心力衰竭、呼吸困难，病情加重。当患儿呼吸病情明显好转而又突然加重时，需要警惕PDAD的存在，及时进行心脏超声、肺脏超声检查，明确诊断，及时治疗。

2.持续肺动脉高压

由于缺氧和酸中毒，RDS患儿易并发PPHN，发生右向左分流，使病情加重，血氧饱和度下降。早产儿RDS合并PPHN较少，病情较轻，胎龄越大发生率越多，病情越重，尤其是择期剖宫产新生儿RDS常合并重症PPHN。

3.肺出血

严重RDS病例常发生肺出血，主要与早产、缺氧等因素有关。

4.支气管肺发育不良

胎龄较小的早产儿RDS因长时间吸入高浓度氧和机械通气，造成肺损伤，肺纤维化导致BPD。

六、诊断及鉴别诊断

1.主要诊断依据

（1）病史：早产儿RDS主要见于胎龄较小的早产儿，胎龄越小发生率越高；剖宫产新生儿RDS主要见于胎龄＜39周足月儿或晚期早产儿；糖尿病母亲新生儿；继发性RDS有严重缺氧或感染等病史，常见于足月儿，早产儿也可发病。

（2）临床表现：生后不久出现进行性呼吸困难，严重低氧性呼吸衰竭。继发性RDS于严重缺氧或感染时发生严重呼吸衰竭。

（3）肺X线变化：早产儿RDS两肺病变比较均匀分布，早期两肺野透亮度降低、毛玻璃样，严重者整个肺野呈白肺，可见支气管充气征。其他类型RDS胸片严重渗出，病变广泛。

（4）肺脏超声：肺脏超声影像表现为肺实变、肺不张为基础的超声影像学：①肺实变伴支气管充气征和（或）支气管充液征：是最重要的超声影像学表现。a.实变的程度和范围与疾病程度有关，轻度RDS实变可仅限于胸膜下的小范围、局灶性实变；而重度RDS则实变范围扩大，并可扩展至肺野深部。b.实变可见于两侧肺脏的不同肺野，也可仅限于一侧肺脏的某些肋间；实变区呈不均质低回声，实变区周围（即非实变区）肺组织呈肺泡-间质综合征改变，提示存在肺水肿。c.支气管充气征呈密集的雪花状、斑点状或细线状，随着病变程度加重，支气管充气征也变得更加粗大。②胸膜线异常与A线消失。③非实变区可有肺水肿表现，如B线、AIS样等改变。④可存在双肺点。⑤可存在胸腔积液。⑥严重病例可出现肺搏动、可出现肺部CDFI减少或者消失。

2.鉴别诊断

RDS需与下列疾病鉴别。

（1）B族溶血性链球菌感染：产前感染发生的B族链球菌（GBS）肺炎或败血症，临床表现和肺部早期肺脏超声、X线表现极似RDS，仅从影像学上很不容易鉴别。但该病常有孕妇羊膜早破史或感染表现，抗生素治疗有效。

（2）湿肺：从症状上和X线片上重症湿肺与RDS较难鉴别，但肺脏超声较容易鉴别，湿肺生后数小时出现呼吸困难，但病程短，病情相对较轻，肺脏超声影像表现为湿肺无肺泡萎陷、无肺实变，仅表现为肺水肿，而RDS有不同程度的肺泡萎陷、肺实变。

（3）感染性肺炎：表现为呼吸困难、呻吟，但短时间内不呈进行性发展，X线表现两肺渗出，分布不均匀；肺脏超声表现为肺实变，可伴有其他异常超声现象。

七、治疗

早产儿出生后应密切观察呼吸变化，一旦出现呼吸增快、呻吟，应先使用无创通气，并根据肺脏超声、胸片影像和临床表现，考虑RDS，即可早期使用PS治疗，如病情严重，应立即气管插管，使用机械通气。

1.无创通气

近年提倡使用无创通气治疗新生儿，无创通气能使肺泡在呼气末保持正压，防止肺泡萎陷，并有助于萎陷的肺泡重新张开。

2.肺表面活性物质治疗

目前PS药物已成为RDS的常规治疗，新生儿出生后应密切观察呼吸情况，如出现呻吟、呼吸困难，先使用无创通气，根据临床表现和（或）存在RDS证据，给PS治疗。

（1）给药剂量：PS剂量范围比较宽，剂量范围为每次50~200mg/kg。根据药品说明书，结合病情严重程度而定，两肺白肺、广泛渗出等重症病例需使用较大剂量，使用推荐剂量上限，轻症病例和预防使用推荐剂量下限。

（2）给药次数：对轻症病例一般给1次即可，对重症病例需要多次给药，现主张按需给药，严重病例最多给4次，间隔时间根据需要而定，一般为6~12小时。

（3）给药方法：用PS前先清理呼吸道，然后将PS经气管插管注入肺内，仰卧位给药。

3.机械通气

对严重RDS或无创呼吸支持效果不理想者，应采用机械通气，一般先使用常频机械通气，初调参数呼吸频率40~50次/min，PIP 15~20cmH$_2$O，PEEP 5~6cmH$_2$O。如常频机械通气参数比较高，效果不理想，应改用高频机械通气，减少常频正压通气所致的肺损伤。

4.体外膜肺

对少数严重病例，上述治疗方法无效时，可使用ECMO技术治疗，ECMO技术作为严重呼吸衰竭的最后治疗手段。

5.支持治疗

RDS因缺氧、高碳酸血症导致酸碱、水电解质、循环功能失衡，应予及时纠正，使患儿度过疾病严重期。液体量不宜过多，以免造成肺水肿，严重代谢性酸中毒可给5%NaHCO$_3$，所需量（mL）=BE×体重（kg）×0.5，先给半量，稀释2~3倍，静脉滴注；改善循环功能可用多巴胺3~10μg/（kg·min）。

6.并发症治疗

（1）关闭PDA：并发PDA出现症状使用药物关闭。①布洛芬：首剂10mg/kg，第2、3剂5mg/kg，间隔时间24小时，口服或静脉滴注，日龄小于7天者疗效较好。②吲哚美辛（消炎痛）：首剂0.2mg/kg。第2、3剂：日龄<7天且出生体重<1250克者0.1mg/（kg·次），日龄>7天或出生体重>1250克者0.2mg/（kg·次），每剂间隔24小时，口服或静脉滴注。吲哚美辛不良反应有肾功能损害、尿量减少、出血倾向、血钠降低、血钾升高，停药后可恢复。③若药物不能关闭动脉导管，并严重影响心肺功能时，应行手术结扎。

（2）持续肺动脉高压：并发持续肺动脉高压时，使用吸入NO治疗，剖宫产新生儿RDS、重症感染所致的RDS常合并严重PPHN，吸入NO治疗非常重要，吸入NO可使用于近足月儿并发PPHN。

7.原发病治疗

对继发于重症感染者，应积极抗感染治疗。

八、预防

1.早产儿RDS产前预防

RDS预防应从出生前开始，目前推荐对胎龄<35周，可能发生早产的产妇静脉或肌内注射倍他米松或地塞米松，预防早产儿发生RDS。近年研究显示，倍他米松与地塞米松疗效基本相似。产前激素治疗的最佳时间是分娩前24小时~7天给药。

2.剖宫产新生儿RDS的预防

尽可能避免胎龄<39周择期剖宫产，研究显示，对胎龄35~38周必须择期剖宫产者，产前给产妇1个疗程激素治疗，可以降低新生儿RDS发生率。

第九节　吸入综合征

吸入综合征是指新生儿吸入胎粪、大量羊水、血液或吸入奶液等引起的呼吸系统病理改变。根据吸入发生的时间可分为产前、产时或产后吸入。临床上，产前或产时最为常见的吸入性肺炎为胎粪吸入综合征（MAS）；较少见的有血液的吸入，后者临床常不需治疗。大量羊水吸入可见于胎儿严重窒息，一般只需支持疗法，临床预后相对良好。

一、胎粪吸入综合征

MAS又称为胎粪吸入性肺炎，是产前或产时发生的最常见的吸入性肺炎。由于胎儿在宫内排出胎粪污染羊水，宫内或产时吸入被胎粪污染的羊水而出现新生儿呼吸困难。MAS多见于足月儿或过期产儿。

（一）病因与发病机制

1.胎粪的排出

胎粪的排出使羊水中含有胎粪，其发生率随胎龄而增加。在＜34周者极少有胎粪排入羊水。MSAF发生率与胎龄明显相关的可能机制是：①在神经系统成熟的胎儿，脐带的挤压可引起短暂的副交感刺激引起胎粪排出。②胎粪排出是胃肠道成熟一种自然现象。

通过观察羊水被胎粪污染的颜色可以推测宫内胎粪排出或窘迫发生的大致时间。黄色提示为较陈旧胎粪，而绿色常为新近排出的胎粪。

2.胎粪的吸入

在一般情况下，胎儿肺液的分泌量较大，使气道的液体自气道流出至羊膜腔。如不存在明显的宫内窘迫，即使羊水被胎粪污染，正常的宫内呼吸活动不会导致胎粪的吸入；一旦有吸入，也大多位于上气道或主气管；而存在明显的宫内缺氧所引起的胎儿窘迫、出现喘气时，可使胎粪进入小气道或肺泡。在生后的呼吸开始后，尤其是在伴有喘气时，可使胎粪吸入至远端气道。

3.胎粪吸入后的病理生理

胎粪吸入或有胎粪污染羊水（MSAF）而生后大气道胎粪未被及时清除，随着呼吸的建立胎粪可进入远端气道引起梗阻。首先，胎粪引起小气道机械性梗阻，当完全梗阻时可出现肺不张；当胎粪部分阻塞呼吸道时，可产生活瓣样效应。由于吸气为主动过程，即由于胸腔负压作用而产生的气道压差较大，气体易于吸入；而呼气为被动过程，压差较小而不易呼出，最终使肺内气体滞留而出现肺气肿，进一步可发展为纵隔气肿或气胸等气漏在胎粪吸入后12~24小时，由于吸入的胎粪对小气道的刺激，可引起化学性炎症和肺间质水肿；化学性炎症时肺气肿可持续存在而肺萎陷更为明显；胎粪使PS灭活，降低SP-A和SP-B的产生。胎粪抑制PS蛋白的程度与吸入胎粪量相关；MAS时PS功能降低，肺顺应性降低，萎陷加重而进一步影响肺气体交换。

在窒息、低氧的基础上，胎粪吸入所致的肺不张、肺萎陷、化学性炎症损伤、PS的继发性灭活可进一步加重肺萎陷、通气不足和低氧。上述因素使患儿肺血管压力不能适应生后的环境而下降，即适应不良（Mal-adaptation），出现持续增高，即新生儿PPHN。在MAS患儿约1/3可并发不同程度的PPHN。

（二）临床表现

MAS多见于过期产儿。患儿生后见指甲、皮肤、脐带严重黄染，出生初期常表现为低氧所致的神经系统抑制；早期呼吸系统表现常是肺液吸收延迟伴肺血管阻力增高而非胎粪吸入本身所致。呼吸困难可表现为发绀、呻吟、鼻翼翕动、吸气性凹陷和明显的气急，呼吸浅而快。胸部体征有过度充气的表现，胸廓前后径增大，如桶状胸；听诊可闻及啰音。上述症状和体征于生后12~24小时随胎粪进一步吸入远端气道而更为明显。由于胎粪最终需通过吞噬细胞清除，患儿呼吸困难表现常持续至生后数天至数周。需要密切监测处理。

1.辅助检查

（1）胸部X线片：表现为肺斑片影伴肺气肿，由于过度充气而使横膈平坦；重症者可出现大片肺不张、继发性肺损伤或继发性PS缺乏所致的肺萎陷表现；可并发纵隔气肿、气胸等气漏。由于围产期的缺氧，心影可以增大。上述X线片表现在生后12~24小时常更为明显。

（2）肺脏超声：肺脏超声影像表现为肺实变、肺不张为基础的超声影像学：①肺实变伴支气管充气征和（或）支气管充液征：是最重要的超声影像学表现。②胸膜线异常与A线消失。③非实变区可有肺水肿表现，如B线、AIS样等改变。④可存在双肺点。⑤可存在胸腔积液。⑥严重病例可出现肺搏动、可出现肺部CDFI减少或者消失。

（3）动脉血气分析：示有低氧血症、高碳酸血症和代谢性或混合性酸中毒。

（4）心脏超声：如低氧血症很明显，与肺部的病变或呼吸困难的程度不成比例时，可通过心脏超声检查发现有心脏卵圆孔或（和）动脉导管水平的右向左分流。

2.诊断

据足月儿或过期产儿有羊水胎粪污染的证据，初生儿的指甲、趾甲、脐带和皮肤被胎粪污染而发黄，生后早期出现的呼吸困难，气管内吸出胎粪及有典型的肺脏超声、胸部X线片表现时可做出诊断。注意：如果患儿胎龄小于34周，或羊水清澈时，胎粪吸入则不太可能。

3.鉴别诊断

（1）大量羊水吸入：大量羊水吸入可见于胎儿严重缺氧，因宫内胎儿的喘气，吸入大量羊水；因羊水内的脱落上皮细胞阻塞末端气道而引起呼吸困难。患儿生后多表现为窒息后肺水肿及相关的症状，临床预后相对良好。羊水为清澈无粪染，临床上对在羊水清澈情况下很难界定是羊水吸入还是窒息后肺水肿所致呼吸困难。

（2）血液吸入：其血源多来自母亲。由于在胎儿期气道充满了液体，血液较难进入呼吸道而引起严重的呼吸困难，故该病临床少见；当血性羊水伴有感染时，患儿可因吸入污染羊水而发生感染性肺炎。

（3）新生儿感染性肺炎：MAS在生后即出现临床症状，应与早发性感染性肺炎相鉴别。原发性的感染性肺炎，如在生后早期（一般指＜3天）发病，常为先天或经产道感染所致。肺部感染经胎盘血行获得时，母亲常有相应的感染病史和临床表现，常见病原体有梅毒、李斯特菌、病毒等。如肺部感染经产道获得，称为上行性感染，母亲可有羊膜炎病史，有发热，羊水浑浊并有臭味；病原体常为衣原体、GBS、大肠埃希菌等，也可由病毒引起。结合典型病史和临床表现、影像学表现，通过痰液培养，气管内吸引是否吸出混有胎粪的羊水可明确诊断、指导治疗。

（4）足月儿RDS：足月儿RDS多见于母亲宫缩尚未发动而进行的选择性剖宫产儿，也可见于糖尿病母亲所生新生儿。患儿常无胎粪污染羊水的证据，临床表现与早产儿PS缺乏的RDS相同；肺脏超声、X线片有典型的RDS表现，但临床症状可能更重，并发PPHN的机会也更多。结合典型病史和临床表现、影像学表现，明确诊断、指导治疗。

4.治疗

在分娩中见胎粪污染羊水时，应在胎肩和胸尚未娩出前清理鼻和口咽部胎粪，在气道胎粪清除前不应进行正压通气。通过评估，如新生儿有活力（包括心率＞100次/min、有自主呼吸和肌张力正常）可进行观察而不需气管插管吸引，如"无活力"，应采用气管插管进行吸引清除胎粪；当不能确定是否有"活力"时，一般应进行气管插管吸引。

（1）一般监护及呼吸治疗：对有胎粪吸入者应密切监护，观察呼吸窘迫症状和体征，减少不必要的刺激，监测血糖、血钙等；对低血压或心功能不全者使用正性肌力药物；为避免脑水肿和肺水肿，应限制液体。常规摄胸部X线片检查，应注意有许多患儿无临床表现而X线胸片可见异常。有条件的医院常规开展肺脏超声监测技术，可在肺脏超声监测下进行支气管肺泡灌洗技术。无活力者进行气管插管，然后进行气管内吸引。

（2）机械通气治疗：胎粪阻塞可引起患儿缺氧，由于肺萎陷可出现右向左分流，使低氧加重；当$PaO_2 < 50mmHg$，$PaCO_2 > 60mmHg$时常是MAS的机械通气指征。对于MAS常用相对较高的吸气峰压，如$30\sim35cmH_2O$，足够的呼气时间，以免气体滞留。MAS呼吸机治疗时最好进行肺力学监测，常由于胎粪的阻塞引起气道梗阻，使呼吸时间常数（Time constant）延长，此时需要较长的呼气时间。当肺顺应性正常时，机械通气以慢频率、中等压力为主，开始常用吸气时间为0.4~0.5秒，频率为20~25次/min。当肺炎明显时，可用相对快的呼吸频率。如果患儿烦躁，适当的镇静剂使用可减少患儿的呼吸机对抗，减少气压伤的发生。

对于常频呼吸机应用无效或有气漏，如气胸、间质性肺气肿者，用高频喷射或高频振荡通气，可能有较好的效果。一般在MAS治疗中，高频呼吸的频率为8~10Hz。

（3）肺表面活性物质的应用：PS治疗MAS，多数患儿在应用第2及第3剂PS后临床才出现显著改善。以后多采用较大的剂量，相对较长的给药时间（20分钟），显示了较好的临床效果。MAS时也可将PS结合高频通气、吸入NO等联合应用，可获取更好的疗效。

（4）抗生素的应用：仅从临床表现和肺脏超声、X线片鉴别MAS和细菌感染性肺炎比较困难。常需要选择广谱抗生素进行治疗，同时进行痰培养、感染指标检验，积极寻找细菌感染的证据以确定抗生素治疗的疗程。

（5）对胎粪引起的肺炎症损伤的治疗：在暴露胎粪数小时后肺即可出现严重的炎症反应，在肺泡、大气道和肺实质可见大量的中性粒细胞和吞噬细胞。由于炎症性细胞因子在胎粪性损伤后产生增加，他们可直接对肺实质造成损伤，使血管出现渗漏，其表现形式类似ARDS。对于肺炎症的治疗，激素（地塞米松或甲基泼尼松龙）的治疗效果仍有争议，一般不推荐应用；小剂量NO吸入（如5ppm）对肺中性粒细胞趋化有抑制作用，除能降低肺血管阻力外，能减轻肺病理损伤，显示出潜在的抗感染作用。

二、其他吸入综合征

在众多的生后吸入性肺炎中，胃内容（奶液）的吸入最为常见。可引起窒息、呼吸困难等表现，继发感染时与细菌性肺炎相似。

1.病因和发病机制

（1）极度早产或患BPD者最易发生胃内容的反流吸入。

（2）在吞咽障碍、食管闭锁或气管食管瘘、严重腭裂或兔唇者、小早产儿每次喂奶量过多等也易发生乳汁吸入。

（3）吸入前由于局部刺激，引起会厌的保护性关闭，患儿出现呼吸暂停，临床表现为呼吸道梗阻症状。

（4）吸入后出现呼吸窘迫临床表现和相应的X线片肺部浸润灶，临床表现与感染性肺炎常难以鉴别。

（5）吞咽功能障碍可致吸入性肺炎的发生，其常见原因为围产期的脑缺氧、缺血，患儿表现为吞咽不协调、喂养困难、喂养时发绀、流涎增多、吸奶能力差等。

（6）典型的食管闭锁所引起的吸入肺炎常在右上或右下肺叶，也可位于左肺门周围。

（7）新生儿在长期使用机械通气或配方奶喂养时易发生吸入性肺炎。

（8）乳汁吸入性肺炎，气管吸出物可见乳汁或见带脂质的巨噬细胞。

（9）在咽部出现胃反流液时，多数新生儿会出现呼吸暂停和会厌关闭，以免胃内容物吸入气管；因此，在对出现呼吸暂停的新生儿进行复苏时，常可从咽部吸出胃内容物，而胸部X线片或肺部超声较少提示有肺炎。

2.临床表现

患儿有突然青紫、窒息或呛咳史，在复苏过程中有呼吸道吸出胃内容物的证据；有呼吸困难的临床表现，患儿突然出现气急、吸气性凹陷、肺部啰音增多；有引起吸入性肺炎的原发疾病表现，如极度早产、反应差、喂养困难如发绀、流涎增多、吸奶能力差、机械通气应用等。

3.辅助检查

（1）X线片表现：胸部X线片表现为广泛的肺气肿和支气管炎性改变，肺门阴影增宽，肺纹理增粗或炎性斑片影。反复吸入或病程较长者可出现间质性病变。

（2）肺脏超声表现：肺脏超声表现为肺水肿、肺泡和（或）间质积液且无肺实变的超声影像学和（或）肺实变、肺不张为基础的超声影像学，具体为：

肺水肿、肺泡和（或）间质积液且无肺实变的超声影像学：①轻度主要表现为AIS或双肺点；重度在急性期主要表现为致密B线、白肺或程度较重的AIS，随病情恢复亦可出现双肺点。②轻度或重度均可有胸膜线异常、A线消失。③胸腔积液：无论轻或重度均可有不同程度的单侧或双侧胸腔积液。④无肺实变。

肺实变、肺不张为基础的超声影像学：

①肺实变伴支气管充气征和（或）支气管充液征：是最重要的超声影像学表现。②胸膜线异常与A线消失。③非实变区可有肺水肿表现，如B线、AIS样等改变。④可存在双肺点。⑤可存在胸腔积液。⑥严重病例可出现肺搏动、可出现肺部CDFI减少或者消失。

4.治疗

在怀疑消化道畸形而尚未证实前进行喂养有发生吸入的危险，故首次喂养常推荐用水或葡萄糖水。喂养后侧卧可显著减少吸入的危险。在奶汁吸入后应立即气管插管吸引，保持呼吸道通畅；停止喂奶或鼻饲，待病情稳定后再恢复喂养；选用有效的抗生素治疗继发感染；治疗引起吸入的原发疾病。

第十节　新生儿感染性肺炎

新生儿感染性肺炎（Infectious pneumonia）为新生儿常见病、多发病，是引起新生儿死亡的重要原因，可发生于宫内、分娩过程中或出生后，细菌、病毒或原虫、支原体等均可引起。发生在宫内、分娩过程中占活产新生儿的0.5%，占新生儿尸解的5%~35%。

一、宫内感染性肺炎

宫内感染性肺炎（先天性肺炎）系通过羊水或血行传播而引起的严重感染性疾病，常为全身感染的一部分。其病理变化广泛，临床表现与出生后肺炎不同，常与产科因素密切相关。

1.病因

（1）吸入污染羊水：母孕期受细菌、病毒、原虫等感染，胎膜早破24小时以上或绒毛膜羊膜炎污染羊水，感染发生率高达50%~80%。孕母阴道内的细菌（如大肠埃希菌、克雷伯杆菌、李斯特菌、B族链球菌、金黄色葡萄球菌）和真菌、病毒、支原体、衣原体等上行感染羊膜，胎儿吸入污染的羊水而产生肺炎。

（2）血行传播至肺：孕母在孕后期受到病毒、原虫、支原体及梅毒螺旋体等感染，其本人可无症状，为亚临床或隐性感染，但病原体可通过胎盘屏障，经血行传播给胎儿，使胎儿发生脑、肝、脾及肺等全身性多脏器感染。

2.病理

由羊水及血行传播，引起广泛性肺泡炎，渗液中含多核细胞、单核细胞和少量红细胞。

3.临床表现

婴儿出生时常有窒息史，复苏后呼吸快，常伴呻吟，憋气，呼吸暂停，体温不稳，黄疸等，无咳嗽。体征：反应差，约半数可有啰音，呼吸音粗糙或减低。严重病例出现发绀、呼吸衰竭。合并心力衰竭者心脏扩大，心音低钝，心率快，肝增大。常并发DIC、休克、PPHN、肺出血、全身炎症反应综合征等。

4.辅助检查

（1）X线表现：出生后第1天肺部X线检查可无改变，随访中出现病灶：①以间质性肺炎为主。②双肺满布小片状或线状模糊影，从肺门向周围呈扇形扩展。③支气管壁增厚。④有时呈颗粒影伴支气管充气影及肺气肿，肋间肺膨出。

（2）肺脏超声：肺脏超声表现为肺实变、肺不张为基础的超声影像学：①肺实变伴支气管充气征和（或）支气管充液征：是最重要的超声影像学表现。a.实变的程度和范围与疾病程度有关：重症肺炎实变范围较大、边界不规则或呈锯齿状，实变区边缘可见碎片征，在实时超声下可见动态支气管充气征；轻度PN或PN早期可仅见累及1个肋间的胸膜下小范围实变区。b.实变可位于肺野的任何一个或多个部位，在同一肺野内也可存在大小和形状不同的实变区。②胸膜线异常与A线消失。③非实变区可有肺水肿表现，如B线、AIS样等改变。④可存在双肺点。⑤可存在胸腔积液。⑥严重病例可出现肺搏动、可出现肺部CDFI减少或者消失。

5.实验室检查

周围血常规白细胞大多正常或减低或增高，多形核粒细胞不高，血IgM和IgA升高（早产儿可不增高）。血培养阳性率不高，出生后1小时内检查胃液涂片可发现白细胞和与孕母阴道相同的病原体。生后8小时内气管内分泌物涂片及培养可提示肺炎致病菌。采用血、尿、气管分泌物培养及涂片，及其他一些先进的检测方法，可快速诊断相关的病原细菌。血气分析判断有无呼吸衰竭；血液生化检查了解有无肝肾功能损伤、心肌酶谱异常及电解质紊乱。

6.防治

（1）对胎膜早破、绒毛膜羊膜炎孕妇在分娩前可用抗生素预防胎儿感染，婴儿娩出后产妇仍继续用药2~3天。

（2）新生儿在NICU监护，一旦出现呼吸增快等症状，可先选用阿莫西林和（或）头孢噻肟、甲硝唑等治疗。然后根据病原学结果调整抗生素。

（3）衣原体、支原体等感染用红霉素、阿奇霉素等治疗。

（4）病毒感染者根据病原体采用α-干扰素、阿昔洛韦、更昔洛韦等治疗。

（5）常规进行心电监护、血压监测、24小时尿量及血糖监测，保持内环境稳定。

（6）保持营养、液体和电解质平衡，纠正酸碱平衡紊乱。

（7）呼吸困难者给予机械通气，合并PPHN者予NO吸入治疗。

（8）有低血压及心功能不全者予多巴胺和（或）多巴酚丁胺等血管活性药物治疗。

二、分娩过程中感染性肺炎

胎儿在分娩过程中吸入孕母阴道内被病原体污染的分泌物而发生肺炎，或因断脐不洁发生血行感染。

1.病因

致病的微生物与宫内吸入污染羊水所致肺炎相仿，细菌感染以革兰阴性杆菌较多见，此外有GBS、沙眼衣原体、解脲脲原体及CMV、HSV、病毒等。

2.临床表现

分娩时的感染须经过一定潜伏期才发病。肺炎的症状有呼吸暂停、肺部啰音等，严重者出现呼吸衰竭。衣原体肺炎常在生后3~12周发病。细菌感染发病多在生后3~5天内，可伴有败血症。

3.治疗

同宫内感染性肺炎的治疗。

三、出生后感染性肺炎

1.病因

（1）传播途径：出生后感染性肺炎发生率最高，其传播途径如下：①接触传播：新生儿接触呼吸道感染患者后极易被感染，而发生肺炎。②血行传播：脐炎、皮肤感染和败血症时，病原体经血行传播至肺而致肺炎。③医源性传播：医用器械及用品消毒不严格，医护人员无菌观念不强、洗手不勤，输入含有CMV、HIV等病毒的血制品等，均可致病。

医源性感染的高危因素：①出生体重＜1500g。②长期住院。③病房过于拥挤、消毒制度不严。④护士过少。⑤医护人员院内感染防控意识差，手卫生制度执行不力。⑥滥用抗生素。⑦使用呼吸机交叉感染。⑧多种侵入性操作，气管插管72小时以上或多次插管。

（2）病原体：①细菌：出生后感染病原菌以金黄色葡萄球菌、大肠埃希菌为多见。许多机会致病菌如克雷伯杆菌、铜绿假单胞菌、枸橼酸杆菌、表皮葡萄球菌、不动杆菌在新生儿也可致病，大多为院内感染或广谱抗生素应用后。近年来在肺炎和败血症新生儿中表皮葡萄球菌的阳性率不断增加。另外，厌氧菌、多重耐药菌、深部真菌感染呈上升趋势，亦应引起重视。②病毒：以呼吸道合胞病毒、腺病毒感染多见，见于晚期新生儿。易发生流行，同时可继发细菌感染。出生后亦可发生CMV感染，病情比宫内感染轻。③其他：如卡氏肺孢子虫、解脲脲原体、衣原体等都可致肺炎。

2.病理生理

肺炎时，由于气体交换面积减少和病原体的作用，可发生不同程度的缺氧和感染中毒症状，如低体温，反应差，昏迷，抽搐以及呼吸、循环衰竭。可由毒素、炎症细胞因子、缺氧及代谢紊乱、免疫功能失调引起。

缺氧的发生机制为：

（1）外呼吸功能障碍：①小气道因炎症、水肿而增厚，管腔变小甚至堵塞。②病原菌侵入肺泡后损伤肺泡，促发炎症介质与抗炎因子的产生，两者平衡失调常产生抗蛋白溶解酶，结果加重组织破坏，使促纤维因子增加，使肺纤维化。③早产儿原发性PS生成少，炎症使PS生成减少、灭活增加，可致微型肺不张，使肺泡通气下降。④肺透明膜形成、肺泡壁炎症、细胞浸润及水肿，致肺泡膜增厚，引起换气性呼吸功能不全。

（2）内呼吸功能障碍：当细胞缺氧时，组织对氧的摄取和利用不全，加上新生儿胎儿血红蛋白高，$2,3-DPG$低，易造成组织缺氧，以及酸碱平衡失调，胞质内酶系统受到损害，不能维持正常功能，可引起多脏器炎性反应及功能障碍，导致多器官功能衰竭。

3.病理

以支气管肺炎和间质性肺炎为主，可影响一叶或数叶。有时小病灶融合成大片病变，肺不张和肺气肿较易发生。镜检各病灶存在不同阶段的炎症反应，由于病原不同，病变也不同。

4.影像学检查

（1）X线表现：细菌性和病毒性肺炎在X线胸片上不易区别，常见表现为：①两肺广泛点状浸润影。②片状、大小不一、不对称的浸润影，常伴肺气肿、肺不张，偶见大叶实变伴脓胸、脓气胸、肺脓肿、肺大疱。③两肺弥漫性模糊影，阴影密度深浅不一，以细菌性感染较多见。④两肺门旁及内带肺野间质索条影，可伴散在的肺部浸润及明显肺气肿以及纵隔疝，以病毒性肺炎较多见。

（2）肺脏超声表现：新生儿肺炎需要进一步从病原学上进行鉴别，从影像学上诊断表现基本相同，表现为肺脏超声表现为肺实变、肺不张为基础的超声影像学：①肺实变伴支气管充气征和（或）支气管充液征：是最重要的超声影像学表现。a.实变的程度和范围与疾病程度有关：重症肺炎实变范围较大、边界不规则或呈锯齿状，实变区边缘可见碎片征，在实时超声下可见动态支气管充气征；轻度PN或PN早期可仅见累及1个肋间的胸膜下小范围实变区。b.实变可位于肺野的任何一个或多个部位，在同一肺野内也可存在大小和形状不同的实变区。②胸膜线异常与A线消失。③非实变区可有肺水肿表现，如B线、AIS样等改变。④可存在双肺点。⑤可存在胸腔积液。⑥严重病例可出现肺搏动、可出现肺部CDFI减少或者消失。

5.预防

（1）育龄妇女在婚前应注射风疹疫苗及GBS荚膜多糖疫苗等。

（2）有条件的地区应在孕35~37周开展GBS筛查。

（3）分娩过程中避免过多阴道指诊。

（4）母婴同室、婴儿室、新生儿病房及NICU，应严格执行消毒隔离制度和手卫生。

6.治疗

（1）加强护理及重症监护：保暖，保持适中环境温度，生命体征监护及支持治疗。

（2）氧疗及加强呼吸管理：保持呼吸道通畅，必要时给予雾化吸入。根据病情选择适宜的氧疗，供氧宜使用空氧混合氧气，呼吸困难者，当肺炎伴Ⅰ型呼吸衰竭时用持续CPAP给氧，病情严重或Ⅱ型呼吸衰竭作气管插管和机械通气，注意呼吸机并发症，适时撤机。

（3）胸部物理治疗：包括体位引流，胸部叩击/震动。

（4）抗病原体治疗：细菌性肺炎以早用抗生素为宜，静脉给药疗效较佳。原则上选用敏感药物，由于肺炎病原菌一时不易确定，可经验性选择广谱抗生素，一旦确定病原菌后根据药物敏感试验改换敏感且窄谱抗生素。病毒性肺炎可采用α_1干扰素，轻症20万U/d，重症100万U/d，肌内注射，疗程5~7天。

（5）供给足够的营养及液体：喂奶以少量多次为宜。供应热量不足，可予静脉营养。输液勿过多过快，以防心力衰竭、肺水肿。

四、呼吸机相关性肺炎

随着机械通气在新生儿临床的广泛应用，呼吸机相关性肺炎（VAP）已是NICU主要获得性感染。

1.病因

NICU收治的患者病情严重，免疫功能低下，侵入性操作多；气管插管损害患者气道的防御功能，口咽部寄植菌被吸入并繁殖；胃内容物反流；病室环境过度拥挤，消毒隔离不严，尤其是医务人员未按操作规程洗手；呼吸机及治疗器械污染，机械通气时间延长等都是造成VAP的原因。

病原菌：文献报道VAP的病原菌以革兰阴性杆菌为主，如大肠埃希菌、肺炎克雷白杆菌、不动杆菌、铜绿假单胞菌等，对多种抗生素均耐药；革兰阳性球菌以葡萄球菌、肠球菌为主，对青霉素、头孢菌素也常耐药。

2.诊断

目前尚无新生儿VAP的诊断标准，美国CDC将VAP定义为：作为一种院内感染，VAP患者经机械通气至少48小时，同时需结合放射，临床及实验室标准做出诊断。

肺脏超声表现：新生儿肺炎需要进一步从病原学上进行鉴别，从影像学上诊断表现基本相同，表现为实变、肺不张为基础的超声影像学。

3.治疗

除加强全身支持治疗，选用敏感抗生素外，积极防治其他合并症及脏器功能衰竭，尽早结束机械通气。

减少VAP死亡率的措施有：①尽可能应用无创通气模式，最大限度减少机械通气所造成的肺损伤，并尽早撤机。②给予规范化抗感染治疗，每3天复查气道分泌物细菌培养。③合理的营养支持，除静脉营养外，尽早开始肠内微量喂养。④规范化无菌操作，轻柔地拍背吸痰。⑤监测重要感染指标，包括血常规、CRP、PCT、胸片、体温、脉搏、呼吸、血压、血氧饱和度等。

4.预防

预防VAP的发生是关键。预防措施有：①严格执行消毒隔离制度及手卫生制度，阻断交叉感染及感染暴发流行。②加强呼吸道管理，缩短气管插管时间。③定时监测院内及社区感染及真菌感染情况，防止滥用抗生素。④改善患儿全身情况，及时供应肠内外营养。⑤呼吸机管道应定期更换消毒。⑥建立与健全一整套完善的院内感染监测体系。

五、不同病原体所致的新生儿感染性肺炎

新生儿肺炎需要进一步从病原学上进行鉴别，便于治疗。肺脏超声影像学能提供是否存在肺实变、肺不张为基础的超声影像学表现和（或）是否存在肺水肿、肺泡和（或）间质积液且无肺实变的超声影像学表现，为疾病轻重和以后的判断、治疗提供影像学依据。

1.金黄色葡萄球菌肺炎

在新生儿室中常有发生，并可引起流行。金黄色葡萄球菌致病性强，能产生多种毒素和酶，并具有多种中毒表现。

病理示有散在的浸润病灶和脓肿，易发生脓胸或脓气胸，有时气体沿血管至纵隔引起纵隔气肿。

临床中毒症状重、体温不稳定、神萎，面色苍灰，气促，呼吸困难，不规则，呼吸暂停，拒乳，反应差，半数患儿肺部可及啰音，可及呼吸音减低或管样呼吸音，黄疸，硬肿等。可表现为呻吟、肌张力低下、脱水及心动过速等，常并发休克、化脓性脑膜炎、脓胸、肺脓肿、肺大疱、骨髓炎等。

X线表现与支气管肺炎相似。肺脓肿时两侧肺野可有大小不等之播散病灶和云絮影。

血常规白细胞可增多、减少或正常。血、脓液、气管吸取液、脑脊液、气管分泌物、肺穿刺液培养阳性有助于确诊。

治疗选用头孢呋辛、头孢硫脒和耐酶青霉素，如苯唑西林、氯唑西林。万古霉素作为二线抗生素，主要针对耐甲氧西林葡萄球菌感染。

2.B组溶血性链球菌肺炎

近年来国内报道增多。GBS早发感染的首要危险因素是母体GBS的定植，尤其是重度定植，GBS菌尿症是重度定植的一个重要标志。其他危险因素包括早产，低体重，胎膜早破，产时发热，绒毛膜羊膜炎等。有1/4孕妇阴道携带GBS，从而在产前污染羊水或产时感染新生儿引起败血症，肺炎，脑膜炎。VLBW儿具有更高的感染及死亡风险。

出生前感染者临床表现为出生时常有窒息，早产儿、低出生体重儿多见呼吸困难、青紫、吸气性三凹征等，两肺呼吸音减低，有时可有啰音，由于缺氧、高碳酸血症和酸中毒，脑和心肌受累，反应差，四肢松弛，体温不升。

X线表现与肺透明膜病不易区别，后期呈大片毛玻璃影。在分娩过程中或生后感染者与细菌性肺炎相似。血、脑脊液、气管分泌物培养及对流免疫电泳、乳胶凝集试验可助快速诊断。治疗选用青霉素G20万U/（kg·d）静脉注射，氨苄西林150~200mg/（kg·d），疗程10天；合并脑膜炎者青霉素G50万U/（kg·d），氨苄西林300~400mg/（kg·d），疗程14天；亦可用头孢菌素。

3.大肠埃希菌肺炎

大肠埃希菌感染在国内仅次于葡萄球菌，它具有多糖荚膜K1抗原，可由母亲垂直传播给婴儿，也可由医护人员水平传播。

临床表现中毒症状重，神志萎靡，不吃、不哭、低体温、呼吸窘迫、黄疸与贫血。脓胸之脓液黏稠，有臭味，可有肺大疱及肺脓肿。

治疗：近年来对氨苄西林耐药，虽对阿米卡星、环丙沙星敏感，但前者有耳、肾毒性，后者动物实验可影响软骨发育故不宜应用，可选用第三代头孢菌素或碳青霉烯类抗生素治疗。

4.机会致病菌肺炎

（1）表皮葡萄球菌肺炎：近年来国内报道的病例增多，表皮葡萄球菌占院内感染的10%，NICU中占31%，近年来有增多趋势。表皮葡萄球菌可引起溶血，能产生黏液、介质或增加黏附力，能减弱抗生素渗透，干预宿主的防御作用，从而增加毒力。病情比金黄色葡萄球菌肺炎轻，常有发热或低体温、咳嗽等，病程迁延。治疗用头孢硫脒或万古霉素，耐药者可与利福平合用。

（2）克雷白杆菌肺炎：肺炎克雷白杆菌为革兰染色阴性菌，近年来发病率增加，占院内感染69%。新生儿特别是早产儿使用污染的呼吸器、雾化器等可导致感染发病，急性者似支气管肺炎，慢性者病程长，肺组织坏死，形成脓肿和空洞，易发生脓胸、心包炎、BPD及肺纤维化。X线片表现呈大叶实变、小叶浸润和脓肿及空洞形成，治疗根据药敏选用头孢曲松，耐药株对亚胺培南、环丙沙星等敏感，但后者具有毒副作用，不作首选。

（3）铜绿假单胞菌肺炎：铜绿假单胞菌为具有许多种细胞外毒力，如黏附素、黏液外多糖、外毒素、溶血素等，是院内感染的一种严重肺炎，近年来有上升趋势，病死率高。由于长期应用抗生素、激素、免疫抑制剂，应用雾化器、暖箱等消毒不严，早产儿免疫功能低下易于感染。尤其是气管插管病儿，其分泌物为绿色，皮肤溃疡坏死为本病特征。病理改变示肺泡壁坏死形成微脓肿及局部出血，小动脉壁坏死与动脉血栓形成。临床表现和一般细菌性肺炎相似。有败血症时常有口腔溃疡，眼睑溃疡，皮肤有坏死灶。病原诊断依靠鼻咽部拭子、气管分泌物培养。铜绿假单胞菌由于细胞壁的构造改变，使多种抗生素耐药。治疗用羧苄西林、头孢他啶或碳青霉烯类抗生素。

（4）呼吸道合胞病毒肺炎：由呼吸道合胞病毒（RSV）引起肺间质和毛细支气管炎，易发生在病房拥挤、早产儿、LBW儿。院内继发RSV感染高达30%~50%。病理变化主要为肺泡间隔增宽及单核细胞浸润为主的间质渗出，肺泡腔水肿可见透明膜形成，亦可见肺实质坏死区水肿导致肺泡阻塞实变和萎缩。病情常较严重，常有呼吸暂停，且可发生BPD。患儿常有喘憋、咳嗽，无热，肺部听诊有哮鸣音，有时有湿啰音。X线表现为散在小斑片影和两肺过度膨胀和条索影、肺气肿。气管分泌物及鼻咽部洗液可分离到合胞病毒，酶联免疫吸附试验、血清查特异性IgM抗体，可以作为敏感，特异，快速诊断。RSV可引起新生儿室流行，必须隔离患者。治疗可选用利巴韦林雾化吸入或用干扰素100万U/d，肌内注射5~7天。

（5）巨细胞病毒肺炎：CMV常侵犯多脏器，孕母CMV感染后经胎盘或污染羊水感染胎儿，出生后亦可由母乳、输血感染，约1/3发生肺炎。病理改变呈间质性肺炎。患儿除肺炎症状外，常有黄疸、皮疹、肝脾大、发育落后、小头畸形及神经行为异常等。尿沉渣涂片、鼻咽分泌物或肺吸取液作病毒分离，可找到核内或胞质内含有包涵体的巨大细胞。治疗可用更昔洛韦。

（6）腺病毒肺炎：本病占新生儿病毒性肺炎的10%~35%，近年来新生儿腺病毒性肺炎并不少见，这可能与新生儿白细胞产生干扰素少有关。新生儿腺病毒肺炎多在出生后获得，亦可发生于宫内或产程中经胎盘或产道上行感染所致。临床表现为低热、轻咳、咽结合膜炎、口唇发绀。新生儿重症常有喘憋，中毒症状重，体温不稳，常合并多脏器功能衰竭，病死率高。病理特征为小支气管、毛细支气管及肺泡内见严重的坏死性炎症，在坏死病灶内可找到大量核内包涵体为特征。治疗除对症和支持疗法外，可用利巴韦林或α-干扰素雾化吸入。

（7）卡氏肺孢子虫肺炎：卡氏肺孢子虫肺炎（PCP）是由卡氏肺孢子虫所引起的肺炎。由于近年来获得性免疫缺陷综合征（艾滋病，AIDS）增多，PCP的发病率随之上升，在未感染HIV但免疫力低的人群中亦显著上升，可高达80%。传播方式为人与人之间的传播。病理示肺肿大、质硬；镜检：肺气肿明显，肺间质纤维增生，细胞浸润以浆细胞为主，故又称为浆细胞肺炎。临床上多在出生后3~5周发病，起病慢，气促或呼吸困难，发绀，咳嗽，体温正常或低热。偶有湿啰音，可并发气胸。X线片表现示广泛肺间质浸润，呈间质性肺炎，有时肺野有弥漫性颗粒状浸润影，结节，空洞。病因诊断可从气管吸取物或肺活检组织切片染色发现原虫，用乌洛托品硝酸银染色可见6~8μm的黑褐色圆形或椭圆形囊体可确诊。治疗可用复方磺胺甲噁唑（SMZ Co）100mg/（kg·d），疗程2周，减半量再用2周，后用1/4量连用2个月，有效率75%。

（8）解脲脲原体肺炎：解脲脲原体（UU）是泌尿生殖道中常见的支原体之一。在性成熟无症状的妇女宫颈或阴道定植率为40%~80%。先天性肺炎常由UU绒毛膜羊膜炎所致。UU在体内产生特异抗体形成免疫复合物激发免疫效应。患儿生后常有严重窒息，复苏后呼吸窘迫，呼吸暂停，发绀，反应差，体温低下，肺部呼吸音减低，偶有啰音，常合并PPHN，早产儿可发生BPD。X线表现似间质性肺炎。治疗首选红霉素，红霉素耐药者可用阿奇霉素，10mg/（kg·d），静脉注射3~5天。

（9）衣原体肺炎：据调查孕妇宫颈沙眼衣原体（CT）定植率为2%~47%。宫颈衣原体感染阴道产儿经阴道分娩时，约70%可能传染给新生儿，其中18%~50%的新生儿发生包涵体性结膜炎，15%~20%发展为鼻咽部感染，10%~18%发生衣原体性肺炎。病婴生后5~14天少数可发生衣原体结膜炎，多数在生后3~12周发病，起病缓慢，先有上呼吸道感染症状，气促，呼吸窘迫，喘憋，断续的咳嗽，无热或低热；肺部有哮鸣音及湿啰音，病程可达数周至1个月以上。X线片表现两肺呈过度充气与弥漫性网织颗粒影为主要表现；有时有肺膨胀不全及网状影。嗜伊红细胞增多，血清IgM及IgG增高。治疗首选红霉素。红霉素耐药者可用阿奇霉素。

（10）真菌性肺炎：近年来由于新生儿N1CU的发展，广谱抗生素的广泛应用，中心静脉置管、机械通气等有创治疗技术的应用，加之新生儿处于免疫发育未成熟阶段，侵袭性真菌感染已成为VLBW儿院内感染的主要原因。引起侵袭性真菌肺炎的病原菌较多，其中主要致病菌有念珠菌属、曲霉菌属、隐球菌属等。白色念珠菌则是新生儿肺炎最主要的致病菌。新生儿真菌性肺炎临床表现呈非特异性，可表现为发热或低体温，反应差，呼吸增快或呼吸暂停增多，腹胀或胃肠不耐受，X线胸片出现病变或肺炎加重，且更换抗生素治疗无效。怀疑真菌感染时应做痰、血、脑脊液、中心静脉或周围静脉插管尖端培养。确诊应根据临床表现，镜检、培养或组织病理检查阳性。必要时可作肺、脑、肝、肾等部位CT扫描以确定肺部感染或肺外脏器的感染。在治疗新生儿真菌性肺炎时应强调综合治疗，包括全身支持治疗，如IVIG、血浆的应用。在治疗原发病的同时，注意防治合并症和多脏器功能衰竭。此外，应治疗合并的细菌及病毒感染。关于抗真菌治疗可选用：氟康唑、两性霉素B。

（11）厌氧菌肺炎：近年来有增高趋势，为社区或隐性感染的常见病原菌。革兰阴性厌氧菌以脆弱类和产黑素类杆菌为常见，革兰阳性厌氧球菌以消化球菌属和消化链球菌属为主，革兰阴性厌氧球菌主要为产碱韦荣球菌；革兰阳性厌氧杆菌中包括产芽孢的艰难梭菌、产气荚膜杆菌、不产气的放线菌属、真杆菌属。这些细菌入侵后可引起肺间质炎症，轻中度单核细胞反应并发化脓性坏死，呈脓肿，脓胸，痰液有恶臭。送培养时避免接触空气。重症选用甲硝唑，治疗剂量每次7.5mg/kg；＜1200g者每48小时一次；＜2000g者0~7天每24小时一次，＞7天每12小时一次；≥2000g者每8小时一次或用碳青霉烯类抗生素，治疗2~4周。

第十一节　新生儿肺出血

新生儿肺出血（Pulmonary hemorrhage）是指肺的大量出血，至少累及2个肺叶，常发生在一些严重疾病的晚期。肺出血病因和发病机制比较复杂，早期诊断和治疗比较困难，肺出血的病死率仍较高，尤其是超早产儿，肺出血发生率和病死率都比较高。

一、病因

新生儿肺出血病因仍未完全阐明，主要与以下因素有关。

（1）缺氧因素：主要为重度窒息、重症RDS、MAS等，发生严重缺氧者，肺出血多发生在生后第1~3天，其中30%发生在第1天，75%发生在生后第4天内。

（2）感染因素：原发病主要为重症败血症、感染性肺炎、NEC等，严重病毒感染也可导致肺出血。感染所致肺出血多发生在生后1周左右，其中88%发生在出生5天后。

（3）寒冷损伤：主要发生在寒冷损伤综合征、硬肿症、高黏滞综合征，常同时合并缺氧或感染，多见于早产儿。

（4）早产儿：早产儿肺发育未成熟，发生缺氧、感染、低体温时更易发生肺出血，胎龄越小肺出血发生率越高，超早产儿常发生肺出血。

（5）弥漫性血管内出血、凝血功能障碍、机械通气压力过高、心力衰竭、输液过快过量等也可引起肺出血。

二、病理变化

肺外观呈深红色，肿胀。镜检可见肺泡和间质出血，但以肺泡出血为主，肺泡结构破坏，毛细血管扩张充血。

新生儿肺出血的病理类型一般分为3类：点状肺出血、局灶性肺出血和弥漫性肺出血。

三、临床表现

患儿常有缺氧、感染、寒冷损伤、早产儿等基础病史，且原发病较为严重。发生肺出血时常出现以下临床表现。

（1）全身症状：突然发生面色苍白、青紫，反应差，四肢冷，呈休克状态。

（2）呼吸困难：突然发生严重呼吸困难，出现三凹征、呻吟、呼吸暂停，呼吸暂停恢复后呼吸仍不规则，经皮氧饱和度突然下降。

（3）肺部体征：肺部可闻及中粗湿啰音，或湿啰音比原来增多。

（4）出血表现：约半数病例从口鼻腔流出血性液体，或气管插管内流出泡沫样血性液。常发生多部位出血，皮肤出血点或瘀斑、注射部位出血等。

四、辅助检查

1.胸片检查

一旦怀疑肺出血，应立即摄X线胸片，新生儿肺出血典型的肺部X线片表现为：

（1）两肺透亮度突发性降低，出现广泛性、斑片状、均匀无结构的密度增高影，这是肺出血演变过程中极为重要的X线征象。

（2）肺血管瘀血影：两肺门血管影增多，呈较粗网状影。

（3）心影轻中度增大，以左心室增大为主，严重者心胸比例＞0.6。

（4）大量肺出血时两肺透亮度严重降低，呈"白肺"。

2.超声检查

发生肺出血病情非常紧急，床旁超声检查可以快速观察肺出血状况，做出初步诊断。

肺出血的超声检查表现为肺实变、肺不张为基础的超声影像学：①碎片征、肺实变伴支气管充气征和（或）支气管充液征：是最重要的超声影像学表现。②胸膜线异常与A线消失。③非实变区可有肺水肿表现，如B线、AIS样等改变。④可存在双肺点。⑤可存在胸腔积液。⑥严重病例可出现肺搏动，可出现肺部CDFI减少或者消失。

3.实验室检查

白细胞一般明显增高，尤其是感染病因所致者，但也可以正常或下降。血气分析显示酸中毒，$PaCO_2$升高，PaO_2下降，BE负值增大。

五、诊断与鉴别诊断

1.诊断依据

肺出血的诊断一般根据原发病非常严重，临床表现明显加重，突然发生呼吸困难和呼吸不规则，口鼻腔或气管插管内出血。肺部X线片表现两肺门密度显著增高。肺脏超声表现为肺实变、碎片征等。

肺出血早期诊断较为困难，临床上看到口鼻腔流血为时已晚。迄今尚无早期诊断的明确指标，有赖于医师的警惕性，对有严重缺氧、感染、寒冷损伤的新生儿，如出现反应差、呼吸困难、呼吸暂停、面色苍灰、酸中毒等情况，应随时警惕发生肺出血。

肺出血易发生漏诊和误诊，临床上仅半数病例发生口鼻腔或气管插管内流出血性液体，而另外半数病例被漏诊。有5%临床诊断肺出血者，实为消化道出血，而有7%肺出血病例被误诊为消化道出血。

2.鉴别诊断

有时肺出血与呼吸窘迫综合征和感染性肺炎较难鉴别。呼吸窘迫综合征的X线表现常为两肺毛玻璃样，广泛颗粒影，两肺透亮度逐渐降低，心影模糊，肋间隙变窄。而肺出血肺透亮度突然降低，心影增大，肋间隙增宽。肺炎X线表现为肺纹理增多增粗，两肺淡斑片状，两下肺为主，心影不增大。而肺出血两肺呈大片高密度影，以肺门为主，涉及各叶。仅从影像学上大多时候很难鉴别诊断，如不能鉴别应动态观察肺部X线表现。典型的肺出血以碎片征为主，但多数肺出血肺超声表现不典型，仍以肺实变样表现为主。从肺脏超声影像区别肺出血、呼吸窘迫综合征、感染性肺炎较困难，三者均为肺实变类表现。

六、预防与治疗

肺出血病死率较高，应强调预防，要加强对新生儿缺氧和感染的防治，以免发展至严重阶段。如病情加重须密切观察，早期治疗肺出血。

1.一般治疗

注意保暖，对低体温者应逐渐复温，使体温保持在正常范围；及时纠正酸中毒，改善循环功能，适当控制液体量。

2.机械通气

正压通气和呼气末正压是治疗肺出血的关键措施，一旦发生肺出血，应立即气管插管正压机械通气，吸气峰压$20\sim25cmH_2O$，呼气末正压（PEEP）$6\sim8cmH_2O$，呼吸频率$40\sim50$次/min，然后根据病情调节呼吸机参数。如常频机械通气效果不明显，改用高频机械通气，或直接进行高频机械通气，高频机械通气效果比常频通气好。对严重广泛肺出血，病情好转后呼吸机参数调整不能操之过急。

3.肺表面活性物质治疗

对严重肺出血两肺呈白肺者，给PS治疗能缓解病情，改善血氧饱和度。

4.原发病治疗

积极抗感染治疗，感染是肺出血的主要原因，一般病情非常严重，应加强抗生素治疗，同时辅以免疫治疗，输注丙种球蛋白，中性粒细胞，粒细胞集落刺激因子等。

5.对症治疗

（1）改善微循环：可用多巴胺$3\sim7\mu g/$（kg·min）和多巴酸丁胺$5\sim10\mu g/$（kg·min），持续静脉滴注，有早期休克表现者给0.9%NaCl扩容。

（2）纠正凝血功能障碍：肺出血患儿常伴有全身凝血功能障碍，对高危患儿可给小剂量肝素，每次$20\sim30U/kg$，间隔$6\sim8$小时1次，皮下注射。

（3）保持正常心功能：可用多巴酚丁胺$5\sim10\mu g/$（kg·min），持续静脉滴注，如发生心力衰竭用地高辛。

（4）补充血容量：对肺出血致贫血者可输新鲜血，每次10mL/kg，保持红细胞压积在0.45以上。

（5）应用止血药：可使用立止血$0.2\sim0.5$加生理盐水1mL气管插管内滴入，同时用立止血0.5U加生理盐水2mL静脉滴注，但止血药效果常不理想。

第十二节　新生儿持续肺动脉高压

新生儿持续肺动脉高压（PPHN）是指生后肺血管阻力持续性增高，使由胎儿型循环过渡至正常"成人"型循环发生障碍，而引起的心房和（或）动脉导管水平血液的右向左分流，临床出现严重低氧血症等症状。PPHN约占活产新生儿的0.2%，但在所有呼吸衰竭新生儿患儿中伴有不同程度的肺动脉高压的比例可高达10%，并有相对较高的死亡率。经典的PPHN多见于足月儿或过期产儿，但近年来由于VLBW或ELBW儿存活率增加，BPD并发的肺动脉高压开始受到重视；这种慢性肺动脉高压可出现在新生儿后期，甚至在NICU出院后在儿科病房被诊断。

一、新生儿持续肺动脉高压（PPHN）

生后循环转换在PPHN的发病中起重要作用。循环转换指生后数分钟至数小时的循环调整，也是生后生理变化最明显的时期。当肺血管阻力（Pulmonary vascular resistance，PVR）由胎儿时期的高水平降至生后的低水平时，肺血流可增加8~10倍，以利于肺气体交换。生后的肺充气扩张是肺血流动力学变化的主要因素。

1.病因

围产期窒息或肺实质性疾病：PPHN继发于肺实质性疾病，较为典型的原发疾病是伴或不伴有窒息的胎粪吸入综合征（MAS），胎粪吸入导致肺实质炎症及低氧，使肺血管收缩、肺动脉压力增加。也可见于RDS、肺炎或败血症等。

（1）肺血管发育不良：宫内慢性低氧等因素所致的肺血管重塑及肺血管排列异常，而肺实质正常，为肺血管发育不良，又称为特发性肺动脉高压。

（2）严重的新生儿湿肺：湿肺一般引起暂时性低氧和呼吸困难，但严重湿肺可因低氧而致肺血管收缩、肺动脉高压，又称为恶性湿肺。

（3）先天性膈疝并发肺动脉高压：先天性膈疝常并发肺发育不全、左心功能不全和PPHN；尽管其他病因的PPHN生存率已大有改善，膈疝并发PPHN的病死率和需要ECMO治疗的机会仍然较高。

（4）肺泡毛细血管发育不良（Alveolar capillary dysplasia，ACD）：据报道10%有家族史，40%有FOXF1转录因子基因缺失或突变，使肺小动脉重塑、肺静脉充血和排列异常。该病常伴有肺静脉分布和排列异常，表现为严重的呼吸衰竭和PPHN，病死率极高，需肺活检或尸解才能确诊。

（5）心功能不全伴肺动脉高压：宫内动脉导管关闭引起血流动力学改变，生后出现肺动脉高压和右心衰竭；左心功能不全引起肺静脉高压，可继发肺动脉高压，而治疗主要是需针对改善心肌功能，而不是降低肺血管阻力。

（6）围产期药物应用与PPHN：母亲产前应用非甾体类抗炎药而致胎儿宫内动脉导管关闭、孕后期应用选择性5-羟色胺再摄取抑制剂（Selective serotonin-reuptake inhibitors SSRI）等，与新生儿PPHN发病有关联。早产儿产后应用布洛芬预防动脉导管开放，也可导致PPHN。

（7）其他：遗传性肺表面活性物质蛋白B基因缺乏、ATP连接盒（ABC）转运子A3（ABCA3）基因突变等也可引起严重低氧血症和PPHN。

2.临床表现

有肺部原发性疾病，患儿可出现呼吸窘迫的症状和体征，如气促、吸气性凹陷或呻吟；动脉血气分析显示严重低氧，二氧化碳分压相对正常。应强调在适当通气情况下，任何新生儿早期表现为严重的低氧血症与肺实质疾病的严重程度或胸部X线表现不成比例、并除外气胸及先天性心脏病时均应考虑PPHN的可能。

PPHN患儿常表现为明显发绀，吸氧后一般不能缓解；通过心脏听诊可在左或右下胸骨缘闻及三尖瓣反流所致的收缩期杂音。因肺动脉压力增高而出现第二心音增强。当新生儿在应用机械通气时，呼吸机参数未变而血氧分压或氧饱和度不稳定，应考虑有PPHN可能。因肺实质性疾病存在通气/血流失调时，也可出现血氧分压的不稳定，故该表现并非PPHN所特有。

3.诊断

（1）临床诊断：通过病史和体检，同时结合动脉导管开口前（右上肢）与动脉导管开口后（下肢）动脉血氧分压差10~20mmHg，或经皮血氧饱和度两处差值在5%~10%或以上（下肢测定值低于右上肢），提示PPHN存在动脉导管水平的右向左分流；当患儿仅有心房卵圆孔水平右向左分流时，不出现上述氧分压或氧饱和度差，此时也不能排除PPHN。

传统的高氧（100%）和高通气试验，因有高氧肺损伤和过度通气影响脑血流等不良作用以及常规超声检查评估肺动脉压技术的普及，近来较少应用。

对于有明显低氧血症且与肺脏超声、X线片所示的肺部疾病程度不成比例时，应考虑存在PPHN；但应该与发绀型先天性心脏病鉴别。

此外，典型的PPHN起病很少超过生后1周，或经2周常规治疗或经ECMO应用无效时，应考虑ACD、肺表面活性物质蛋白缺乏、ABCA3基因缺陷等所并发的PPHN；可进行肺部CT检查、肺组织活检和相关基因如FOX转录因子基因检测等辅助诊断。

（2）超声心动图检查：在PPHN诊断中，评估肺动脉压力十分重要；超声多普勒方法几乎成为确诊肺动脉高压、监测不同干预方法治疗效果的"金标准"。超声检查可排除发绀型先天性心脏病和评估心脏功能；有多种超声心动图指标可直接或间接评估肺动脉压力（Pulmonary arterial pressure，PAP）；而对于肺血管阻力（PVR），目前尚无可靠的无创评估方法。推荐新生儿有持续低氧血症时，请有经验的儿科超声医生评估肺动脉压力。

三尖瓣反流（Tricuspid regurgitation，TR）：这是评估肺动脉压的最准确的方法，通过超声多普勒探及经过TR血流的峰值流速，该血流速度与右心室压（Right ventricular pressure，RVSP）直接相关，而在肺动脉瓣正常时，右心室收缩压与肺动脉收缩压（sPAP）相等；三尖瓣反流血流的速度与右心室-右心房压力差的关系可通过流体力学公式（简化Bernoulli方程）计算：右心室收缩压=右心房压（常假定为5mmHg）+4×TR速度^2。超声诊断新生儿肺动脉高压的标准可根据：①sPAP > 35mmHg或 > 2/3体循环收缩压。②存在心房或动脉导管水平的右向左分流。满足其中1条即可诊断。

动脉导管血流速度和方向：通过动脉导管水平的血流方向和血流速度可对肺动脉压力进行判断：单纯的右向左血流提示在整个心动周期肺动脉压力均超过体循环压；双向的血流提示肺动脉压与体循环压大致相等，仅在收缩期出现右向左分流而舒张期出现左向右分流。在健康新生儿生后12小时内，双向分流较为常见，但当主动脉压力超过肺动脉后成为单纯的左向右分流。

心房水平的分流：PPHN患儿可在卵圆孔水平出现不同程度的右向左分流，而完全的右向左分流比较少见，如出现完全右向左分流应与完全性肺静脉异位引流（Total abnormal pulmonary venous drainage，TAPVD）鉴别。

心脏功能和心排出量：肺动脉压力增加常伴有肺血流量降低和肺血管阻力增加；肺高压时右心房、右心室、肺动脉扩大并不少见；因右心室压力增高而出现室间隔比较平坦或凸向左心室，提示右心室压超过左心室压；PPHN时左心排出量常降低，严重时心排出量可由正常的150~300mL/（kg·min）降为＜100mL/（kg·min）；正确的心排出量评估对临床是否需要应用正性肌力药物、吸入一氧化氮（Inhaled nitric oxide，iNO）和其他对心排出量有影响的药物有较大的指导价值；当左心房、左心室充盈不足时，应注意是否有TAPVD；当有心房水平的左向右分流时，基本可排除TAPVD；监测左心功能可指导肺血管扩张药物的应用和选择；当存在左心功能不全时，出现肺静脉高压，后者在肺血管扩张药应用后氧合可进一步恶化。

（3）肺脏超声：肺脏超声影像学能提供是否存在肺实变、肺不张为基础的超声影像学表现和（或）是否存在肺水肿、肺泡或（和）间质积液且无肺实变的超声影像学表现，为明确肺部疾病的诊断，为疾病轻重和预后的判断、治疗提供影像学依据。

（4）其他：脑钠肽或氨基末端脑钠肽前体（NT-proBNP）由心室分泌，在心室充盈压力增高时分泌增加；PPHN急性期血浆脑钠肽水平显著增高，而非PPHN的呼吸系统疾病或正常新生儿脑钠肽一般不增高，但该指标属于非特异性检测；新生儿脑钠肽测定值一般＜100ng/L，但肺动脉高压时可以上升至数百、甚至＞1000ng/L。脑钠肽且与氧合指数（$OI=FiO_2 \times$平均气道压$\times 100/PaO_2$）有较好的相关性，可作为PPHN的鉴别诊断、判断是否需要iNO治疗以及疗效评价的快速监测指标。

4.治疗

PPHN的程度从轻度低氧伴轻度呼吸窘迫到严重低氧血症伴心肺功能不稳定。PPHN的治疗目的是降低肺血管阻力、维持体循环血压、纠正右向左分流和改善氧合。除治疗原发疾病外，应给予支持治疗。

（1）治疗原则：一般支持：给予最佳环境温度和营养支持，避免应激刺激，必要时镇静和止痛，如吗啡、芬太尼、咪唑安定等。肌松剂可能会增加病死率，应尽可能避免使用。

对确诊PPHN的治疗原则：①保持最佳肺容量、用温和的通气。因人工呼吸机高通气使动脉血二氧化碳分压（$PaCO_2$）降低而减少脑灌注，应该避免。②维持正常心功能。③纠正严重酸中毒，使PPHN急性期血pH＞7.25，7.30~7.40最佳，但应避免过度碱化血液。④肺血管扩张剂的应用。⑤ECMO的应用。

（2）具体治疗措施：呼吸支持和维持最佳肺容量：

被确诊PPHN的患儿，一般均需要机械通气呼吸支持。

①保持最佳肺容量：因肺过度充气或萎陷均可导致肺血管阻力增加，应选择合适的呼气末正压（PEEP）和平均气道压（MAP），使胸部X线片显示吸气相的肺下界在第8、9后肋间；呼吸机初调值：吸入氧浓度$FiO_2 > 0.80$~1.00，呼吸频率50~70次/min，PTP 15~25cmH_2O，呼气末正压3~4cmH_2O，吸气时间0.3~0.4秒。②应用高频通气：高频通气的目的是募集和复张更多的肺泡和减少肺损伤，而不是单纯为了降低$PaCO_2$。对于有肺实质性疾病的PPHN，如RDS、MAS等，可采用高频通气模式；对于有肺实质性疾病，如RDS、肺炎等，高频通气和iNO联合应用有协同作用，但对于特发性PPHN或合并先天性膈疝，上述联合应用一般无效。③应用PS：对于有肺实质性疾病，如RDS、MAS、肺炎等存在原发或继发性PS失活，其并发的PPHN在使用PS后可募集和复张更多的肺泡、改善氧合。对相对轻症的PPHN（OI=15~25）效果较好；非肺实质性疾病者，PS一般无效。

目标氧合的保持：氧是有效的肺血管扩张剂，但过高浓度氧可致肺损伤；吸入100%氧甚至可导致肺血管收缩、对iNO的反应性降低、氧化应激损伤等。因PPHN存在肺外分流，超过正常的血氧分压并不能进一步降低肺血管阻力，相反使肺的氧损伤增加。

维持正常体循环压力：维持体循环压血压可减少PPHN时的右向左分流，推荐体循环收缩压50~70mmHg，平均压45~55mmHg。当有血容量丢失或因血管扩张剂应用后血压降低时，可用白蛋白、血浆、输血、生理盐水等补充容量；使用正性肌力药物以纠正左心和右心功能的降低，增加氧的递送。将血压提升至超过正常值范围以对抗动脉导管水平的右向左分流虽可短期改善氧合，但并不能降低PVR，故应避免使用。

血管扩张剂降低肺动脉压力：在采取了充分的肺泡募集和复张措施，包括常频、高频辅助通气，PS应用后，要依据氧合状态、体循环血压、超声测定的心脏功能等，选择进一步的扩血管治疗方案。血管扩张剂主要作用于肺血管内皮细胞和平滑肌的NO、前列环素和内皮素受体等3个靶点。下列扩血管药物可以单用或联合应用；但应注意在左心功能不全时，多数降低肺血管阻力的药物会增加肺血流、导致肺静脉和左心房压力增高，使病情恶化。在多数情况下，OI > 25是血管扩张剂的适应证。

iNO：NO是选择性肺血管扩张剂，应用后不显著影响体循环血压；iNO分布于有通气的肺泡，故能改善V/Q比值；临床研究已证明iNO能改善PPHN的氧合，减少ECMO的使用，故已属于足月或近足月儿PPHN的标准治疗手段、PPHN时需接受iNO治疗的常用初始剂量是20ppm；如氧合稳定，可在12~24小时后逐渐降为5~6ppm维持；一般1~5天不等。对于早产儿，应用iNO后应密切观察，注意出血倾向。

西地那非：属目前应用经验最多的磷酸二酯酶-5（PDE-5）抑制剂，通过抑制PDE-5的降解，增加血管平滑肌cGMP，使NO通路的血管扩张效果持续。常用口服每次0.5~1.0mg/kg，每6小时1次，可显著降低PAP。西地那非急性期主要副作用是体循环低血压。

内皮素受体拮抗剂：内皮素为强力的血管收缩多肽，PPHN患儿存在血浆内皮素水平增高，通过抑制内皮素受体可扩张肺血管。常用内皮素受体拮抗剂为波生坦，口服应用剂量为每次1~2mg/kg，每天2次。但尚无足够的证据支持内皮素拮抗剂单独或辅助iNO治疗PPHN。内皮素受体拮抗剂的急性期主要不良反应是肝功能损害。

吸入用前列环素：静脉应用前列腺素类药物因其选择性扩张肺血管效果差，影响V/Q匹配而限制了其临床价值，吸入治疗有其一定的肺血管选择性。常用伊诺前列素雾化吸入，1~2μg/kg，每2~4小时1次，吸入时间10~15分钟；儿童期吸入偶有支气管痉挛风险。

米力农：为磷酸二酯酶-3（PDE-3）抑制剂，通过抑制PDE-3活性，增加平滑肌cAMP，使前列腺素途径的血管扩张作用持续；同时有正性肌力作用。对于PPHN伴左心功能不全时，表现为左心房压力增高，心房水平的左向右分流而在动脉导管水平的右向左分流，此时iNO可以加重肺水肿使呼吸状态恶化，属于禁忌证，可选用米力农。使用剂量为：负荷量50~75μg/kg静脉滴注30~60分钟，即给以0.50~0.75μg/（kg·min）维持；有体循环低血压时不用负荷量。因是非选择性血管扩张剂，有体循环低血压可能；在负荷量前通过给以容量，如生理盐水10mL/kg可减少低血压不良反应。

ECMO的应用：对于严重低氧性呼吸衰竭和肺动脉高压，伴或不伴心力衰竭时，ECMO疗效是肯定的。随着iNO和高频通气的广泛使用，需要接受ECMO仅作为呼吸支持的病例相对减少，但是患儿在接受ECMO前由于已接受了最大的常规呼吸支持，再通过增加呼吸支持来改善氧合的潜力已几乎没有；因此，对严重的PPHN，可提前告知有转移至有ECMO条件的单位接受治疗的可能性。

ECMO应用具体指征：①在常频机械通气时OI > 40，在高频通气时OI > 50。②在最大的呼吸支持下，氧合和通气仍不改善：PaO$_2$ < 40mmHg超过2小时，或PaO$_2$ < 50mmHg超过2小时；在常频机械通气PIP >

28cmH$_2$O，或在高频通气下MAP＞15cmH$_2$O，但动脉导管前SaO$_2$＜85%。③代谢性酸中毒，pH＜7.15，血乳酸增高＞5mmol/L，液体复苏或正性肌力药物应用仍不能纠正的低血压或循环衰竭，尿＜0.5mL/（kg·h）持续12~24小时。④其他：胎龄＞34周，体重＞2kg。⑤酸中毒和休克。

ECMO的禁忌证：①绝对禁忌证Ⅲ~Ⅳ度脑室内出血；严重、不可逆的脑损伤；致死性的先天性畸形；明显的、不可治疗的先天性心脏病；严重的、不可逆的肺、肝或肾脏疾病。②相对禁忌证：胎龄＜34周；出生体重＜2kg；机械通气时间＞14天；Ⅰ~Ⅱ度脑室内出血；疾病状态提示有非常大的预后不良可能性；先天性膈疝伴肺发育不良，且动脉导管开口前的PaO$_2$始终没有超过70mmHg或PaCO$_2$始终没有＜80~100mmHg。

ECMO使用状态的呼吸机调整：常用呼吸及参数：FiO$_2$ 0.21~0.30，PIP 15~22cmH$_2$O，呼吸频率（RR）12~20，PEEP 5~8cmH$_2$O，吸气时间（Ti）0.5s。

二、早产儿BPD并发肺动脉高压

VLBW儿在生后早期发生PPHN的比例可高达2%。而近年来VLBW或ELBW儿因BPD并发肺动脉高压逐年增加，成为BPD的重要并发症。BPD致肺小动脉的减少、肺泡-毛细血管面积减少、低氧、感染、肺血管重塑等，最后导致肺动脉高压。此外，左心室舒张功能降低也可以引起BPD并发肺动脉高压。BPD肺动脉高压一般发生在生后数周的早产儿，较多在新生儿病房出院后随访中，或在儿科病房被诊断。

1.临床表现和诊断

（1）临床表现：患儿常为极低或超低体重儿、长期呼吸机或氧依赖、呼吸支持要求进行性增高、氧需求与肺本身疾病不成比例、反复发绀发作、明显高碳酸血症、持续肺水肿、利尿药依赖、血脑钠肽和NT-proBNP增高；虽为中度早产（胎龄32~33周），但伴有宫内生长迟缓或有胎膜早破、宫内羊水减少的BPD患者，均属危险因素，易发生肺动脉高压。

（2）超声心动图检查。①推荐用超声心动图筛查：通过TR血流速度评估肺动脉压力最为可行，但敏感性和特异性不如足月儿；BPD时的肺过度充气、胸廓扩张、心脏位置变化等均会影响TR血流速度的正确测量；尽管有上述缺点，超声检查仍是筛查BPD并发肺动脉高压的最有效方法。

应对有校正胎龄36周的中-重度BPD进行超声筛查；具体筛查指征包括：①长期呼吸机或氧依赖，呼吸支持要求进行性增高，氧需求与胸部X线片病变程度不成比例。②反复发绀发作。③明显高碳酸血症（提示气道阻塞、肺顺应性不良、肺实质疾病等）。④持续肺水肿、利尿药依赖。⑤生长受限、IUGR、羊水少。⑥出生胎龄＜26周出生。⑦脑钠肽和proBNP增高。

BPD并发肺动脉高压的超声心动图评价：BPD并发肺动脉高压时可能不出现典型的动脉导管或卵圆孔水平右向左分流的超声影像，通过TR血流速度评估肺动脉压力有重要意义。可将sPAP超过50%体循环收缩压，即sPAP/sBP＞0.5定义为肺动脉高压。也可将右心室收缩压与体循环收缩压比值，即RVSP/sBP＜1/3称正常肺动脉压；当RVSP/sBP在1/3~1/2称轻度肺动脉高压、1/2~2/3中度肺动脉高压、＞2/3称重度肺动脉高压。当不能探及TR而无法评估肺动脉压时，可通过观察心室间隔位置估计，即因右心室压力增高而出现室间隔比较平坦或凸向左心室，提示右心室压力超过左心室压力。

（3）心导管检查：以心导管评估肺动脉压力为金标准，但属于创伤性检查，在国内目前尚不能普遍开展。

心导管检查的指征为：①持续严重的心肺疾病且病情与气道病变无关。②肺疾病和并发症处理后肺动脉高压无改善。③需要长期进行药物治疗肺动脉高压及不能解释的反复肺水肿者。④为明确程度、排除严重的心脏结构畸形、明确是否有体-肺侧支循环、肺静脉阻塞或左心舒张功能不全等。

（4）肺脏超声检查：肺脏超声影像学能提供是否存在肺实变、肺不张为基础的超声影像学表现和（或）是否存在肺水肿、肺泡或（和）间质积液且无肺实变的超声影像学表现，为疾病轻重和预后的判断、治疗提供影像学依据。

根据BPD的主要病理机制或病理学改变，BPD早期主要表现为肺间质纤维化，晚期则导致肺组织囊泡化。肺脏超声影像：胸膜线增粗、模糊、呈虫蚀样改变，弥漫存在的密集B线和囊泡充气征，而肺实变伴或不伴支气管充气征、肺滑消失、胸腔积液等则不是BPD自身的改变。

2.治疗

（1）积极治疗原发病。

（2）氧疗：用氧能降低肺血管阻力，是对BPD并发肺动脉高压的常用治疗手段；对怀疑肺动脉高压者将SaO_2保持 > 0.93，对确诊肺高压者，$SaO_2 > 0.95$；为避免高氧潜在的损害，也可将SaO_2维持在$0.92{\sim}0.94$。

（3）利尿：当BPD有容量负荷过多时，应用利尿药（氢氯噻嗪和安体舒通）能改善BPD肺功能。

（4）针对血管收缩机制的靶向治疗：目前多数针对肺动脉高压的药物在新生儿、尤其是早产儿属于超说明书应用，多数扩血管药物疗效有限，仅限于在严格的诊断评估和积极治疗原发病基础上单用或联合应用iNO、西地那非、内皮素受体拮抗剂等。

3.随访

超声心动图随访，进行肺动脉压力和心功能评估对指导治疗有较大意义。当超声心动图评估正常或接近正常时，可以考虑撤离上述血管扩张药物。对早产儿肺动脉高压接受治疗者或拟撤离药物者的超声心动图随访策略如下：①住院期间每周2次超声检查+脑钠肽测定。②出院后患儿每3个月超声检查。③对婴幼儿期生长迟缓、极低体重儿每3~6个月超声检查。

第十三节　支气管肺发育不良

支气管肺发育不良（BPD）又称新生儿慢性肺疾病（CLD），是早产儿，尤其VLBW或ELBW儿呼吸系统常见疾病，具有独特的临床、影像学及组织学特征。近半个世纪以来，随着围产医学的发展及NICU的建立，VLBW儿和ELBW儿存活率明显增加，BPD发病率有逐年上升的趋势。目前BPD已成为NICU最为棘手的问题之一，以及婴幼儿期慢性呼吸系统疾病的主要病因。

一、概述

1.定义

经典BPD其主要特点为：①均为早产儿，但胎龄和出生体重相对较大（平均胎龄34周、出生体重2.2kg）。②原发疾病为严重RDS。③出生后即出现严重低氧性呼吸衰竭，需80%~100%浓度氧、高气道压（20~40cmH_2O）的机械通气，且持续用氧时间超过28天；死亡率高达67%。④胸片特征性改变。

轻型BPD（又称为"新型"BPD）特点为：①患儿通常是出生体重＜1000g，胎龄＜26周的极不成熟早产儿。②出生时大多数病例仅有轻度或无肺部疾病，因此，不需给氧或仅需低浓度氧，而在住院期间逐渐出现氧依赖。③持续用氧时间超过矫正胎龄（即经后龄，Postmenstrual age，PMA）36周。

这种"新"BPD也包括Wilson-Mikity综合征和早产儿慢性肺功能不全。

2000年6月由美国NICHD、国家心脏、肺和血液研究院及少见疾病委员会共同举办的BPD研讨会上，一致通过仍用BPD这一命名替代CLD，同时制定了BPD新定义，并根据病情的严重性进行分度。根据最新定义，BPD是指任何氧依赖（$FiO_2 > 21\%$）超过28天的新生儿。如胎龄＜32周，根据矫正胎龄36周或出院时需FiO_2分为：①轻度：未用氧。②中度：$FiO_2 < 30\%$。③重度：$FiO_2 > 30\%$或需机械通气；如胎龄＞32周，根据生后56天或出院时需FiO_2分为上述轻、中、重度。肺部X表现不应作为疾病严重性的评估依据。

2.发病率

根据不同的定义统计其发病率不相同，我国BPD主要见于胎龄＜32周、尤其是＜30周的早产儿。

二、病理和病理生理

1.病理改变

"旧"BPD与"新"BHD病理改变显著不同。

（1）"旧"BPD的主要病理特征为肺实质严重炎症、肺泡纤维化和囊性改变，气道平滑肌肥厚、鳞状上皮化生。

（2）"新"BPD，上述病理改变仅见于少数病情严重、需长期高浓度氧、高气道压机械通气的患儿。大部分"新"BPD病理改变以肺泡和肺微血管发育受阻或停滞为主要特征，表现为肺泡均匀膨胀、数目减少、体积增大、结构简单化，肺泡隔和肺微血管发育显著异常，而肺泡和气道损伤较轻，肺气肿和纤维化较轻。

2.病理生理改变

（1）主要为肺顺应性降低，潮气量和功能残气量减少，无效腔增加。

（2）气道阻力和呼吸功增加。

（3）通气/血流（V/Q）比失调，气体交换面积减少，导致低氧血症、二氧化碳潴留。

（4）肺血管床减少，肺血管重建，最终导致肺动脉高压甚至肺心病。

三、病因和发病机制

BPD由多种因素引起，其本质是在遗传易感性的基础上，氧中毒、气压伤或容量伤以及感染或炎症等各种不利因素对发育不成熟的肺导致的损伤，以及损伤后肺组织异常修复。其中肺发育不成熟、急、慢性肺损伤、损伤后异常修复是引起BPD的3个关键环节。

1.个体和基因易感性

临床上已发现，种族和基因不同，BPD发病率和严重程度不同；家族中有哮喘或气道反应性疾病史者，BPD发病率增加。

2.肺发育不成熟

据美国一项统计，出生体重＜1500g早产儿总BPD发生率为20%；出生体重750~1000g早产儿BPD升至

30%，而出生体重 < 750g者BPD高达50%，提示肺发育不成熟是BPD发病机制中最重要因素之一。

3.氧中毒

高浓度氧在体内产生大量高活性的超氧、过氧化氢及自由基等毒性产物。可干扰细胞代谢，抑制蛋白酶和DNA合成，造成广泛细胞和组织损伤，导致肺水肿、炎症、纤维蛋白沉积以及PS活性降低等非特异性改变。早产儿抗氧化酶、维生素C、维生素E等抗氧化剂水平和活性均低，自由基清除能力差；同时体内游离铁含量高，且对氧化应激易感。因此，即使吸入低浓度氧或轻柔通气也可引起氧化应激反应导致肺损伤。

4.机械通气性肺损伤

主要是气压伤、容量伤和生物伤。早产儿本身肺间质和肺泡结构不成熟，肺的弹力纤维和结缔组织发育不全，肺顺应性高，气道压或潮气量过高可引起肺泡过度扩张，毛细血管内皮、肺泡上皮细胞及基底膜破裂，导致肺泡破裂，肺间质气肿。同时大量液体渗漏至肺泡腔，触发炎症反应和促炎因子释放，气管支气管树结构破坏以及PS灭活，致使肺细支气管上皮损伤及大部分终末肺泡萎陷。

5.感染和炎性反应

临床和动物研究均提示，宫内感染是导致早产儿BPD、PVL等近、远期不良结局的重要因素。

四、临床表现

主要见于胎龄 < 28周、出生体重 < 1000g的早产儿，胎龄愈小、体重愈轻，发病率愈高。临床症状和体征随疾病的严重性而明显不同。"新"BPD早期常仅有轻度或无呼吸系统症状，仅需低浓度氧或无须用氧，而在出生后数天或数周后逐渐出现进行性呼吸困难、三凹征、肺部干湿啰音等呼吸功能不全的症状和体征，需提高氧浓度甚至辅助通气支持，并持续时间超过28天或PMA36周。

五、辅助检查

1.动脉血气

低氧血症、高碳酸血症，严重者pH常低于正常。

2.肺功能试验

呼吸道阻力（Rrs）增加和顺应性（Crs）减低是其主要特征。

3.胸部X线

经典BPD的X线片主要表现为肺充气过度、肺不张、囊泡形成及间质气肿影，严重病例伴肺动脉高压患者可显不肺动脉干影。

"新"BPD肺部X线片改变不像上述典型，特征性不强。某些患儿胸片仅表现为肺过度充气和肺纹理轮廓模糊，偶见小泡状影；轻型病变X线片常无明显改变，或仅见磨玻璃状改变。

4.肺部CT

分辨率高，90%以上BPD患儿CT显示异常。扫描时采用 < 3mm薄层扫描，可提高图像分辨率，发现早期或各种间质性病变，评估疾病严重程度，预示BPD预后，但应考虑CT的射线风险。

5.肺脏超声

根据BPD的主要病理机制或病理学改变，BPD早期主要表现为肺间质纤维化，晚期则导致肺组织囊泡化。肺脏超声影像：胸膜线增粗、模糊、呈虫蚀样改变，弥漫存在的密集B线和囊泡充气征，而肺实变伴或不伴支气管充气征、肺滑消失、胸腔积液等则不是BPD自身的改变。

B线明显增多与肺组织纤维化有关，但磁共振研究发现肺水肿、肺不张及肺纤维化普遍存在于有或无BPD的早产儿，因此，即使存在长期对氧依赖的早产儿，B线增多并不表示就已经发展为BPD。

"囊泡充气征"是针对BPD命名的一个超声影像学征象，在超声影像上表现为散在分布的单个或多个点状强回声反射，位于水肿肺组织范围内（须与支气管充气征相鉴别，支气管充气征位于实变的肺组织内）。可能对应于BPD晚期在胸部X线片或CT上发现的肺囊泡或肺囊肿，尚需进一步研究验证。由此可见，"囊泡充气征"征象仅在BPD发展至晚期时才有可能出现。

六、诊断标准和病情分度

1.诊断标准
出生后持续用氧＞28天。

2.病情分度
（1）如胎龄＜32周，PMA36周未用氧为轻度；FiO_2＜30%为中度；FiO_2＞30%或需CPAP、机械通气为重度。

（2）如胎龄＞32周，生后56天未用氧为轻度；FiO_2＜30%为中度；FiO＞30%或需CPAP、机械通气为重度。

肺脏超声、肺部X线片改变不作为疾病严重程度的评估依据。

七、治疗

目前尚无有效的治疗措施，需采取综合性治疗，包括营养支持、限制液体、呼吸支持、抗炎治疗等。

1.营养支持
能量及蛋白质：由于慢性缺氧、呼吸功增加、消耗增多及摄入减少，故应提供充足的能量和蛋白质，以利于增加机体抗感染、抗氧化应激损伤能力及促进正常肺组织生长、成熟和修复。能量为140~160kcal/（kg·d）［586.02~669.74kJ/（kg·d）］，进食不足者加用肠外营养。

维生素A：可调节和促进机体多种细胞的生长和分化，促进肺泡上皮细胞增殖，调节肺胶原含量，促进胎肺成熟，维持呼吸道上皮的完整性以及逆转高氧等病理因素对肺发育进程的干扰。VLBW儿出生时血浆和组织中维生素A水平低，是易感BPD因素之一。出生后预防性给予ELBW儿维生素A5000U，肌内注射，3次/周，连续4周，可轻度降低BPD发病风险。

BPD患儿常合并贫血，可输血和应用重组人促红细胞生成素，以维持相对正常的血红蛋白水平。

2.限制液体
液体补充过量可增加PDA、NEC和BPD的风险。同时BPD患儿肺液体平衡异常，对液体耐受性差，即使摄入正常量的液体也可导致肺间质和肺泡水肿，肺功能恶化，因此应控制液体量和钠摄入。然而，过分限制液体量又可引起营养不良，影响肺泡化进程。

3.呼吸支持
（1）维持最佳目标SPO_2范围：高浓度氧或机械通气是BPD的单一高危因素，然而低氧血症也可导致多脏器受损，甚至死亡。因此，合理用氧、获得充分的组织氧合又避免氧化应激损伤是早产儿最佳氧疗策略，也是防治BPD主要策略之一。

（2）无创通气：气管插管、机械通气作为最重要的致BPD危险因素之一，因此，应尽可能应用无创通气。美国2014年儿科学会关于早产儿出生后呼吸支持策略指南建议：早产儿出生后早期立即CPAP治疗，可缩短机械通气持续时间，减少以后糖皮质激素的应用，并强烈推荐：早产儿出生后立即应用CPAP，以后选择性应用PS可作为常规插管+预防性PS或早期PS策略的另一种选择。

（3）出院后氧疗：重度BPD氧疗可能需要数月甚至数年之久，因此，出院后应继续进行家庭氧疗。SPO_2应维持在92%~94%，以避免低氧导致的肺血管收缩及呼吸功增加。停氧应逐渐进行，先从白天开始，然后再夜晚。严重肺动脉高压者SPO_2应维持在94%以上。

4.抗炎治疗

（1）肾上腺糖皮质激素：由于炎性损伤是BPD发生的关键环节，肾上腺糖皮质激素具有抑制炎症反应，减轻支气管痉挛及肺水肿和肺纤维化，促进肺抗氧化酶及PS的生成，迅速改善肺功能，有助于撤离呼吸机，减少BPD发生率，因此，已广泛用于早期预防和治疗BPD。

但近年来大量临床观察发现，糖皮质激素增加死亡率，抑制头围生长、神经系统发育以及肺组织成熟，还可引起高血糖、高血压、感染，消化道溃疡、生长抑制和心肌肥大等不良影响。因此，使用地塞米松应采取谨慎态度，不应常规作为预防或治疗BPD药物。

（2）吸入型糖皮质激素：吸入型糖皮质激素具有局部抗炎作用而全身性反应甚微，因此可考虑应用。常用药物有布地奈德、倍氯米松等。

（3）控制感染：病程中继发细菌、病毒或真菌感染是诱发病情加重而危及生命的常见原因。NICU中应加强消毒隔离制度，避免医源性感染，必要时行血、痰培养，机械通气患儿可行支气管肺泡灌洗液培养，以确定病原菌，选择有效的抗生素治疗。呼吸道合胞病毒（RSV）是BPD患儿出院后反复呼吸道感染的主要病因。

（4）阿奇霉素：大环内酯类抗生素既有抗炎又有抗菌作用，已成功治疗年长儿和成人囊性纤维化和慢性阻塞性肺疾病等慢性炎性肺疾病。鉴于广泛应用可能会导致耐药性的产生，目前尚不推荐在极早产儿中预防性应用阿奇霉素。

5.枸橼酸咖啡因

枸橼酸咖啡因用于预防和治疗早产儿呼吸暂停已有三十余年，是目前美国NICU中仅次于抗生素的最常应用的药物。也是目前唯一具有高质量证据支持作为预防极早早产儿BPD的药物。可作为出生体重<1250g的早产儿常规治疗的一部分，尤其当出现呼吸暂停，或正在进行无创通气以及MV准备撤机时。首次负荷量为20mg/（kg·d），以后5~10mg/（kg·d）维持，可酌情持续使用至PMA34周。

6.吸入性支气管扩张剂

严重BPD常伴有呼吸道平滑肌肥大和气道高反应性。β-肾上腺素受体激动剂可改善肺的顺应性、降低气道阻力。首选沙丁胺醇，短期应用可引起BPD患儿支气管扩张，改善肺功能。心动过速是其主要的副作用。因此，仅用于急性发作时；仅应雾化吸入而不应口服给药。

7.外源性PS

PS的应用已革命性地改善了RDS预后和早产儿的生存率，减少机械通气的应用，改变了BPD的性质和严重性。然而，各种不同方案的PS替代疗法Meta分析结果表明，PS并未降低PMA36周BPD的发病率。

8.一氧化氮（NO）吸入

临床多中心研究表明，吸入NO治疗不能降低早产儿死亡率或BPD发生率，并且对于该药的益处、安全性及长期影响并未确定，因此，美国国家卫生机构不支持吸入NO作为预防或治疗BPD应用于临床。

其他的降低肺血管阻力的口服药物，如西地那非、前列环素等药物虽已批准用于确诊BPD的婴儿，但上述药物对于BPD的疗效尚未经随机、对照研究。

9.干细胞治疗

目前正在开展的以细胞为基础的研究为BPD治疗提供了新的思路。研究表明，干细胞是一组具有分化潜能的细胞，在合适的环境或给予正确的信号，可以自我更新、分化成具有特定形态及功能的成熟细胞的潜能，继而起到促进器官发生、组织重建，维护和修复损伤肺组织作用。目前干细胞治疗已进入一期临床研究。

八、预后

尽管近半个世纪以来，对于BPD的定义、发病机制等基础研究已取得了很大的进展，同时治疗措施和预后也得到明显改善，然而，BPD发病率仍未下降，死亡率和预后仍不容乐观。

第十四节　新生儿呼吸暂停

呼吸暂停（Apnea）是指在一段时间内无呼吸运动。如呼吸暂停5~15秒以后又出现呼吸，称为周期性呼吸；如呼吸停止时间＞20秒，伴有心率减慢＜100次/min或出现青紫、血氧饱和度降低，称为呼吸暂停。呼吸暂停是新生儿尤其是早产儿的常见症状，如不及时发现和处理，可致脑缺氧损伤，甚至猝死，应密切监护，及时处理。

一、病因和分类

新生儿呼吸暂停分为原发性呼吸暂停和继发性呼吸暂停。

1.原发性呼吸暂停

多见于早产儿，呼吸暂停是早产儿的共同特点，多无引起呼吸暂停发作的相关疾病。早产儿原发性呼吸暂停常见于胎龄＜34周、体重＜1800g的早产儿，多发生在生后3~5天，与早产儿脑干呼吸控制中枢发育不成熟有关。胎龄越小，呼吸中枢发育越不成熟，呼吸暂停发生率越高。有报道胎龄34~35周呼吸暂停的发生率为7%，32~33周为15%，30~31周为54%。

2.继发性呼吸暂停

多见于足月儿，也可见于早产儿。多种原因可引起继发性呼吸暂停：

神经系统疾病及功能紊乱：HIE、脑积水致颅内压增高、惊厥、先天性中枢性低通气综合征、扁颅底综合征（Arnold-Chiari syndrome，阿-希综合征）。

神经肌肉疾病：吸吮与吞咽缺乏或不协调、吸吮与呼吸不协调、先天性肌病或神经疾病。

呼吸系统疾病：气道阻塞（后鼻孔阻塞、Pierre-Robin综合征、气管蹼或狭窄、气管异物或分泌物阻塞）、HMD、膈或声带麻痹、气胸。

消化系统疾病：GER、喂养不耐受、NEC、腹膜炎。其中，GER被认为是新生儿呼吸暂停的常见原因。早产儿呼吸暂停常与GER共存，但是尚未发现二者相关的直接证据。

心血管系统：心力衰竭、PDA、严重先天性心脏病、心力衰竭、低血压、血容量不足。

血液系统：贫血、红细胞增多症。

感染：肺炎、败血症、脑膜炎等。

创伤：颅内出血、横贯性脊髓损伤、膈神经麻痹。

母亲用镇静剂：麻醉药、硫酸镁、吗啡类。

产时窒息：低氧血症、酸中毒、脑干抑制。

迷走神经反射：继发于插入鼻饲管、喂养及吸痰、颈部过度屈曲及伸展、迷走神经张力增高。

代谢和电解质紊乱：低血糖、低钠、高钠、高钾、低钙血症。

体温不稳定：高温、低温、体温波动。

二、病理生理

随胎龄的降低，呼吸暂停的发生率和严重程度增加。早产儿脑干发育不成熟不仅表现在呼吸中枢，其他方面也不成熟。

已发现多种抑制性神经递质的活性异常增强在早产儿呼吸暂停的发生中起重要作用，包括 γ 氨基丁酸（GABA）、腺苷等。GABA在胎儿期和出生后早期呈高表达。

新生儿呼吸暂停传统上按照存在或缺乏上气道梗阻分为3类：中枢性、梗阻性和混合性。①中枢性呼吸暂停患儿没有自主呼吸或呼吸动作，但无呼吸道阻塞。②阻塞性呼吸暂停有呼吸动作，但是缺乏上部气道开放的神经肌肉控制，尽管患儿持续进行呼吸动作，气流仍无法进入肺内。③混合性呼吸暂停是中枢性、阻塞性两种呼吸暂停的联合，可以中枢性或阻塞性呼吸暂停任一种形式开始。3种呼吸暂停的发生率以混合性最多，占53%~71%，阻塞性和中枢性分别为12%~20%及10%~25%。

三、诊断

1.周期性呼吸和呼吸暂停

新生儿可以有5~10秒短暂的呼吸停顿，以后又出现呼吸，心率和血氧饱和度都无变化，对新生儿的全身情况也无明显的影响，称为周期性呼吸。但是，当呼吸暂停超过20秒，或出现心率减慢（<100次/min）、青紫、血氧饱和度降低，则为呼吸暂停。周期性呼吸是一良性过程，而呼吸暂停是一种可导致脑损害的病理过程。

2.新生儿呼吸暂停的监测

目前常用的监测方法是肺阻抗图技术，阻抗式的呼吸暂停监测仪通过高频振荡器送出一个微小电流到胸壁的电极来监测呼吸，呼吸时的容量变化产生可被测量的微小电阻变化，然后放大并描记下来。

3.新生儿呼吸暂停的诊断

足月儿呼吸暂停以继发性多见，通过认真询问病史、体格检查、实验室检查、各种辅助检查如心电图、胸及腹部X线检查、CT、脑电图、颅脑超声等找出引起呼吸暂停的可能病因，在排除引起继发性呼吸暂停的多种病因后，才能诊断早产儿原发性呼吸暂停。

此外，呼吸暂停还可能是新生儿惊厥的一种表现形式，称为脑性呼吸暂停。脑性呼吸暂停通常见于中枢神经系统疾病如颅内出血、HIE早期，常同时伴有其他轻微发作型惊厥的表现，或伴有肢体强直性惊厥。脑性呼吸暂停发作时做脑电图监护，可见有节律性δ波，与新生儿惊厥时所见相同，应注意鉴别。

4.新生儿颅脑超声和肺脏超声

新生儿颅脑超声检查可用于一般颅内病变、脑积水等疾病的诊断。超声是常规筛查新生儿是否有颅内病变的首选方法，在新生儿出生后3天内均可行超声检查，特别是脑室内出血发生率高的早产儿。也是追踪颅内病灶转归的最佳方法，如脑室有无扩大，有无囊腔形成等，因此具有很大的实用性和推广价值。对明确或者排除颅内病变导致的呼吸暂停有一定价值。

肺脏超声影像学能提供是否存在肺实变、肺不张为基础的超声影像学表现和（或）是否存在肺水肿、肺泡或（和）间质积液且无肺实变的超声影像学表现，为肺部疾病诊断，为疾病轻重和预后的判断、治疗提供影像学依据。

四、治疗

首先应确定是原发性呼吸暂停还是继发性呼吸暂停，继发性呼吸暂停应治疗原发病，如控制感染、纠正低血糖及电解质紊乱、纠正贫血、治疗GER等。呼吸暂停的治疗如下：

1.一般处理

密切观察患儿，监护患儿的呼吸、心率、经皮氧饱和度，及时发现呼吸暂停发作。避免可能促发呼吸暂停的诱因，如减少咽部吸引及插管，减少经口喂养，避免颈部的过度屈曲或伸展等。必要时吸氧。

2.物理刺激

呼吸暂停发作时可先给予物理刺激，促使呼吸恢复，如托背、摇床、弹足底等，或用气囊面罩加压呼吸。许多研究发现感觉刺激，包括触觉、嗅觉刺激对呼吸暂停治疗有效。作为最常用的干预措施，触觉刺激可能通过对脑干产生非特异性的兴奋性来引发呼吸。

3.药物治疗

黄嘌呤类药物：如呼吸暂停反复发作，应给予兴奋呼吸中枢的药物。目前甲基黄嘌呤类药物仍是治疗新生儿呼吸暂停的主要药物，包括茶碱、咖啡因和氨茶碱。嘌呤类药物常见的不良反应有心动过速、心律不齐、易激惹、消化道症状（如腹胀、喂养不耐受、呕吐等）。所有甲基黄嘌呤类药物都有温和的利尿作用。

早产儿呼吸暂停的咖啡因治疗

（1）用药指征：GA≤34周且有呼吸暂停（生后满6小时）。

（2）停用指征：5~7天无呼吸暂停；纠正胎龄34周及以上；纠正胎龄42~44周仍有呼吸暂停可不用。

首剂负荷量：20mg/kg咖啡因ivpump 0.5小时（枸橼酸咖啡因注射液20mg/支）。

长期医嘱维持量：5~10mg/kg咖啡因ivpump 10分钟，负荷量后24小时用。

长期医嘱常规用量：5mg/kg，如果呼吸暂停明显，增加为5~10mg/kg，停用前要逐渐减量，2~3天减为5mg/kg，2~3天停，停后观察3天（72小时），方可出院。

4.正压通气

（1）鼻塞持续呼吸末正压通气（NCPAP）：对频繁发作的呼吸暂停，可采用鼻塞CPAP。CPAP用其正压支撑上部气道，减少咽和喉部梗阻的危险，CPAP也可借助于增加功能残气量改善氧合情况治疗呼吸暂停，使患儿气道持续保持呼气末正压和功能残气量，以保持气道通畅，兴奋肺泡牵张感受器，减少呼吸暂停的发作。主要对阻塞性及混合性呼吸暂停效果好。压力为$0.294\sim0.392kPa$（$3\sim4cmH_2O$）。

（2）无创通气：治疗新生儿呼吸暂停也可以应用无创通气模式（经鼻间歇正压通气，NIPPV），用鼻面罩给间歇正压通气，可以看成是NCPAP的增强。

（3）机械通气：如果药物治疗、鼻塞CPAP和无创通气不能控制呼吸暂停发作，应气管插管使用人工呼吸机进行机械通气。如果患儿肺部无器质性病变，肺顺应性好，用较低的呼吸机参数，如存在肺部器质性疾病，需要用较高的呼吸机参数。

第十五节 呼吸衰竭

呼吸衰竭（Respiratory failure）指由各种原因导致的中枢或（和）外周性的呼吸生理功能障碍，使动脉血氧分压（PaO_2）降低，和（或）动脉二氧化碳分压（$PaCO_2$）增加，是临床重要的危重病。呼吸衰竭时患儿可有呼吸困难（窘迫）的表现，如呼吸音降低或消失、严重的吸气性凹陷或吸气时有辅助呼吸肌参与，可有意识状态的改变；新生儿期以急性呼吸衰竭多见。

一、病因与病理生理

1.病因（表5-5）

表5-5 新生儿呼吸衰竭的病因

病因	主要疾病
中枢呼吸驱动减弱	极度未成熟，药物等引起的中枢抑制，代谢性疾病，早产儿呼吸暂停，抽搐，生后窒息，颅内出血、H1E、中枢性睡眠－呼吸暂停综合征
呼吸肌异常	膈神经麻痹，脊柱损伤，重症肌无力，脊髓型肌萎缩，破伤风，营养不良
肺部疾病	PS缺乏性RDS，新生儿湿肺，PPHN，肺水肿，MAS，肺炎，肺出血，肺泡毛细血管发育不良（ACD），BPD，气胸，肿瘤，先天性膈疝，乳糜胸，先天性大叶肺气肿，Potter综合征
气道异常	各种原因所致的气道梗阻，喉软化，后鼻孔梗阻，小颌畸形，鼻咽囊肿、肿瘤，声门下狭窄
胸廓容量过小	肠梗阻，脐膨出或腹裂畸形术后，腹水，先天性膈疝

（1）气道梗阻：包括鼻后孔闭锁，Pierre-Robin综合征，声带麻痹，鼻咽肿块或囊肿，喉蹼，会厌下狭窄，气管软化症、窒息缺氧或代谢性疾病所致的吞咽障碍。

（2）肺部疾病：常见有早产儿由于PS缺乏而导致的RDS、新生儿湿肺（TTN）、吸入综合征、细菌或病毒感染性肺炎、气漏综合征、肺不张、肺出血、CLD等。

（3）肺扩张受限：如张力性气胸、先天性膈疝、乳糜胸和胸内肿瘤引起的肺受压或扩张受限，明显的腹部膨胀所致的横膈上抬等。

（4）心脏病：先天性心脏病、心肌炎、心内膜弹力纤维增生症、PDA等伴心力衰竭和肺水肿所致的呼吸功能不全。

（5）神经系统及肌肉疾病：围产期窒息所致的呼吸系统抑制、早产儿频发呼吸暂停、颅内出血、脑膜炎、惊厥、中枢神经系统畸形、破伤风、膈神经麻痹、脊髓损伤、重症肌无力、药物中毒等。

2.病理生理

呼吸衰竭的主要病理生理改变是呼吸系统不能有效地在空气-血液间进行O_2和CO_2的气体交换，导致机体O_2的供应和CO_2的排出不能满足代谢的需求，肺泡内的O_2、CO_2与血液间的梯度决定了肺气体交换的效率。

（1）弥散障碍：血流经肺泡毛细血管膜进行气体交换的过程是物理性的弥散过程，与单位时间内弥散量的大小、肺泡膜两侧的气体分压差，肺泡膜面积与气体弥散常数及血液与肺泡的气体接触时间相关；气体分压差或溶解度越大弥散量也越大。

（2）通气功能障碍：肺泡通气量决定了CO_2的排出速率。通气功能障碍使肺泡通气量减少、PaO_2降低，同时由于排出CO_2量减少，$PaCO_2$增加。

（3）通气血流比值失调：换气是肺泡氧与肺毛细血管网之血流中CO_2气体交换的过程。当肺泡萎陷时，血流经过肺血管而未进行气体交换，称为肺内分流；当肺泡通气正常而肺血流障碍，称为无效腔通气。正常通气（V）与血流（Q）比例相适应，当出现部分肺内分流或无效腔通气时，即为通气与血流比值（V/Q）失调。

（4）肺外分流：除呼吸系统本身病变所致的通气和弥散障碍所出现低氧和高碳酸血症外，由于新生儿早期动脉导管和卵圆孔尚未解剖性关闭，在严重肺部疾病和低氧时可并发PPHN，出现动脉导管和（或）卵圆孔水平的右向左分流，严重低氧血症与肺部病变不成比例，一般吸氧难以纠正低氧血症。

二、临床表现

新生儿呼吸衰竭的临床差异很大。可表现为明显的呼吸窘迫，伴或不伴动脉血气指标显著异常；也可有动脉血气指标明显异常而患儿呼吸困难表现相对较轻。

（1）引起呼吸衰竭的原发疾病表现。

（2）呼吸衰竭的早期表现。

新生儿呼吸系统本身的代偿能力有限，在严重肺部疾病致呼吸衰竭将要发生前，患儿常有明显的呼吸窘迫表现，如呼吸频率增加、过度使用辅助呼吸肌参与呼吸、鼻翼翕动、发绀等；由于新生儿的胸廓顺应性好，吸气性凹陷出现特别明显，此体征常提示肺容量明显减少。由于早产儿存在呼气时将会厌关闭以增加呼气末正压的保护机制，可在呼气时出现呻吟。

由于中枢性呼吸衰竭早期无明显的呼吸窘迫表现，在临床上相对不易发现。例如，严重缺氧所致的呼吸抑制，核黄疸患儿出现的呼吸减慢等可引起肺泡通气不足，而此时的吸气性凹陷并不明显，只有从呼吸浅表或呼吸率异常减慢等线索中发现。

（3）重要脏器的功能异常。

新生儿呼吸衰竭除原发疾病和肺部功能异常的临床表现外，低氧、高碳酸血症、酸中毒等足以导致重要脏器的功能异常。

三、血气分析

呼吸衰竭时必有血气的变化，常以动脉血气测定值作为诊断的参考。可出现$PaCO_2$增高或和PaO_2降低，或伴代谢性或（和）呼吸性酸中毒。

四、呼吸衰竭的诊断和评估

1.呼吸衰竭的诊断

新生儿呼吸衰竭的诊断标准至今尚无统一的认识。临床和实验室多项指标在呼吸衰竭中相互关联；且呼吸衰竭的处理也不是单凭某一方面的指标异常而实施的。

（1）临床诊断指标包括吸气性凹陷、呻吟、中心性发绀、难治性的呼吸暂停、活动减少和呼吸频率 >60 次/min。

（2）实验室指标包括：①$PaCO_2>60mmHg$。②在FiO_2为100%时$PaO_2<50mmHg$或氧饱和度$<80\%$。③动脉血$pH<7.20$。

（3）在正确掌握新生儿机械通气指征的前提下，也有专家将新生儿需要接受机械通气（不包括CPAP）者定义为呼吸衰竭。

需要注意：

（1）单凭血气分析的血PaO_2降低和（或）$PaCO_2$增加来定义新生儿呼吸衰竭是不够全面的。低氧可由呼吸衰竭引起，但也可以是心力衰竭所致，所以单纯以低氧血症并不能判断患儿是否需要呼吸支持。

（2）而高碳酸血症是相对较可靠的呼吸衰竭指标；当$PaCO_2$进行性增高（$>60mmHg$）同时伴动脉血pH下降（<7.20）时，常是需要进行气管插管辅助机械通气的指征。

2.呼吸衰竭的评估

（1）临床评估：①当怀疑有呼吸衰竭时，应快速评估患儿的通气状态，包括呼吸运动是否存在及强弱程度、呼吸频率、呼吸运动幅度、是否存在发绀及是否存在上呼吸道梗阻。此外，在低氧及高碳酸血症时，患儿常有意识状态的改变，如少哭少动、嗜睡与激惹等。②当患儿出现明显的呼吸困难且影响到重要脏器的功能，尤其是出现呼吸暂停时，往往提示为严重的呼吸衰竭。在处理已出现的呼吸衰竭伴低氧时，不必等待患儿只吸空气（21%氧）状态下的血气分析值，应立即纠正低氧血症，再针对引起呼吸衰竭的原发病进行诊断和治疗。

（2）对肺气体交换障碍程度的评估：血液气体分析在呼吸衰竭的评估中有重要地位。PaO_2降低和急性期$PaCO_2$的增高伴pH的降低是呼吸衰竭诊断的重要指标，可反映通气和氧合状态。但PaO_2也受心脏右向左分流的影响，$PaCO_2$在慢性碱中毒时可代偿性增加，而这些情况本身并非呼吸系统问题，因此，单凭血气分析指标的异常不能诊断为呼吸衰竭。

动脉血$PaCO_2$水平直接反映了肺泡通气量的变化，它一般不受FiO_2的影响，$PaCO_2$的显著增高往往是需要机械辅助通气的指征。血pH往往结合$PaCO_2$水平分析，判断是代谢性还是呼吸性酸碱平衡紊乱，这在呼吸衰竭的临床评估中也十分重要。

五、肺脏超声影像学

肺脏超声影像学能提供是否存在肺实变、肺不张为基础的超声影像学表现和（或）是否存在肺水肿、肺泡或（和）间质积液且无肺实变的超声影像学和（或）是否存在气胸、胸腔积液、脓胸、脓气胸、心包积气等表现，为明确疾病诊断，为疾病轻重和预后的判断、治疗提供影像学依据。

六、治疗

呼吸衰竭治疗目标是恢复正常的气体交换，同时使并发症减低到最小程度。

1.一般治疗

对于新生儿呼吸衰竭，一般治疗包括应将患儿置于舒适的体位，对于重症呼吸衰竭需呼吸支持者，采用俯卧位可能对通气及患儿预后更为有利。胸部物理治疗，如给以翻身、拍背、吸痰等，使气道保持通畅，减少呼吸道阻力和呼吸做功，是呼吸衰竭治疗的辅助措施。对重症呼吸衰竭的营养支持、合理液体平衡对原发病恢复、气道分泌物排出和保证呼吸肌的正常做功有重要意义。

2.原发疾病的治疗

针对原发疾病的治疗，如对于RDS采用PS替代等措施；对先天性心脏病心力衰竭伴肺水肿所致呼吸功能不全应采用正性肌力药和利尿药；对于肺部感染选用合理的抗感染治疗；有后鼻孔梗阻者给以口腔人工气道的放置等。

3.氧疗与呼吸支持

（1）吸氧：低氧血症较高碳酸血症的危害更大，故在呼吸衰竭早期应给以吸氧。对于早产儿应注意控制FiO_2和监测血氧，以免发生ROP。

（2）辅助机械通气：尽管吸氧可能纠正低氧，严重的呼吸衰竭常需要气管插管和机械通气给以支持。机械通气已成为呼吸衰竭治疗的主要手段。

4.特殊的呼吸支持

对重症呼吸衰竭在常规呼吸支持无效的情况下，可给以较特殊的呼吸或生命体征支持。

（1）高频通气：高频通气越来越多被用于急性呼吸衰竭，在应用高频通气时将呼吸频率设置高于生理水平，而平均气道压（MAP）可提高至较常频呼吸机更高，这种使用方法可提高氧合，同时，心排出量并未受到影响，也不增加气漏的发生率。

（2）一氧化氮（NO）吸入治疗：呼吸衰竭的病理生理机制包括肺血管收缩，导致V/Q比值失调和低氧。通过吸入NO的方法可选择性扩张肺血管，当有通气的肺泡所支配的血管舒张时，氧合改善。

（3）体外膜肺氧合（ECMO）：该技术作为体外生命支持手段能降低呼吸衰竭的死亡率，其适应证包括常规呼吸支持手段不能缓解的呼吸衰竭，同时肺原发疾病为可逆性。ECMO原理是将非氧合血引出体外，通过膜氧合器进行氧合，再进入患者循环，起到人工肺的作用。

第十六节　低通气综合征

低通气综合征（Hypoventilation syndrome）指由于肺泡通气不足，导致患儿的$PaCO_2$高于45mmHg的一类疾病，这种病理状态可见于多种不同疾病，统称为低通气综合征。低通气综合征在呼吸系统疾病中比较少见，一般不单独存在，往往是一些疾病的合并症或远期并发症，但本病可能是导致患儿死亡率增高的主要原因，而这一点临床医师往往认识不足。对低通气综合征的及时干预则可延缓患儿呼吸、心血管系统并发症进程，并最终减少患儿的死亡率。低通气综合征是一组非常重要，但未引起广泛重视的疾病。

一、定义

$PaCO_2$升高同时患者还可出现低氧血症，从而产生相应的临床表现。近年发展起来的多导睡眠监测技术可用于协助诊断。

导致患儿肺泡低通气的主要病因包括：脑干和脊髓的损伤、中枢性呼吸调节异常、病理性肥胖、胸廓限制性畸形、神经肌肉病、阻塞性肺疾病等。

睡眠对通气的影响在低通气综合征的发病中非常重要。存在神经肌肉病、胸廓畸形、肥胖等基础疾病的患儿入睡后，每分钟通气量减低（主要由于潮气量降低），呼吸中枢对低PaO_2和高$PaCO_2$的反应能力较清醒时减低，同时呼吸驱动减弱，上气道及肋间肌肉松弛，加之体位等因素，非常容易出现通气不足，从而造成严重的CO_2潴留和低氧血症。

因此，低通气综合征不同于其他疾病的特点是，症状首先在夜间睡眠中出现，而病理改变也是在夜间最为严重。而这种夜间的异常，往往被患儿家长和医师所忽视。

二、临床表现

除原发病的表现外，低通气综合征患者由于高碳酸血症和低氧血症还可出现一系列其他临床表现。由于$PaCO_2$升高，可引起脑血管扩张，患者可有晨起头痛，白天乏力、困倦、精神恍惚，甚至智力受损。低氧血症可引起继发性红细胞增多，而出现发绀症状。长期肺泡低通气、缺氧可造成肺血管痉挛，严重者可发生肺动脉高压、右心功能不全。

在患者，除上述表现外，还可能有烦躁、易激惹、生长发育落后和学习成绩下降等。低通气综合征患儿可因长期肺动脉高压、右心功能不全而死于右心衰竭，也可死于红细胞增多症引起的相关并发症，部分患儿可因高碳酸血症、呼吸抑制而发生夜间猝死。

三、诊断标准

低通气综合征的诊断标准包括A、B两条。

A：有以下一种或一种以上表现。

（1）肺源性心脏病。

（2）肺动脉高压。

（3）不能用其他疾病更好地解释的白天过度嗜睡。

（4）红细胞增多症。

（5）睡眠时高碳酸血症（$PaCO_2 > 45mmHg$）。

B：整夜睡眠监测有下述1种或同时2种指标变化。

睡眠时$PaCO_2$较清醒仰卧位增高 > 10mmHg。

睡眠中出现不能用呼吸暂停解释的血氧饱和度下降。

四、几种常见的低通气

1.先天性中枢性低通气综合征（CCHS）

CCHS患儿往往在新生儿期发病，特点为清醒时通气正常，而入睡后通气不足，导致低氧和CO_2潴留，最终造成呼吸衰竭。CCHS患儿通气反应异常的原因还不清楚，可能和遗传因素有关。近来的研究在CCHS患者中分别发现了几种基因缺陷。家族中母女、男女同胞和单卵双胞胎均有发生CCHS的报告，这也表明遗传因素在CCHS发病中起一定的作用。此外，也有报告CCHS患者存在化学感受器、呼吸中枢信息整合及中枢神经系统结构异常。

正如美国胸科学会在发表CCHS诊治指南时指出，临床医师对该病认识不足，各地可能都存在漏诊病例。我国自2003年报道首例CCHS以来，国内儿科界才逐渐对该病有所重视。新生儿或婴幼儿不明原因的睡眠发绀临床上并不少见，随着儿童睡眠医学的发展和睡眠监测技术在儿科的深入开展，相信医学界对该病会有更多的认识。

2.肥胖低通气综合征（OHS）

如果患儿同时存在肥胖和通气不足导致的高碳酸血症，则称为肥胖低通气综合征。肥胖发病率在全球呈上升趋势，儿童也不例外。在严重肥胖患儿中OHS常见，国内外关于儿童OHS都有报告。但许多OHS患儿并未得到及时的诊断和恰当的治疗，而长期持续的低通气是肥胖患儿发生肺心病、呼吸衰竭甚至猝死的病理基础。因此，对于肥胖患儿，除了内分泌检查，医师还应就睡眠呼吸问题进行相关的病史问询、体格检查、血气分析检测，以及睡眠监测。

3.胸廓畸形

胸廓畸形（如脊柱后侧凸等）患儿常常发生呼吸功能不全或呼吸衰竭，这通常也是在低通气的基础上发生的。低通气患儿的睡眠和生活质量多下降，或因呼吸功能不全反复长期住院。而对脊柱后侧凸患儿的一项长达3年的研究发现，无创通气治疗低通气后，患儿的临床症状显著改善，血气异常及呼吸功能不全得到纠正。

4.神经肌肉病（NMD）

儿童常见的易发生低通气的神经肌肉病包括杜兴氏肌营养不良、脊髓性肌萎缩等。神经肌肉病患儿呼吸异常主要是潮气量减低，因而导致通气不足。

另外，长期低氧和高碳酸血症还可使正常呼吸中枢对$PaCO_2$和PaO_2变化的敏感性下降，从而使低氧血症和高碳酸血症更不易被纠正。有研究表明，对存在低通气的神经肌肉病患儿早期干预，可延缓其呼吸衰竭的发生。

5.其他

脑干和高段颈髓病变可导致继发性中枢性低通气。这类疾病主要见于严重的出生窒息、感染、创伤、肿瘤、脑栓塞后。严重的阻塞性呼吸暂停综合征也可导致继发性中枢性低通气。此外，低通气还可以见于Chiari Ⅱ 畸形、Leigh病、丙酮酸脱氢酶缺陷、肉毒碱缺陷，以及Mobius综合征等遗传代谢病患儿中。

五、治疗

低通气的治疗包括吸氧、辅助通气、膈肌起搏器、呼吸肌训练等。辅助通气治疗包括有创通气和无创通气两种。其中，无创正压通气可避免上气道梗阻发生，装置简单，患者易耐受，已逐渐被临床医师认同。2000年进行的法国家庭无创通气应用调查显示，无创正压通气已成功地应用于神经肌肉病、先天性中枢性低通气综合征（CCHS）、脊柱侧凸、严重阻塞性睡眠呼吸暂停等有低通气表现的患儿。

低通气综合征是一组包括各种病因的疾病症候群。如果患儿存在易导致通气不足的原发疾病，医师应警惕低通气综合征的发生，及时的诊断和治疗将改善患者原发病的进程，提高生活质量，减少死亡率。

第十七节　先天性结核病

先天性结核病（Congenital tuberculosis）又称宫内感染结核病，是指胎儿经胎盘感染的结核。先天性结核（Congenital tuberculosis）在新生儿并不罕见，由于临床表现很不典型，常在生前误诊，有的患者在尸检时才发现。母亲有开放性结核者应予隔离，如母亲无传染性仍应鼓励母乳喂养，但必须接受抗结核治疗，所有抗结核药物可从乳汁排出，但小于其所用剂量的1%，对婴儿影响不大。

一、病因与发病机制

先天性结核的发生必须母亲先有结核分枝杆菌菌血症感染了胎盘，进而通过血循环进入胎儿体内；或者母亲患有结核性子宫内膜炎，胎儿通过产道时，吸入或吞入了结核分枝杆菌。胎盘有一定屏障作用，有时胎盘胎儿一侧可无结核病变，故胎盘结核并非一定导致先天性结核。先天性结核的发生，有以下两种途径。

1.血行性

结核分枝杆菌通过胎盘经脐静脉到达肝，先由肝内原发灶及肿大的肝门淋巴结形成原发综合征，再血行播散至全身；也可由脐静脉经静脉导管直接进入下腔静脉引起全身血行播散。出生后肺内氧气较肝内丰富，更有利于结核杆菌生长繁殖，故其病变程度可超过肝。

2.非血行性

胎盘的干酪样坏死灶可破入羊水，母亲有子宫内膜结核的产道可有结核分枝杆菌。胎儿在宫内或通过产道时吸入或吞入了这些结核分枝杆菌，可分别在肺部、肠道形成原发性结核，再由此播散至全身。

二、病理

通过胎盘血行性感染者的主要病变为肝门淋巴结肿大及肝内原发灶的干酪样坏死，此原发灶可有多个；肺、脾、肾等其他脏器也常有粟粒至黄豆大的灰白色结节，浆膜、脑膜及脑也可同样受累。胸腺多萎缩，皮质、髓质分界不清，淋巴细胞减少，可有干酪样坏死，故造成继发性细胞免疫缺陷。各处结核病变多以干酪样坏死为主，充满大量抗酸杆菌，而增生反应微弱，淋巴细胞、上皮样细胞、朗罕巨细胞均少见或缺如。

非血行感染者，肺门、纵隔淋巴结或肠系膜淋巴结肿大及干酪样坏死明显。

三、临床表现

多于生后1个月内起病，表现有吃奶不好、呕吐、体重不增和发热。呼吸系统症状可有咳嗽和呼吸困难等，还可有浅表淋巴结轻度或中度肿大，肝脾大，可有结核性脑膜炎表现。先天性结核患儿可早产。

可出生时即有症状，但也可几天至几周（最常于生后2~3周）才出现。先天性结核实质上是全身性血行播散性结核病，其病情凶险，发展迅猛，多有发热，但常缺乏特殊表现。由于原发病变大多在肝，故多有肝大，可有黄疸和肝功能损害。出生后肺部含氧丰富对结核杆菌生长繁殖更加有利，所以呼吸道表现常更明显。

吸入感染者常引起鼓膜穿孔流脓，约占先天性结核的20%。

四、辅助检查

1.X线和肺部CT检查

能指出结核病的范围、性质、类型和病灶活动或进展，重复检查有助于结核与非结核疾患的鉴别，也可以作为治疗过程中疗效的判断指标。

2.结核菌素试验

结核杆菌感染后4~8周，身体对于结核蛋白产生过敏状态，此时如作结核杆菌素试验（结核杆菌素包括旧结核杆菌素OT和提纯蛋白物质PPD），局部可发生反应，表示受试者已被结核菌感染。PPD皮试为皮内注射0.1毫升（5个单位），一般注入左前臂掌侧面中、下三分之一交界处皮内，使之形成6~10毫米皮丘，48~72小时观测反应结果，测定局部硬结直径，取纵、横两者的平均直径来判断其反应强度。硬结直径不足5毫米为阴性，硬结≥20毫米或除硬结外，还可见水疱及局部坏死为强阳性。

3.超声检查

根据患儿病理表现可以推测，进行新生儿颅内超声、新生儿腹部脏器超声检查可能发现相应异常表现。

文献报道先天性肺结核肺部超声提示双后肺广泛弱回声实变区，其内可见多处斑块样强回声镶嵌，随呼吸呈闪烁样。部分先天性肺结核肺脏超声影像可表现为肺实变、肺不张为基础的超声影像学表现。

4.尸检

据国内文献报道，39.7%的先天性结核病是死后尸检确诊的。

5.诊断

为先天性结核病必须同时查人类免疫缺陷病毒（HIV）感染，因HIV感染会增加结核感染的机会。

6.其他检查

痰液、胃液涂片染色或结核杆菌培养或血液检查、周围淋巴结穿刺液涂片检查等。

五、诊断

（1）根据母亲有活动性结核或胎盘有结核病变。

（2）生后2周内发病。

（3）肝有原发结核或肺内广泛结核病变，结合辅助检查结果可诊断。

先天性结核病应具备以下条件：

（1）母亲必须有结核病，但是75%以上的孕妇在分娩前无临床表现，发生早产者多。

（2）新生儿组织内有结核分枝杆菌生长。

（3）肝内有原发综合征，表明结核分枝杆菌来自脐静脉或出生时、生后几天内发现有结核性损害。

由于先天性结核病的临床表现常无特异性，早期诊断困难，因此，对母亲有粟粒性结核或子宫内膜结核者均应设法除外其新生儿先天性结核。

可采用下列步骤：

（1）详细询问及产前检查母亲有无结核病。

（2）仔细检查胎盘有无异常，必要时送检。如发现有结核病变，应立即将新生儿气管及胃的吸取液做涂片抗酸染色后查找抗酸杆菌，该法只能作为初筛试验，不能除外其他非结核抗酸杆菌，须培养才能确诊。

（3）疗效不佳的肺炎，原因不明的肝脾大，中耳脓液而普通细菌培养无生长者，对常用抗生素治疗无效的全身感染，均应想到是否有先天性结核。

（4）胸部影像学检查：胸部X线检查不是确诊先天性结核的检查，必要时需进行胸部CT扫描，可见大量团块状阴影。

（5）多次抽胃液找抗酸杆菌是最好最快的诊断方法，应做结核分枝杆菌培养，但需时太久，做PCR扩增结核分枝杆菌的DNA有利早期诊断。

（6）结核菌素试验一般在感染3~5周后才显阳性。

（7）结核分枝杆菌还可从脑脊液、病灶溢液（如中耳流出的脓液）、支气管灌洗液、粪便中发现。

六、治疗

抗结核药物的原则是早期治疗、适宜剂量、联合用药、规律用药、坚持全程、分段治疗。

（1）早期治疗可以将生长繁殖活跃的结核菌迅速消灭，以利于病变组织早期修复，可争取不留后遗症。

（2）足够剂量才能发挥抗结核药物最大限度杀菌或抑菌作用，适宜剂量患儿才能耐受而不至产生明显的毒、副反应，保证完成全疗程治疗。

（3）规律用药才可使已被抑制或减少的结核菌，不再有繁殖活跃的机会，且可防止耐药菌的产生。

（4）足够疗程才可消灭顽固菌，防止病情恶化和复发。

（5）联合用药的目的是防止结核菌产生耐药性，因此，必须选择有协同作用的药物联合应用。对副作用相同、有交叉耐药及效力过弱的药物，应避免联合使用。

（6）分段治疗一般分为两个阶段：①强化治疗阶段，强化期异烟肼、利福平、吡嗪酰胺联合治疗2个月。②巩固治疗阶段，继续异烟肼、利福平4~6个月，总疗程6~9个月。目的在于消灭顽固菌，巩固疗效，防止复发。

第十八节　先天性后鼻孔闭锁

本病为严重鼻部畸形，具有家族遗传性疾病，国外文献报道先天性后鼻孔闭锁的发病率在新生儿为

1/50 000左右。

一、病因

先天性后鼻孔闭锁（Congenital atresia of the posterior nares）是在胚胎6周时，颊鼻腔内的间质组织较厚，不能吸收穿透和与口腔相通，构成原始后鼻孔而成为闭锁的间隔，此间隔可能为膜性、骨性或混合性，闭锁部间隔可以菲薄如纸，也可厚达12mm，但多在2mm左右。闭锁间隔上下两面皆覆有鼻腔黏膜。

二、临床表现

双侧先天性后鼻孔闭锁患儿出生后即出现周期性呼吸困难和发绀，直到1个月之后逐渐习惯于用口呼吸。但在哺乳时仍有呼吸困难，须再过一段时间约3个月才能学会交替呼吸和吸奶的动作。因此出生后有窒息危险和营养不良严重后果。

到儿童期，患者主要症状为鼻阻塞，睡眠时有鼾症和呼吸暂停综合征，经常困倦嗜睡，因为张口呼吸，说话发生关闭性鼻音，并有咽部干燥、胸廓发育不良等。分泌物易潴留于鼻腔内。单侧后鼻孔闭锁患者不影响生命，长大以后只有一侧鼻腔不能通气。

三、诊断

新生儿有周期性呼吸困难、发绀和哺乳困难时，应考虑本病。为了确诊此病可采用下列方法检查。

（1）用细橡胶导尿管自前鼻孔试通入鼻咽部，若进入口咽部不到32mm即遇到阻隔，检查口咽后壁看不到该导尿管，即可诊断后鼻孔闭锁。

（2）将美蓝或1%龙胆紫液滴入鼻腔，1~2分钟后观察口咽部是否着色，若无着色可诊断为本病。

（3）将碘油慢慢滴入鼻腔，行X线造影，可显示有无后鼻孔闭锁及其闭锁深度。

（4）鼻内镜检查，用0度纤维光导鼻内镜，放入前鼻孔，边吸引分泌物，边观察后鼻孔情况。此法不但可以诊断本病，而且可以排除先天性鼻内型脑膜-脑膨出、先天性鼻腔和鼻咽部肿瘤等造成鼻阻塞的原因。

四、治疗

（1）出生时紧急措施：新生儿出生后，若确诊为双侧先天性后鼻孔闭锁，应按急诊处理，保持呼吸通畅，防止窒息，维持营养。可取一橡皮奶头，剪去其顶端，插入口中，用布条系于头部固定，以利经口呼吸，并可通过奶头滴入少量乳汁，待患儿已习惯口呼吸时方可取出口中奶头。最好有专人护理，以防窒息，并应注意营养摄入。

（2）手术治疗：对于儿童手术方法为去除闭锁间隔，有经鼻腔和经腭等途径，应根据患儿年龄、症状程度、间隔性质与厚度，以及全身情况而定。原则是尽可能早期手术。

鼻腔进路：适用于鼻腔够宽，能够看到闭锁间隔者；膜性间隔或骨性间隔较薄者；新生儿或患儿全身状况较差而急需恢复鼻呼吸者，采用全身麻醉方式。膜性间隔用锐利器件将其穿破，置入扩张管。骨性间隔用骨凿、刮匙或电钻头去除骨隔，保留骨隔后面（咽侧）黏膜，以覆盖外侧骨创面。术中须切除鼻中隔后端，以便两侧造孔相贯通。造孔大小以能通过示指为度。然后放入相应大小的橡皮管或塑料管，或以气囊压迫固定，留置时间视间隔性质而定，膜性间隔2周即可，骨性间隔则须4~6周。为了防止再次狭窄，可于一年内定期进行扩张术。此种手术若在纤维光导鼻内镜下进行则更方便。对新生儿可用小号乳突刮匙沿鼻底刮除，在骨隔处用旋转刮除法去除骨隔至足够大小，后面黏膜仍须保留，可行十字形切开，用橡皮管自鼻咽逆行拉出，以固定黏膜瓣于骨面上采用鼻腔进路，在术中需注意避免损伤腭降动脉、颅底及颈椎。

经腭进路：优点是手术野暴露良好，可直接看到病变部位，能将间隔彻底切除，并可充分利用黏膜覆盖创面，适用于闭锁间隔较厚者。术毕经前鼻孔置入橡皮管或塑料管，固定修整后的鼻内黏膜，4周后取出橡皮管，预约定期随访。若有后鼻孔术后粘连，应及时处理，必要时可进行扩张。

第十九节　先天性鼻脑膜-脑膨出

一、病因

在胚胎期间，脑组织生长过度，突入尚未融合的骨缝之外，或在产程中因胎儿颅压增高导致脑膜膨出至鼻部，其中以囟门型脑膜-脑膨出者为最多见。

二、分类

耳鼻咽喉科遇到的先天性脑膜-脑膨出有鼻外型和鼻内型。

根据程度和膨出的内容物可分为3种：

（1）轻者只有脑膜及其中脑脊液，称为脑膜膨出（Meningocele）。

（2）较重者脑组织也膨出，称为脑膜-脑膨出（Meningoen-cephalocele）。

（3）最重者脑室前角也膨出，称为脑室-脑膨出（Hydrencephalocele）。

三者的外层为皮肤或黏膜，向内依次为皮下或黏膜下组织、硬脑膜等，其中包含脑脊液。

囟门型脑膜-脑膨出为最常见，主要从自颅底骨质薄弱处膨出，在筛骨鸡冠之前；基底型膨出则位于筛骨鸡冠之后。膨出的脑组织皆为额叶，有时大脑镰及脑室前角亦随额叶一同膨出。

三、临床表现

（1）鼻外型：在外鼻正中线或稍偏一侧有圆形柔软包块，随年龄增长而变大，表面光滑，皮肤菲薄或有皱纹和色素沉着。透光试验多呈阳性。患儿哭啼或压迫两侧颈内静脉时，肿块即因张力增加而增大。

（2）鼻内型：新生儿鼻不通气，哺乳困难，鼻腔或鼻咽部有表面光滑的肿物，有时可见其搏动，肿块的根蒂位于鼻腔顶部，若肿块破溃则有脑脊液鼻漏。

四、诊断

头颅部CT扫描可以显示骨质缺损的轮廓。对鼻根部包块切忌穿刺抽液，以免因张力增高不易愈合而并发感染。需要鉴别诊断的是鼻息肉、鼻部神经胶质瘤、鼻部包块，以及嗅沟脑膜瘤，一般CT扫描可做鉴别。

五、治疗

本病一般以手术治疗为主。

（1）手术时机与禁忌证：手术时机选择一般尽早手术为好。然而，过早则因小儿耐受力差而有危险性，一般认为除患处皮肤有破裂倾向者应急行手术外，手术以2~3岁时为宜，若时间过晚，膨出物增大。手术禁忌证为膨出部皮肤破溃并发感染者；鼻内型脑膜-脑膨出伴有鼻炎及鼻窦炎者以及特大脑膜-脑膨出、脑畸形、脑积水同时存在者。

（2）手术操作：分颅内法和颅外法两种。

颅内法：又分硬脑膜内及硬脑膜外两种术式。均在全身麻醉下进行。

颅外法：一般用于鼻额型鼻部脑膜-脑膨出。主张在膨出物的根基部切口，留下足够的皮肤，以便整形缝合之用。

（3）手术并发症。

脑水肿：临床表现患儿苏醒后又进入昏迷状态，呻吟而不哭叫，囟门膨隆，应及早静脉滴入高渗降颅压药和肾上腺皮质类固醇。

脑积水：临床表现为手术后囟门逐渐突出，颅骨缝增宽，甚至创口缝合处裂开。治疗方法以脑室外引流为主，即在颅骨钻孔插入塑料管于脑室内做持续引流，待颅压不再升高以后，可根据情况每1~2天行脑室穿刺抽液一次，若脑积水转为慢性，可考虑手术治疗。

脑膜炎：临床表现为发热、颈项强直、表情淡漠、呕吐等。应行腰椎穿刺，对脑脊液进行化验，给予大量易透过血脑屏障的抗生素。

第二十节　先天性喉蹼

一、病因

喉腔内有一先天性膜状物，称为先天性喉蹼，其发生与胚胎发育异常有关，在喉腔重建过程中，原喉腔内的封闭上皮因溶解、吸收不全，在喉腔内遗留一层上皮膜，形成先天性喉蹼。喉蹼可以在喉的任何平面横跨过喉腔，按发生的部位分为声门上喉蹼、声门间喉蹼、声门下喉蹼3种类型，其中以声门间喉蹼最为常见。

喉蹼大小和厚度各不相同，薄者半透明，呈蛛网状，厚者坚实，一般前部较厚，后部游离缘较薄，其主要成分均为结缔组织，其内有毛细血管，表面覆有鳞状上皮。其大小不一，有的较小，仅在前联合处，有的较大形成一隔膜，将喉腔大部分封闭，称为喉隔。若喉隔将喉腔完全封闭，称为先天性喉闭锁。

二、临床表现

症状随喉蹼的大小而异。①范围较大的喉蹼，患儿于出生后无哭声，呼吸困难或窒息，有呼噜样之喉鸣音，吸气时有喉阻塞现象，常有口唇发绀及不能吮乳的症状。②喉蹼中等度大者，喉腔尚可通气，但声音嘶哑，伴吸气性呼吸困难。③喉蹼较小者，则哭声低哑，无明显呼吸困难。

三、诊断

新生儿必须用电子咽喉镜检查，才能明确诊断：在喉镜下可见喉腔有膜样蹼或隔，呈白色或淡红色，其后缘整齐，多呈弧形，少数呈三角形。吸气时蹼扯平，但在哭或发音声门关闭时，蹼向下隐藏或向上突起如声门肿物，必要时做CT和MRI进一步明确范围。

四、鉴别诊断

先天性喉蹼应与其他先天性喉发育异常，如先天性喉囊肿、声门下梗阻狭窄以及声门下血管瘤相鉴别。

五、治疗

新生儿喉蹼若发生窒息时，应立即在直接喉镜下硬式气管镜插入气管，吸出分泌物，给氧，建立畅通的呼吸道。对有呼吸困难或声嘶患者可在支撑喉镜下去除蹼膜，也可采用激光手术治疗喉蹼。

第二十一节　先天性喉喘鸣

先天性喉喘鸣（Congenital laryngeal stridor）为喉部组织松弛，吸气时喉腔变小引起喘鸣声，出生后即可出现症状，至2岁左右随着喉腔变大，喉部组织发育健全，喉鸣逐渐消失。

一、病因

由于喉软骨软化，喉部组织松弛，吸气时会厌软骨卷曲，负压使喉组织塌陷、喉入口呈一狭长之裂缝，杓会厌皱襞互相接近发生颤动而出现喘鸣声，亦可因会厌大而软或杓状软骨脱垂，吸气时阻塞喉部入口，引起呼吸困难。

二、临床表现

主要症状为吸气性喉喘鸣声伴胸骨上窝、肋间及剑突下部凹陷，可于生后或出生后数周发病，多数患儿症状呈间歇性，哭吵、活动时喘鸣声明显，安静或睡眠时无症状，重症者症状为持续性，哭吵及入睡后症状更为明显，并有三凹征，有些患儿症状与体位有关，仰卧时明显，侧卧或俯卧时喘鸣声减轻。患儿哭声与咳嗽声正常，无嘶哑现象，常在发生呼吸道感染时症状加剧，因呼吸道分泌物增多，可使呼吸困难加重，有痰鸣声或出现发绀。

重症患儿由于症状持续影响喂养，常有营养不良，且易出现反复呼吸道感染。长期的吸入性呼吸困难，影响患儿的生长发育。

以直接喉镜检查，吸气时可见会厌和杓会厌皱襞向喉内卷曲使喉入口呈裂隙状，若挑起会厌，喉鸣声可消失。

三、诊断和鉴别诊断

根据病史，了解喘鸣开始时间、性质与体位关系，结合直接喉镜检查的结果，可做出诊断，需与下列疾病鉴别。

先天性发育异常：先天性喉部发育异常如喉蹼、喉隔、喉囊肿，可通过直接喉镜或纤维喉镜检查加以鉴别。先天性气管发育异常如气管蹼、气管软骨软化、气管狭窄、气管憩室等，经胸片、支气管碘油造影及纤维支气管镜检查有助于诊断。先天性小下颌畸形临床表现相似，亦有吸气性呼吸困难，但侧卧或俯卧位，托起下颌，呼吸困难可缓解，X线片观察颌骨形态亦有助于诊断。

后天性喉部疾病：如喉部异物、肿物等需仔细询问病史加以鉴别。

四、治疗

如呼吸不困难、饮食不受影响，不须特殊治疗，但应注意喂养，给予足量的钙和维生素D并预防呼吸道感染。重症者伴有感染时，因呼吸困难应给予抗感染和良好的呼吸道护理，一般很少需要作气管切开，随年龄增大，症状可缓解。

第二十二节　先天性喉囊肿

一、概述

先天性喉囊肿（Congenital laryngoceie，CLC）主要症状为阻塞气道发生呼吸困难。新生儿发病率约1.82/10万，50%是在窒息死亡病例的尸检中发现，40%于出生后数小时内有表现，95%发生于半岁以内。

二、临床表现

最常见症状是喘鸣（占90%），可为吸入性或呼出性，哭声弱、尖而嘶哑；55%有呼吸困难、呼吸暂停、发绀；其他可有食物反流、发音困难。

三、诊断

最好采用纤维喉镜检查，直接看到喉部。可行颈部CT检查。

四、治疗

手术治疗，可选用二叶镜片的可张式直达喉镜，在鼻气管插管全身麻醉下放入喉镜，使囊肿位于前、后二镜叶间，张开镜叶使囊肿完全暴露，在手术显微镜下行囊肿顶部黏膜横切口，钝分离囊肿至基底，改将镜叶放入黏膜与囊肿间，用丝线套将囊肿基底行双重结扎，于二结扎线间用显微喉剪切下囊肿，此时喉位恢复正常，声门可明视，气道阻塞及受压均消除，黏膜切口可不予缝合。术毕气管插管保留1天，鼻饲3~4天。

第二十三节　喉气囊肿

一、定义与分型

喉气囊肿又名喉膨出、喉憩室或喉气性疝，为喉室小囊的异常扩张，含气体，婴幼儿多为先天性的，名为先天性喉气囊肿。按气囊肿的位置分喉内、喉外和喉内外混合三型。气囊肿位于喉内者为喉内型，此型有两种，一种自喉室突出，将喉室带推向上，遮住同侧声带，甚至延伸至对侧，梗阻声门；另一种从杓会厌皱襞突起，使同侧喉变形，甚至有的向上伸延至舌根部，位于会厌谷处。气囊肿出现于颈部者为喉外型。该型多从甲状舌骨膜喉上神经和血管处穿出，位于舌骨下胸锁乳突肌前缘；亦有自环甲膜穿出，位于甲状软骨下方者。混合型为气囊肿同时出现于喉内和颈部，在甲状舌骨膜处有一峡部相连。

二、临床表现

开始时多无症状，待生长到相当大时出现症状，也有的刚出生时就出现呼吸困难。喉内型最常见的症状为发声改变、发音不清、声嘶或无声，常伴有咳嗽。有的患者在说话前先呃气，以利用咽肌收缩将气囊肿中的气体排出。气囊肿大者可有喉鸣、呼吸困难。囊肿若有感染则有疼痛、喉部压痛，呼吸有臭味，若有分泌物进入喉内，可致剧烈咳嗽。喉外型症状主要为颈部有一圆形突起的肿物，时大时小，触之甚软，用手挤压可渐缩小并可闻及泄气声。皮肤颜色正常、无粘连或压痛，但有感染时则局部红肿、压痛。混合型具有以上两型的症状。

三、诊断

喉外型和混合型的诊断主要根据症状，若颈部有囊性突起，触之软且可压缩，用力屏气时体积增大，穿刺抽吸有气体，诊断即可明确。喉内型的诊断比较困难，必须在直接喉镜下仔细观察，肿物的体积随呼吸改变，吸气时缩小，用力鼓气时增大为主要特征，如以直接喉镜或探针等器械压迫，肿物渐缩小，诊断可确立。电子镜检查可明确诊断喉内型，颈部CT或X线片可帮助诊断，肿物处有一圆形透亮区。侧位片检查喉内型较清楚，正位片检查喉外型较好。

四、鉴别诊断

喉内型气囊肿与喉囊肿鉴别较困难，但喉囊肿与喉室不通，其体积不随呼吸改变，压之不缩小。从喉室突出的喉内型气囊肿须与喉室脱垂相鉴别。喉室脱垂多为喉室黏膜炎性水肿或肥厚，自喉室脱出。其特点是位置一定在喉室口处，可以器械推送回喉室内且其体积不随呼吸改变。喉外型气囊肿必须与腮裂囊肿、甲状舌管囊肿、皮样囊肿等相鉴别。主要鉴别点为喉气囊肿时大时小，变化较快，用手挤压可缩小，而其他各种囊肿则无此特点。

五、治疗

喉外型采用颈外途径将囊肿切除。喉内型的治疗方法较多，如在支撑喉镜下切除、电灼或注入硬化剂，或做喉裂开切除，但效果均不满意，目前多主张经颈外途径切除法。对有呼吸困难者应立即刺破囊肿或行气管切开术。如有并发感染，不论有无喉阻塞症状，除给抗生素治疗外，须密切观察，必要时行气管切开术。

第二十四节　声带麻痹

一、定义与概述

声带麻痹需要区分先天性和后天性，先天性声带麻痹是第二常见的先天性喉部异常；可累及一侧或双侧声带，双侧声带麻痹较多见。先天性声带麻痹通常与中枢神经系统损伤相关，包括脑积水、脑脊髓膜膨出、Arnold-Chiari畸形、脑脊膜膨出、脑膨出、脑发育不全、疑核发育不全、神经肌肉疾病和重症肌无力等。Arnold-Chiari是最常见的畸形，很可能是多数病例发病原因。在儿科患者中必须寻找单侧或双侧声带麻痹的潜在神经性因素。

二、临床表现

可以影响呼吸、发音、吞咽这三种喉功能中的任何一种。单侧声带麻痹时，发音小，带有呼气声，但除应激状态下患者仍有足够大的气道。所有双侧声带麻痹的患儿有喉喘鸣、哭声微弱及一定程度的呼吸窘迫。此外，儿童较成人会出现更多问题如反流、窒息、进食困难。

喉喘鸣是双侧声带麻痹的最常见症状，可能会突然发生。年龄较大的儿童会忍住大笑，咳嗽，因为这样会加大呼吸需求。气道会变得更加狭窄，喉喘鸣、鼻翼翕动、烦躁都会加重，辅助呼吸肌运用增加，伴有呼气性的凹陷。如果未引起注意并进行治疗，喉喘鸣会发展为发绀、呼吸暂停、呼吸心跳骤停。

误吸和吞咽困难在双侧声带麻痹中常见。当有颅高压症状时首先会出现肺炎。

三、诊断

可通过纤维喉镜或直接喉镜来诊断。婴儿的声带活动度检查较困难，中间位和旁中位可能无法判断。

四、治疗

如果患者有明显的呼吸窘迫，为保证气道安全，最好通过气管插管建立气道，然后再行全面的检查以明确声带麻痹的原因。尤其需要明确有无脑膜脊髓膨出、Arnold-Chiari畸形及脑积水。如果神经压迫在24小时内解除，声带功能会在2周内恢复；否则声带功能可能在一年半内都无法恢复甚至永不恢复。如果治疗及时，喉部须定期检查以评估声带功能。如果在1~2周内没有出现恢复功能的依据，那么须行气道造口术以缓解呼吸窘迫，但即使给予早期的减压，中枢性呼吸暂停仍会继续出现。一旦在适当的位置做了气道造口术就有必要进行周期性的检查以评估声带功能。

约有50%双侧声带麻痹的儿童需要行气道造口术。单侧声带麻痹的患儿提倡增加胶原蛋白，但长期注射胶原蛋白对于喉发育的影响仍有待进一步提高。

第二十五节　先天性喉软骨畸形

（一）会厌畸形

胚胎第5周时，第三、四腮弓未能自两侧向中线融合，会厌不成一叶而裂开，裂开的程度不同，有的仅在会厌上端裂开一部分，名为会厌分叉；有的完全裂开，名为会厌两裂。会厌分叉一般无症状，多于喉部检查时发现。会厌两裂者，会厌多很柔软，吸气时易被吸至喉入口，引致喉鸣或呼吸困难，在饮食时常引起呛咳。会厌分叉不需任何治疗。会厌两裂引起喉鸣或呼吸困难者，可在直接喉镜下做部分会厌切除术。

先天性会厌过大畸形，会厌多较柔软并过度向后倾倒，吸气时遮盖喉入口，引起喉鸣或呼吸困难。此时可在直接喉镜下，施行会厌部分切除术。

会厌过小一般无症状，行喉镜检查时，可发现会厌甚小或仅呈一小圆结状。可不行任何治疗，但饮食不要过急，防止呛咳。

会厌缺乏软骨支撑呈纸样状，覆盖喉室，造成呼吸困难。

（二）杓状软骨移位及黏膜肥厚

杓状软骨移位多为向前移位，单侧或双侧性。症状以声嘶为主，严重者可发生呼吸困难。在电子喉镜检查时可见杓状软骨向前移位及其后上缘突起。声带松弛无力，随呼吸而上下摆动。发音时杓状软骨不动或微动，两声带不能闭合。如两侧移位，喉后部为异位的杓状软骨所占据，声门甚小，有呼吸困难者，先行气管切开术，杓状软骨黏膜肥厚，可引起喉鸣，甚至呼吸困难，必要时可行手术治疗，解决呼吸困难。

（三）甲状软骨异常

胚胎第8周时，来自第四腮弓的两翼板自下而上在中线融合形成甲状软骨。若发育不全，可发生先天性甲状软骨裂，部分缺如或软骨软化，致吸气时软骨塌陷，引起喉鸣和阻塞性呼吸困难，常需行气管切开术。

（四）环状软骨异常

胚胎第8周时，环状软骨在腹侧和背侧逐渐在中线接合。若接合不良，留有裂隙，形成先天性喉裂。亦有因环状软骨先天性增生，形成先天性喉狭窄、喉闭锁，出生后引起呼吸困难或窒息，需行紧急气管切开术。

第二十六节　先天性喉软骨软化

一、病因

喉软骨的形态正常或接近正常，但极为软弱，当吸气时喉内负压使喉组织塌陷，两侧杓会厌襞互相接近，喉腔变窄成活瓣状震颤引起喉鸣和呼吸困难，称为先天性喉软骨软化，是婴儿先天性喉喘鸣最常见的原因。主要因妊娠期营养不良、胎儿发育期缺钙及其他电解质缺少或不平衡所致。

二、临床表现

婴儿出生后即可出现吸气性喉鸣，可伴有吸气时胸骨上窝、锁骨上窝、剑突下凹陷，也可于出生后1~2个月逐渐发生喉鸣，多为持续性或呈间歇性加重。喉鸣仅发生于吸气期，可伴有吸气性呼吸困难，喉鸣及呼吸困难的程度取决于声门上软组织塌陷的程度。亦有平时喉鸣不明显，稍受刺激后立即发生者。有的与体位有关，仰卧时加重，俯卧或侧卧位时减轻。多数患儿的全身情况尚好，进食、哭声、咳嗽声正常，哭声无嘶哑。

三、诊断

根据出生后不久即有喉鸣，无呼吸道异物或其他疾病的病史和体征，喉侧位X线片正常，哭声响亮和吞咽正常，可初步作出诊断。有条件者可行直接喉镜检查，检查时可见会厌软骨软弱，两侧向后卷曲，互相接触；或会厌大而软，吸气时会厌两侧和杓会厌襞互相接近；亦有的杓状软骨上松弛组织向声门塌陷而阻塞声门。以直接喉镜挑起会厌后，喉鸣音消失，由此可以确诊本病的诊断。

四、鉴别诊断

先天性喉鸣须与其他各种先天性喉及气管发育异常如喉蹼、喉裂、气管软骨软化等相鉴别，亦应注意与各种后天性喉部疾病如炎症、异物、外伤等相鉴别。

五、治疗

（1）若症状不重，可暂不予特殊治疗，通常患儿至2~3岁时，随着喉软骨的发育，症状多可自行缓解，应详细告知家属，解除家属顾虑，嘱家属平时应注意增加营养，预防患儿受凉及受惊，以免发生呼吸道感染和喉痉挛，加剧喉阻塞。

（2）如症状较重，呼吸困难明显者，可考虑无创正压通气治疗，必要时可考虑需行气管切开术或杓会厌成形术，以免因慢性缺氧从而引起一系列病理生理改变。

（3）近年来多采用喉内镜或显微镜下声门上成形术，主要为用显微喉钳或剪切除覆盖于杓状软骨上多余的黏膜，必要时连同楔状软骨和杓会厌襞上过多的黏膜一并切除，但必须保留杓间区黏膜以免瘢痕粘连。

第二十七节　气管支气管软化症

气管软化是指气管壁因气管软骨环异常或部分气管壁纵行弹性纤维萎缩减少，使肌弹性张力减退或气道软骨完整性破坏导致气管坍塌狭窄的疾病。生后不久即出现喘鸣、反复咳嗽，呼吸困难。根据软化部位不同，如软化部位发生在气管，称气管软化（Tracheomalacia，TM）；气管、主支气管均累及，称为气管支气管软化（Tracheobronchomalacia，TBM）；若仅累及主支气管，气管未发生病变，称支气管软化（Bronchomalacia）。先天性气管软化在人群中发病率至少为1/2100，支气管软化较气管支气管软化少见。

一、病因和发病机制

先天性气管软化由软骨发育不成熟或软骨缺乏造成，可以在健康人群中作为孤立性发现，但更多见于早产儿。与造成气管软骨基质形成异常的疾病相关，这些疾病包括多发软骨炎、软骨软化症，造成胶原纤维成熟障碍及气管支气管结缔组织软弱。继发性TBM多与长期插管、气管切开术、严重的气管支气管炎、管外压迫相关。

目前发现与先天性气管软化联系最为密切的为气管食管瘘和食管闭锁，在气管食管瘘及食管闭锁婴儿尸检标本中发现75%患儿气管软骨周长减少及气管膜部扩大。

气管由前部的软骨环和后部的膜性结构组成，两者正常比例约为4.5∶1，而TBM患儿可降至（2~3）∶1，其比例下降代表气管硬度下降，TBM患儿呼气相气道塌陷更为明显吸气相产生气流涡流，在有气道分泌物时产生痰喘鸣，无气道分泌物时产生低调、单音性喘鸣。呼气相气道壁易于接触，气道本身刺激或震颤导致咳嗽。

二、临床表现

临床多表现为顽固性咳嗽、持续或反复喘息，及肺炎、肺不张等，症状随活动增多而明显，或因伴发感染而加重。原发性TBM约95%患儿首发呼吸道症状在出生时即出现。婴儿期多有喘息，随着年龄增长表现为慢性咳嗽，呼气性喘鸣和犬吠样咳嗽是最常见的症状。轻中度软化以咳嗽和喘息为主，重度软化以反复感染、肺不张、呼吸困难为主要表现。反射性呼吸暂停是TBM最严重的临床症状，是由于气管受分泌物或食管内食团刺激时所发生的反射，呼吸停止进而导致心脏停搏。

三、诊断

纤维支气管镜检查是诊断TBM的金标准，可直接观察气道动力性塌陷。国内纤维支气管镜诊断TBM的分度标准如下：呼气相气管直径内陷 > 1/3为轻度； > 1/2为中度； > 4/5接近闭合，看不到圆形管腔为重度。

近年逐渐开始应用CT、MRI等无创性影像检查方法来评估气管支气管软化。

TBM易被误诊为支气管哮喘、反复呼吸道感染、支气管异物等疾病，需慎重鉴别。

四、治疗

（1）绝大多数原发性TBM不需特殊治疗，随着年龄增长，气管软骨逐渐发育变得坚固，多数患儿在2岁左右症状逐渐消失，合并肺部感染时，以保守治疗为主，控制感染、吸氧、促进排痰等治疗。对继发性TBM应针对病因治疗，解除气管支气管受压因素或炎症及时控制，软化程度得以改善。

（2）经常规保守治疗无效者，可选择以下方法治疗：①持续气道正压通气：CPAP是治疗中重度气管软化的有效手段，通过建立气流支架保持气道通畅。②气道内支架植入：可支撑软骨薄弱处保持气道开放，可迅速有效缓解气道狭窄导致的呼吸困难等症状，延长生存期，提高生活质量。气道内支架植入最大优点在于创伤小、术后恢复时间短。③外科治疗：对危及生命的重度气管软化，需手术治疗。

手术适应证：反复肺部感染、间断呼吸道梗阻、拔管困难、反射性呼吸暂停、其他治疗手段无效。

手术方式有气管切开、气管切除术、气管成形术、主动脉固定术等。

第二十八节　Pierre-Robin综合征（皮-罗综合征）

Pierre-Robin综合征是指以下颌骨小、舌后坠为主要表现，出现呼吸困难，长期低氧血症的常染色体显性遗传疾病。50%~70%伴有腭裂，可有吞咽困难。又称小颌腭裂综合征、先天性下颌短小畸形、舌下垂综合征、第一腮弓综合征。

一、病因

Pierre-Robin综合征是胚胎发育障碍性的常染色体显性遗传疾病，发生机制不清楚。

二、临床表现

（1）下颌短小：典型的呈"鸟状面容"。

（2）舌后坠导致呼吸困难：舌后坠是本病的主要特征之一，患儿出生后不久即可有吸气性呼吸困难，伴喉喘鸣，睡眠时可有类似成人的鼾声，但其特点是将患儿舌体拉出口外或采用俯卧位时患儿的呼吸困难可有不同程度的缓解。由此可见，若患儿生后不久即出现吸气性呼吸困难，且伴有小下颌、舌后坠及腭裂者，除外其他原因所致的上呼吸道梗阻且进行染色体检查即可确诊为该病。

（3）多数伴有腭裂：常发生哺乳困难、窒息、青紫。

（4）伴有其他畸形：如先天性心脏病、眼异常、肢体畸形、脑发育异常。

三、诊断

主要依据临床表现。基因检查有助于确定诊断。

四、治疗

目前尚无特殊治疗方法，建议如下：

（1）加强喂养：可保持患儿直立位，喂奶时垫一小枕头，以防止舌后滑；若喂养困难明显，可行鼻饲喂养、经胃或者肠道造口术喂养。

（2）通畅呼吸道：如舌根下沉时阻塞气管，宜用毛巾将舌牵出，严重呼吸困难时先行气管插管，紧急时可将气管切开。

（3）手术：包括腭裂修补术、下颌骨正颌手术等。然后行外科舌悬吊术和下颌骨修复术。

第二十九节　先天性气管狭窄

先天性气管狭窄（Congenital tracheal stenosis，CTS）是指气管先天性存在完全性的气管软骨环，缺少正常结构的膜性气管导致的气管管腔狭窄和气道阻塞。非常少见，发病率占所有喉支气管狭窄之间。

一、病因和病理变化

正常气管由硬度较高的气管软骨环和膜性结构形成，有一定弹性。先天性气管狭窄的病理变化是气管由完全性的气管软骨环形成，而缺少膜性结构，导致管腔狭窄。同时气管黏膜下层腺体和结缔组织增生，使管腔进一步狭窄阻塞。气管受血管环和其他因素压迫，也可导致气管狭窄。气管狭窄的长度和严重程度各不相同。

二、临床表现

主要临床表现为气促、气喘、咳嗽，以阵发性或持续性呼吸困难为主，主要呈吸气性呼吸困难、发绀及明显的三凹征。安静时减轻，哭闹或者感染时加重，临床表现取决于狭窄的程度。

先天性气管狭窄极少单独存在，仅占10%~25%，常合并其他先天性畸形，最常见的是心脑血管异常，其发生率高达50%，包括肺动脉吊带、动脉导管未闭、室间隔缺损、双主动脉弓、锁骨下动脉异常、肺动脉缺如或发育不全等。

三、诊断

纤维支气管镜检是诊断先天性气管狭窄的金标准，镜下见到完整性的软骨环有标志性的意义，支气管镜检能准确测量狭窄的长度及最小内径。但如果气管狭窄处口径小于支气管镜管径，支气管镜无法通过狭窄段探查下级气道。CT检查及三维重建可提供气管周围复杂的血管及邻近脏器的解剖结构，有取代支气管镜检查的趋势。

四、治疗

轻度狭窄者症状较轻，一般无须治疗，严重狭窄者有呼吸困难、青紫、喘鸣，需手术治疗。近年手术方法和技术发展很快，手术方式可分3类：①自体气管组织重建（气管切除端端吻合术、滑动气管成形术、游离气管移植）。②非气管组织气管成形术（肋软骨或心包补片）。③气管移植。组织工程技术和3D打印技术为气管狭窄的治疗提供了新的思路。

第三十节　气管食管瘘

气管食管瘘（Tracheoesophageal fistula，TEF）是指气管与食管间分隔不全形成气管食管瘘道，常与食管闭锁同时存在，也有表现为支气管食管瘘。发病率为1/（3000~4000）。生后即出现口吐泡沫，呛咳，呼吸困难。

一、病因

先天性气管食管瘘系内胚层前肠贯通不全的发育畸形，先天性气管食管瘘按Gross分型法，可分为5型：
Ⅰ型：食管上下段均闭锁，无食管气管瘘，两食管盲袋间相距较远。此型占3%~9.5%。
Ⅱ型：食管上段有瘘管与气管相通，食管下段形成盲袋，两段食管间相距较远。此型占0.5%~1%。

Ⅲ型：食管上段为盲袋，下端有瘘管与气管相通。此型为最多，占85%~90%。两段食管间的距离有较大变异，有的超过2cm（ⅢA），有的在1cm以内，甚至互相紧贴（ⅢB）。

Ⅳ型：食管上下段分别与气管相通。该型占0.7%~1%。

Ⅴ型：无食管闭锁，但有瘘管与气管相通，又称"H"形瘘。此型占2%~6%。

二、临床表现

先天性气管食管瘘生后即出现口吐泡沫，呛咳，呼吸困难、窒息为主要表现，尤其是进食后症状明显，可有反复呼吸道感染症状。先天性气管食管瘘可伴有气管狭窄，表现为呼吸困难。

三、诊断

纤维支气管镜、CT三维重建和食管碘液造影有助于诊断，明确部位、大小和分型，并排外其他病因。在疑有食管气管瘘患者，应避免吞钡检查，以防钡剂吸入难以处理。

四、治疗

以手术治疗为主。

第三十一节　食管闭锁

食管闭锁（Esophageal atresia）是一种中段食管缺失的先天性疾病，常伴有食管气管瘘（Tracheoesophageal fistula）。该畸形是引起新生儿消化道梗阻的常见原因，其新生儿中发病率为1/3000~1/4500。

一、病因和发病机制

食管闭锁病因不明，可能与食管、气管的发育异常有关。

二、分型

该畸形应用最广泛的Gross分类：

I型：食管上下段均闭锁，无食管气管瘘，两食管盲袋间相距较远。此型占3%~9.5%。

Ⅱ型：食管上段有瘘管与气管相通，食管下段形成盲袋，两段食管间相距较远。此型占0.5%~1%。

Ⅲ型：食管上段为盲袋，下端有瘘管与气管相通。此型为最多，占85%~90%。两段食管间的距离有较大变异，有的超过2cm（ⅢA），有的在1cm以内，甚至互相紧贴（ⅢB）。

Ⅳ型：食管上下段分别与气管相通。该型占0.7%~1%。

Ⅴ型：无食管闭锁，但有瘘管与气管相通，又称"H"形瘘，此型占2%~6%。

三、病理生理

食管闭锁胎儿不能正常吞咽羊水，从而造成羊水循环障碍，而致羊水过多。羊水过多，间接导致胎儿早产。羊水不能进入胎儿消化道，羊水中的某些营养物质也就不能为胎儿吸收，因此，食管闭锁的患儿常为小于胎龄儿。另外，正常循环于呼吸道的羊水可能经食管气管瘘引至食管，消除了羊水对气管、支气管的支持效应，从而造成气管软化。

由于食管上段盲袋内容量仅几毫升，新生儿不能吞咽所分泌的唾液及喂入的任何食物，造成分泌物及食物溢出至呼吸道，引致吸入性肺炎。由于呼吸道与消化道之间存在交通，空气经食管气管瘘进入胃内，胃内压增高，结果高酸度的胃分泌物反流进入气管，从而引起化学性肺炎。大量空气进入胃内，可致急性胃穿孔，这种病理改变常是致命的。

多数食管闭锁的患儿还存在食管动力异常。食管闭锁患儿术后出现胃食管反流、吻合口狭窄均与食管动力障碍有关。

四、临床表现

1.孕母羊水过多

单纯食管闭锁患儿的母亲100%有羊水过多病史，而食管闭锁并远端食管气管瘘患儿的母亲大约33%也有羊水过多病史。

2.口腔溢液

出生后，由于唾液等口腔内的分泌物不能经食管吞入胃肠内，常从口鼻内溢出，有时发生咳嗽、气促和发绀。

3.喂奶后呛咳，呕吐，同时有发绀及呼吸困难

这是食管闭锁患儿的典型症状。如迅速从口内吸出液体及分泌物后，患儿情况趋于正常，但再次喂奶后，上述症状又复出现。

4.体格检查

伴有远端食管气管瘘的食管闭锁患儿腹部显著膨胀，叩诊呈鼓音；并发肺炎时，双肺布满湿啰音。

5.伴发畸形

约50%以上的食管闭锁患儿合并有一处或多处先天性畸形。其中心脏畸形是最常见的，约占27%，其他常见畸形还包括泌尿系畸形（18%）、骨骼畸形（12%）、肛门直肠畸形（12%）等。

五、诊断

1.产前诊断

由于B超检查技术的不断发展和普及，为食管闭锁的早期诊断及治疗提供了重要的依据。食管闭锁B超检查的影像学特征是：羊水过多、胎儿胃泡影消失以及食管上端明显扩张，以上三点为胎儿期食管闭锁的重要所见。另外，产前B超还可检出VACTER综合征的相关畸形。目前，产前B超诊断食管闭锁的敏感度大约为40%；产前B超诊断出的食管闭锁患儿预后大多不良。

2.试插胃管

对于任何怀疑食管闭锁诊断的患儿，可试行插胃管。由鼻孔或口腔插入一细小胃管，管壁最好有不透X线的标记物。如食管通畅，则管子很容易进入胃内；如食管闭锁，则胃管插入10cm后受阻，但应注意有时胃管卷曲在食管盲袋内而造成已进入胃内的假象。

3.X线片

一旦感到插入胃管受阻，可将管子固定后摄包括颈胸腹在内的直立前后位及侧位X线片。如存在食管闭锁，可见胃管一端在食管盲袋内打圈。为使食管盲袋显示更清晰，可由留置胃管向食管内注入空气或造影剂。由于造影剂有反流入呼吸道的危险，常选水溶性造影剂，注入造影剂量不可太多，一般1mL就足够了，造影后应将造影剂吸净。

X线片上可确定食管上盲端的位置。食管上盲端的最低点常位于L1-3水平，盲袋短且高说明两段食管间相距可能较远，行一期手术修补食管闭锁可能性小。

X线片上是否有胃肠充气影也是一个重要征象。

根据临床表现，结合上述辅助检查，食管闭锁诊断并无困难。

六、治疗

手术是唯一有效的治疗方式，手术可立即进行，也可延迟进行，有时还可分期进行。目前，倾向于确诊后积极做术前准备，尽早手术。手术方式应根据食管闭锁的病理类型、患儿全身情况等进行选择。

七、术后并发症

1.吻合口漏

发生率为11%~21%，常于食管吻合术后3~4天发生。主要病因是由于吻合口张力过大，广泛游离食管下端致供血不良、吻合技术不佳、感染等。目前主张非手术治疗，经胸腔引流管充分引流、静脉用广谱抗生素、完全胃肠外营养等处理，大部分食管吻合口漏可自愈。对于少数非手术治疗无效、引致败血症的吻合口漏，可行食管造口和胃造口，延期行食管吻合口漏修补术。

2.食管气管瘘复发

发生率为3%~14%。瘘复发可在术后数天内发生，也可于数周后发生。手术关闭瘘口不完全，食管吻合口瘘及局部感染均可导致瘘复发。目前倾向于微创治疗复发的食管气管瘘。

3.吻合口狭窄

发生率高达50%。实际上，所有食管闭锁患儿术后行食管造影检查均有不同程度的吻合口狭窄，但其中一部分并无功能上的意义。

4.胃食管反流

几乎所有食管闭锁患儿行食管修补术后均出现不同程度的胃食管反流。食管动力障碍以及术中改变His角等，均可导致胃食管反流。轻者无症状，重者患儿可反复出现吸入性肺炎、食管炎、吻合口狭窄等。上消化道造影、食管pH监测、内镜检查等，均有助于胃食管反流的诊断。治疗上首选药物治疗，H_2-受体拮抗药、质子泵抑制药、促动力药均可选用。非手术治疗无效时，应行胃底折叠术。

5.气管软化症

气管软化症是胚胎发育异常所致。几乎所有食管闭锁患儿均会出现不同程度的气管软化症，其中严重者的发生率大约为10%，表现为依赖呼吸机支持、濒死发作（短时间内出现面色苍白、乏力、呼吸暂停、发绀）等；轻症者则表现为反复肺炎、哮喘发作。患儿自主呼吸下行支气管镜检查可确诊。气管软化症随着患儿年龄的增长，部分可自愈，只有对于那些威胁患儿生命的重症，才考虑手术治疗。传统手术方式为胸骨后主动脉固定术，无效时可选用气管造口术或内置支架术。

6.食管动力障碍

食管动力障碍逐渐受到关注。患儿主要表现为进食困难，以及胃食管反流相关症状。促动力药对该患儿可能有效。

八、预后

影响食管闭锁术后成功率的因素过去一直认为与食管闭锁的类型、婴儿出生时的体重、是否合并肺炎及伴发畸形的程度关系密切。

第三十二节　肺大疱

肺大疱，又称先天性肺叶性气肿（Congenital lobar emphysema）或先天性大疱性肺气肿，是肺泡源性囊肿，一种少见的肺囊性病变。

一、病因

本病是由于支气管软骨发育障碍或缺损、病肺弹性纤维缺如或是发育不良失去弹性所致。支气管由于缺乏软骨和弹性纤维，导致支气管黏膜下垂形成活瓣，病肺吸气后不能完全排出，肺内气体残留容量逐渐增加，肺叶过度充气扩张，远端肺泡腔不断扩大，在高压的情况下导致肺泡间隔破坏、互相融合形成大疱。

二、病理及分型

本病的病理检查常见有3种：

（1）肺泡数目明显增多，达到正常的5倍。

（2）肺泡发育数目正常，仅肺叶局部呈气肿样改变。

（3）肺发育不全伴肺气肿。病变大体特征为淡黄色、呈海绵状，挤压不萎缩。

三、临床表现

本病在新生儿期和婴幼儿期发病，常见于生后4个月内出现症状。临床上主要为胸内张力性高压表现，即咳嗽、呼吸急促、发绀，严重者出现呼吸窘迫，甚至呼吸衰竭死亡。体查可见患侧胸廓饱满，肋间隙增宽，呼吸运动受限，气管移向健侧，患侧叩诊鼓音，呼吸音减弱或消失，可闻及哮鸣及湿性啰音。

四、辅助检查

肺大疱指大疱性肺气肿，是一种局限性肺气肿。肺泡高度膨胀，肺泡壁破裂并相互融合而形成，一般是由小支气管的活瓣性阻塞所引起。是否有肺大疱，需要从4个方面进行检查。

1.胸部X线检查

胸部X线检查是诊断肺大疱的最好方法。肺尖部肺大疱表现为位于肺野边缘甚细薄的透亮空腔，可为圆形、椭圆形或较扁的长方形，大小不一。

（1）较大的肺大疱中，有时可见到横贯的间隔。多个肺大疱靠拢在一起可呈多面状。一般不与较大支气管直接相通，无液平，支气管造影剂也不能进入。

（2）肺底部的肺大疱，在正位胸片上常常不易见到，有的可以完全位于膈顶水平之下，有的则仅有部分位于膈顶之上，肺大疱壁如不显示为连贯的环状线条影，很易被误认为幕顶状胸膜粘连。

（3）巨大肺大疱一般具有张力，在其周围可有一层压迫性肺不张，使疱壁显得较厚，贴近胸壁的可不清楚。附近的肺被推压而引起部分肺不张，肺纹理聚拢，透亮度减低。

（4）肺大疱可以相互融合而形成占位很大的肺大疱，形似局限性气胸。肺大疱也可破裂而产生局限性气胸。

2.透视和呼气相胸片

透视和呼气相胸片有助于发现肺大疱，因呼气时气体滞留使肺大疱体积显得相对增大，边缘更加清楚。断层对明确肺大疱轮廓和显示周围肺组织的压迫与移位也有帮助。并存小叶性肺气肿时，断层片也可显示肺血管形状的异常。

3.CT检查

CT检查可发现胸膜下有普通胸片不易显示的直径在1cm以下的肺大疱。

4.肺血管造影

肺血管造影可准确表现肺血管受损的程度，以及肺大疱周围血管被压挤的情况。

5.肺脏超声表现

根据文献资料报道，肺大疱在超声下很难发现。肺大疱的超声表现需符合3个特点：①局灶性A线区域。②胸膜滑动极弱或消失，不随呼吸运动发生形变。③累及胸膜下时方可发现。如果近胸膜组织不张，可存在肺实变、肺不张为基础的肺脏超声影像学表现。

五、诊断及鉴别诊断

对于新生儿和婴幼儿出现进行性呼吸困难应予胸部X线检查，胸片示患侧肺过度膨胀，透亮度增强，其透光区有少许或无肺纹理，周围有萎陷肺组织，纵隔气管移位，并可呈现纵隔疝，即可诊断。另可行CT或MRI检查可进一步明确肺气肿的位置、病变与邻近组织的关系。

本病主要与自发性气胸和肺囊肿相鉴别，自发性气胸者胸片的透亮度更高，不见肺纹理，肺组织向肺门压缩。而肺囊肿的囊壁较厚，对周围的肺组织挤压少，形态和大小随呼吸运动而变化。

六、治疗

肺大疱病情稳定者可完善术前准备后择期手术治疗，张力性肺且合并感染者可行肺大疱外引流术后再予手术，而对于有呼吸窘迫者应行急诊手术，迅速切除病变后即可改善呼吸循环情况。

第三十三节　先天性肺气道畸形

先天性肺气道畸形（Congenital pulmonary airway malformation，CPAM），旧称先天性肺囊性腺瘤样畸

形（Congenital cystic adenomatoid malformation of the lung，CCAM），在临床上是一种罕见的胚胎时期肺黏液腺过度增殖引起的肺发育畸形。常伴有明显肺发育障碍和肺功能低下。

一、病因

过去大多数学者认为CPAM系在胚胎发育时肺局部发育不良，肺组织结构紊乱，终末细支气管发育受到影响，过度生长，形成多囊性包块。目前它被认为是一种错构瘤样病变，即伴有一种或几种组织成分的过度发育异常。现在认为是局限性肺发育不良或异常，为囊肿与腺瘤样畸形以不同的比例混合发生，也可全部为腺瘤样畸形。其主要特征是一侧肺的单个肺叶细支气管异常过度增生，特别是终末细支气管，肺叶明显增大，导致呈多房性蜂窝状排列无序的囊肿，压迫同侧肺的其余部分，并常引起纵隔移位而压迫对侧的肺。由于占位性病损的结果，同侧其余的肺组织可发育不良。男性发病率稍高。

二、病理

CPAM的病理特点为：末梢支气管过度生长，呈腺瘤样生长，并损害肺泡。CPAM可能是由于气道与间充质未能正常联系，腺体未分化成肺泡而是呈息肉样增生，形成了"腺瘤样"病理改变。本病大多数为单侧性病变，或仅累及一叶肺。病变肺的体积可以很大，造成纵隔移位，挤压正常肺组织。

三、临床表现

CPAM常常并发非免疫性胎儿水肿或母亲羊水过多，还可引起胎儿腹水及纵隔移位，导致胎儿流产或早产。

而出生后CPAM病变较小时几乎无症状，在以后的胸部射线照片上偶然发现，病变较大者在出生时或出生后不久即引起呼吸窘迫、严重呼吸困难、发绀；在较大的儿童及成年人伴有周期性发作的局限于一叶的肺部感染。

查体一般为呼吸道感染的体征，如呼吸音粗、肺野可闻及湿性啰音等；严重者可见发绀、三凹征等；无症状者可无任何阳性体征。

约25%的CPAM可合并其他异常，包括呼吸道其他异常、心血管系统畸形（法洛四联症、永存动脉干）、泌尿系统异常（肾缺如、肾发育不良、巨膀胱）、消化道异常（肠闭锁、肠疝）和中枢神经系统异常（脑积水、脊柱畸形）等。

CPAM是一种较少见的肺先天性囊性疾病。临床常表现为咳嗽、气促、呼吸困难、发热和反复肺部感染。本病可累及所有肺叶，但以右下叶多见。多叶累及者常为双侧性。

临床表现有3种类型：

（1）死产或围产期死亡，由于病肺压迫，使患儿心功能和静脉血回流受影响。半数死亡儿有全身水肿和产妇羊水过多。近年应用超声波可在孕18周即作出诊断。

（2）新生儿期有进行性呼吸窘迫、发绀，多由病肺进行性肺气肿所造成，多数患者在新生儿时期死亡。

（3）少数患儿直至儿童期才出现症状，患儿多有发热、胸痛、咳嗽和发作性肺部感染。偶尔也可无症状表现，仅在X线检查时被发现。部分患儿可有胸壁发育不良畸形。

四、诊断

CPAM往往在妊娠18周后超声检查即可见胎肺异常回声。由于病变肺体积的膨胀和增大可造成患儿纵隔移位，心脏被推向对侧，严重时心脏被挤压得很小。在纵隔严重移位病例中可出现羊水过多、胎儿水肿，甚至出现胎儿胸腔积液、腹水。这些异常改变表现患儿已出现心力衰竭。

出生后CCAM患儿常常因咳嗽、喘憋等呼吸症状先就诊于内科，经胸部X线片、胸部CT等检查后才发现。

1.胸部X线片检查

胸部X线片检查表现为肺内有肿块及大小不等的透亮区，其中无肺纹理；病肺扩大，可压迫纵隔向健侧肺移位。也可表现为实性病变似肺实变或肺不张。胸部X线片可见肺内边缘清楚之软组织影，间以条索状及结节状阴影，内含散在不规则透亮区，纵隔及心脏移向对侧。新生儿易与膈疝相混淆，较大儿童应与肺隔离症、肺炎后肺气肿相鉴别。1%~3%患者的病灶可以超过一个肺叶。现在产前超声或MRI检查已可以对此做出诊断。

2.CT检查

CT检查能仔细显示本病解剖细节，包括囊腔大小、范围、囊壁和结节。典型表现为大小不等、多房性壁薄的充气囊腔，囊内可有不规则分隔，部分囊腔内可见气液平面。有时也表现为囊实性。病变占位效应明显，造成纵隔向健侧移位。如合并感染则囊内液量可增多，周围肺实质有浸润病灶。

3.超声检查

相关文献资料显示，超声影像学检查结果：肺脏超声：可见大片状高回声团，边界不清，回声不均，胸膜线消失，A线消失，可见密集分布的点状及条状高回声；可见肺组织被压缩，回声类似肝脏，被压缩的肺组织下方可见高回声团。部分患者可见肺实变、肺不张为基础的肺脏超声影像学表现，部分患者可出现肺搏动。

五、鉴别诊断

本病需与下列疾病相鉴别。

1.隔离肺

肺隔离症由于分泌的液体缺乏排出通路而引起肺泡管过度扩张，故亦可见微囊结构，但肉眼可见其与正常肺隔离，与支气管不通，镜下肺组织结构不正常，除肺泡管扩张外，无肺泡或肺泡很少可作为鉴别要点。

2.淋巴管扩张症

本病体积增大，并有许多小的充有液体的囊肿，致使成蜂窝状，肉眼两者易相混；但镜下见淋巴管扩张症主要为扩张的淋巴管；免疫组化证实其衬有内皮细胞。

3.间胚叶囊性错构瘤

此瘤多见于成年人，为多灶性病变，可累及双肺。光镜特征是有小囊肿（直径1cm）形成，由原始间胚叶细胞的生长层构成，被覆正常的或化生的呼吸上皮。

4.炎性囊肿

炎性囊肿为炎性背景并存在纤维化，不会出现CCAM的囊壁结构。

5.肺大疱

此病见于新生儿、婴儿和儿童，病理改变主要是一叶肺的肺泡大块性过度膨胀伴邻近肺发育低下，它不是一种真性的囊性病变。

六、治疗

1.出生前检查

若超声波检查出现羊水过多、水肿、腹水、纵隔移位和完全腺瘤样病变提示预后不良。如伴有水肿、严重先天畸形和染色体异常可能被建议终止妊娠。

2.出生后治疗

（1）产前已诊断、出生后即有症状者：对于出生后即出现气促、呼吸困难等症状者，应于新生儿期内行手术治疗。

（2）无产前诊断、因呼吸道症状就诊发现者：此部分患儿应于呼吸道症状尽可能控制或缓解后行手术治疗。

（3）无症状者：对于产前已诊断但生后无症状者，或产前未诊断而偶然发现者的手术时机仍存巨大的争议，一般认为应在生后2~18个月行手术切除病变，而对于未行手术者应每3个月或至少每年进行随访。

（4）术式的选择：在切除CCAM的术式选择上，可根据病变的范围行楔形切除、单肺段切除、多肺段切除、肺叶切除，甚至整半肺切除。

确诊后应适时手术治疗。双侧广泛病变禁忌手术，只能保守治疗。实质性患者可行局部切除，局限于一叶肺者行肺叶切除；多叶病变者作全肺切除。术中应注意处理来自体循环的异常血管。

有学者考虑到尽量避免病变的残留及复发的可能性，应尽量多地切除CCAM周围肺组织，因此常倾向于选用肺叶切除术；但由于CCAM远期预后取决于外科手术后剩余肺组织的功能，因此也有学者建议应尽可能多地保留肺组织，并研究得出两者处理对于预后并无明显差异。

第三十四节　先天性大叶性肺气肿

先天性大叶性肺气肿（Congenital lobar emphysema，CLE）是指一叶肺的肺泡过度扩张，发生肺气肿，是一种并不少见的先天性肺畸形。多在新生儿期发病，患儿出现呼吸困难、窘迫、喘鸣、咳嗽等症状。

一、病因和发病机制

主要原因有支气管软骨不发育或发育不良，支气管缺乏软骨或弹力纤维，支气管内膜下垂形成活瓣，导致呼气时不能将全部气体排出，肺泡因积气而逐渐扩张，过度充气，并产生一定的张力，使肺泡壁变薄或断裂，肺泡壁失去弹性，影响气体交换。严重者肺泡壁破裂而形成局限性肺气肿。

左上肺和右中叶肺易发病。肺大叶气肿压迫邻近肺，出现肺不张、纵隔移位和纵隔疝。

二、临床表现

临床表现与出现症状的时间有关。50%患儿在新生儿期发生症状。出现呼吸困难、喘息或喘鸣，进而出现呼吸窘迫、青紫或持续性发绀，甚至危及生命。稍迟发病者，除上述表现外，更易出现进食及喂养困难，呼吸、心率增快。气管及心脏向健侧移位。仅5%的患儿在6个月以后发病。主要表现为肺部感染的症状。

可见胸廓不对称，病侧胸廓稍隆起，有三凹征，气管移位，叩诊呈鼓音，呼吸音降低，可有哮鸣音及啰音，心尖冲动移位。

三、诊断

根据临床表现及X线检查结果可以诊断。但复杂病例需做CT检查，与其他疾病鉴别：张力性气胸、肺囊性腺瘤样畸形、血管及肿物外部压迫支气管、支气管异物等。

关于肺脏超声检查，尚未查阅到新生儿CLE的超声表现文献，从病理机制推测：①肺气肿区域因肺超声无法进入，可能无异常表现。②也可能因肺气肿的肺压迫，导致胸膜线异常，超声波继续进入而表现为局限性气胸的影像。③如果肺气肿严重，压迫周围肺组织导致肺不张，可能表现为肺实变、肺不张为基础的肺脏超声影像学表现。但这些都是推荐，尚无临床验证，需待进一步研究。

四、治疗

以手术治疗为主，切除气肿的肺叶，如气肿压力过大，病情非常严重，须紧急作肺切除术。也可胸腔镜下病肺切除。

第三十五节　先天性肺发育不良

先天性肺发育不良（Congenital pulmonary hypoplasia）是胚胎发育障碍所致的先天性肺、支气管、肺血管畸形。轻型症状出现较迟，预后较好，重型于生后数小时出现症状，预后差。

一、病因

病因未完全清楚，可能与父母遗传因素、宫内病毒感染（特别是风疹病毒）、母亲维生素A缺乏、羊水过少、胸腔占位病变等有关。

二、分类

可发生在全肺、一侧肺或一叶肺3类。

（1）肺未发生（Pulmonary agenesis）：支气管及肺完全缺如。

（2）肺未发育（Pulmonary aplasia）：支气管已发生，但未发育，只有退化的支气管，而无肺组织和血管。

（3）肺发育不良（Pulmonary hypoplasia）：支气管已发育，但较正常小，肺组织和血管也发育不良。

三、临床表现

两肺发育不良不可能生存，部分肺发育不良临床表现差别很大。轻者新生儿期不出现症状，但易发生反复上呼吸道感染，病程迁延。重者生后不久出现呼吸困难、青紫、呼吸衰竭，患侧呼吸运动减弱，呼吸音减弱，心音移向患侧。X线表现为患侧肺体积小，肺纹理稀少，横膈升高，纵隔向患侧移位。

肺脏超声表现：不同分类、不同程度的肺发育不良，肺脏超声影像表现不同。肺脏超声影像学能提供是否存在肺实变、肺不张为基础的超声影像学表现和（或）是否存在肺水肿、肺泡和（或）间质积液且无肺实变的超声影像学表现和（或）是否存在气胸的表现，为明确肺病疾病诊断，为疾病轻重和预后的判断、治疗提供影像学依据。

右侧肺发育不良时常伴有心血管畸形，如动脉导管未闭，右位心，伴室间隔缺损，主动脉狭窄及血管环，也可伴有胃肠道、肾、脑、骨骼畸形，如双肺发育不良，可同时伴有多囊肾、尿道梗阻、无脑畸形、软骨发育不良。

四、治疗

主要是对症治疗，吸氧，机械通气。

第三十六节　先天性肺囊肿

先天性肺囊肿（Congenital pulmonary cysts）是较常见的肺部发育异常，多在婴幼儿出现症状，也可于新生儿期发病。囊肿可为单个或多个，男性多于女性。约5%患儿同时伴有其他先天性畸形，如多囊肾或多囊肝。先天性肺囊肿是一种肺部先天性畸形，在小儿并不少见，也可见于新生儿。其病理分类和命名比较混乱，意见不一，以往统称先天性肺囊肿，现在比较一致地称为先天性肺囊性病，包括支气管源性囊肿（肺囊肿）、肺泡源性囊肿、肺大叶气肿（肺大疱）、囊性腺瘤样畸形和先天性囊肿性支气管扩张等。本病发病无性别差异。本病的临床表现可甚悬殊。小的囊肿无任何症状，仅在X线检查时才被发现，较大囊肿在继发感染或肿大压迫周围组织时出现症状。本病应早期手术治疗，疗效良好。

一、病因和分类

本病是由于支气管萌芽发育异常，造成支气管的一段或多段完全或不完全闭锁，与肺芽分离，支气管远端逐渐扩张形成盲囊，囊内细胞分泌的黏液积聚形成囊肿。

囊肿发生在支气管称为支气管源性，多位于纵隔内或靠近纵隔。囊肿发生于近肺泡的细支气管则称为肺泡源性囊肿，多位于肺实质内。如囊肿与正常支气管不相通，囊内仅有黏液，称黏液囊肿。如与正常支气管相通，空气进入囊内，称为气囊肿。如相通部位形成活瓣，空气易进不易出，则成为张力性气囊肿，囊内压力增高压迫肺组织，形成纵隔疝。新生儿期的先天性肺囊肿多为单个气囊肿。

二、病理变化

支气管源性囊肿的内层由支气管壁的柱状上皮细胞和纤毛上皮细胞组成，外层为弹力纤维、肌纤维、黏液腺和软骨。肺泡源性囊肿的外层无肌纤维。囊肿部位70%在肺内，30%在纵隔，2/3在下叶，右肺略多于左肺。

三、临床表现

临床表现的轻重程度与囊肿的大小、部位、有无并发症有关。如囊肿小、压力不高、离支气管较远，可无症状或在年长时出现症状，如囊肿较大、离支气管较近、压力较高，则症状重，出现早。

（1）反复呼吸道感染：囊肿与支气管相通易并发呼吸道感染，出现发热、咳嗽、呼吸困难、青紫、湿啰音等，感染常反复发生或迁延不愈。

（2）压迫症状：如囊肿较大可发生压迫症状，出现呼吸困难、青紫、喘鸣音，患侧呼吸音减弱，叩诊呈浊音。如发生张力性气囊肿，出现类似气胸的症状，呼吸困难严重，患侧叩诊呈鼓音，呼吸音减弱，纵隔移位，可危及生命。

（3）X线表现：单个黏液性囊肿X线片显示圆形或椭圆形致密影，边界清楚；气囊肿显示薄壁透亮影，可见液平；张力性气囊肿显示大透亮区，囊壁压迫肺组织，可见肺不张影，纵隔移位；多发性囊肿显示蜂窝状影，分布在同一肺叶内，囊壁薄，可见小液平。

（4）胸部CT扫描：可更清楚显示肺囊肿特点，明确肺内孤立或多发病变。表现为边缘光整圆形或类圆形阴影。多发肺囊肿可呈蜂窝状。

（5）肺功能检查、支气管造影。

（6）肺脏超声检查：病变程度不同会出现相应的肺脏超声表现。肺脏超声影像学能提供是否存在肺实变、肺不张为基础的超声影像学表现和（或）是否存在肺水肿、肺泡或（和）间质积液且无肺实变的超声影像学表现和（或）是否存在气胸的表现，为明确肺病疾病诊断，为疾病轻重和预后的判断、治疗提供影像学依据。

四、诊断及鉴别诊断

对出生后反复发生或迁延不愈、治疗困难的呼吸道感染，应及时行X线检查，若在同一部位持续存在囊状或蜂窝状阴影，应考虑先天性肺囊肿，伴有感染者，在抗感染治疗后复查X线胸片。对怀疑先天性肺囊肿者，应进一步做CT检查，CT检查可清楚显示囊肿的大小、数量、范围、囊壁厚度、与周边组织的关系，能准确定位。

鉴别诊断：先天性肺囊肿易被误诊，误诊率可达47%，应与下列病症鉴别：金黄色葡萄球菌肺炎，肺大泡，肺脓肿，气胸，先天性膈疝，肺隔离症。

五、治疗

诊断确立后应择期手术治疗，并发感染者先给抗感染治疗，对张力性气囊肿可急诊手术。一般诊断明确，在无急性炎症情况下，应尽可能早期手术治疗。因为囊肿容易继发感染，药物治疗非但不能根治，相反，由于多次感染后囊壁周围炎症反应，引起胸膜广泛粘连，致手术较为困难，易发生并发症。本病年龄小并非手术的绝对禁忌证，尤其在出现缺氧、发绀、呼吸窘迫者，更应及早手术，甚至急诊手术才能挽救生命。

目前的手术指征如下：

（1）无合并感染者，一般认为＞3个月。

（2）合并感染者，控制感染、病情好转后2~3周。

（3）合并脓胸者，应在脓胸治愈后4~6周。

（4）张力性出现呼吸窘迫者，可仅行经胸壁囊肿闭合引流术或急诊行开胸根治术。

手术方式应根据病变部位、大小、感染情况而定，以尽量保留正常肺组织为原则：孤立于胸膜下未感染的囊肿，可做单纯囊肿摘除术；局限于肺缘部分的囊肿，可做肺楔形切除术；囊肿感染而致周围粘连或邻近支气管扩张则做肺叶或全肺切除术。双侧性病变，在有手术适应证的前提下，可先做病变严重的一侧。

第三十七节　肺隔离症

一、病因

肺隔离症（Pulmonary sequestration）是由于胚胎肺发育过程中部分肺组织与正常肺分离所造成的先天性肺发育异常，又称支气管肺组织分离症，隔离肺一般不与正常肺的气管和支气管相通，接受体循环供血，静脉回流入肺静脉，多发生在左肺。在先天性肺发育异常中占0.2%~6.4%，本症30%伴有其他先天性畸形。

二、病理及分型

根据隔离肺组织有无独立的脏层胸膜将肺隔离症分为2型（表5-6）。

表5-6　肺隔离症叶内型与叶外型的鉴别

特征	叶内型	叶外型
发生率	多见	少数
性别	男女比例相近	男：女约 4：1
受累肺脏	60% 在左侧	90% 在左侧
部位	下叶后基底段	近膈肌
胸膜覆盖	在同一脏层胸膜内	有独立的脏层胸膜
动脉供应	来自体循环	来自体循环或肺动脉
异常动脉直径	较粗	较细
静脉回流	至肺静脉	至奇静脉、半奇静脉或门静脉
与支气管病理交通	常存在	不常存在
与食管、胃翅	罕见	较常见
合并其他畸形	不常见（14%）	常见（50%）

（1）肺叶内型：隔离肺组织与正常肺组织由同一脏层胸膜包裹，此型最常发生在肺下叶后基底段，

约2/3发生在左肺，1/3发生在右肺。此型较少伴发其他脏器畸形。

（2）肺叶外型：隔离肺为副叶或副肺段，有独立的脏层胸膜包裹，此型多发生在后肋膈角，约半数患儿伴有其他脏器先天性畸形，如膈疝、先天性心脏病、巨结肠等。

三、临床表现

肺叶内型与支气管相通，症状出现较早，但缺乏特异性，可有咳嗽、呼吸困难、反复呼吸道感染，约15%患者无症状。肺叶外型症状出现较晚，也可无任何症状，但常合并其他先天性畸形如膈疝、漏斗胸、食管支气管瘘等，常因其他疾病摄胸片时发现。

四、诊断

主要依靠影像学检查：

（1）胸部X线平片可显示肺下叶后基底段呈圆形多囊状或块状影，边缘清楚、密度均匀，如继发感染，边缘模糊，呈浸润状。

（2）胸部CT检查能显示隔离肺实质改变，与周围组织的关系，血供情况。

（3）胸部MRI检查能显示供血动脉和回流静脉，对确定诊断很有帮助，为手术提供解剖证据，可取代血管造影。

（4）胸部超声检查：胸部彩色多普勒超声检查不仅能显示隔离肺内部结构特点，更重要的是可发现异常供血动脉，从而明确诊断。但若囊内充满气体时则不利于超声对血管的观察。

（5）动脉造影：此方法不仅能确诊隔离肺，而且能明确进入隔离肺内异常血管的分支数及其来源，对预防手术中意外出血有着极其重要的意义。但由于本方法属于有创性检查（通常采用经股动脉插管造影），不利于临床广泛开展。

（6）支气管造影：由于造影剂难以进入病变肺内，因此隔离肺段内无造影剂充盈，在肺内有占位性囊性变的周围有发育不全的支气管影像，并呈弓形受压移位或附近支气管呈扩张状。

肺隔离症无特异性临床表现、常合并感染后而就诊，因此常被误诊为肺部其他疾病。叶内型应与肺囊肿、叶外型应与肺部肿瘤相鉴别，当CT、MRI、彩色多普勒超声检查、动脉造影等确认由体循环发出异常血管进入肺内即可鉴别出来。

五、治疗

隔离肺是无功能的胚胎肺组织，原则上以手术治疗为主。

肺隔离症一旦确诊，无感染者应尽早行手术治疗，一般为传统的开胸手术，或近年来应用的胸腔镜（VATS）技术切除。合并感染者应在控制感染、症状消失后进行手术。叶内型常行患侧肺叶切除，叶外型可单独病变切除。重点需强调术中对异常血管的仔细分离及妥善结扎，切忌盲目钳夹和缝扎切断，以避免断裂的血管回缩出现难以控制的出血。另有应用介入技术如经未闭的脐动脉及股动脉弹簧钢栓栓塞治疗新生儿肺隔离症的报道，虽近期取得良好效果，但由于缺乏远期的随访结果及大宗病例的报道，其远期疗效尚需进一步观察。总体上本病若早期诊断、术前准备充分、手术技术精湛，完全切除病变预后良好。

第三十八节　脓胸和脓气胸

脓胸（Empyema）是胸膜急性感染，合并胸腔积脓，若合并气体蓄积则为脓气胸（Pyopneumothorax）。

一、病因

因肺炎、肺脓肿或败血症等病原菌经血液或淋巴管侵及胸膜所致，以葡萄球菌及大肠埃希菌多见，医源性脓胸厌氧菌，多重耐药菌多见。亦可由邻近脏器或组织感染所致，或因产时胸部创伤、外科手术并发症、气胸穿刺等操作污染所致。肺部疾病使肺泡及小支气管破裂形成气胸。如果肺脓肿或由金葡菌感染所伴发肺囊腔破裂，可以形成脓气胸。

二、病理

胸膜感染后，大量脓性渗液聚集在一侧或两侧，或局限在部分胸膜腔。病程长者，壁层与脏层胸膜增厚，其表面渗出物机化成纤维板，使肺叶扩张及膈肌活动均受限。胸壁塌陷，脊柱凸向对侧形成畸形。

三、临床表现

呼吸急促、呼吸困难、青紫等。病变侧胸廓饱满，叩诊浊音，脓气胸时胸上部呈鼓音，听诊呼吸音减低，张力性脓气胸时突然呼吸困难、发绀、休克等，部分患儿可伴有皮下气肿。

四、诊断

1.X线检查

胸部呈大片均匀阴影，大量积脓时纵隔向对侧移位。脓气胸时见气液平面。边缘清楚的片状阴影，可能为包裹性脓胸。

2.胸部超声检查

明确有无积液，包裹性脓胸在床边用B超定位穿刺，可以明确诊断。

脓胸的B超影像：B超在早期还没有纤维素沉着形成胸膜肥厚时，液体内没有沉渣，液性暗区清亮，其内没有光点。当有大量积液时，肺组织受压，肺内气体被吸收，超声可见到在大片液性暗区内有一个三角形的致密影，且随呼吸浮动。当探头靠近横膈时，可见到圆弧形光带的膈影，后者与胸壁形成一楔形夹角，即肋膈角。

气胸的超声影像学：

（1）实时超声下肺滑消失：是超声诊断气胸最重要的征象，如存在可基本排除气胸。

（2）存在胸膜线与A线：如消失，可基本除外气胸。

（3）无B线：如存在，也可基本排除气胸。

（4）明确存在的肺点：是轻-中度气胸的特异性征象，但在重度气胸时无肺点。

（5）在M型超声下，沙滩征消失，气体所在部位呈平流层征。

肺脏超声影像学：肺脏超声影像学能提供是否存在肺实变、肺不张为基础的超声影像学表现和（或）是否存在肺水肿、肺泡和（或）间质积液且无肺实变的超声影像学表现，为明确肺病疾病诊断，为疾病轻重和预后的判断、治疗提供影像学依据。

3.胸腔穿刺

穿刺有脓液可确诊，脓液培养可明确病原菌，做药物敏感试验供治疗参考。

应与肺脓肿、纵隔积脓、肺大疱及心包积液等鉴别。

五、治疗

1.排除脓液

（1）胸腔穿刺：每次穿刺前进行B超定位（在液性暗区中心进针），以稍粗针尖紧贴肋骨上缘刺入胸腔，抽得脓液将针头转向与肺叶表面平行方向，尽量将脓液抽尽。抽脓后立即及次日B超复查。

（2）胸腔闭式引流：穿刺前需B超定位。先穿刺，证实脓液很易被抽出时，再作引流，引流管应保持通畅，使脓液与气体顺利流出，尤适用于张力性脓气胸。脓液流尽，肺叶全部扩张后拔管。

2.手术治疗

较大的支气管胸膜瘘，引流3周以上仍有大量气体，全身情况尚好时，可行胸膜脏层纤维板剥除术，并将有瘘的支气管结扎或行部分肺叶切除术。有条件者可行可视胸腔镜手术治疗。控制感染选用对病原菌敏感的抗生素全身和局部用药，葡萄球菌、大肠埃希菌感染病程长，给药应持续3~4周。

六、预后

葡萄球菌、大肠埃希菌脓胸或早产儿感染预后较差。重症脓气胸应及早引流以改善预后。

第三十九节　乳糜胸和乳糜腹

新生儿乳糜胸（Neonatal chylothorax）是由于淋巴液（呈乳糜样）漏入胸腔引起，又称淋巴胸（Lynphothrax），是造成新生儿呼吸困难的罕见疾病，是新生儿期胸腔积液最常见的原因之一，病死率可高达20%~50%。男婴发病为女婴的2倍，多见于右侧。乳糜腹（chyloperitoneum）是由于乳糜从腹腔内的淋巴系统中溢出所致。

一、病因

1.乳糜胸

任何原因（包括疾病和损伤）引起胸导管或胸腔内大淋巴管阻塞破裂时，都可造成乳糜胸，如产伤、臀位产、复苏过程压力过大致颈部外伤，闭合性或开放性胸部损伤，颈、腰部脊柱过度伸展。自发性乳糜胸，占50%。新生儿乳糜胸按其病因分下述5类。

（1）先天性乳糜胸：系淋巴系统先天性发育结构异常，多于出生后发现有单发或多发乳糜漏。常合并染色体异常及其他先天性畸形。

（2）创伤性乳糜胸：主要由于产伤如臀位过度牵引或复苏操作等造成中心静脉压过高，导致胸导管过度扩张、破裂；另外颈腰脊柱过度伸展也可引起胸导管撕裂。

（3）手术后乳糜胸：在胸导管附近的手术操作可能损伤胸导管主干及分支，最易损伤部位在上胸部。

先天性心脏病手术后乳糜胸的原因：

（1）伤及胸腺表面的淋巴干。

（2）胸导管直接损伤。

（3）继发于右心功能不全并腔静脉压升高所致的淋巴管破裂或影响胸导管的回流而形成乳糜胸。

（4）栓塞性乳糜胸：中心静脉肠外营养易导致导管栓塞或静脉血栓形成；手术结扎上腔静脉，使淋巴回流障碍，导致胸导管破裂，多发生在VLBW儿。

（5）自发性乳糜胸：指原因不明者，本型占新生儿乳糜胸的大多数。

二、病理生理

胸导管是血管外蛋白质返回循环和运输的途径。乳糜液为碱性液，内含白蛋白、球蛋白、游离脂肪酸、磷脂、纤维蛋白原、凝血酶原等，还含大量淋巴细胞，其中90%为T细胞，因此，长期大量漏出乳糜液损伤免疫功能。大量乳糜胸使肺受压，肺活量减低，纵隔移位，产生一系列呼吸、循环和代谢功能紊乱。

三、临床表现

自发性乳糜胸常见于足月儿。出生早期有窒息与呼吸窘迫史，也可能在出生后1周内逐渐出现呼吸困难、浅快、发绀、患侧胸部叩诊浊音，听诊呼吸音减低，心脏和纵隔向健侧推移，双侧积液者无移位，但呼吸困难更明显。乳糜胸患儿易并发营养不良及免疫功能低下，易继发感染。

乳糜腹患儿出生后腹部逐渐膨隆，严重时可引起呼吸困难，食量减少，有时呕吐，开始营养尚正常，久之出现消瘦，体检腹壁静脉怒张，叩诊有移动性浊音，触诊有液体冲击感，听诊早期肠鸣音增加，以后减低。下肢、阴囊或阴唇水肿。腹腔穿刺可以明确诊断，如抽出乳白色混浊液，镜检有大量脂肪球，加苏丹Ⅲ，腹水呈红色。

四、辅助检查

1.超声检查
宫内胎儿超声检查可示单侧或双侧胸腔积液或腹腔积液。出生后超声检查也有助于胸腔、腹腔穿刺术前定位。

2.X线表现
乳糜胸患侧胸腔密度增深，肋膈角消失，心与纵隔向对侧移位。乳糜腹在立位片时可见腹腔积液征。

3.胸/腹水检查
胸腔或腹腔穿刺的乳糜液可确诊本病。乳糜液呈淡黄色牛乳状，但若穿刺时患儿尚未开奶，胸腔积液或腹水也可呈淡黄色澄清液与血清相似。乳糜液加苏丹Ⅲ乙醇溶液则呈红色。Buttiker提出乳糜液的诊断标准：积液中甘油三酯含量细胞数$>10 \times 10^9$/L，其中淋巴细胞占80%。

4.B型超声检查
帮助乳糜胸定位和定量，指导胸穿。

乳糜胸的B超影像：B超显示液体内没有沉渣，液性暗区清亮，其内没有光点。当有大量积液时，肺组织受压，肺内气体被吸收，超声可见到在大片液性暗区内有一个三角形的致密影，且随呼吸浮动。当探头靠近横膈时，可见到圆弧形光带的膈影，后者与胸壁形成一楔形夹角，即肋膈角。

肺脏超声影像学：肺脏超声影像学能提供是否存在肺实变、肺不张为基础的超声影像学表现和（或）是否存在肺水肿、肺泡或（和）间质积液且无肺实变的超声影像学表现，为明确肺病疾病诊断，为疾病轻重和预后的判断、治疗提供影像学依据。

5.真假乳糜液的鉴别

胸腔积液中加乙醚后振荡，乳糜能溶于乙醚，下层胸腔积液变清，而假性乳糜则改变不明显。让患儿口服脂溶性染料（苏丹Ⅲ）再抽胸腔积液，乳糜液呈红色，而假性乳糜则不变色。

五、治疗

1.反复胸/腹腔穿刺

不仅是诊断措施，也是有效的治疗手段，多数能自愈，预后较好。闭式胸腔引流适用于经多次胸腔穿刺放液但乳糜仍增长迅速者。

2.营养支持疗法

多数学者主张乳糜胸/腹患儿应该禁食，输血浆、白蛋白或应用肠道外营养等。也可喂以中链甘油三酯（MCT）或脱脂奶，若乳糜胸/腹水反而增多时，仍应禁食，一般约2周。

3.药物治疗

目前国内外有关资料应用生长抑素（Somatostatin）或为人工合成生长抑素奥曲肽（Octreotide），持续静脉滴注治疗乳糜胸或乳糜腹，其作用机制尚未完全明了。生长抑素开始剂量为3.5μg/（kg·h），可逐渐增加剂量至最大剂量12μg/（kg·h）。奥曲肽剂量为0.3μg/（kg·h）。生长抑素应用可能发生的副作用以低血糖、高血糖最多见，其次为血小板减少，此外有胆石症、肝脏损害（包括胆汁淤积）、肾损害、甲状腺功能降低和NEC，因此，仅适用于对其他内科治疗无效者。

4.手术治疗

若保守疗法无效，应在病儿营养状况尚好时行手术修补瘘管。迁延性和严重的乳糜胸，保守治疗2~4周后可考虑外科干预。

（1）手术适应证：大量乳糜胸，保守治疗无效的乳糜胸等。临床上胸部手术后出现的大量乳糜胸，常在早期手术治疗。手术方式可考虑经胸腔镜或开胸结扎胸导管以阻断乳糜液漏出。

（2）术前准备：术前充分纠正营养不良和电解质紊乱。

（3）麻醉：气管插管静脉复合麻醉。

（4）入路：通常选择乳糜胸发生的一侧进入胸腔。

六、预后

新生儿乳糜胸预后常较好，半数以上能自愈。栓塞性乳糜胸因多发生在VLBW儿，常伴其他严重疾病如BPD，病死率较高。近年来，随着治疗方法的不断改进其预后有所改善，大多数患儿用内科保守疗法已能治愈，仅少数病例需手术治疗。

第四十节　新生儿气漏综合征

新生儿气漏综合征（Air leak syndrome）包括间质性肺气肿（PIE）、纵隔气肿、心包积气、皮下气肿、气腹、血管内积气和气胸，所有上述气漏的发生均起源于PIE。

气漏发生率占活产儿的1%~2%。气胸的高危因素包括生后窒息的复苏操作、早产儿RDS，足月儿的胎粪、血液、羊水等吸入，肺炎和先天畸形等。机械通气的应用使气漏的发生率明显增加。

一、气胸和纵隔气肿

气胸和纵隔气肿常由于出生时的经肺压过高伴有肺通气不均匀所致肺泡过度扩张而破裂所致。有肺原发性疾病，如RDS或MAS时气胸和纵隔气肿的发病率显著增加；而机械通气的应用更显著地增加了气胸和纵隔气肿的危险性。张力性气胸可使患侧肺受压萎陷，导致低氧、高碳酸血症；当纵隔受压时可引起静脉回流障碍和循环衰竭。纵隔气肿常来源于PIE，偶见于气道或后咽部损伤使气体直接进入。纵隔气肿时气体可沿软组织进入颈部引起皮下气肿。在健康足月儿，自发性气胸发生率为0.07%，其中1/10临床没有症状。

（一）病因和发病机制

1.病因

（1）肺实质性疾病：如RDS和胎粪吸入综合征等引起的不均匀的肺泡通气以及如血液、羊水或胎粪吸入引起的气道部分阻塞是气胸的基本病因。在上述肺原发疾病的存在下，正压通气增加了气胸和纵隔气肿的危险性。

（2）多种原因所致的经肺压（Ranspulmonary pressure）异常增高：①第一次呼吸时的胸腔负压可达到100cmH$_2$O。②肺萎陷时的不均一通气、PS缺乏、肺出血和胎儿期的肺液体残留等造成的肺泡过度扩张破裂。③在肺顺应性降低的情况下，为获得正常的氧合和通气使用较高的气道压力。④RDS患儿在应用PS后肺顺应性增加而未及时降低呼吸机参数。⑤机械通气时由于自主呼吸与人工呼吸机不同步，患儿在呼气时对抗呼吸机，使气道压力明显增高。⑥常频正压通气时吸气峰压过高、吸气时间过长等。

（3）直接的机械损伤：如喉镜、气管插管、吸引管、胃管放置不当等损伤气道表层等均可导致气胸和纵隔气肿。由于外伤等壁层胸膜的破裂，气体因胸膜腔负压作用，也可进入胸膜腔引起气胸。

2.发病机制

气漏综合征的病理生理特点是肺泡通气不均匀和气体滞留。RDS时的肺泡萎陷和MAS的小气道阻塞都可引起不均匀的肺泡通气，相对顺应性好的肺单位接受较多的通气，易产生非常高的经肺压使肺泡破裂的机会增加。

气体从破裂的肺泡漏出，进入间质，引起PIE。PIE发生后，在经肺压持续增高下使气体沿细支气管旁或血管鞘进入纵隔，引起纵隔气肿，从纵隔进一步破入胸膜腔引起张力性气胸。PIE和纵隔气肿可进入心包腔引起心包积气。纵隔气肿也可进入颈部引起皮下气肿，或进入后腹膜引起后腹膜积气，后者又可破入腹腔，引起气腹，再进入阴囊成为阴囊气肿。在较少的情况下，气体进入肺静脉可引起空气栓塞。

（二）临床表现

（1）气胸发生时，新生儿原有的呼吸系统疾病常突然恶化，如突然呼吸加快伴呻吟、面色苍白或发绀。

（2）单侧气胸时心尖向对侧移动，听诊患侧呼吸音降低，部分患儿患侧胸廓隆起或因横膈降低而使腹部饱满。

（3）由于大静脉的受压而出现心排出量的降低，患儿可出现休克。

（4）由于肺泡通气量的降低，萎陷侧的肺血流未经氧合，出现肺内右向左分流，使低氧进一步加重。

（5）在早产儿RDS，生后数天疾病的严重程度已降低、肺顺应性已开始增加，如不及时调整呼吸机参数常容易发生气胸，此时可见氧合已好转的患儿突然出现低氧等临床恶化的表现。

（6）当心电监护仪监测到患儿心率突然加快、有创动脉压监测的波形幅度突然变小或胸阻抗测定的数值突然变化时，也应考虑有气胸的发生。

（7）由于纵隔气胸临床表现较隐匿，当不伴有气胸时常不易被发现，但在X线胸片检查则较易识别。

（三）诊断

1.根据气胸和纵隔气胸临床特点

（1）新生儿在自主呼吸，尤其是在机械通气的状态下，突然临床情况恶化。

（2）患侧胸廓抬高而使两侧胸廓不对称、呼吸暂停和心动过缓的发作增加、心尖冲动移位、患侧呼吸音降低。

（3）大量积气所致的血压降低、心率下降等均应考虑气胸和纵隔气胸可能。

2.辅助检查

（1）血气分析：虽然血气分析对气胸的诊断是非特异性的，但气胸时常出现血氧分压突然下降、二氧化碳分压增高和严重酸中毒。

（2）胸部透光试验：常采用光线强度较大的光纤冷光源直接接触胸壁进行探查。

（3）X线检查：仰卧状态下后前位和水平侧位X线检查对诊断有决定性意义，必要时加水平侧卧位片。较大的张力性气胸时在X线片较易辨认，可表现为患侧肺有脏层与壁层胸膜分离的透亮区，横膈平坦和纵隔向对侧移位，同侧肺叶萎陷。纵隔气肿最好以侧位片检查。孤立性的纵隔气肿在后前位X线片表现为心脏和胸腺周有高透亮的边缘；积气常位于中央，将胸腺包围或抬高，形成大三角帆影像。

（4）肺脏超声检查：气胸的超声影像学：①实时超声下肺滑消失：是超声诊断气胸最重要的征象，如存在可基本除外气胸。②存在胸膜线与A线：如消失，可基本除外气胸。③无B线：如存在，也可基本排除气胸。④明确存在的肺点：是轻-中度气胸的特异性征象，但在重度气胸时无肺点。⑤在M型超声下，沙滩征消失，气体所在部位呈平流层征。

纵隔气肿目前主要依靠X线胸片、胸部CT诊断。

（5）穿刺诊断：当张力性气胸引起临床急剧变化时，可胸腔穿刺进行诊断，同时也作为治疗。

（四）治疗

1.保守治疗

无症状气胸和自主呼吸状态下轻度有症状气胸可临床密切观察而不需要特殊治疗。如无明显的呼吸窘迫和进一步的气体漏出，漏出气体常在24~48小时吸收。

2.胸腔穿刺抽气

在患儿临床急剧恶化或血流动力学受影响时，胸腔穿刺抽气常能挽救其生命。对于自主呼吸者该方法可能起治愈作用，而在机械通气新生儿，仅仅起暂时作用。在锁骨中线2~3肋间（第3肋的上缘）进针穿刺，有条件者建议在超声引导和监测下穿刺。

3.胸腔引流管的放置

在新生儿应用正压通气治疗时出现的气胸，因气体持续漏出引起血流动力学不稳定，常需胸腔引流管的放置进行持续的引流。大多数患儿需将10~12Fr的胸腔引流管放入胸腔，最好将置管位于腋前线，然后连接10~20cmH$_2$O的低负压吸引装置。成功的引流管放置将可见持续的气体排出，临床氧合和循环状态迅速好转。在上述操作后应用肺脏超声或X线胸部摄片确认。持续负压引流至引流管气泡波动或引流的气泡消失，然后将引流管夹住，如无进一步胸腔积气，在24小时内将引流管拔除。

4.呼吸机治疗的调整

在机械通气时如发生气胸应尽可能用较小的气道压力，对RDS应用PS治疗有助于降低气胸的危险性。

5.纵隔气肿的治疗

一般纵隔气肿的临床意义较小，没有必要进行引流治疗；极少见在纵隔积气不能通过进入胸腔、后腹膜、颈部软组织等途径进行减压而引起张力压迫时，需要纵隔引流。

6.难治性气胸的治疗

当机械通气患儿气胸持续、经常规治疗无效时，可试用高频通气呼吸模式以降低潮气量和减少气漏；可适当增加吸氧浓度以降低平均气道压力。如存在难以引流的积气，可用超声引导进行置管引流。

（五）并发症

张力性气胸如未经有效的处理，可引起严重的呼吸、循环衰竭，甚至死亡；气胸时出现的脑血管压力显著波动、静脉回流受阻、低氧、高碳酸血症和酸中毒等，可导致脑室内出血发生率增加；气胸引起抗利尿激素不适当分泌增加。

（六）预防

在机械通气时尽可能用较低的呼吸机压力，应用肺保护性通气策略，即低潮气量通气和允许性高碳酸血症及PS的应用，可减少气胸的发生。气胸多由间质性肺气肿发展而来，在PIE发展为气胸前进行积极的治疗。

二、间质性肺气肿

PIE常发生在有肺实质性疾病并在机械通气状态下的早产儿或足月儿，由于肺泡的通气不均一，气体较易进入顺应性较好的肺单位，使其过度扩张而破裂；是RDS患儿在疾病早期经机械通气治疗后出现的常见并发症之一。由于肺内压急剧升高时，肺泡壁或细支气管壁破裂，气体进入肺间质的病理状态。成串的小气泡呈网状分布于肺叶间隔、胸膜下，气体可沿细支气管和血管周围组织间隙扩散至肺门、纵隔，甚至胸部皮下引起皮下气肿。

（一）病因与发病机制

1.病因

常见病因是极低或超低体重RDS患儿在机械通气应用后，肺泡或小气道破裂后气体进入了肺血管周围组织。由于呼气时间不足引起的气体滞留也是PIE的原因之一。

2.发病机制

PIE主要见于早产儿应用机械通气者，是气压损伤的信号。PIE时导致气肿邻近肺组织的压缩性萎陷，使肺顺应性降低；气道由于受压而阻力增加；气体压迫可使肺淋巴循环障碍，导致肺泡和间质液体滞留；由上述机制导致的低氧和高碳酸血症使呼吸机使用的压力提高，更多的气体进入间质，如此造成恶性循环。由于无效腔通气增加、肺泡通气量降低和通气/血流比值失调，临床出现$PaCO_2$增高和PaO_2降低。在间质，气体可进一步扩展至纵隔和胸膜腔。但PIE气体较少进入颈部。

（二）临床表现

PIE是机械通气的严重并发症，临床症状取决于未受累的肺组织的范围和功能。常发生在生后48小时内，可伴有低血压、心动过缓、低氧、高碳酸血症和酸中毒。在生后0~1天发生的PIE者死亡率或发生CLD的机会显著增加。临床上有两种典型的PIE，即弥漫性和局限性PIE，但两者的病因无明显差异。弥漫性PIE常与呼吸机应用时间过长和发生BPD相关；PIE与发生死亡或BPD相关最大的因素是极低出生体重或极小胎龄儿，这些患儿的PIE常在生后24小时内已出现。

（三）诊断

PIE常发生于机械通气的早产RDS患儿，临床症状缺乏特异性，主要依赖放射学诊断，超声影像学用于鉴别诊断。

胸部X线表现：局限性的PIE在X线片表现为单叶或多叶散在的囊样变化，常伴有纵隔向对侧移位。间质性肺气肿目前主要依靠X线胸片、胸部CT诊治。

肺脏超声表现：肺脏超声影像有时可见积气区高回声亮点；肺脏超声影像能提供是否存在肺实变、肺不张为基础的超声影像学表现和（或）是否存在肺水肿、肺泡或（和）间质积液且无肺实变的超声影像学表现，为明确肺病疾病诊断，为疾病轻重和预后的判断、治疗提供影像学依据。

（四）治疗

上述两种PIE都会随时间而自然消退。局限性PIE的开始治疗为保守观察，应尽可能降低呼吸机参数，避免不必要的手动皮囊加压通气。使用高频通气时由于采用了较低的气道压力，对PIE的治疗效果常优于采用高频率的常频通气模式，对于局限性PIE内科治疗无效或不能自行缓解时，可以外科行肺叶切除。

（五）预防

为了避免PIE的发生，应该用尽可能低的呼吸机压力；高频通气的应用显著降低了PIE的发生，甚至能避免其发生。

三、心包积气

在所有新生儿气漏中，心包积气最为少见。心包积气常由间质肺气肿沿大血管进入心包腔而形成。由于气体在心包腔内造成的压力，可影响心房、心室充盈而使每搏输出量降低，最终使心排出量和血压降低。心包积气大多数发生在早产儿RDS，在机械通气出现PIE和纵隔气肿后发生，其死亡率高达70%~80%。

（一）诊断

患儿可出现发绀、心率增快、血压降低、脉压减少和心音低钝。胸部X线片具有诊断价值，表现为心脏被气体环绕，其中心脏底部有气体存在具有确诊意义。其他如采用透光试验可见光线随心跳而闪动；心电图检查可见低电压等表现。

胸部平片可较容易诊断心包积气，特征表现为分离心脏和心包的气体亮环边缘，称为"膈膜连续征"。

TTE的两个特征表现为：①"气体间隙征象"即收缩期心腔缩小时心腔环状边缘消失以及心包腔内出现环状气体回声。②"旋转气泡征象"即由于心脏运动引起心包内气-液平面连续翻滚运动，表现为心包腔内数个微小闪烁回声点，产生微小气泡。

胸部CT可更容易证实心包积气，是诊断的主要手段。

（二）治疗

对于未接受机械通气治疗的无症状心包积气，临床可以进行观察并密切注意生命体征和脉压。对于有症状的心包积气，最严重的后果是心脏压塞。穿刺排气常能缓解急性期的症状。可用20~22G的静脉套管针连接延伸管和注射器在剑突下以30°~45°方向朝左肩进针穿刺。有技术条件者建议在超声引导下穿刺。由于心包积气常会复发，可进行引流管放置持续引流，连接5~10cmH$_2$O的负压吸引装置。

对于应用机械通气者，心包积气在经穿刺排气后，约80%可复发；部分病例可在缓解后数天再次复发。

四、气腹

纵隔气肿沿主动脉和腔静脉进入腹膜后，再破入腹腔内形成气腹。患儿常突然出现腹胀和相应的腹部X线表现。气腹一般较少引起严重的临床问题。当气腹较大时可抬高横膈引起呼吸困难而需要引流治疗。当气腹与胃肠穿孔所致的腹腔积气难以鉴别时，可进行腹腔穿刺。

五、皮下气肿

皮下气肿可以在颈部、面部和锁骨下等处触及。在早产儿，颈部较大的气肿可压迫气管而引起呼吸道梗阻症状。

六、血管内积气（空气栓塞）

血管内积气少见，常由于气道压力很高，气体进入肺静脉系统而导致循环系统的急性衰竭。通过在脐动脉插管处抽出带有气泡的血液可做出诊断。血管内积气常是致命的。将患儿置头低位左侧卧位可能有利于脑部气栓的排出。

第四十一节　新生儿自发性气胸及纵隔气肿

随着对新生儿做常规X线检查的开展，胸腔及纵隔气体的发现率越来越高，大部分病例为无症状的气胸。

一、病因

新生儿出生后即有气胸症状者，常系窒息抢救时人工呼吸吹气用力过度或产伤所致；而在几小时或几天以后发生者，可能为心内注射、胸腔穿刺、气管切开位置不当、金黄色葡萄球菌肺炎、肺大疱等疾病所引起，也可为自发性气胸，即非由外力引起突然发生的气胸。病因有以下几种。

1.感染

金黄色葡萄球菌性肺炎和先天性肺囊肿继发感染后破裂，是儿童自发性气胸主要原因。随着抗生素的应用，肺脓肿破裂引起的脓气胸已经少见，而肺部真菌感染引起自发性气胸报道渐增多。

2.肺结核

20世纪50年代，肺结核是自发性气胸重要因素之一。20世纪80年代，随着有效抗结核药物的使用，肺结核的发病率明显降低。近年结核病的发病率又有上升。

3.胸膜下肺大疱破裂

青少年自发性气胸多因肺尖部胸膜下肺大疱破裂。因肺部炎症愈合后，纤维组织的牵拉或脏层胸膜先天性发育不全引起。在X线片上不易发现，手术时除了肺大疱，常找不到与之相关的肺实质内基础病变。

4.其他

（1）获得性免疫缺陷综合征（AIDS）：伴随卡氏肺囊虫性肺炎也可引起新生儿自发性气胸。原因可能为广泛的肺间质炎症，肺的囊性蜂窝状组织坏死。气胸常为双侧，易复发，非手术治疗后复发率高达65%。

（2）恶性肿瘤：儿童期气胸常是骨肉瘤肺转移的首发症状。

二、病理生理

一般引起正常肺泡裂所需的压力7.8~13.7kPa（58.6~103.3mmHg），病变肺泡或肺大疱所能承受的压力远小于正常肺泡，以下情况容易发生气胸：剧烈咳嗽，腹压增高；呼吸道感染引起局部气道半阻塞状态，气体只能进入远端肺泡，而排出不畅，使受阻远端肺泡内压力升高；突然用力咳嗽，或体位改变等。

三、临床表现

新生儿气胸一般起病急，症状及体征依胸腔内气量，可否为张力性气胸及基础病变而异。自发性气胸以右侧多见，易复发，约11.5%，患者有家族史。自发性气胸可突然发生，伴烦躁、刺激性咳嗽；严重者可出现呼吸困难、发绀，甚至休克及呼吸衰竭症状。张力性气胸呼吸更促，严重缺氧，脉搏微弱，血压降低，有低心排休克表现。气胸合并血胸时，常出现血压下降、四肢发凉等血容量不足表现。

体征有患侧胸廓膨胀，肋间隙饱满，膈肌下移；气管和心脏移向健侧，张力性气胸更加明显。叩诊音呈高清音或鼓音，听诊呼吸音减轻或消失，语颤减弱，心音低远。合并皮下气肿时，前胸、颜面肿胀，胸部可及捻发感。左侧气胸合并纵隔气肿，胸骨左缘可闻及与心搏一致的高调粗糙的杂音，称Hamman征，可能与心脏搏动时撞击左侧胸膜腔内气体和纵隔内气体有关。

四、诊断与鉴别诊断

1.诊断

新生儿出生后自主呼吸正常、以后突然发生呼吸衰竭、发绀。根据典型症状与体征，X线及透视可协助诊断。胸片上显示无肺纹理的均匀透亮胸膜腔积气带，其内侧为与胸壁平等的弧形线状肺边缘。在诊断有怀疑时，可采用胸腔穿刺抽气诊断性治疗。部位在患侧第2肋间锁骨中线外，如有气体抽出，即可诊断为气胸。

（1）少量气体往往局限胸腔上部，常被骨骼遮盖。深呼气，使萎陷的肺更为缩小密度增高，与外带积气透光区形成更鲜明的对比，从而显示气胸带。

（2）大量气胸时，患侧肺被压缩，于肺门区呈球形阴影。新生儿气体常位于前方及内侧，将肺组织推向后方，后前位片不见气胸线，或仅在肺尖处显现肺外缘少许透明弧形影。

（3）血气胸时，正位可见气液平面。当胸内有粘连时，X线片上显示不规则状肺压缩影，或压缩边缘呈分叶状。患侧膈肌明显下移，气管、心脏向健侧移位。

（4）合并纵隔气肿可见纵隔和皮下积气影。新生儿气胸有时用透光法可见患侧透光度增加以协助诊断。

CT扫描能清晰显示胸腔积气的范围和积气量、肺被压缩的程度。对极少量的气胸和主要位于前中胸腔的局限性气胸，CT能明确诊断。

（5）肺脏超声检查：气胸的超声影像学：①实时超声下肺滑消失：是超声诊断气胸最重要的征象，如存在可基本除外气胸。②存在胸膜线与A线：如消失，可基本除外气胸。③无B线：如存在，也可基本排除气胸。④明确存在的肺点：是轻-中度气胸的特异性征象，但在重度气胸时无肺点。⑤在M型超声下，沙滩征消失，气体所在部位呈平流层征。

纵隔气肿目前主要依靠X线胸片、胸部CT诊治。

2.鉴别诊断

气胸应与肺大疱、支气管断裂、大叶性肺气肿，先天性含气肺囊肿相鉴别。

（1）肺大疱：反复发作的气胸，由于胸腔内粘连，容易形成局限性包裹，在X线片易于张力性肺大疱混淆。气胸往往有突然发作的病史，而张力性肺大疱呼吸急促时间较长，X线片在胸壁边缘尤其是肋膈角片，可见到纤维的肺大疱囊壁线。

（2）支气管断裂：在胸部外伤史，胸腔引流管持续性漏气。X线片上可见"肺下垂征"，即萎陷的肺上缘低于肺门水平。而一般原因引起的气胸，肺萎陷是朝向肺门。

五、治疗

1.一般治疗

患儿均应卧床休息，限制活动，使用化痰、镇咳及镇痛药物。有胸腔积液或怀疑有感染时，应用抗生素，严重呼吸困难可给予吸氧治疗。一般肺压缩<20%，不需要胸腔穿刺抽气治疗，气体可以自行吸收。

2.急性气胸的处理

急性气胸肺压缩>20%，应穿刺减压，促使肺复张。穿刺部位在患侧锁骨中线第2肋间。包裹性气胸应根据胸部X线片在积气最多部位穿刺。肺被压缩＞60%，或怀疑有张力性气胸时，应放置胸腔引流管，接水封瓶排气，部位同上。

3.手术治疗

包括切除破裂的肺大疱、已经形成的肺大疱及其基础病变。摩擦壁层胸膜或胸腔内置入滑石粉，使脏层及壁层胸膜产生粘连，使胸膜腔闭合。解除纤维素性包裹或纤维板的束缚，促使肺复张。适当的外科治疗也可发现其基础病变，采取根治性措施。

（1）手术适应证：①张力性气胸，放置引流管5~7d，大量气体逸出，X线片显示肺复张不良。②复发性气胸。③慢性气胸。④血气胸引流管内出血量多于100mL/h，持续3h，患儿有大汗、烦躁、心率快、血压下降甚至休克等表现。

（2）手术方法：经胸手术：肺大疱缝扎术，适用于直径5cm以下，位于边缘的肺大疱；肺大疱切开缝合术，用于基底部较深，大疱直径超过5cm；肺切除术，用于肺组织已有肿瘤转移并已失去功能，而健侧肺功能良好者；壁层胸膜摩擦中，用于广泛、多发肺大疱，或探查中未发现肺大疱者；脏层胸膜剥脱或切开，肺长期处于不张或膨胀不全状态，表现形成纤维素性包裹、很难复张的慢性气胸。

电视辅助的胸腔镜外科（VATS）治疗：适用于反复气胸2次以上，此次症状明显，复张不满意；胸腔闭式引流1~2周，深呼吸或咳嗽时仍有气体溢出，提示支气管胸膜瘘的形成者。自发性气胸多次穿刺不能复张，尤其是双侧同期出现自发性气胸者。主要方法为用钛夹夹闭破裂的肺大疱，直线切割缝合器切除肺大疱和肺实质内的基础病变；电灼或激光烧闭胸膜下肺小疱；滑石粉胸内喷撒形成粘连。

胸膜粘连融合术：一般在外科切除肺大疱的同时均应用物理方法或胸腔内喷撒促粘连剂，使脏层、壁层胸膜融合，消灭胸膜腔间隙。即使再次形成肺大疱并破裂，空气也不致造成全肺压缩萎陷。其缺点是术后患者可能有高热，一般持续2~3天；胸膜粘连对今后开胸手术带来困难。

4.术后并发症的处理

常见的并发症有肺漏气、出血、气胸复发及胸腔积液，需要及时处理。

5.预后

局限性气胸，空气能逐渐吸收；大量气胸诊断治疗及时，一般皆可治愈。张力性气胸属危重急症，处理不当可致死亡。支气管胸膜瘘合并腔胸，预后较差。

第四十二节　胸廓畸形

胸廓畸形是胸廓先天性发育障碍，部分胸廓外形及解剖结构异常，临床常见有漏斗胸、鸡胸、Poland综合征、胸骨缺损。其他骨骼畸形，如Marfan综合征的胸廓畸形，属全身性疾病在胸部的改变。

一、漏斗胸

（一）概述

漏斗胸约占胸壁畸形90%或以上，发病率为0.1%~0.3%，男女之比约为4∶1。90%在出生后1年内发现。特点是胸骨下部及其相应肋骨向脊柱方向凹陷，形成以胸骨剑突为中心的前胸壁漏斗状下陷畸形。随年龄增长畸形越来越严重，鲜有自行消退者。

病变对患儿造成两大影响：

（1）凹陷胸骨压迫心脏，甚至心脏移位及血管扭转，使心搏血量减少，特别是在直立位时更明显。

（2）畸形外观造成其自卑感。

（二）病因

病因有多种学说，如宫内受压、呼吸道梗阻、膈肌中心腱短缩、部分膈肌前方肌肉纤维化、胸骨和肋骨软骨发育障碍及结缔组织异常等，但支持的依据并不多。约37%有家族史。在Marfan综合征中，漏斗胸患病率明显增加，属于某些综合征的局部表现。

一般认为是因肋骨生长不均衡，相邻骨生长不协调，上部肋骨生长迅速，其长度需由胸骨下部分向后凹陷移位来协调。

（三）病理

此畸形是以剑突为中心的胸骨及相应肋软骨向脊柱方向凹陷，一般为第3~7对肋软骨。幼儿畸形常表现为局限性、对称性，随着年龄增长，胸壁凹陷范围可扩大，甚至出现非对称性凹陷。至学龄期可能出现胸骨旋转扭曲或脊柱侧弯，青少年期常伴有扁平胸。其初始病变是前胸壁凹陷畸形，随畸形加重可影响呼吸及循环功能，较易出现呼吸道感染。同时导致患儿心理损害、性格改变和自卑情绪。

严重胸骨凹陷压迫心脏或使心脏转位。右心室受压可波及二尖瓣叶脱垂，可闻及心脏杂音，手术后杂音随之消失。个别因较重凹陷压迫，使右心室前壁出现压迹，心脏向左移位。

（四）临床表现

轻度畸形可无症状。畸形明显的患儿有一独特姿势，向前伸颈，圆形削肩及罐状腹，且大多数有运动耐力减退的表现。稍事体力活动后有心悸和气急等症状。患儿体质虚弱，易患上呼吸道感染，症状常随着年龄增长而日益加重。

体格检查可见前胸下部向内向后凹陷，呈漏斗状，并可合并肋骨畸形，漏斗中心可在中心线或略偏斜，心尖搏动左移。合并Marfan综合征者，除前胸不对称凹陷外，其身材修长，手指及脚趾长且渐细，呈"蜘蛛脚样"外观。

漏斗胸临床分为3型：局限而对称型；局限而不对称型；广泛对称或不对称型。

（五）诊断

在确定漏斗胸诊断的同时，应进一步了解：

（1）畸形程度和范围、对称与否、有无胸骨扭转。

（2）凹陷对心功能和肺功能的影响；心脏有无移位或受压及其程度。

（3）有无脊柱侧弯；有无Marfan综合征和其他畸形。

术前应完善以下检查：

（1）胸部正侧位X线片，测凹陷处胸骨后与前缘间的距离、心脏移位及肺部情况。

（2）CT检查，尤其是其横切面影像显示凹陷深度、心脏受压以及胸壁不对称的情况。

（3）超声心动图评估心功能。

（4）呼吸功能检查。

（5）肺脏超声评估：肺脏超声影像学能提供是否存在肺实变、肺不张为基础的超声影像学表现和（或）是否存在肺水肿、肺泡和（或）间质积液且无肺实变的超声影像学表现，为明确肺病疾病诊断，为疾病轻重和预后的判断、治疗提供影像学依据。

（六）治疗

手术最佳年龄是3~7岁，新生儿期一般不考虑手术治疗。

二、鸡胸

（一）分型

胸骨向前隆起称为鸡胸，占胸部畸形的6%~22%，男：女约为3：1。临床上将其分为3型。

1.船形胸

胸骨伸长，向前隆起，相应的肋软骨也对称性前突，此型外形如同船之龙骨而得名，若双侧肋软骨下陷，严重者胸腔容积减小。

2.单侧鸡胸

不对称性单侧肋软骨隆起，常有胸骨向对侧旋转。有时对侧的肋软骨不规则下陷，成为混合性胸壁畸形，此型少见。

3.球形鸡胸

特征为胸骨柄与胸骨体连接处与相邻肋软骨隆起，胸骨角减小，导致胸骨体下2/3下陷。在此区域内中，可有第2~5肋软骨在胸骨旁隆起。常有胸骨骨化线的早期骨化，特别是胸骨柄与胸骨体连接处，此种情况见于3岁以下患儿。肋骨柄与胸骨体连接处的骨化与胸骨角隆起，被称为"胸骨成角性骨连接"。

（二）特点

鸡胸原因不明，一般多见于年长儿或青少年时期。26%有家族史，合并有脊柱侧弯占15%。年幼即出现鸡胸者，应排除Marfan综合征、脊柱侧弯或其他严重畸形。

（三）治疗

鸡胸一般对心肺功能影响不明显，仅严重畸形或心理负担较重者需要手术修复。新生儿一般不需手术治疗。

三、Poland综合征

Poland综合征是一组少见但包括多种畸形，如胸壁、脊柱和上肢的畸形，也称为胸大肌缺损、并指综合征。发病率约为1/30 000，多为散发，男女之比约为3：1。

（一）病因

假设很多，但至现在仍然病因未明。

（二）病理

约75%畸形发生于右侧，有胸大肌、小肌发育不良或缺如。多数病人尚有上肢肢体发育不全，但畸形程度有所不同，如手指指骨发育不全、缺指、短指或并指，也可全上肢发育不全，乳头、乳房、肋骨、腋毛、皮下组织等均可同时发育不良或缺如。有的病例同时伴有背阔肌、三角肌、棘上肌和棘下肌发育不全，还可见脊柱侧弯、高肩胛、右位心、漏斗胸、骨发育不全、遗传性球形红细胞增生症、白血病、神经母细胞瘤和肾母细胞瘤等畸形。

（三）临床表现

临床症状因畸形的程度、范围和性别而异。肢体畸形和成年女性乳房异常较明显。患者均存在胸肋连接部胸大肌和同侧胸小肌发育不全或缺如，胸部外观不对称。肋骨畸形或缺如常累及第2~4肋，肋骨缺如数较多时，形成胸壁软化区，甚至肺膨出。若出现同侧漏斗状畸形，可不同程度影响心、肺功能，反复发生呼吸道感染。畸形严重者对患儿的生理心理造成影响。根据畸形表现、胸部X线和CT、超声检查明显畸形的程度和范围，必要时做MRI检查，为手术方案提供参考。同时，肺脏超声影像学能提供是否存在肺实变、肺不张为基础的超声影像学表现和（或）是否存在肺水肿、肺泡和（或）间质积液且无肺实变的超声影像学表现，为明确肺病疾病诊断，为疾病轻重和预后的判断、治疗提供影像学依据。

（四）治疗

仅少部分有明显肋骨发育不全或缺损及胸大肌、小肌缺如者，需要手术修复。胸壁明显凹陷畸形病例，对侧肋软骨常有鸡胸样突起，可在手术修复同时矫正。

（1）对侧健全肋骨劈开修复，将肋骨分别移植于骨缺损部位，再覆盖Teflon补片，缝合修复胸壁薄弱区域。

（2）肋骨缺损修复和背阔肌的转移修复不适于男性患儿，但有助于女性胸廓及乳房的重建，尤其适用于乳房未发育的女性患儿。

对于移植修复缺损的肋骨义骨，有学者建议采用自身对侧健全肋骨段。近年来人体组织工程及人工肋骨的开发和应用，将提供较好的供骨来源。

（五）预后

Poland综合征预后较好，但矫形效果取决于畸形程度，恰当的手术治疗可获得理想的胸廓外观。但严重的畸形往往存在广泛软组织发育不良，加之植入肋骨易被吸收，可能导致术后复发，甚至需要多次手术。

第四十三节　胸骨缺损

胸骨缺损（Sternal cleft）是罕见的胸壁发育畸形，包括缺如、半侧胸骨、胸骨形成不全和胸骨裂等，以胸骨裂（Thoracoschisis，cleft or bifid sternum）多见。根据裂开部位和程度，可分为胸骨上端裂、远端裂和胸骨全裂。合并心脏异位和裸露是严重畸形。

一、病因

病因不明确，可能与胚胎发育异常有关。

二、临床表现与分型

1.胸部心脏异位（Thoracic ectopia cordis）

称为裸露心（Naked heart）。心脏裸露于缺损的胸骨前或上腹部皮下，外露部分常无心包覆盖，心尖方向常指向头侧。可合并如法洛四联症、肺动脉狭窄、大血管错位及室间隔畸形。不伴心内畸形者有可能自然成活。手术目的是将心脏复位到胸腔，但可能引起大血管扭曲受压。理想的治疗是围绕外露的心脏，构建一个保护的壳样胸壁。

2.颈部异位心（Cervical ectopia cordis）

不仅有心脏异位、上移，且心尖和口腔常融合，并伴有其他畸形。

3.胸腹异位心（Thoracoabdominal ectopia cordis）

下份胸骨裂，心脏异位于胸腹连接部，异位的心脏表面覆盖一层类似脐膨出的薄膜，多合并心内畸形和膈肌缺损。若存在可修复的心内畸形，最好在覆盖心脏前完成。

4.胸骨裂（Cleft or bifid sternum）

可分为胸骨上端裂、胸骨下端裂和胸骨全裂。胸骨上端裂多于下端裂，呈"U"形或"V"形。"U"形裂一般下达第4肋骨，而严重的"V"形裂仅剑突部融合，但多数皮肤完整。单纯的胸骨裂没有心脏裸露。

可结合X线胸片、CT、MRI、超声等检查明确诊断和制定治疗方案。肺脏超声影像学能提供是否存在肺实变、肺不张为基础的超声影像学表现和（或）是否存在肺水肿、肺泡或（和）间质积液且无肺实变的超声影像学表现，为明确肺病疾病诊断，为疾病轻重和预后的判断、治疗提供影像学依据。肺功能能进行肺的功能性评估。

三、治疗

手术修复方法是在胸骨前做纵形切口，充分游离胸骨的两半及胸肌，钝性游离胸骨后与心包间的粘连索带，使心脏复位。"U"形裂者可于其顶端做成"V"形切骨，或于裂开下端与正常胸骨连接部横行切断，以便对合胸骨，并用钢丝拉拢缝合固定。

婴儿期，胸骨与胸壁有相当的柔顺性，胸骨两半拉拢缝合一般无困难，年长儿拉拢胸骨缝合时，应注意保持胸部一定的扩张性，不使心脏受压。

第四十四节　肋缘外翻

肋缘外翻一般是小儿佝偻病所致，多见于1岁左右小儿，其游离肋缘（相当前胸与腹直肌交界处外缘）突起，有时很像肋骨肿物，且往往左侧较右侧明显。并合并有郝氏沟。所以该病在新生儿非常少见。肋缘外翻可结合X线胸片、CT、MRI、超声等检查明确诊断和制定治疗方案。本病对患儿健康无影响，一般随年龄增长有所恢复，故不需要特殊治疗。

除皮下软组织肿物外，小儿胸部异常突起可见于以下情况。

1.肋骨畸形

可因肋骨融合、叉状肋、肋骨肥大及肋骨缺如等所致，患儿多在前胸近胸骨处突起，局部无压痛，患儿也无不适，此种情况多见于幼儿和学前期儿童，X线肋骨片有助于诊断，但叉状肋常需B超和CT协诊，个别考虑手术，一般不需要治疗。

2.肋软骨炎

多见于大年龄女孩，以第2或第3肋骨与肋软骨相连处多见，患儿诉局部疼痛或咳嗽时痛，局部略突起，有压痛，仔细触摸局部肋骨略肿。

3.骨软骨瘤

又称骨疣，在胸部好发于肋骨、胸骨柄下端及胸锁关节处，一般肿物较小，仅如豌豆大小，可以观察不予以处理。

第四十五节 先天性膈疝

先天性膈疝（CDH）为膈肌缺陷，腹部脏器进入胸腔所致，压迫肺和心脏，发生不同程度的肺发育不良和畸形，肺泡总量减少，出生后即出现呼吸困难，青紫，呼吸衰竭，病死率较高，需及时手术治疗。是新生儿期的严重疾病，出生后即可发病，为新生儿常见急诊之一。发生率为1/（2500~4000）活产儿，若不紧急处理抢救，死亡率可达70%以上。

一、产前诊断

CDH患儿出生时即可发生窒息、青紫、呼吸衰竭，如不及时抢救或抢救方法不正确，常在数小时内死亡，部分甚至死产。

CDH在复苏时通常气囊加压给氧，使气体进入胃肠道，因为CDH患儿胃或肠道疝入胸腔，如胃肠道内气体越多，对肺的压迫就越严重，尤其在复苏效果不理想时就越会增加气囊加压给氧，结果导致恶性循环，患儿很快死亡。如能做到产前诊断，在出生时就做好相应的准备，采取正确的抢救方法，可明显提高存活率。

CDH产前诊断主要依靠超声检查，如胎儿腹腔脏器疝入胸腔则可确定诊断，一般在胎龄15周即可检测到。产前超声检查发现羊水过多、纵隔偏移、腹腔内缺少胃泡等征象应予进一步详细检查是否有腹腔脏器疝入胸腔。

产前鉴别诊断包括先天性腺瘤样囊肿畸形、肺叶隔离征、气管或支气管闭塞等。40%~60%的CDH患儿合并其他先天畸形，产前诊断还可及时发现其他先天畸形。

二、临床表现

目前仍有相当部分患儿不能做到产前B超检查，或因为超声检查技术问题即使做了B超检查，而未能做出产前诊断，对出生后即出现青紫、呼吸困难、胸部呼吸运动弱、胸壁饱满、叩诊浊音、听诊呼吸音消失、可听到肠鸣音、心尖冲动及气管向健侧移位、腹部平坦空虚等表现者，应高度怀疑CDH，立即摄胸片，如X线胸片显示胸腔内有胃泡或肠曲影，肺组织受压，心脏和纵隔移位，可明确诊断。

超声检查：新生儿期患儿胸壁软组织薄，超声检查可清晰实时多角度显示膈肌情况，超声表现：①明确膈肌不连续。②胸腔及疝入物可诊断。文献资料显示，超声诊断符合率不低于CT或MRI成像，且无放射性损伤。

三、治疗

（1）出生时的急救处理：对产前明确诊断为CDH的患儿应及时做围产期处理，出生时先插胃管，然后气囊加压给氧，如复苏效果不理想，应尽快气管插管，机械通气。

（2）机械通气：呼吸困难较明显，并有青紫者，一般需机械通气。在手术前，机械通气的主要目的是改善缺氧，尽可能使病情稳定。手术后的机械通气要根据术中肺发育状况而定，如肺压迫解除后，肺发育较好，机械通气比较容易，应尽可能短时间、低参数机械通气，过渡数天即可。如术中发现肺发育非常差，机械通气很棘手，参数较高常发生气漏，参数不高难以达到有效通气，很难维持正常血气。应同时采取其他综合治疗措施。

（3）高频机械通气：对严重病例，常频机械通气效果不理想者，可改为高频机械通气，部分病例使用高频机械通气后可获得较好效果。

（4）吸入一氧化氮（NO）：由于CDH患儿肺血管发育不良，肺血管阻力很高，常导致严重而顽固性的PPHN，发生持续性低氧血症，是导致死亡的主要原因之一。及时降低肺动脉高压是治疗CDH的关键环节，近年吸入NO应用的明显增加。由于CDH患儿PPHN压力高，持续时间较长，使用NO的剂量要相应增加，时间适当延长，避免反跳。

（5）体外膜肺：ECMO是抢救危重呼吸衰竭的最后手段，对一些危重CDH患儿通常需要ECMO挽救生命。但近年来由于高频机械通气和吸入NO的使用，严重CDH患儿使用ECMO的概率在减少。

（6）手术治疗：长期以来都认为急症CDH患儿手术修补是抢救和治愈本病的唯一有效手段。

现在认为在术前经呼吸支持等各种措施使新生儿状况稳定4~16小时，纠正缺氧和低灌注可提高CDH患儿生存和减少潜在的PPHN形成。

四、预后

重症CDH患儿病死率仍然很高，为50%~60%，预后主要取决于肺压缩及肺发育情况，如肺压缩严重、肺发育很差，病死率较高。

第四十六节　新生儿膈膨升

膈膨升是指因先天性膈肌发育异常或膈神经麻痹所引起横膈抬高，腹腔器官随之向上移位，患侧肺受压，纵隔移位，影响到心脏和对侧肺。临床上表现以呼吸道症状为主的症候群。

一、病因和病理

先天性膈膨升是由于膈肌纤维或胶原纤维不同程度的发育低下所致。膈肌发育不良可以是部分性或者完全性的。若整个膈肌少有肌纤维存在，则表现为完全性膈膨升；如果肌纤维被结缔组织替代的病变局限在某一部位，而其他部位存在肌纤维，则表现为部分性膈膨升，分为前壁型、后外侧型和内侧型；双侧型膈膨升是较为严重的一种，患儿两侧膈肌呈透明薄膜状，肌纤维大部分缺失。先天性膈膨升患者男女比例2:1。可累及右侧或左侧，以左侧多见，全膈膨升多发生在左侧，而右侧膈膨升的病变范围通常较小。先天性膈膨升常合并有其他畸形，如肺发育不良、先天性心脏病、脐膨出和脑积水等，与后外侧膈疝的临床表现相似。

后天获得性（麻痹性）膈膨升是由于膈神经损伤所致，多见于臀位难产。右侧比左侧常见。由于分娩时，患儿颈部受外力的牵拉或挤压的作用，累及第3、4、5颈脊神经根，严重者造成神经撕裂，导致膈神经麻痹。可伴有其他部位的产伤，如臂丛损伤、锁骨骨折等。

较小范围的部分性膈肌发育不良或者较轻的膈肌麻痹，横膈虽然保持在抬高水平，但没有反常的呼吸运动，因此症状较轻。如果严重的膈肌发育不良或者严重的膈肌麻痹，膈肌上抬过高，造成肺受压和纵隔移位摆动明显，并且两侧膈肌在呼吸中运动方向相反，称为矛盾呼吸运动现象，这类患儿症状出现早和严重。

二、临床表现

临床症状轻重不一。轻者没有明显症状，但经常出现肺部感染，较大儿童活动后出现呼吸困难或胸闷。重者多在新生儿或婴儿期出现症状，表现为呼吸困难、发绀、口吐白沫，甚至发展到呼吸窘迫综合征，危及生命。查体见患儿呼吸急促，患侧胸廓呼吸运动减弱，叩诊浊音，气管向健侧移位，呼吸音减弱或消失，偶尔可闻及肠鸣音。

主要的辅助检查是X线检查。胸腹直立位片可见患侧膈肌整体或局部升高，可达第2、3肋间水平，但膈肌影是完整和光滑的，完全性膈膨升者膈肌上抬呈弧状、菲薄，部分性者则在膈肌相应的病变部位呈局限性的上抬。其下方的胃肠影占据胸腔。透视下可见患侧呼吸运动减弱，并与对侧有矛盾呼吸运动现象。膈肌位置的上抬程度不一定与临床症状的严重度一致，但矛盾呼吸运动现象则提示严重的膈肌发育不良或者严重的膈肌麻痹，是手术治疗的重要指征之一，若没有该现象，可结合临床症状考虑做非手术治疗。

三、诊断

部分患儿在新生儿期出现呼吸困难、气促、口吐白沫，哭闹后发绀，大部分患者则是婴幼儿和年长儿，表现为反复呼吸系统感染。查体见患儿呼吸急促，患侧胸廓呼吸运动减弱，叩诊浊音，气管向健侧位移位，呼吸音减弱或消失。X线检查是主要的诊断手段。直立位胸腹平片可见患侧整个或部分膈肌升高而无法用其他原因解释，膈肌影是连续完整、光滑和菲薄的，透视下可见患侧呼吸运动减弱，并有矛盾呼吸运动现象，这有助于与有疝囊的后外侧膈疝鉴别，膈疝没有这种现象。

超声表现：

（1）单侧膈膨升可表现为低回声膈肌明显上抬，但膈肌连续性好，未见明显中断，与对侧正常膈肌位置不对称。

（2）双侧膈膨升表现为双侧膈肌上抬，位于高位肋间。

（3）部分膈膨升表现为局部膈肌上抬，呈波浪状改变。

（4）若患侧胎肺被明显压缩，可导致肺发育不良和纵隔移位。

（5）腹腔脏器位置改变时可出现胃扭转、肠扭转等并发症。

膈膨升需要与膈疝相鉴别，主要区别点是膈膨升的横膈是完整连续的，而后者为膈肌发育缺陷，局部中断，导致腹腔内容物疝入胸腔。

四、治疗

症状轻微，仅有局限性的膈肌抬高者，可予以观察。呼吸道症状的严重程度是决定手术的主要依据，同时结合临床上的分型，有无矛盾呼吸运动现象和血气分析结果等。

新生儿或婴幼儿膈膨升若有呼吸窘迫者，应予气管插管，机械通气，病情相对稳定后尽快手术。年长儿有反复呼吸道感染，X线检查见患侧肺受压明显，出现矛盾呼吸运动现象，也应尽早手术。

手术目的是使膈肌位置恢复正常，纠正肺受压、纵隔移位和反常呼吸运动。手术方式有经胸或经腹膈肌折叠术两种。

五、手术并发症的预防及处理

总的来说，膈肌折叠术是安全有效的手术方式。如果没有合并其他畸形如肺发育不良等，膈膨升的预后较好。

（1）复发：复发率不高，多见于全膈膨升的患儿。膈肌折叠后仍薄弱，或者术后复发，可采用腹横肌瓣或背阔肌瓣加强膈肌。也可采用补片加固手术。

（2）损伤脏器：多是在折叠缝合膈肌时误伤肺、肝和肠管等。因此在脏器有粘连时，可切开膈肌，直视下缝合。

（3）术后肠胀气术后腹腔容积减少，腹压增加，以及肠麻痹所致，予以禁食和胃肠减压，术后2~3天可缓解。

第四十七节　先天性后外侧膈疝

常见的先天性膈疝包括后外侧膈疝（Bochdalek疝或胸腹裂孔疝）、食管裂孔疝、位于膈肌前部的膈疝（Morgagni疝）。本节先天性膈疝是指前者。

尽管通过几十年来的不断努力，先天性膈疝的病死率仍居高不下。直到20世纪90年代初，随着对先天性膈疝发病机制、病理生理的广泛深入研究，以及新生儿呼吸监护技术的发展，如ECMO、高频通气等疗法的使用，近10年该病的病死率在一些医疗条件较好的国家有下降的趋势。

一、胚胎学和病理生理

先天性膈疝的病因不明，可能有遗传因素、药物和环境中的化学物质。该病发病机制尚未完全清楚，主流观点有两种，但均未得到认可。近年来的研究结果也表明，先天性膈疝与肺发育不良两者的关系中，很有可能前者是结果，而后者是原因。因此，肺发育不良是原发性的，而疝入脏器的压迫，又加剧了肺发育不良。

病理方面，患侧的气道发育停留在第12~14级支气管（细支气管），对侧停留在第16~18级（呼吸细支气管），正常的支气管可发育到分支第24级以上。由于肺的呼吸部发育不良，肺泡所占空间比例明显减少，换气功能明显降低。肺的动脉系统的发育与气道发育是相平衡的，所以肺小动脉分支也减少，管壁肌层异常肥厚，尤以末梢的细小动脉明显。

早产低体重、肺发育不良（包括肺动脉高压）和合并畸形是先天性膈疝的主要死亡原因。先天性膈疝合并畸形据多个报道为10%~50%，有合并畸形患儿的死亡率是没有合并畸形的2倍。最常见合并畸形是：先天性心脏病、染色体异常（21-三体，18-三体，13-三体）、肾畸形，生殖器异常和神经管缺陷。

先天性膈疝以左侧较多见，右侧仅占不到20%，双侧极少见。10%存在疝囊。

对先天性膈疝的病理生理改变不断深入的研究和认识，使该病的生存率不断提高。先天性膈疝不是一个单纯的外科疾病，而是一个涉及肺发育不良、肺动脉高压、肺组织欠成熟和通气-肺损伤易感度等问题的复杂疾病。由此，目前趋向延迟手术时机以及使用温和灵活的呼吸支持。

二、临床表现

由于患侧膈肌缺损，腹腔脏器疝入胸腔，使该侧肺受压，加上肺发育不良，肺通气和换气功能均受影响，出现以下临床表现。

（1）出生后新生儿主要表现为气促、发绀、口吐白沫。

（2）查体呼吸促，患侧呼吸音消失，有时可在同侧胸部听到肠鸣音。

（3）血气分析往往提示呼吸性酸中毒，低氧血症。

（4）胸腹X线平片发现患侧肺野呈网格状阴影（肠管影），膈影消失，纵隔向对侧移位。有时候右侧膈疝只有肝疝入，平片可见肺影受压缩小，右下胸与上腹部有一连续的软组织影。

（5）超声检查：新生儿期患儿胸壁软组织薄，超声检查可清晰实时多角度显示膈肌情况，超声表现：①明确后外侧膈肌不连续。②胸腔及疝入物可诊断。

三、诊断与鉴别诊断

（一）产前诊断

通常在孕25周前就能诊断出来。据报道，产前诊出率为46%~97%，视相关超声仪器和操作人员水平。超声图像可看到有脏器疝入胸腔、纵隔移位，同时腹腔内未见胃泡，合并羊水过多和胎儿水肿。如果诊断明确，需要羊水穿刺细胞染色体检查和母亲血清甲胎蛋白检查，后者可能会降低。应注意和肺先天性囊性腺瘤样畸形（CCAM）、肺隔离症（可合并膈疝）和纵隔囊性肿物鉴别。

（二）诊断

新生儿先天性膈疝的诊断并不困难，根据以上的临床表现以及胸腹X线片就能确诊，胸部B超也能协助诊断，尤其是只有肝疝入胸腔的右侧膈疝。必要时可行上消化道造影，可见到胃和肠管在胸腔内。但应注意合并畸形，除了仔细的全身查体外，建议行超声心动图、双肾B超以及脊椎X线片检查。

（三）鉴别诊断

先天性膈疝在诊断方面困难不大，但需要与以下疾病相鉴别。

1.食管裂孔疝

也是膈疝的一种。近年来，由于诊断水平的提高，新生儿食管裂孔疝的病例明显增多，多是滑动型，且以呕吐为主要症状，但巨大的食管裂孔疝应注意与后外侧膈疝鉴别。两者同样表现为呼吸困难，X线片见胃和肠管疝入胸腔，鉴别可通过从胃管注入造影剂，在X线透视下观察疝入膈上的食管、胃及贲门和肠管，食管裂孔疝则可见在不同瞬间形态和位置变化。

2.膈膨升

是由于膈神经麻痹或者膈肌发育不良所致，前者多见于臀位难产的新生儿。膈膨升与先天性膈疝在症状和体征方面较难区分。X线检查是重要的鉴别手段。膈膨升患儿直立位胸腹X线片可见患侧膈肌抬高，但膈面呈弧形光滑完整。若在透视下可见患侧呼吸运动减弱，严重者出现与对侧有矛盾的反常呼吸运动现象。

3.肺大疱

胚胎发育过程中终末支气管或肺泡发育异常而形成的肺叶边缘单个或多个气囊肿为肺大疱。肺大疱压迫正常肺组织而导致患儿发生不同程度的呼吸困难，以及引起肺部感染。该病也导致患侧呼吸音降低，纵隔移位。胸部X线片示患侧单个或多个气性囊肿，但纵隔影完整性正常。

4.隔离肺

是指与正常肺组织无关的肺内或肺外囊性团块，有一支或多支来自体动脉的血液供应，彩色超声可以显示。隔离肺同样也会压迫肺组织导致呼吸困难、肺部感染和纵隔移位。其X线检查表现为患侧肺下叶内或外团状阴影。

四、治疗

正确合理的诊疗计划是改善疾病预后的关键，而先天性膈疝诊疗计划的制定，要对该病的病理改变以及病理生理学有透彻的理解。首先是要纠正低氧血症，适度改善呼吸性酸中毒，使患儿病情处于相对稳定的状态，以提高手术的成功率和生存率。其次，应同时做好手术前的准备，除了一般的术前常规准备外，还需检查有否合并重要器官的畸形。

1.术前处理

目的是改善患儿全身情况，使其生命体征趋于相对平稳，为手术的顺利进行及术后的恢复打好基础。包括：

（1）机械通气和心电监护。

（2）迅速建立静脉通道。

（3）控制持续肺动脉高压（PPHN）的方法。

（4）放置胃管，每小时抽吸1次，防止呕吐，以及缩小疝入胸腔内胃的体积，减轻胸腔内压力。

（5）完善各项术前检查。①一般检查，血常规、出凝血时间、生化常规，复查血气分析。②X线胸片，观察在气管插管机械通气后受压肺的扩张情况，并注意有无气胸的出现，因为先天性膈疝患者双侧肺均有不同程度的发育不良，对通气压力的承受能力较差，所以易出现气胸。若出现气胸，应及时行胸腔闭式引流。③超声心动图、双肾B超以及脊柱X线片，以排除合并心肾脊椎等重要器官的畸形。④肺脏超声影像学辅助诊断，还能提供是否存在肺实变、肺不张为基础的超声影像学表现和（或）是否存在肺水肿、肺泡或（和）间质积液且无肺实变的超声影像学表现，为明确肺病疾病诊断，为疾病轻重和预后的判断、治疗提供影像学依据。

2.手术治疗

（1）手术时机的选择：待到患儿病情相对稳定后手术是目前大多数小儿外科医生的观点。也有人认为通过超声心动图评估肺动脉压维持最少正常24~48小时才适合手术。

（2）手术方式：新生儿先天性膈疝多选择经腹入路，该术式损伤小，可检查有无合并肠旋转不全等肠道畸形的情况，便于一并矫治。腹腔镜膈肌修补术已在国内一些医院开展。

3.术后处理

（1）继续机械通气。

撤机指征：肺部疾病控制，咳嗽反射正常，神经功能、心功能正常，低参数通气时血气分析达到满意水平。撤机的方法：间歇同步指令通气。

（2）术后补液：参照血气分析和术前补液方案，总液量可减少1/3。适量的胃肠外营养对术后的恢复有帮助。

（3）术后一般处理：禁食2~3天，待肠功能恢复，开始排便后，逐渐恢复进食。复查血常规、生化常规、血气分析和X线胸片。

（4）药物的使用：适当使用镇静药。术中、术后使用二代头孢以上的抗生素。血管活性药物改善循环，输注纠正低血容量。

（5）容易出现的临床错误、术后并发症及防范处理对于新生儿先天性膈疝，临床诊断难度不大。但是合并畸形往往容易漏诊。

术后近期并发症的处理：

（1）气胸，应及时行胸腔闭式引流。

（2）复发，常为膈肌缺损较大者，术后近期复发多与手术失误有关，出现复发应再次手术，两次以上复发应考虑改为经胸入路手术。

（3）术后肠梗阻，多因合并肠扭转不全没有纠正，或者术后肠管粘连，或者经胸入路还纳肠管出现扭转等原因，常需再手术。

（4）出血，隔离肺是一种少见的先天性肺疾病，在修补膈肌时，经验不足的术者往往把叶外型的隔离肺当成是局部的粘连或小肿物处理，令滋养隔离肺的血管回缩，加上胸腔的负压作用，术后持续出血，需再次手术止血。

五、预后

早产低体重、肺发育不良和合并畸形是决定存活率的主要因素。先天性膈疝患者应在出院后长期追踪。随着术后成活率不断提高，更多先天性膈疝相关的远期问题可能出现。包括膈疝复发、肺部病变、生长迟缓、神经精神问题、消化道问题包括胃食管反流等、脊柱侧弯和胸廓畸形。

1.膈疝术后远期的复发

多发生在术后2年以内。尤其是膈肌缺损较大，需要补片的患儿，更容易复发。一旦复发，会出现气促、呼吸困难、呕吐等症状，X线检查多能确诊。确诊后应再次手术修补。术前做充分的评估，若合并有严重的胃食管反流应同时行抗反流手术。

2.肺功能低下问题

取决于肺发育不良的程度及慢性肺病的严重性。使用过ECMO和补片的患儿似乎更易出现这些问题。这些患儿常因肺部感染反复住院。随着年龄的增长，发病逐渐减少，可能是肺组织逐步发育的缘故。

3.胃食管反流

超过50%的先天性膈疝患儿有病理性胃食管反流。原因是多方面的，包括迷走神经分布的变异、食管下段肌层的异常以及膈肌缺损合并短食管等。表现为呕吐、吞咽困难、营养不良等。检查手段有上消化道影像学、食管动力学检查、食管24小时监测。治疗方面多采用非手术治疗，包括体位治疗、胃肠动力药和制酸药。仅有少部分患儿最后采用手术治疗。抗反流手术方式很多，但360°胃底折叠术应慎用，因为食管的自身动力可能存在不足，所以容易形成术后梗阻。

4.神经精神症状

多出现在使用过ECMO的患儿，奇怪的是，与因其他疾病使用过ECMO的患儿相比，这些患儿出现神经精神症状的概率明显增高。其原因目前仍不明。主要表现为不同程度的肢体瘫痪、肌张力异常、动作迟缓和学习能力差等。

第六章　其他相关疾病和需鉴别疾病

第一节　新生儿撤药综合征

孕期妇女因疾病需要或某种嗜好而长期或大量服用镇静、麻醉、镇痛药或致幻剂，以致对该药品产生依赖时，药品可通过胎盘，使胎儿也产生对该药品一定程度的依赖。新生儿出生后，由于其血中药物浓度逐渐下降，从而出现一系列神经、呼吸和消化系统的症状和体征，称为新生儿撤药综合征（Neonatal drug withdrawal syndrome）或新生儿戒断综合征（Neonatal abstinence syndrome，NAS）。

一、流行病学

人群特征：患儿父母多为下列易染上吸毒嗜好的人群：①25岁以下青少年。②无职业、低收入。③感情受挫或重大打击。④低文化水平。⑤家庭或父母感情紧张、不和或家庭溺爱。⑥卖淫或性乱行为。⑦娱乐及演艺场所工作人员。⑧人类免疫缺陷病毒、性传播疾病阳性者。

二、孕妇可能应用的成瘾药物及其对胎儿和新生儿的影响

成瘾剂均系作用于中枢神经系统方面的药物，具有水溶性和脂溶性的双重特性，容易通过胎盘，并易通过胎儿的血脑屏障进入胎儿脑组织，胎儿娩出后，药物通过胎盘进入胎儿体内的途径被阻断，导致新生儿撤药综合征的发生。孕期用药愈早，用药时间愈长，剂量愈大，或使用多种成瘾剂，对胎儿的有害影响也愈大，可导致新生儿胎粪吸入、宫内窘迫、窒息、猝死综合征。

三、临床表现

1.发病时间和类型

NAS的发病时间和持续期限，与母亲所用药物的种类、剂量、用药时间的长短、末次用药距分娩的时间、胎龄和出生体重、分娩时是否使用了麻醉药及其剂量，以及新生儿是否合并原发疾病等有关，通常在生后24~48小时发病。母亲用药剂量愈大（血药浓度下降愈快）、药物的半衰期愈短、胎儿愈成熟（对药物的代谢排泄能力增强）、胎儿脂肪量愈少（对药物的结合和积蓄能力低）、母亲末次用药时间距分娩时间愈长，患儿发病愈早。但母亲最后一次用药距分娩时间超过1周时，患儿的发病率相对较低。

本病发作可以开始时为轻型、暂时、间断的，以后逐步加重；也可以是严重的急性发病，以后逐步减轻；还可以呈双相，在病情改善后又复发，变成亚急性。麻醉药、乙醇、巴比妥类、氯氮、地西泮、苯乙哌啶酮、甲丙氨酯、可卡因等引起的亚急性表现，可持续数周至数月，可卡因甚至可影响到学龄期的神经精神行为和智力的正常发育。

症状和体征不同的成瘾药物引起的NAS的临床表现缺乏特异性，但均为作用于中枢神经系统的药物，其共同特点为中枢神经、消化、呼吸、循环系统和自主神经方面的症状、体征。

中枢神经系统兴奋症状：震颤、易激惹、警醒度增强、听觉过敏、睡眠困难、高音调哭声、惊厥、

啃手指；肌张力增强、深腱反射亢进、角弓反张、拥抱反射增强；由于活动过度，可致膝、肘、足跟部皮肤磨损。

消化系统表现：胃肠功能失常，吃奶差或食欲亢进，不协调、反复不间断的吸吮和吞咽动作，呕吐，腹泻，失水，体重不增。

呼吸系统表现：呼吸加快但无其他呼吸困难表现，呼吸暂停。

循环系统表现：心动过速或过缓，血压升高。

自主神经方面体征：多汗，鼻翕，鼻塞，频繁打呵欠和喷嚏，流涎，皮肤发花或肤色潮红，发热，体温不稳定。

2.病情分度

轻度：稍有异常。

中度：刺激时出现症状。

重度：安静时也有症状。

四、诊断和鉴别诊断

本病临床表现无特异性，容易误诊。诊断主要依靠母亲病史，特别是孕期用药史，应排除其他疾病。

五、实验室检查

高效液相色谱仪或高效气相色谱仪检测母亲或婴儿血、尿中药物或其代谢物：尿液检测是测试新生儿接触药物的一种快速、非侵入性的方法，但只能检测分娩前几天内所用的毒品。由于药物从尿中排出时间相对快，假阴性率高，取胎粪筛查较为可靠，应用放射免疫法进行胎粪分析可筛查出甚至是胎龄20周时的代谢物，但比较昂贵且费时。必要时可采血筛查，阳性有助诊断，阴性不能否定诊断，天然阿片类药物在尿和粪可以轻易检出，但半合成和合成的阿片类药物不易检出。患儿的头发、指（趾）甲和脐带血的微量监测，同样也可作为NAS有毒物质的诊断依据和治疗监测手段，但只有具备相关条件的单位才能够检测。EEG：30%以上有异常，但可无临床表现。

新生儿肺脏超声影像学表现为正常肺影像：

（1）新生儿正常肺脏在超声下呈低回声，胸膜线与A线均呈光滑、清晰、规则的线性高回声；二者等间距平行排列，从肺野浅部入深部，A线回声逐渐减弱至最后消失。在B型超声下形成一种类似竹节样的表现，称为竹节征。

（2）出生3~7天的新生儿可有少数几条B线，但无肺泡–间质综合征，无胸腔积液和肺实变；出生7天以后则B线也消失，但在小胎龄早产儿，B线可能存在更长时间。

（3）在实时超声下可见肺滑。在M型超声下，正常肺影像则呈典型的沙滩征。

如胸膜线增粗、模糊、消失或连续性中断，则为异常。A线消失，存在肺泡–间质综合征、肺实变或胸腔积液，以及在实时超声下肺滑消失等，均为异常。

鉴别诊断：当出现可疑症状时，须进行有关检查，以排除HIE、颅内出血、低血糖、低血钙、低血镁、甲亢、脑炎、脑膜炎、败血症、肺部疾患等。

六、治疗

治疗原则：治疗目标是让婴儿无激惹但不昏睡，无呕吐或腹泻，吃奶好，喂奶间隙能安静入睡。

根据起病早晚、病情轻重及进展制订治疗方案。一般在症状出现前不予治疗。病情轻度、中度都不需药物治疗，重度用药物治疗。

治疗开始前需了解药物的毒副作用、新生儿是否能接受等，药物选择需要针对撤药类型，一般选用与母亲成瘾药同源性的药物。使用阿片类者首选阿片酊或美沙酮，吗啡半衰期短，根据症状调整剂量更容易，美沙酮因半衰期长，对于严重NAS病例更好，对使用镇静催眠药者首选苯巴比妥。

七、随访

随访内容包括：

（1）神经发育评估：确定有无运动缺陷及认知迟缓，或相对的小头畸形。

（2）心理行为评估：确定学龄前儿童有无多动、冲动、注意力不集中，以及学龄儿童的辍学、学习差和其他行为问题。

（3）眼科评估：识别眼球震颤、斜视、屈光不正等视觉缺陷。

（4）生长和营养评估：确定有无生长发育迟滞和身材矮小。

（5）家庭支持评估：以排除母亲继续物质滥用和虐待儿童。

（6）肺脏超声影像学评估：能提供是否存在肺实变、肺不张为基础的超声影像学表现和（或）是否存在肺水肿、肺泡和（或）间质积液且无肺实变的超声影像学表现，为明确肺病疾病诊断，为疾病轻重和预后的判断、治疗提供影像学依据。

八、预防

本病是完全可以预防的疾病，医务人员有责任做好卫生宣教。

第二节　食管裂孔疝

食管裂孔疝是指食管腹段、胃贲门部或其他腹腔内容物通过发育异常的食管裂孔疝入胸腔纵隔的一类疾病。该病多见于老年人，新生儿食管裂孔疝极少在出生时起病，该病可发生在儿童期各年龄组，男女比例约3∶1。

一、病理分型

根据疝形成的不同机制及引起的主要症状分为滑动性食管裂孔疝、食管裂孔旁疝、巨大食管裂孔疝伴短食管。

新生儿期食管裂孔疝绝大多数为滑动疝（约占90%），一般可经非手术治疗痊愈。而食管裂孔旁疝或个别疝内容物较大，伴有嵌顿绞窄，症状较重，非手术治疗无法缓解者，需要手术治疗。

1. Ⅰ型食管裂孔疝

即滑动性食管裂孔疝，为最常见的类型，约占发病率的95%。此型食管裂孔往往位于膈中心腱，裂孔前肌缺如或发育不良，食管裂孔失去了原有的长轴矢状位椭圆形结构，变成前后径和横径几乎相等的圆形，由于裂孔形状的扩大，膈食管膜变的薄弱，使食管腹段和胃贲门部活动性增大得以向上疝入纵隔。滑动性食管裂孔疝的重要性在于与胃食管反流的发生密切相关。

食管裂孔旁疝不同类型，三型发病率合计仅占食管裂孔疝总发病率的5%~15%，此3型较少引起胃食管反流，各种机械梗阻的并发症较常见。

2. Ⅱ型食管裂孔疝

是由于膈食管膜局限性缺损造成的，胃底为最早疝入疝囊的疝内容物而胃食管交界仍然固定于降主动脉前筋膜和正中弓状韧带。

3. Ⅲ型食管裂孔疝

兼备Ⅰ型、Ⅱ型的特征，胃底最早疝入，随着疝内容物进行性增大，膈食管膜被拉伸松弛，使得胃食管交界也上升到胸腔。

4. Ⅳ型食管裂孔疝

即巨大食管裂孔疝，是由巨大膈食管膜缺损造成，使得腹腔内除胃之外的其余脏器得以疝入胸腔，较常见的疝内容物为结肠、脾、胰与小肠等，此型食管裂孔疝常伴有短食管，需要手术治疗。

二、临床表现

新生儿所罹患的食管裂孔疝绝大多数为滑动性食管裂孔疝，症状多不典型。

因疝入物不同可出现不同的梗阻缺血症状。多数患儿可无症状，或症状间歇出现，当症状出现时多与疝内容物缺血或机械梗阻有关。典型病史是出生后出现呕吐，80%的病例表现为出生后1周内出现频繁呕吐，一般呕吐量大、剧烈，严重病例呕吐物含血性物，肉眼为棕褐色或巧克力色。可能是胃底血管出血之故。大量出血极少见，呕吐物大多不含胆汁。

患儿因无法诉说胃食管反流造成的胃灼热感而表现反复哭闹、易激惹，有时易误诊为肠痉挛。

口腔酸性异味，由反流入口腔的胃酸散发而出。

如病史较长，胃食管反流较严重的患儿，可有反复发作的肺炎、不同程度的食管炎甚至食管狭窄。年长儿在婴幼儿期症状可不典型，未引起家属足够重视，直到出现吞咽困难、吞咽不适、剑突区疼痛等食管炎症状方来医院就诊。患儿可因营养不良或慢性出血而出现贫血，其程度往往和食管炎严重程度有关。

食管裂孔疝可与其他先天性畸形合并出现，如先天性肥厚性幽门狭窄，声门或气管异常，先天性食管狭窄、先天性食管气管瘘、偏头痛和周期性发作综合征以及智力发育迟缓等，需要额外注意。

三、诊断

婴幼儿食管裂孔疝需要与生理性的胃食管反流相鉴别，如出生1周内反复呕吐伴呕吐物中含有咖啡色血性物的患儿均应怀疑食管裂孔疝。

典型的食管裂孔疝X线立位胸腹平片可见心脏后方边界清晰含气液平面的软组织影，多位于脊柱左侧，腹腔内胃泡相应的消失。或可见肠管、肝等腹腔内脏进入后纵隔。

钡剂上消化道造影是诊断食管裂孔疝的重要方法。造影所见食管裂孔疝的直接征象为：①膈上疝囊。②食管下括约肌环（A环）升高和收缩。③疝囊内有粗大迂曲的胃黏膜皱襞影。④食管胃环（B环）的出现。⑤可见食管一侧有疝囊（胃囊），而食管-胃连接部仍在横膈裂孔下。⑥混合型可有巨大疝囊或胃轴扭转等。

造影所见食管裂孔疝的间接征象为：①横膈食管裂孔增宽（＞4cm）。②钡剂反流入膈上疝囊。③横膈上至少3cm外有凹环等。

然而较小的不含气的疝团或间歇性发作的Ⅰ型食管裂孔疝诊断较为困难，影像学方法可能无法捕捉，难以与后纵隔肿物相鉴别。

24小时胃、食管pH监测为诊断胃食管反流的金标准。

内镜检查对食管裂孔疝的诊断率较前提高，可与X线检查相互补充旁证协助诊断。

内镜检查诊断食管裂孔疝的表现：①食管下段齿状线升高。②食管腔内有潴留液。③贲门口扩大和（或）松弛。④His角变钝。⑤胃底变线。⑥膈食管裂孔宽大而松弛等。

食管裂孔疝时食管测压可有异常图形，从而协助诊断，食管测压图形异常主要有以下表现：①食管下括约肌（LES）测压时出现双压力带。②食管下括约肌压力（LESP）下降，低于正常值。

此外，CT和MRI有助于和纵隔肿物鉴别诊断。

滑动性食管裂孔疝超声造影诊断标准：①膈上见胃囊。②胃囊内有粗大迂曲的胃黏膜皱襞。③造影剂反流入膈上胃囊。④膈上食管胃环导致横膈食管裂孔增宽。⑤His角变钝。

食管旁疝超声造影诊断标准：可见膈上食管一侧有胃囊，而食管-胃连接部仍在横膈裂孔下。

四、治疗

（一）非手术治疗

新生儿期食管裂孔疝绝大多数为滑动疝（约占90%），可以经非手术治疗缓解，非手术治疗原则是降低腹压、防止反流及对症治疗。

非手术治疗主要包括以下几种：

（1）体位治疗：头部抬高30°卧位。

（2）饮食：少量多次喂养或经鼻（口）饲管持续胃肠营养、尽早开始半流即奶糊饮食。

（3）药物：制酸药物（质子泵抑制药）、中和胃酸药物、抗胆碱药物、镇痛解痉药物以及控制食管、胃黏膜的出血。

（二）手术治疗

1.手术适应证

（1）新生儿食管滑动疝手术指征：①患儿经体位及饮食治疗3~6个月无效，体重无增长或有减轻。②胃食管反流严重，呕血或便血致严重贫血，或反复肺部感染。③反复食管炎继发食管狭窄。

（2）食管旁疝手术指征：合并短食管（食管胃连接部高于T10平面），常继发胃扭转、胃疝入胸腔甚至绞窄坏死，为预防出现严重并发症，确诊后有必要预防性手术治疗。

2.手术原则

（1）复位疝内容物、贲门复位，使腹段食管回复到膈下正常位，且保留一段正常腹段长度，达到能对抗腹压。

（2）防治胃食管反流，多数学者提出加做Nissen胃底折叠术，已达到抗反流目的。

（3）修补食管裂孔，主要缝合左右膈肌脚。

（4）保持胃流出道通畅，如合并肥厚性幽门狭窄需一并行幽门环肌切开术。

3.手术治疗效果

多数文献报道术后早期症状完全缓解率可高达80%~90%，少数为47%，仅5%完全失败，约10%复发反流。

第三节　新生儿纵隔肿瘤

为了便于纵隔肿瘤（Mediastinal mass）的定位，临床上常以胸骨柄下缘与T4下缘连线为界将纵隔分为上纵隔和下纵隔；上纵隔以气管分叉为界分为前纵隔和后纵隔；下纵隔又分为三部分，心包、心脏、气管分叉所在部位为中纵隔，其前方与胸骨之间为前下纵隔，其后方和胸椎之间为后下纵隔。

一、神经源性肿瘤

神经源性肿瘤是临床上小儿纵隔肿瘤最多见的肿瘤，多位于后纵隔近头侧脊椎旁沟内，以单侧多见。

（一）病因

纵隔神经源性肿瘤可来源于神经鞘、神经细胞、突触及结缔组织，其中以神经鞘瘤最常见。由周围神经发出可分为神经鞘瘤和神经纤维瘤，后者最多，且均为良性。由交感神经节发出的肿瘤有神经节细胞瘤、节细胞性神经母细胞瘤和神经母细胞瘤。

（二）病理及分型

瘤体含有神经干的各种成分，其中主要成分为神经膜细胞，另有轴索及来自神经内膜和神经束膜的结缔组织；细胞结构排列不整齐，细胞间质含有胶原纤维和蛋白或黏液瘤性成分。

神经纤维瘤大体特殊为局限性实性肿物，有完整的包膜，有弹性，质韧，切面灰白色稍透亮。

神经节细胞瘤由神经纤维及分化成熟的神经节细胞组成，绝大多数为良性（N-myc基因扩增者除外）；节细胞性神经母细胞瘤含有分化成熟的神经节细胞和未分化的神经母细胞，其中有N-myc基因扩增或临床分期较高者恶性程度高；神经母细胞瘤主要由未分化的神经母细胞构成，尤以有N-myc基因扩增、临床分期高者表现为恶性程度高的浸润表现，瘤体切面呈暗红色或灰白色。

（三）临床表现

因纵隔神经源性肿瘤好发部位的脊柱旁沟位置深、空间较大，初发肿瘤小时或良性肿瘤，一般无明显症状；多数患者是在出现发热、咳嗽、气促等呼吸道症状行胸部X线检查时发现。若肿瘤巨大或进行性生长，则可出现压迫症状，严重者出现Homer综合征（上眼睑下垂、瞳孔缩小、半面脸无汗等）；也有部分肿瘤侵入椎间孔呈哑铃状生长压迫脊髓神经，出现下肢感觉、活动障碍。对于神经母细胞瘤，若出现骨转移或骨髓转移，可出现转移骨痛等症状；若神经母细胞瘤瘤体巨大，可因占据胸腔位置致呼吸受限，出现肺部感染甚至脓胸等情况。

（四）诊断

纵隔神经源性肿瘤早期常无明显症状，难以引起家长甚至于临床医生的重视，常漏诊或延误诊断，积极开展相关检查有助于尽早诊断。

1.胸部X线检查

常为最早发现病变的检查手段。无症状患儿胸片可示脊柱两侧后纵隔密度较高、边界清楚，表面光滑的块状影。

2.胸部B超检查

神经纤维瘤的声像图特点是可见明显的包膜回声，内部多呈均匀分布的中低回声；若肿物内部回声有部分呈中等回声光点，分布不均匀，并有低回声及无回声区，则提示有恶变可能。神经母细胞瘤早期声像特点为包膜完整，边界清楚，内部有均匀的结节状回声；晚期则包膜不完整，内部有不规则的无回声区。

3.胸部CT检查

可于脊柱旁、后纵隔见圆形或椭圆形、边界清楚、密度均匀的实质性肿块，也可见分叶状，则提示为神经节细胞瘤和神经母细胞瘤可能性大。若发现肿块中有低密度坏死液化，椎间孔扩大，附近椎体和椎弓根破坏，则提示恶性程度高。

4.胸部MRI检查

可见肿瘤边界光滑，内部均匀，其下加权像上肿瘤信号强度与脊髓组织相同，在T_2加权像上肿瘤信号强度较脊髓明显升高；若肿瘤周边出现骨质破坏、肿瘤内部发生坏死，则内部信号不均匀，T_2加权像上出现更高的信号强度区。

5.骨扫描、PET-CT

是近年来新兴起的检查，能更进一步地了解肿瘤的位置、大小、与周围组织的关系，判定肿瘤有无转移以及初步判定肿瘤性质。

6.其他

骨髓穿刺、血NSE、尿VMA等相关检查，临床上对于怀疑神经母细胞瘤需常规行此类检查。

（五）治疗

神经源性肿瘤原则上一旦发现，应及时手术切除。因此，对于临床考虑神经纤维瘤患儿，考虑尽可能一期手术切除。若影像学检查提示有恶变可能或考虑神经母细胞瘤患儿，应先行骨髓穿刺检查，若有骨髓转移征象，则应先予化疗，待肿瘤缩小、边界清晰后再行手术切除，术后继续化疗。

手术切口以后外侧剖胸切口显露为好，操作方便。

二、纵隔畸胎类肿瘤和囊肿

纵隔畸胎类肿瘤和囊肿多位于前纵隔近心底部，多突向一侧胸腔，亦可向两侧突出。

（一）病因

畸胎瘤来源于胚芽细胞，是由具有外胚层（衍生牙齿、毛发、皮脂腺）、中胚层（衍生肠管、肌肉、淋巴结）和内胚层（衍生胰腺黏液腺）的全能细胞演变而来。如果某些全能细胞在胚胎发育过程中，在纵隔受阻而脱落、分化成胎层组织，可由2~3个胚层构成不同类型的组织结构，这些组织中有分化成熟、未分化成熟和两者兼有的组织成分，依此临床上可分为良性肿瘤、恶性肿瘤和间于良、恶性之间。

（二）病理

纵隔畸胎瘤有囊性和实质性，良性和恶性之分，而根据组织胚胎来源则可分为皮样囊肿和畸胎瘤等。囊性者常呈多房性，有纤维囊壁，内有黄褐色皮脂、毛发、软骨或钙化片、腺体。实质性者可有部分囊性结构，恶性较多见于实质性畸胎瘤。

（三）临床表现

肿瘤较小时可无明显临床症状。当肿瘤逐渐增大时，压迫邻近脏器如肺、气管等，可出现咳嗽、胸闷、胸痛、气促，严重者可使得纵隔移位而出现心悸等症状。肿瘤可突出胸外至皮下，破溃而流出干酪样物，形成胸壁窦道或肿瘤出现感染时，患儿可表现发热、咳嗽，当穿破肺而将囊内物流入支气管时可咳出皮脂样物或毛发样物等；若肿瘤出现破裂出血时，患儿可出现剧烈胸痛、烦躁不安，严重者可出现低血压、昏迷等休克症状。

（四）诊断

（1）胸部X线检查：可显示前纵隔内有圆形或椭圆形块状影，多突向一侧，若肿瘤巨大则向中后纵隔挤压，有时可见分叶状或结节状，肿物密度不均匀，典型的可发现密度高的钙化阴影（为牙齿或骨骼）。

（2）胸部B超检查：具有无创的特点，特别是对于胸壁薄弱的新生儿更具有优势。

（3）胸部CT检查：可清楚显示肿瘤病变部位、范围，肿瘤的大小、质地、性质，与周围组织的关系（如与周围血管的关系）等。

（4）血AFP、β-HCG对于恶性度高的肿瘤，血AFP可明显异常升高。但是需注意的是对于新生儿，可能其血AFP的水平在生后一段时间高于正常值水平。

（五）治疗

畸胎瘤有恶变的可能，而且容易出现瘤体感染，肿瘤迅速增大，使得病情突然加重，或瘤体包膜破裂形成胸腔感染。早期诊断后，就应该早期拟行手术治疗。

恶性畸胎类肿瘤切除后应辅助治疗，根据其细胞类型予针对性化学治疗，或局部放射治疗，因此在术中切除肿瘤的基底部可留置钛夹为标志，以便手术后按标志的部位进行放疗。

三、胸腺源性肿瘤

胸腺肿瘤是前纵隔常见的肿瘤，可分为胸腺瘤样增生和胸腺瘤等。

（一）病因

胸腺是人体免疫的重要器官，位于前上纵隔，附于心包外，左右各一叶，随年龄的增长而逐渐萎缩，退化后的腺体似脂肪组织，异位胸腺则可散布于纵隔各处，而胸腺瘤是胸腺演变而来的，因此胸腺瘤多位于前纵隔，异位胸腺瘤则可位于中纵隔或后纵隔。

（二）病理

胸腺的组织结构青春期之前为中枢组织，尤其在儿童期胸腺的淋巴上皮性结构明显，表面有疏松组织被膜，被膜面伸入实质形成小叶间隔，分为左右两叶，小叶的周边部为皮质，中央部为髓质。

胸腺瘤样增生是腺体明显增大超过正常年龄组的标准，但组织结构正常。胸腺滤泡增生，除幼儿有少数的生发中心后，青春后应视为异常。而重症肌无力者大部分出现胸腺滤泡增生，有发生中心及以淋巴细胞为主。

胸腺瘤则根据其浸润程度分为浸润性和非浸润性，前者为恶性；根据其肿瘤细胞成为多少可分为上皮细胞性、梭形细胞性、淋巴细胞性、混合性。

胸腺囊肿者其囊壁中有胸腺组织，内层衬有鳞状或柱状上皮，常见退变、炎性肉芽反应及胆固醇结晶形成。

（三）临床表现

多数胸腺肿瘤临床上无明显症状，少数患儿可出现咳嗽、发热、短期内体重下降。若为浸润性肿瘤，因肿瘤巨大可压迫周围组织出现上腔静脉压迫综合征，表现为眼睑下垂、复视、眼球固定等重症肌无力的症状；若肿瘤侵犯延髓可出现吞咽困难、哭声不响；严重者可出现四肢乏力、呼吸困难等。

（四）诊断

多数患儿因眼睑下垂就诊查胸部X线片而发现。

（1）胸部X线检查：较小胸腺瘤难以发现。较大者可见前纵隔增宽，有突向两侧胸腔或单侧胸腔的圆形或椭圆形、边缘锐利的阴影。

（2）胸部CT或MRI检查：可清楚地判断肿瘤的部位、大小，与周围组织的关系等。

（3）超声检查：具有无创的特点，特别是对于胸壁薄弱的新生儿更具有优势，对明确诊断和鉴别诊断具有辅助检查价值。

（五）治疗

胸腺瘤有恶变可能，特别是对于怀疑已有恶变者，一旦明确诊断，应尽快行手术治疗。

伴有重症肌无力的胸腺瘤，术前需应用维持剂量的抗胆碱酯酶药物（如新斯的明），术前2~3天加用一些激素药物（如泼尼松）；术中注意肌松药物的使用，以免影响呼吸的恢复；术后继续服用抗胆碱酯酶药物，严密观察肌无力危象的发生；危象出现、纠治不及时者可导致死亡，因此开展术后常规的ICU病房过渡对提高治愈率有着积极的意义。

（六）其他纵隔肿瘤和囊肿

①肠源性囊肿。②气管支气管源性囊肿。③心包囊肿。④淋巴管瘤。⑤淋巴瘤。⑥胸内甲状腺肿。这些肿瘤发生率相对较低，在诊断和鉴别诊断时需要引起足够重视。

第四节　新生儿休克

新生儿肺病感染、胸病感染性疾病可导致患儿休克，在此节进行休克相关知识介绍，为新生儿胸部和肺部疾病的诊治和鉴别诊断提供帮助。

休克是由多种病因引起的以微循环障碍为特征的危重临床综合征，为新生儿常见的急症，病死率仍高达50%~60%，也是新生儿多见的死亡原因之一。此征可产生生命重要器官的微循环流量不足，有效循环血量降低及心排血量减少。新生儿休克临床表现不典型，病情进展快，容易延误诊治。

一、病因

新生儿休克的常见病因有以下几种：

（1）低血容量性休克：急性失血、腹泻脱水、液体丢失、肠梗阻、先天性肾上腺皮质功能不全等。

（2）感染性休克：病原侵入和释放毒素（如败血症和肺炎等）。

（3）窒息性休克：缺氧缺血至心肌损害、心肌收缩力减弱，缺氧致毛细血管通透性增高、有效血容量减少。

（4）心源性休克：心肌收缩力减弱、心排血量减少，如心肌炎、心肌病、严重心律失常（如阵发性室上性心动过速和重度房室传导阻滞）、先天性心脏病等、张力性气胸。

（5）其他严重脑损伤、创伤、硬肿症、低血糖、低钙血症、过敏等。

多数休克病例非单一病因所致，常为多种因素同时存在。

二、病理生理

虽然引起新生儿休克的病因不同，但有效循环血量减少是多数休克发生的共同基础，各种病因均通过血容量降低、血管床容量增加及心泵功能障碍3个环节影响组织有效循环血量。

三、临床表现

1.早期表现

主要表现为精神萎靡、皮肤苍白、肢端发凉、心率增快、皮肤毛细血管再充盈时间延长等。

2.休克主要表现

（1）微循环障碍：皮肤颜色苍白或出现花纹，肢端发凉，肢端与肛门的温度差＞5℃，皮肤毛细血管充盈时间（CRT）延长，足跟部＞4秒，前臂内侧＞3秒。

（2）心排血量减少：血压降低，足月儿收缩压＜50mmHg，早产儿收缩压＜40mmHg，脉压差＜30mmHg。心率＜120/min或＞160/min。脉搏细速，股动脉搏动减弱，甚至摸不到。休克不是单纯的心排血量不足，不能以血压是否降低衡量有无休克。血压降低是晚期重症休克的表现，此时治疗较困难。

（3）脏器灌注不良：呼吸增快，安静时超过40次/min，出现三凹征，有时肺部可闻及啰音；反应低下，表现嗜睡或昏睡，也可有先激惹后转为抑制的表现，肢体肌张力减弱；全身皮肤，尤其肢体出现硬肿；尿量减少，＜2mL（kg·h），连续8小时，可导致急性肾衰竭和电解质紊乱。

四、实验室检查

疑诊休克时应及时做如下检查：

（1）血气分析主要表现为代谢性酸中毒，难以纠正的酸中毒是休克微循环障碍的重要证据；如$PaCO_2$升高，要考虑发生肺损伤。

（2）胸X线片出现呼吸困难患儿，需及时摄胸片，观察是否发生肺损伤。

（3）超声心动图和心电图观察心脏是否存在器质性病变、心肌损害等情况。

（4）中心静脉压（CVP）连续监测正常值为4~7mmHg，如CVP降低，考虑低血容量性休克或液体量不够，心源性休克CVP升高。

（5）其他检查肝肾功能、电解质、凝血功能等；感染性休克时查血C-反应蛋白、内毒素、肿瘤坏死因子、内皮素、白介素-1和白介素-6，有助于早期诊断。

五、超声诊断休克的RUSH方案

RUSH方案简单、好学，分为三步。第一步：评估泵功能（Pump）；第二步：评估容量水平（Tank）；第三步：评估脉管功能（Pipes）。在探头选择上，需要相控阵探头（3.5~5Hz）来评估胸腹部肋间隙情况，还需要线阵探头（7.5~10Hz）来评估血管、气胸情况（表6-1）。

表6-1 四种休克的RUSH表现

RUSH 方案			
RUSH 评估	低血容量休克	心源性休克	梗阻性休克	分布性休克
泵功能	心脏收缩强力 心室小	心脏收缩乏力 心脏扩大	心脏收缩强力 心包积液 心脏填塞 心脏内血栓 右心室张力增加	心脏收缩强力 （脓毒症早期） 心脏收缩乏力 （脓毒症晚期）
容量状态	下腔静脉和颈内静脉扁小 腹腔积液（液体丢失） 胸腔积液（液体丢失）	颈内静脉和下腔静脉宽大 胸腔积液 腹腔积液 肺水肿(可见大量摇摆B线)	颈内静脉宽大 下腔静脉宽大 肺滑动征消失 （提示气胸）	下腔静脉正常或减少 （脓毒症早期） 胸腔积液（组织渗漏） 腹腔积液（组织渗漏）
脉管系统	腹主动脉瘤 主动脉夹层	正常	深静脉血栓	正常

1.泵功能评估（Pump）

心脏泵功能评估可以通过简化的超声心动图来实现，主要有3个方面。第一，观察有无心包积液、心包填塞。第二，通过评估左心室来推断心脏整体功能，这包括左心室大小、左心室收缩功能。第三，查看左右心比例情况。如果患者右心扩张，那么可能存在肺动脉栓塞，导致了患者右心梗阻、右心负荷增加，从而出现右心室扩张。

2.容量评估（Tank）

这可通过剑突下下腔静脉情况来做出推断。IVC的呼吸变异能够反应患者的容量状态。肺、胸腔、腹腔病变的评估，也是容量评估的一部分。如果患者存在大量胸腔积液、张力性气胸、腹内压升高，这时候的下腔静脉宽度就受到影响。张力性气胸患者胸腔内压升高，静脉回流受阻，下腔静脉会扩张。肺部B线提示患者有容量过负荷和肺水肿。最后，临床医生可通过FAST方案来检查腹部，查看有无腹腔积液。

（1）绝对值上来讲，可以从IVC的值判断是否为容量不足、容量过负荷、容量适合等。

（2）IVC同时受到胸腔内压和腹内压的影响。自主吸气的时候，随着吸气开始，右心房的压力会逐步下降，这种压力的下降会传递到下腔静脉，引起下腔静脉压力下降，回心血量增加，下腔静脉就会塌陷；机械通气的时候，吸气的时候胸腔内压增加，腔静脉压力增加，回心血量减少，IVC就会扩张。如果胸腔压力增加，那么中心静脉压增加，回心血量就减少。

（3）从变异度来说，一般来讲，自主呼吸时，IVC有一阈值范围，可以从吸气时塌陷率初步估计CVP值。机械通气时，IVC吸气时扩张呼气时塌陷，如吸气时扩张超过18%，预示患者心输出量随容量治疗可有明显改善。

（4）腹腔高压的时候，CVP升高，回心血量减少，下腔静脉塌陷，这时候的CVP需要进行矫正。

3.脉管评估（Pipes）

评估身体的大动脉和静脉系统，查看血管是否破裂或者梗阻。第一步，查看腹主动脉和胸主动脉，看看有无动脉瘤等病变。第二步，评估静脉系统，主要是股静脉和腘静脉，可以通过高频线阵探头来评估。如果静脉系统无法被压扁，就要高度怀疑深静脉血栓。患者如果存在深静脉血栓，就要考虑休克是否为肺栓塞导致。

六、诊断

根据病史、详细体检，一般可及时诊断。对有可能发生休克的新生儿，应密切观察和监测休克的早期诊断指标，如皮肤颜色苍白，肢端凉至膝、肘关节以下及前臂内侧皮肤毛细血管再充盈时间超过3秒，股动脉搏动减弱等，及早做出诊断和治疗。

根据血压、脉搏性质、皮肤温度和颜色、皮肤循环进行评分，将新生儿休克分为轻、中、重度（表6-2）。

表6-2　新生儿休克评分方法

评分	皮肤颜色	皮肤循环	四肢温度	股动脉搏动	血压（kPa）
0分	正常	正常	正常	正常	> 8
1分	苍白	较慢	发凉	减弱	6~8
2分	花纹	甚慢	发冷	触不到	< 6

注：皮肤循环：指压前臂内侧皮肤毛细血管再充盈时间，正常<3s，较慢为3~4s，甚慢为>4s；四肢温度：发凉为凉至肘膝关节以下；发冷为凉至肘膝关节以上。新生儿休克评分：轻度为5分，中度为6~8分，重度为9~10分。

七、治疗

1.治疗原则

休克是新生儿的危重症，必须争分夺秒地抢救，避免发生不可逆转的多器官损伤。其治疗原则是保持换气，输液扩容，维护心、肺功能，并要有临床和实验室的监护记录，以便于评估病情动态变化。

2.病因治疗

对低血容量休克应积极纠正血容量，对感染性休克要积极抗感染，增强机体抗病能力，心源性休克要治疗原发病，增强心肌收缩力，减轻心脏前后负荷。

3.改善通气和供氧

在休克的抢救中，患儿的通气和给氧应放在首位，无论血气结果如何，都应及早给氧。出现下述情况应给予机械通气治疗：①肺出血。②呼吸困难、呼吸浅慢或呼吸暂停。③呼吸衰竭。

4.扩容和纠酸

其目的是改善微循环、补充血容量、维持各脏器的血供。扩容原则是"需多少，补多少"。①扩容药常用生理盐水或低分子右旋糖酐，低血容量性和感染性休克10~20mL/kg，30~60min静脉滴注，如临床表现未改善，CVP<5mmHg（0.67kPa），可继续扩容，直至CVP>5mmHg，但扩容总量不宜超过60mL/kg。急性失血性休克在生理盐水积极扩容后，如血细胞比容<0.3可予输血；心源性休克5~10mL/kg，60~90min静脉滴注，速度不宜太快。②根据血气分析结果纠正酸中毒，使动脉血气的pH达到7.25~7.30。所需5%碳酸氢钠（mL）=体重（kg）×BE×0.5，先给1/2量，稀释成等张液静脉滴注。若pH>7.25则不必再补碱。

5.血管活性药物

必须在扩容和纠酸后使用。①多巴胺：多巴胺可以增加心肌收缩力、扩张肾血管、增加肾血流量，是治疗休克的首选药，剂量为3~10μg/（kg·min），持续静脉泵入，多巴酚丁胺5~10μg/（kg·min），持续静脉泵入，常二者合用。②山莨菪碱：感染性休克常用药物。剂量为每次0.2~0.5mg/kg，缓慢静脉推注，15~30min可重复给药，血压回升后延长间隔时间，逐渐停用。③异丙肾上腺素：心率<90次/min时与多巴胺合用。剂量0.1~1.0μg/（kg·min）静脉泵入。肾上腺素剂量0.2μg/（kg·min）持续静脉滴注。

6.激素

激素具有明显的抗炎作用，以往在严重休克时常使用激素，并且剂量较大，但大量的临床研究显示，激素治疗组与对照组预后并无显著差异，而且激素治疗还可导致感染、消化道出血等严重并发症。因此一般休克不宜使用激素，只限于有肾上腺皮质功能不全、过敏性休克的患儿。在病初4小时措内大剂量使用。地塞米松1~2mg/kg或氢化可的松1~2mg/kg，每4~6小时1次，重复3~4次，以控制病情发展。

7.换血治疗或血浆置换

指征为：①出现DIC。②血小板和白细胞明显减少。③正规抗休克治疗48小时无效。

8.其他治疗

纳洛酮：休克时内源性阿片类物质（如β-内啡肽）释放增加，使血管扩张，血压下降，纳洛酮可拮抗β-内啡肽介导的休克。剂量每次0.1~0.3mg/kg，静脉注射，必要时重复使用（表6-3）。

表6-3 新生儿休克治疗表

步骤1	100%的氧气，提供积极的呼气压力 开通静脉通道及和留取血液标本 20mL/kg的液体扩容 应用抗生素、纠正低血糖
步骤2	再评估————仍休克？ 再增加20mL/kg液体扩容
步骤3	再评估————仍休克？（可第3次使用20mL/kg） 多巴胺10μg/（kg·min）或肾上腺素0.3mg/（kg·min） （仍无效改用激素）
步骤4	气管插管辅助通气 开始应用前列腺素10μg/（kg·min） 继续液体复苏
步骤5	查电解质、血气、评估内环境、必要时纠酸

心衰、休克与DIC的病理机制与关系见表6-4、表6-5。

表6-4　心衰、休克与DIC病理机制

疾病	病理机制
心衰	泵血功能差，有效循环血量减少
休克	微循环衰竭
DIC	凝血系统被激活、纤溶系统被激活

表6-5　心衰、休克与DIC关系

心衰→休克	大循环衰竭，微循环也会衰竭
心衰→DIC	搏出量↓→缺血缺氧→凝血、血栓、出血、纤亢
休克→心衰	微循环障碍→缺血缺氧→儿茶酚胺↑、代谢产物↑→心肌受损
休克→DIC	微循环障碍→缺血缺氧→凝血、血栓、出血、纤亢
DIC→心衰	凝血系统被激活、纤溶系统被激活→凝血、血栓或出血水少
DIC→休克	凝血↑→微循环障碍、纤亢→出血→循环障碍→微循环障碍

第五节　败血症

新生儿肺病感染、胸病感染性疾病可导致患儿败血症，在此节进行败血症相关知识介绍，为新生儿胸部和肺部疾病的诊治和鉴别诊断提供帮助。

新生儿败血症（Neonatal septicemia）指新生儿期细菌或其他病原菌侵入血液循环，并在其中繁殖和产生毒素所造成的全身性感染，有时还在体内产生迁移病灶，现已将真菌、病毒及原虫列入病原体内。败血症是新生儿期的危重病症以及造成新生儿死亡的主要原因之一，其发病率占活产婴儿的1/1000~10/1000，占极低出生体重儿的1.64/1000，长期住院者发病率可高达300/1000。病死率为10%~50%。狭义的败血症仍是指新生儿细菌性败血症（Neonatal bacterial sepsis）。菌血症是指细菌短暂侵入血液循环，并无毒血症（Toxemia）等任何临床表现。

一、病原学

新生儿败血症的致病菌随着抗生素的应用不断发生变化，我国新生儿败血症病原菌以葡萄球菌和大肠埃希菌为主，凝固酶阴性葡萄球菌主要见于早产儿，尤其是长期动静脉置管患者；金黄色葡萄球菌主要见于皮肤化脓性感染；产前或产时感染以大肠埃希菌为主的革兰阴性杆菌较常见；气管插管机械通气患儿以革兰阴性细菌如铜绿假单胞菌、肺炎克雷伯杆菌、沙门菌等多见。近十几年来，病原菌有很大变迁。在革兰阳性菌中，凝固酶阴性葡萄球菌不断增加。

二、发病机制

1. 新生儿败血症的感染途径有以下几种

（1）宫内感染：母亲孕期有感染（如败血症等）时，细菌可经胎盘血行感染胎儿。

（2）产时感染：产程延长、难产、胎膜早破时，细菌可由产道上行进入羊膜腔，胎儿可因吸入或吞下污染的羊水而患肺炎、胃肠炎、中耳炎等，进一步发展成为败血症。也可因消毒不严、助产不当、复苏损伤等使细菌直接从皮肤、黏膜破损处进入血中。

（3）产后感染：最常见，细菌可从皮肤、黏膜、呼吸道、消化道、泌尿道等途径侵入血液循环，脐部是细菌最易侵入的门户。

2. 新生儿败血症易感因素

（1）母亲的病史：母亲妊娠及产时的感染史（如泌尿道感染、绒毛膜羊膜炎等），母亲产道特殊细菌的定植，如B组溶血性链球菌、淋球菌等。

（2）产科因素：胎膜早破，产程延长，羊水浑浊或发臭，分娩环境不清洁或接生时消毒不严，产前、产时侵入性检查等。

（3）胎儿或新生儿因素：多胎，宫内窘迫，早产儿、小于胎龄儿，长期动静脉置管，气管插管，外科手术，对新生儿的不良行为如挑"马牙"、挤乳房、挤痈疖等，新生儿皮肤感染如脓疱病、尿布性皮炎及脐部、肺部感染等也是常见病因。

三、临床表现

1. 全身表现

（1）体温改变：可有发热或低体温。

（2）少吃、少哭、少动、面色欠佳、四肢凉、体重不增或增长缓慢。

（3）黄疸：有时是败血症的唯一表现，严重时可发展为胆红素脑病。

（4）休克表现：四肢冰凉，伴花斑纹，股动脉搏动减弱，毛细血管充盈时间延长，血压降低，严重时可有弥散性血管内凝血（DIC）。

2. 各系统表现

（1）皮肤、黏膜：可有硬肿症，皮下坏疽，脓疱疮，脐周或其他部位蜂窝织炎，甲床感染，皮肤烧灼伤，瘀斑、瘀点，口腔黏膜有挑割损伤。

（2）消化系统：可出现厌食、腹胀、呕吐、腹泻，严重时可出现中毒性肠麻痹或坏死性小肠结肠炎，后期可出现肝脾增大。

（3）呼吸系统：表现为气促、发绀、呼吸不规则或呼吸暂停。

（4）中枢神经系统：易合并化脓性脑膜炎，表现为嗜睡、激惹、惊厥、前囟张力及四肢肌张力增高等。

（5）心血管系统：可出现感染性心内膜炎、感染性休克表现。

（6）血液系统：可合并血小板减少、出血倾向。

（7）泌尿系统感染。

（8）其他：骨关节化脓性炎症、骨髓炎及深部脓肿等。

四、并发症

（1）化脓性脑膜炎：新生儿败血症最易并发该病，部分有发热、抽搐等神经系统症状，但有时神经系统症状并不明显，因此要提高警惕，及早做脑脊液检查。

（2）肺炎或肺脓肿：出现气促、发绀等呼吸系统症状。

（3）迁移性病灶：如蜂窝织炎、骨髓炎和肾盂肾炎也偶可发生。

（4）多脏器功能障碍综合征：感染扩散严重可引起多脏器功能损害。

五、实验室检查

1.细菌学检查

（1）血培养：尽量在应用抗生素前严格消毒下采血做血培养，疑为肠源性感染者应同时做厌氧菌培养，疑为真菌感染需同时做真菌培养，有较长时间用青霉素类和头孢类抗生素者应做L型细菌培养。血培养是诊断新生儿败血症的"金标准"，但也可能存在假阳性和假阴性的结果。血培养假阴性结果与标本采集时期、培养液及采血量有关。

（2）涂片及其他部位细菌培养：①直接涂片找细菌，出生后感染可取脐分泌物等直接涂片找到细菌。怀疑产前感染者，出生后1小时内取外耳道内分泌物或胃液做涂片找多核细胞和胞内细菌，必要时可进行培养，若阳性表示宫内羊水被污染，但小婴儿不一定发病。②尿液以及脑脊液等细菌培养，可用耻骨联合上穿刺法取尿液做细菌培养以及脑脊液做细菌培养，必要时感染的脐部、浆膜腔液以及所有拔除的导管头均应送细菌培养。如细菌培养结果与血培养结果一致，对诊断最具可靠性。③病原菌抗原及DNA检测，用已知抗体测体液中未知的抗原，对溶血性链球菌和大肠埃希菌 K_1 抗原可采用对流免疫电泳，乳胶凝集试验及酶链免疫吸附试验（ELISA）等方法，对已使用抗生素者更有诊断价值；采用16SrRNA基因的聚合酶链反应（PCR）分型、DNA探针、荧光定量PCR等分子生物学技术，具有高度的特异性和敏感性，有助于败血症的早期诊断。

2.非特异性检查

（1）白细胞计数：新生儿周围血象的白细胞总数波动很大，白细胞总数可高可低，出生12小时以后采血结果较为可靠。新生儿白细胞明显增高（≤3天者 $WBC > 25 \times 10^9/L$；>3天者 $WBC > 20 \times 10^9/L$ 或减低（ $< 5 \times 10^9/L$ ），应高度怀疑感染的存在。感染严重时白细胞减少更为常见，但白细胞减少也可出现在母亲妊高征、先兆子痫、脑室周围出血、惊厥发作、溶血病等。

（2）白细胞分类：杆状核细胞/中性粒细胞（Immature/totalneutrophils，I/T）≥0.16，特别是白细胞总数增多或减少伴有杆状核增多意义更大。在白细胞总数不增高的败血症中，白细胞形态改变更有诊断价值，中性粒细胞出现球形包涵体常占0.5，出现中毒颗粒也很常见。

（3）血小板计数：血小板计数 $< 100 \times 10^9/L$ 提示新生儿败血症的可能。败血症引起血小板减少的主要原因为血小板非免疫性破坏。新生儿败血症中血小板降低程度是疾病严重度的相关因素，病情越重其降低越明显，当感染控制后血小板又升至正常，可作为监测病情、判断疗效及预后的一个客观指标。

（4）C-反应蛋白（CRP）：其水平的高低与炎症反应及组织损伤密切相关，与感染危重程度呈正相关。新生儿CRP是在胎儿期由肝产生的，出生后以微量形式存在于血清中，当机体发生急性炎症时，6~8小时后即可升高，>15μg/mL提示有细菌感染。CRP可作为预示感染和观察疗效的客观指标之一。

（5）微量血沉>15mm/h。

（6）降钙素原（PCT）：PCT是一种降钙素前体，正常情况下PCT在血清中含量很低，发生感染后2~6小时迅速上升，6~12小时达高峰，并与疾病的严重度呈正相关。细菌性败血症患儿血清PCT均增高，而病毒感染或细菌定植的患儿PCT则正常或轻度增高，PCT>lng/mL对鉴别细菌或病毒感染的特异性、敏感性优于CRP和IL-6。

（7）白介素-6（IL-6）：IL-6是诱导B细胞分泌免疫球蛋白和T细胞激活酶增殖的主要因子，在新生儿败血症感染早期时明显升高，其水平的高低与疾病的严重程度有关，但IL-6半衰期短，在感染早期达到高峰后在循环中很快消失。因此联合CRP检测更有助于新生儿败血症的诊断。

（8）血清可溶性细胞间黏附分子、CD64、CDllb、NO水平及血清肿瘤坏死因子（TNF）的增高在诊断新生儿败血症和判断预后均有一定的价值。

六、诊断及鉴别诊断

1.确定诊断

具有临床表现并符合下列任一条：①血培养或无菌体腔内培养出致病菌。②如果血培养标本培养出条件致病菌，则必须与另次（份）血或无菌体腔内或导管头培养出同种细菌。

2.临床诊断

具有临床表现且具备以下任一条：①非特异性检查1~5项>2条。②血标本病原菌抗原或DNA检测阳性。

3.肺脏超声检查

肺脏超声影像学能提供是否存在肺实变、肺不张为基础的超声影像学表现和（或）是否存在肺水肿、肺泡或（和）间质积液且无肺实变的超声影像学表现，为明确肺病疾病诊断，为疾病轻重和预后的判断、治疗提供影像学依据。

七、治疗

（一）抗菌药物应用

1.抗生素使用一般原则

（1）临床诊断败血症，在使用抗生素前收集各种标本，不需等待细菌学检查结果，即应及时使用抗生素。

（2）根据病原菌可能来源初步判断病原菌种，病原菌未明确前可选择既针对革兰阳性菌又针对革兰阴性菌的抗生素，可先用两种抗生素，但应掌握不同地区、不同时期有不同优势致病菌及耐药谱，经验性地选用抗生素。

（3）一旦有药敏结果，应做相应调整，尽量选用一种针对性强的抗生素；如临床疗效好，虽药敏结果不敏感，亦可暂不换药。

（4）一般采用静脉注射，疗程10~14天。合并凝固酶阴性葡萄球菌及革兰阴性菌所致化脓性脑膜炎者，疗程14~21天。

2.主要针对革兰阳性菌的抗生素

（1）青霉素与青霉素类：如为链球菌属（包括溶血性链球菌、肺炎链球菌、D组链球菌如粪链球菌等）感染，首选青霉素G。对葡萄球菌属包括金黄色葡萄球菌和凝固酶阴性葡萄球菌，青霉素普遍耐药，宜用耐酶青霉素如苯唑西林、氯唑西林（邻氯青霉素）等。

（2）第一、二代头孢菌素：头孢唑林为第一代头孢中较好的品种，主要针对革兰阳性菌，对部分革兰阴性菌有部分作用，但不易进入脑脊液；头孢拉定对球菌作用好，对杆菌作用较弱。第二代中常用头孢呋辛，对比第一代稍弱，但对革兰阴性及β-内酰胺酶稳定性强，故对革兰阴性菌更有效。

（3）万古霉素：作为二线抗革兰阳性菌抗生素，主要针对耐甲氧西林葡萄球菌。

3.主要针对革兰阴性菌的抗生素

（1）第三代头孢菌素：优点是对肠道杆菌最低抑菌浓度低，极易进入脑脊液，常用于革兰阴性菌引起的败血症和化脓性脑膜炎，但不宜经验性地单用该类抗生素，因为对金葡菌、李斯特杆菌作用较弱，对肠球菌完全耐药。常用药物有头孢噻肟、头孢哌酮（不易进入脑脊液）、头孢他啶（常用于铜绿假单胞菌败血症并发的化脓性脑膜炎）、头孢曲松（可作为化脑的首选抗生素，但新生儿黄疸时慎用）。

（2）哌拉西林：对革兰阴性菌及凝固酶阴性葡萄球菌均敏感，易进入脑脊液。

（3）氨苄西林：虽为广谱青霉素，但因对大肠埃希菌耐药率太高，建议对该菌选用其他抗生素。

（4）氨基糖苷类：主要针对革兰阴性菌，对葡萄球菌灭菌作用亦较好，但进入脑脊液较差。阿米卡星因对新生儿易造成耳毒性及肾毒性，如有药敏试验的依据且有条件监测其血药浓度的单位可以慎用，不作为首选，并注意临床监护，奈替米星的耳、肾毒性较小。

（5）氨曲南：为单环β-内酰胺类抗生素，对革兰阴性菌的作用强，内酰胺酶稳定，不良反应少。

4.针对厌氧菌可用甲硝唑。

5针对真菌可用氟康唑。

6.其他广谱抗生素

（1）亚胺培南+西司他丁：为新型β-内酰胺类抗生素（碳青霉烯类），对绝大多数革兰阳性及革兰阴性需氧和厌氧菌有强大杀菌作用，对产超广谱β-内酰胺酶的细菌有较强的抗菌活性，常作为第二、三线抗生素。但不易通过血脑屏障，且有引起惊厥的不良反应，故不推荐用于化脓性脑膜炎。

（2）帕尼培南+倍他米隆：为另一种新型碳青霉烯类抗生素，抗菌谱与亚胺培南+西司他丁相同。

（3）环丙沙星：作为第三代喹诺酮药物，对革兰阴性杆菌作用超过第三代头孢和氨基糖苷类抗生素，对MRS、支原体、厌氧菌均有抗菌活性，是作为同类药物的首选。当其他药物无效并有药敏依据时可用该药。

（4）头孢吡肟：为第四代头孢菌素，抗菌谱广，对革兰阳性及革兰阴性菌均敏感，对β-内酰胺酶稳定，且不易发生耐药基因突变，但对耐甲氧西林葡萄球菌不敏感。

（二）清除感染灶

脐炎局部用3%过氧化氢、2%碘酒及75%乙醇消毒，每日2~3次；皮肤感染灶可涂抗菌软膏；口腔黏膜亦可用3%过氧化氢或0.1%~0.3%雷佛尔液洗口腔，每日2次。

（三）保持机体内、外环境的稳定

如注意保暖、供氧、纠正酸碱平衡紊乱，维持营养、电解质平衡及血循环稳定等。

（四）对症治疗

有抽痉时用镇静止痉药，有黄疸时给予照蓝光治疗，有脑水肿时及时给予降颅压处理。

（五）增加免疫功能及其他疗法

早产儿及严重感染者可用静注免疫球蛋白（IVIG）200~600mg/kg，每日1次，适用3~5天，疗程内总量为2g/kg；严重感染者尚可行换血疗法。重症败血症患儿，若血中中性粒细胞数降低而骨髓储备白细胞又不能补充粒细胞的缺乏时，也可输入白蛋白。

八、预防

新生儿败血症的预防要重视孕期保健、实行住院分娩、掌握科学育儿知识，做到防患于未然。严格做好消毒、隔离、手卫生工作。对高危儿进行感染监测。

第六节　新生儿脐炎

新生儿脐炎可引起肺病感染、胸病感染性疾病可导致患儿败血症，出现呼吸系统症状和体征，在此节进行新生儿脐炎相关知识介绍，为新生儿胸部和肺部疾病的诊治和鉴别诊断提供帮助。

新生儿脐炎（Omphalitis）是脐带残端的细菌性感染。常因断脐时处理不当或生后脐带断端污染，细菌入侵而引起的急性炎症，脐动脉、脐静脉插管时无菌操作不严格也可导致脐炎，是新生儿期好发的感染性疾病。常见致病菌是金黄色葡萄球菌、大肠埃希菌或溶血性链球菌等。

一、病因及病原学

引起新生儿脐带感染的主要原因有以下几种：

（1）出生后结扎脐带时污染或在脐带脱落前后敷料被粪、尿污染。

（2）胎膜早破，出生前脐带被污染。

（3）分娩过程中脐带被产道内细菌污染。

（4）被脐尿管瘘或卵黄管瘘流出物污染。

（5）继发于脐茸或脐窦的感染。

低出生体重儿（<2500g）、早产、难产、胎膜早破、男性、绒毛膜羊膜炎、脐动脉、脐静脉插管或分娩时消毒不严格等均为新生儿脐炎的易感因素。新生儿脐炎的病原菌主要为金黄色葡萄球菌、表皮葡萄球菌、溶血葡萄球菌、大肠埃希菌、肺炎克雷白菌等。据报道，社会获得性感染主要致病菌为革兰阳性球菌；而医院获得性感染的病例中，则以革兰阴性杆菌为主要致病菌。

二、发病机制

新生儿免疫力低下，病原菌侵入脐部后，早期只限于局部感染，若脐部炎症得不到控制则炎症范围扩大，并发腹壁蜂窝织炎。感染沿淋巴扩散可造成上下腹壁，甚至下胸部的广泛感染，感染局限后可能形成脐周脓肿，如向深部侵犯可引起腹膜炎、腹膜粘连，病情严重者可导致新生儿败血症及化脓性脑膜炎。

三、分类

按病理过程又可分为急性脐炎（Acute omphalitis）和慢性脐炎（Chronic omphalitis）两种。急性脐炎是脐周组织的急性蜂窝织炎，若感染进展，可并发腹壁蜂窝织炎，也可能发展为脐周脓肿，且有并发腹膜炎及败血症的危险。慢性脐炎为急性脐炎治疗不规则、经久不愈或新生儿脐带脱落后遗留未愈的创面及异物局部刺激所引起的一种脐部慢性炎症表现。

根据感染程度不同可分3种类型：①脐部有脓性分泌物排出。②腹壁淋巴管炎合并蜂窝织炎。③皮下脂肪及深部筋膜感染。

超声检查：能明确是否存在脐周脓肿、硬肿等病变，并能明确病变的范围及与周围组织的关系。肺脏超声影像学能提供是否存在肺实变、肺不张为基础的超声影像学表现和（或）是否存在肺水肿、肺泡或（和）间质积液且无肺实变的超声影像学表现，为明确肺病疾病诊断，为疾病轻重和预后的判断、治疗提供影像学依据。

四、临床表现

新生儿脐炎常发生在生后第1周，表现为脐部有黏液、脓性分泌物，并带有臭味或脐窝周围皮肤发红；轻症者除脐部有异常外，体温及食欲均正常，重症者则有发热及吃奶少等表现。慢性脐炎时形成脐部肉芽肿，为一小樱红色肿物突出、常流黏性分泌物，经久不愈。

五、并发症

1.败血症脐炎

引起新生儿全身感染的症状不典型，如果出现体温不升、反应差、腹胀，要注意考虑败血症，败血症可以引起脓肿、感染性关节炎、腹膜炎和细菌性心内膜炎。新生儿败血症发病率受胎龄的影响，在极低出生体重儿的发生率可达3%。

2.坏死性筋膜炎

坏死性筋膜炎为少见、致命性软组织感染，坏死可扩展皮肤至胸壁、肋部及胸骨，可由需氧菌或厌氧菌感染。

3.腹膜炎

严重的脐部感染可沿淋巴扩散，造成上、下腹壁甚至下胸部的广泛感染，感染如向深部侵犯可引起腹膜炎、腹膜粘连，新生儿出现腹壁紧张等表现。

4.其他

部分腹膜后脓肿可由脐炎引起。

六、诊断及鉴别诊断

主要依靠临床表现来进行诊断，脐部红肿、有分泌物，有时可见肉芽肿，脐部长期有分泌物即可确诊。外周血白细胞总数及中性粒细胞增高可支持诊断，有脓液时脓汁涂片可见细菌及中性粒细胞增多，涂片做革兰染色常可见到细菌，脓汁培养阳性率很高，易分离出致病菌。如怀疑脐炎引起败血症时可辅以血培养检查。

新生儿脐炎需与下列疾病鉴别。

1.脐窦

由于卵黄管脐端未闭而引起。脐部常有较小圆形红色黏膜突出，仔细检查脐部，用探针或造影剂可发现窦道。有时局部可见到球状息肉块，组织切片检查为肠黏膜上皮而非肉芽组织，无瘘道形成，称为脐茸或脐息肉，应手术切除。

2.脐肠瘘（卵黄管未闭）

卵黄管是在胚胎发育时连接原肠与卵黄囊底的管状组织，5~17周应逐渐缩窄、闭塞，如未闭则形成脐肠瘘。脐孔处可见一圆形突起的鲜红色黏膜，正中有一瘘口，有恶臭分泌物或有液状粪便排出，口服活性碳或于脐孔注入造影剂经X线检查可确诊。需手术治疗。

3.脐尿管瘘（脐尿管未闭）

脐部经常有清亮液体流出，局部注入造影剂可进入膀胱或膀胱逆行造影可达皮肤，注入亚甲蓝可见脐部排出蓝色尿液。需手术治疗。

七、治疗

以局部治疗为主，一般不需使用抗生素。

1.急性期处理

控制感染并保持局部干燥。

（1）轻症处理：去除局部结痂，保持脐部干燥。清洁脐部可以使用75%乙醇、生理盐水、3%硼酸液、1：1000苯扎溴铵液、氯霉素眼药水等其中的一种，以消毒棉棍或棉球蘸上述药液后，轻柔擦拭患处，去除脓性分泌物。如果脐带残端尚未脱落，可一并清洁，每日1~2次，适用于单纯性脐炎或其他脐部感染。在清洁脐部后，局部使用氧化锌油或氯霉素氧化锌油、莫多匹星软膏或红霉素眼膏等其中的一种，每日外用1次。

（2）脓肿处理：脓肿未局限时，可于脐周外敷抗生素药膏或做理疗，以使感染局限促进脓肿形成并向外破溃。凡形成脓肿者应积极引流脓液，脓量多或者脓液黏稠需要切开引流，并坚持换药，需要更换引流条，保持引流通畅，促进脓腔愈合。肝脓肿和镰状韧带处脓肿需住院行引流手术。

（3）全身感染处理：脓液较多或并发腹膜炎及败血症者，应给予足量广谱抗生素，一般新生儿时期首选青霉素，加氨苄西林效果较佳。之后根据脓液或血液细菌学检查结果选用敏感而有效的抗生素。

（4）支持疗法：并发全身感染时应注意补充水及电解质，为提高机体免疫力可适当给予新鲜全血、血浆或白蛋白等。

2.慢性期处理

小的肉芽创面可用10%硝酸银烧灼，然后涂以抗生素油膏。大的肉芽创面可手术切除或电灼去除肉芽组织。保持脐窝清洁、干燥即可愈合。

八、预防

（1）脐部护理。

（2）保持新生儿清洁。

（3）做好消毒工作：①保持母婴同室，病房整洁安静，阳光充足，通风良好，空气新鲜，室温保持在24℃左右，相对湿度在55%~60%，冬天每日开窗通风不少于2次，每次不少于30分钟。②每日用0.2%过氧乙酸喷雾消毒2次。③保持地面清洁，每月用1：200的次氯酸钠消毒液拖地2次。④新生儿沐浴室水池用1：200的次氯酸钠消毒液浸泡，浴室每日用紫外线消毒1次，墙壁每日用1：200的次氯酸钠消毒液擦拭。⑤每日对母婴同室病房做空气培养1次。⑥喂养前母亲及哺幼人员充分洗手。⑦母婴出院时，用1：200的次氯酸钠消毒液擦床、床头柜，床垫用紫外线照射30分钟。

（4）提倡母乳喂养。

（5）加强母婴同室管理。

（6）出院指导：叮嘱新生儿家长保持房间空气清新，婴儿用具要专用，母亲在哺乳和护理前应用肥皂洗手，尽量减少亲友探视，避免交叉感染。加强母乳喂养，做好脐部护理。

第七节　新生儿破伤风

新生儿破伤风可出现呼吸系统症状和体征，易误诊为呼吸系统疾病，在此节进行新生儿破伤风相关知识介绍，为新生儿胸部和肺部疾病的诊治和鉴别诊断提供帮助。

一、概述

新生儿破伤风（Neonatal tetanus）是由破伤风梭状芽胞杆菌（Clostridium tetani）侵入脐部产生外毒素引起的一种急性严重感染性、痉挛性疾病。本病病死率高，一般在生后6~8天发病，临床上以吮吸功能丧失、全身骨骼肌强直性痉挛和牙关紧闭为特征，故旧有"脐风""七日风""锁口风"之称。

二、病因

1.病原菌特点

破伤风梭状杆菌为革兰染色阳性、梭形、产芽胞专性厌氧菌，长2~5μm，宽0.3~0.5μm，无荚膜、有周身鞭毛，能运动。它的一端形成芽胞，显微镜下呈鼓槌状或网球拍状，抵抗力极强，耐煮沸但不耐高压，在无阳光照射的土壤中可几十年不死，能耐煮沸60分钟、干热150℃1小时，5%石炭酸10~15小时，需高压消毒，用碘酒等含碘的消毒剂或其他消毒剂环氧乙烷能将其杀灭。本菌广泛分布于自然界，在土壤、尘埃、动物消化道、人畜粪便中都有存在。

2.感染方式

与大多数梭状芽胞杆菌不同，破伤风杆菌不是组织侵袭性细菌，仅通过破伤风痉挛毒素致病。用未消毒的剪刀、线绳来断脐、结扎脐带；接生者的手或包盖脐残端的棉花纱布未严格消毒时，破伤风杆菌即可由此侵入。新生儿破伤风偶可发生于预防接种消毒不严之后。

三、发病机制

坏死的脐残端及其上覆盖物使该处氧化还原电势降低，有利破伤风杆菌芽胞出芽、繁殖、生长，并产生破伤风痉挛毒素，伴随毒素的释放，产生毒素的细胞死亡、溶解。产毒素的细菌停留在伤口，可引起局部炎症和混合感染。此毒素经淋巴液中淋巴细胞入血，附在球蛋白到达中枢神经系统；也可由肌神经接合处吸收通过外周神经的内膜和外膜间隙或运动神经轴上行至脊髓和脑干。此毒素一旦与中枢神经组织中的神经节苷脂结合，抗毒素也不能中和。毒素与灰质中突触小体膜的神经节苷脂结合后，使它不能释放抑制性神经递质（甘氨酸、氨基丁酸），以致运动神经系统对传入刺激的反应增强，导致屈肌与伸肌同时强烈地持续收缩。活动越频繁的肌群，越先受累，咀嚼肌痉挛使牙关紧闭，面肌痉挛而呈苦笑面容，腹背肌痉挛因后者较强，故呈角弓反张。此毒素亦可兴奋自主神经，导致心动过速、心律失常、不稳定的高血压、多汗及皮肤血管收缩等表现。破伤风可表现为局限性或全身性，以后者多见。

四、临床表现

潜伏期大多6~8天（2~14天，偶可长至感染后数月）。潜伏期、起病时间与从出现症状到首次抽搐的时间越短，病情越严重，预后也越差。患儿一般以哭闹不安和易激惹起病，患儿想吃，但口张不大，吸吮困难。随后牙关紧闭，皱眉，口角上牵，出现"苦笑"面容，双拳紧握，上肢过度屈曲，下肢伸直，仅枕部和脚跟着地，呈角弓反张。这是全身所在对抗性肌肉强直性收缩形成的平衡体位，为典型的破伤风"板样"强直。强直性痉挛阵阵发作，间歇期肌肉收缩仍继续存在，轻微刺激（声、光、轻触、饮水、轻刺等）常诱发痉挛发作，呼吸肌与喉肌痉挛引起呼吸困难、发绀、窒息乃至呼吸衰竭；咽肌痉挛使唾液充满口腔；膀胱及直肠括约肌痉挛可导致尿潴留、肾衰竭和便秘。

五、诊断

破伤风为症状最有特征性的疾病之一，可通过临床症状进行诊断。典型患者为未免疫接种者，有消毒不严接生史，出生后6~8天发病，早期尚无典型表现时，可用压舌板检查患儿咽部，若越用力下压，压舌板被咬得越紧，称为锁口，此点有助于本病诊断。逐渐出现张口困难，奶头无法放入口中，进一步发展为牙关紧闭，"苦笑"面容、刺激患儿可诱发阵发性全身骨骼肌强直性痉挛和角弓反张，呼吸肌和喉肌痉挛可引起呼吸停止。因破伤风毒素不影响感觉神经或脑皮质功能，痉挛发作时患儿神志清楚，处于极度的痛苦之中。该抽搐的发作特征是突然的、严重的、强直性的肌肉收缩，紧握双拳，上肢屈曲内收，下肢过度伸展，如不治疗，抽搐持续数秒至数分钟后有暂时的间歇期，但随着病情进展，痉挛变得持久，患儿将面临衰竭危险。由于膀胱括约肌痉挛可发生排尿困难和尿潴留，亦可发生强迫性排便。常有发热，偶可达40℃，多由于痉挛的肌肉代谢消耗能量所致。

常规实验室检查多正常，周围血象可因伤口继发细菌感染或持续痉挛引起的应激反应而升高。脑脊液细胞计数正常，但肌肉强烈收缩可使其压力增高。脑电图和肌电图无特征性表现。伤口标本直接革兰染色不一定找到破伤风杆菌，培养也仅1/3患者阳性。但诊断通常依靠临床表现。

肺脏超声检查：肺脏超声影像学能提供是否存在肺实变、肺不张为基础的超声影像学表现和（或）是否存在肺水肿、肺泡或（和）间质积液且无肺实变的超声影像学表现，为明确肺病疾病诊断，为疾病轻重和预后的判断、治疗提供影像学依据。

六、鉴别诊断

典型的全身性破伤风不易误诊为其他疾病。

然而咽周、咽后壁或牙周脓肿和罕见的急性脑干脑炎亦可引起牙关紧闭，狂犬病和破伤风均可发生于动物咬伤后，狂犬病患者也可表现为破伤风样痉挛，但可通过恐水、明显的吞咽困难、阵发性抽搐和脑脊液细胞增多与破伤风相鉴别。

虽然鼠药中毒（士的宁）也可引起紧张性肌肉痉挛和全身性抽搐，但很少发生牙关紧闭，且不像破伤风那样在两次痉挛之间有肌肉松弛。

低钙血症亦可引起惊厥，特征性的表现为喉、腕和足的痉挛，而破伤风无此表现。

偶尔癫痫、麻醉药戒断或其他药物反应会被疑诊为破伤风。

七、治疗

去除破伤风杆菌与伤口厌氧环境、中和破伤风毒素、控制痉挛与呼吸、减轻患者痛苦、给予支持治疗、预防复发是治疗中的要点，疾病初期的控制痉挛尤为重要。

1.护理和营养

保持室内安静，禁止一切不必要的刺激，必须的操作，如测体温、翻身等尽量集中同时进行。及时清除痰液，保持呼吸道通畅及口腔、皮肤清洁，病初应暂时禁食，从静脉供给营养及药物（包括葡萄糖酸钙），痉挛减轻后再胃管喂养。不一定要气管插管，但在喉痉挛前为防止分泌物吸入应进行气管插管，未插管者床边应备有气管切开包。心电和呼吸监护、经常吸痰、维持液体、电解质和热量需要是基本的治疗。为了防止溃疡、感染和顽固性便秘，应注意口腔、皮肤和膀胱及肠道功能的护理。有报道指出预防性皮下注射肝素是有效的。

2.中和毒素

破伤风抗毒素（Tetanus antitoxin，TAT）只能中和游离破伤风毒素，即尚未与神经节苷脂结合的毒素，故越早使用效果越好。马血清破伤风抗毒素（TAT）1万~2万U肌内注射，精制TAT可静脉注射，另取3000U做脐周注射，用前须做皮肤过敏试验，皮试阳性者需用脱敏疗法注射。人体破伤风免疫球蛋白（Tetanus immunoglobin，TIG）不会产生过敏反应，故不必做过敏试验，其血浓度较高，半衰期长达30天，故更理想，但昂贵不易获得。有报道称新生儿肌内注射500~3000U即可，年长儿及成年人才需3000~6000U。

3.控制痉挛

控制痉挛是治疗本病的成败关键。

（1）地西泮（安定）：为首选药，因其松弛肌肉及抗惊厥作用均强而迅速，不良反应少，安全范围大。每次可按0.30~0.75mg/kg缓慢静脉注射，5分钟内即可达有效浓度，4~8小时1次，但其半衰期仅30分钟，不适宜作维持治疗，故可静脉滴注。维持4~7天，痉挛症状减轻以后逐渐减量。用药期间注意观察呼吸、肌张力，防止药物不良反应。必要时还可加大剂量。肌内注射途径最好不用，因其存在损伤神经可能且溶剂易扩散，地西泮沉淀于肌注部位不易吸收，疗效不如口服或直肠给药。

（2）苯巴比妥：是治疗新生儿其他惊厥的首选药，因其止惊效果好，维持时间长，不良反应较少，在地西泮使用过程中如仍有痉挛者可加用。苯巴比妥的半衰期长达20~200小时，负荷量15~20mg/kg静脉注射，维持量≤5mg/（kg·d），分为4~12小时1次，肌内注射或静脉注射，以免蓄积中毒。但以此维持量用于本病，常不能很好控制痉挛；用大剂量次数过多，如无血浓度检测又易出现蓄积中毒，因此，控制本病不作为首选。

（3）10%水合氯醛：一般作为发作时的临时用药。止惊作用快，不易引起蓄积中毒，比较安全，价廉易得。常用10%溶液每次0.5mL/kg，灌肠或由胃管注入。

（4）硫喷妥钠：以上药物用后仍痉挛不止时可选用。每次10~20mg/kg（配成2.5%溶液）肌内注射或缓慢静脉注射，边推边观察，惊止即停止再推。静内注射时不要搬动患儿头部，以免引起喉痉挛。一旦发生，立即静脉注射或肌内注射阿托品0.1mg。

（5）帕菲龙（Pavnlon, pancuronium）：系神经肌肉阻滞药。对重症患儿在使用人工呼吸机的情况下可以采用。有报道指新生儿破伤风应用间歇正压通气（IPPV）及帕菲龙0.05~1mg/kg，每2~3小时1次，治愈率高。

以上药物最常用的是地西泮，一般每4~6小时1次，重症时用药间隔可缩短至3小时，好转后再逐渐延长间隔时间。早期宜静脉缓慢推注后静脉滴注维持，痉挛减轻后再由胃管给药。水合氯醛则常为临时加用1次，痉挛无法控制时，再用硫喷妥钠。剂量必须个体化，根据疗效反应随时调整用药剂量及间隔时间，避免蓄积中毒。

4.抗生素

用于杀灭破伤风梭状芽胞杆菌。

①青霉素：因其具有有效的杀梭状杆菌作用和弥散性，能杀灭破伤风杆菌，可用20万U/（kg·d），每4~6小时1次，疗程10~14天。青霉素过敏者可选用头孢菌素或红霉素。②甲硝唑：静脉滴注，7~10d。有报道其疗效优于青霉素。

5.其他治疗

用氧化消毒剂（3%过氧化氢或1∶4000高锰酸钾溶液）清洗脐部，再涂以碘酒以消灭残余破伤风杆菌。有缺氧及发绀时给氧，气管切开一般在新生儿不如气管插管使用呼吸机安全。有脑水肿应用甘露醇等脱水药。

八、预后

新生儿破伤风患者潜伏期长，病死率高，不发热及局限性病变者预后好。从牙关紧闭到全身痉挛不足3天者预后差，头部破伤风且进食和呼吸困难者预后特别差。经及时处理能度过痉挛期者，其发作逐渐减少、减轻，数周后痊愈。否则越发越频，缺氧窒息或继发感染死亡。死亡多发生在病程1周内，有报道全身性破伤风病死率为5%~35%，新生儿破伤风中监护治疗者病死率＜10%，未监护治疗者＞70%~75%。影响预后的最重要因素是支持治疗的质量。后遗症主要为缺氧性脑损伤，包括脑瘫、智力低下和行为发育障碍。

通过脊髓突触的再生，肌肉恢复松弛，破伤风痊愈。然而由于破伤风的发作并不诱导抗神经毒素抗体的产生，故出院时给予破伤风类毒素主动免疫后才算完成基本治疗。

九、预防

破伤风是完全可预防的疾病。

1.大力推广无菌接生法。接生时必须严格无菌。如遇紧急情况可用2%碘酒涂剪刀待干后断脐，结扎脐带的线绳也可应用2%碘酒消毒。

2.过往对于接生消毒不严的新生儿，一般争取在24小时内剪去残留脐带的远端再重新结扎，近端用3%过氧化氢或1：4000高锰酸钾液清洗后涂以碘酒，同时肌注破伤风抗毒素1500~3000U或人体免疫球蛋白75~250U，但现已不再主张。

3.对于新生儿外伤暴露的患儿，使用TAT或TIG，进行伤口彻底清创缝合。

第八节　早产儿视网膜病变

新生儿呼吸系统疾病中一部分需要氧疗，尤其是早产儿中部分患儿需要较长时间氧疗，存在始生早产儿视网膜病变风险和高危因素，为引起临床医师的重视，在此节进行早产儿视网膜病变相关知识介绍，一旦发生需要定期随访，达到手术指征需要及时手术。

早产儿视网膜病变（ROP）是指在孕36周以下、低出生体重、长时间吸氧的早产儿，其未血管化的视网膜发生纤维血管瘤增生、收缩，并进一步引起牵拉性视网膜脱离和失明。以往曾称为Terry综合征或晶状体后纤维增生症，但后者仅反映了该病的晚期表现。孕期更短或更低出生体重者，发生率可达60%~80%。

一、病因

因未完全血管化的视网膜对氧产生血管收缩和血管增殖而引起。正常视网膜血管约在胚胎36周发育达到鼻侧边缘，40周时达到颞侧缘。此期内暴露于高浓度氧，引起毛细血管内皮细胞损伤、血管闭塞，刺激纤维血管组织增生。

二、早产儿视网膜病变（ROP）的分区和分期

ROP是未成熟和低出生体重婴儿的增殖性视网膜病变。

ROP分区：

Ⅰ区：以视乳头为中心，视乳头距黄斑中心凹距离2倍为半径的圆形区域。

Ⅱ区：Ⅰ区以外，以视乳头为心，视乳头至鼻侧锯齿缘的距离为半径的环形区域。

Ⅲ区：除Ⅰ区和Ⅱ区外剩余的月牙形区域。

ROP病变根据不同的程度可以分为5期：

1期：分界线期，周边无血管区与后极部视网膜血管末梢之间出现分界线。

2期：嵴期分界线增宽、增高，呈嵴状隆起。

3期：新生血管形成并长入嵴上。

4期：视网膜部分脱离。

5期：视网膜全脱离。

附加病：plus后极部视网膜血管迂曲怒张，表明ROP处于迅速进展期。

三、检查

1.询问病史

大多数发生于早产儿，有温箱内过度吸氧史。

2.眼底检查

（1）第1次检查时间：主张对胎龄＜32周，出生体重＜1500g的早产儿，在生后4周开始进行眼底检查。

（2）随访检查：双眼无病变或仅有Ⅰ期病变：隔周复查1次，直到ROP退行、视网膜血管长到锯齿缘为止。Ⅱ期病变或阈值前病变或Rush病变：每周复查1次。ROP程度下降，可每2周检查1次，直至病变完全退行。Ⅲ期病变：每周复查2～3次。

（3）检查方法：检查前：前半小时用复方托吡卡胺滴眼液充分散大瞳孔。检查时：用盐酸奥布卡因滴眼液行眼球表面麻醉，用开睑器将眼睑分开，用间接眼底镜和屈光度20～30D的透镜进行眼底检查。检查同时监测生命体征，防止发生眼心反射所致的心动过缓。检查后：30分钟～2小时方可进食，体重越小者禁食期越长，但要防止低血糖的发生。

（4）症状：网膜神经纤维层出现毛细血管的内皮增殖小结，血管呈小球状，其周围可有纺锤状间叶细胞增殖，以致神经纤维层变厚，可有小出血及水肿。神经纤维层进一步增厚，新生的毛细血管芽穿破内界膜达视网膜表面，严重者可进一步进入玻璃体，可在其中继续生长成血管纤维膜，产生出血或牵引性视网膜脱离。晶体后可见不同程度的血管纤维膜形成，与视网膜之间的纤维条索相连。虹膜周边前粘连、后粘连、瞳孔膜形成以及继发性青光眼之改变。

3.多普勒超声波检查

将增益调整至最大，应用8点位检查法对玻璃体进行全面检查。然后衰减增益至正常范围，观察病变形态改变。

四、诊断

早产儿视网膜病变绝大多数发生于早产儿。据此可以诊断。

五、治疗

该病一旦发生，进展很快，可有效治疗的时间窗口很窄，因此应对37周以下早产儿出生后及时检查，对高危者应每周检查。早产儿视网膜病变根据分期不同，处理方法也不相同。Ⅰ期和Ⅱ期ROP为疾病早期，一般无须治疗，定期随诊严密观察即可；Ⅲ期ROP为治疗的关键时期，可使用药物治疗、激光或冷凝治疗（激光或冷冻治疗，凝固无血管区）；Ⅳ期和Ⅴ期ROP患者需要进行手术治疗（行玻璃体手术切除增殖的纤维血管组织，同时做光凝，以挽救视力）。

早产儿视网膜病变视力的预后，以活动期病情严重程度及纤维膜残存范围的大小而异。能在活动期第1～2阶段自行停止者视力无太大损害；虽有纤维膜残留，而未累及黄斑部者亦可保留较好视力。当纤维膜形成为4~5度时，视力高度不良。

六、预防

对早产儿严格限制用氧，是唯一的有效预防措施，除非因发绀而有生命危险时，才可以给以40%浓度的氧，时间亦不宜太长。此外，维生素已早期大剂量应用也可能有一定预防作用。及早发现，及时施行冷凝或激光光凝，有阻止病变进一步恶化的成功报道。

为了预防继发性青光眼的发生，活动期重症病例，必须经常予以散瞳，以免虹膜后粘连。散瞳剂以2%阿托品为宜，一可避免阿托品中毒，二防止因长期持续的瞳孔散大而引起虹膜周边部粘连。

第七章　呼吸系统疾病监测与治疗相关技术

第一节　新生儿氧疗

氧疗是新生儿呼吸治疗的重要组成部分，氧疗法的作用是提供适当浓度的氧，以提高血氧分压和血氧饱和度，从而保证组织的供氧，消除或减少缺氧对机体的不利影响。新生儿呼吸治疗的主要目的是保证生理需要的通气量，改善机体的供氧，纠正呼吸性酸中毒，防止乳酸性酸中毒和休克，减少肺血管阻力增高所致的心脏或动脉导管水平的右向左分流。

一、呼吸道护理

在给新生儿供氧的全过程中必须使呼吸道通畅，以保证有足够的通气。保持呼吸道通畅的具体措施如下：

1.呼吸道分泌物的清除

清除鼻腔及口咽部直至下气道的炎性分泌物，以减少气道阻塞所致的通气障碍。对于辅助机械通气的患儿，由于人工气道的放置，呼吸道自行清除能力降低，给以呼吸道护理及辅助吸痰尤为重要。具体措施如下：

对吸入气体进行湿化：理想的室内空气相对湿度为60%~65%。空气过于干燥可引起呼吸道分泌物干稠、黏膜炎症、分泌腺堵塞和气道黏膜纤毛功能受损。湿化不足可引起纤毛上皮变性、肺功能降低、PS减少、肺顺应性降低、最终导致PaO_2降低和$PaCO_2$增高。

新生儿呼吸衰竭在进行氧疗时，常用的湿化方式如下：

加温湿化：利用湿化器的电热板，将蒸馏水加热、蒸发。通过调节湿化器温度，使新生儿吸入气温度（如头罩内温度）处于中性环境温度的范围；含有相对湿度60%以上，或接近饱和湿度。

雾化吸入：除提供呼吸道水分外，尚可作为局部给药的递送方法。有喷射式雾化和超声雾化两种。前者简便易行，可持续使用；后者雾滴细小，能深入小气道，湿化效果好。但超声雾化可提供2g/（kg·h）的水分，时间过长可致吸入水分过多和水中毒。新生儿呼吸衰竭时常需长时间给氧，尤其在辅助呼吸时，忌用长时间的超声雾化吸入。

胸部物理治疗：包括翻身、拍击胸背、吸痰等措施。

翻身适用于所有接受呼吸治疗的患儿，其目的是预防或清除肺内分泌物的堆积及改善受压部位肺的扩张。

拍击胸背系通过胸壁的震动，使小气道的分泌物松动易于进入较大的气道，这对有效的吸痰、防止肺不张、促进肺循环、改善肺功能有重要作用。拍击胸背适用于肺炎、肺膨胀不全、气管插管拔除后、人工通气患儿使用呼吸机48~72小时后、CLD及麻醉后恢复阶段的患儿。但对出生体重在1000g以下、心力衰竭、颅内出血等不能耐受者及RDS早期未并发炎症和无痰者不宜进行。

湿化、雾化及胸部物理治疗的目的主要在于能有效地吸痰，以保持气道通畅。一般吸痰只能吸出鼻咽及口咽部之分泌物，对下气道的分泌物可在喉镜或气管插管下吸引。RDS早期不宜吸痰，因患者早期的肺功能残气量靠呼气末正压（PEEP）维持，如频繁吸痰，脱开呼吸机会使PEEP丧失，可能加重肺萎陷。

2.气管插管

为确保呼吸道通畅，并实施机械通气，常采用气管插管方法。由于新生儿气管插管内径细小，在气管插管状态下自主呼吸时气道阻力增大，故通常只在复苏时或需应用机械通气时才进行气管插管。新生儿一般使用内径3.0~4.0mm的无毒聚氯乙烯管。未成熟儿＜1000g者，使用2.5mm型号管。

气管插管可经口或经鼻插入。经鼻插入的优点为易于固定，口腔清洁易于保持，插管可留置较长时间；缺点是经鼻插管操作难度较大，易致鼻腔内压迫损伤和鼻咽部的感染及将感染带入下呼吸道。经口插管可在喉镜下直视操作，方法简便，在需紧急通气时便于争取时间；但插管固定后位置易于移动是其缺点。插管的长度视患儿的胎龄及体重而不同。一般应插入至声门下1~2cm（即声门至气管隆突的中点）。在实际操作时，用手指按胸骨上切迹，当触及管端即示已达到气管中点。

管插好后，常应用皮囊通气观察胸部起伏，检查有无漏气。听诊检查两肺呼吸音是否相等，有否误入食管等。如左胸呼吸音低于右胸，说明管端过深，进入右支气管，此时应将导管徐徐往后拉，直到听诊检查呼吸音两侧相等为止。如位置过高，则导管易于脱出，影响效果。有条件者应床边肺脏超声检查或摄X线胸片以观察管端的位置。正确的位置是管端处于第二、三胸椎之间水平。

新生儿气管狭窄而短小，很容易发生堵管、脱管或导管过深造成一侧肺不张等并发症，应经常注意检查。应当指出，对大多数新生儿危重患者，可在气管插管前应用皮囊面罩进行手控通气，以改善氧合，降低$PaCO_2$及减少可能产生的心跳骤停。

二、氧疗的方法

1.给氧指征

对严重呼吸困难的患儿需要给氧多无异议，但对中等度呼吸困难的患儿是否给氧，应根据血氧监测而定。通常吸入空气时，PaO_2低于50mmHg应考虑给予吸氧。因为在PaO_2低于50mmHg时其氧离曲线呈陡峭状，PaO_2的轻微下降可引起血氧含量的明显减少。

2.给氧方法

（1）鼻导管法：为低流量给氧法，但实际的FiO_2无法精确估计。常用橡胶管或硅胶管置于鼻前庭，氧流量为0.3~0.6L/min。该方法简便，适用于病情较轻的新生儿。其缺点是可引起鼻翼部疼痛，鼻分泌物可使导管口阻塞，导管扭曲，患儿张口、哭闹，可使氧供应减少；流量过高可引起鼻咽部的刺激，使患儿不适。

（2）鼻旁管法：于鼻导管旁开一长约1cm的狭窄小孔，将其固定于鼻孔前，封闭一侧断端，另一侧接气源供氧，流量0.5~1L/min。适用于恢复期患儿或缺氧不严重者。该方法与鼻导管法相似，FiO_2也无法精确估计。

（3）面罩给氧：常用氧流量为1~1.5L/min，可与雾化吸入同时应用。此法无鼻管给氧的缺点，但要注意固定面罩，使其对准患儿口鼻，以免影响效果。同时应经常间断地移去面罩检查皮肤的压迫部位，特别是鼻的脊部，防止皮肤损伤。

（4）头匣给氧：头匣给氧常能提供较稳定的FiO_2。常将O_2和压缩空气进行混合，可通过空-氧混合器，或分别通过氧气流量和压缩空气的流量计算出实际最终FiO_2。一般所需的总流量为5~8L/min，氧浓度可根据需要调节。

用头匣时应注意：

（1）把输入气体加温并湿化，使头匣内温度在患儿的中性温度范围，否则冷气流吹向婴儿的头面部将导致寒冷反应。

（2）流量要足，流量不足5L/min，可致CO_2在匣内的积聚。

（3）流量过大，如超过12L/min，因气流过快，可导致患儿头部温度降低，最终导致新生儿低体温。

3.给氧浓度

给氧浓度视患者的需要而定。一般供氧浓度以能保持患者的PaO_2在50~80mmHg（早产儿50~70mmHg）为度，要达到患儿的氧需要量而不产生诸如脑、眼、肺的有害后果，必须进行FiO_2及PaO_2或动脉血氧饱和度（SaO_2）的监测。

4.吸入氧浓度及动脉血氧水平的监测

（1）吸入氧浓度：FiO_2一般用氧浓度分析仪进行监测，且以连续监测为佳，并作记录。如无氧浓度分析仪，可参照空-氧混合器的指示值，或运用不同流量的空-氧混合比例进行调节，以求达到近似的适宜氧浓度。

（2）动脉血氧水平监测：动脉血氧水平监测在病情较重的新生儿至少每4小时一次，对极重的患儿测定时间视病情而定。对用辅助呼吸的新生儿，一般于调节呼吸机参数后15~20分钟内测定一次，以判断调整是否适当。病情稳定者，可每6小时或更长些测定一次。PaO_2是动脉血浆中物理溶解氧水平的指标，其测定一般系经动脉采血进行。PaO_2只反映采血时的血氧水平，不能连续观察。所以在氧疗的过程中，如无动脉（脐动脉或桡动脉）插管放置，则必须多次穿刺，使患者受到过多疼痛刺激，也可使失血过多。动脉化毛细血管法血气分析虽方便于临床工作，但其方法难以标准化，所测定的血氧值变异较大，故不能作为调整氧疗法的依据。

经皮氧分压测定（$TcPaO_2$）是相对无创的血氧监测方法。正常情况下，皮肤代谢所需的氧由皮肤血流自动调节供应；$TcPaO_2$的原理是放置于皮肤的电极将皮肤加温到42~44℃，使其充血，局部灌流增加，使氧能扩散过皮肤；$TcPaO_2$仪电极中含有与血液测氧相同的装置。在皮肤温度42~44℃时，测定的$TcPaO_2$值近似于动脉血的PaO_2。

动脉血氧饱和度：能反映血液的氧合状态及氧含量水平，可用经皮脉搏血氧饱和度仪进行测定。根据血红蛋白与氧合血红蛋白对光的吸收特性不同，用可以穿透血液的红光（660nm）和红外光（940nm）分别照射，并以光敏二极管对照射后的光信号（取只有搏动的毛细血管床信号）处理得出SaO_2的数值。

（3）早产儿用氧的目标氧饱和度：关于最佳血氧饱和度的维持至今尚无共识。有研究显示将SaO_2维持在85%~89%可增加早产儿死亡率和NEC机会，但ROP发生率减少；也有研究提示将目标SaO_2设置＞95%会延长最终的氧疗时间。早产儿对低氧的耐受性与对高氧损伤的敏感性个体差异较大。

脉搏血氧饱和度仪的优点是无创性、准确，当体内氧合改变时，仪器于数秒钟内即可显示，且操作简便，不需要校正，易于掌握，能连续监测动脉血氧水平。

5.通气功能的监测

氧疗过程中，对通气功能的监测指标主要是血二氧化碳水平。由于CO_2水平受呼吸影响较大且变化迅速，实时监测较为重要。动脉血气是反映CO_2的金标准，但属于创伤性操作。低碳酸血症时可能肺容量已经过大，有潜在肺损伤的可能，同时还可引起脑血流减少和潜在脑损伤，故临床应该尽可能避免。新生儿高碳酸血症尚无统一定义，为减少肺损伤，可允许$PaCO_2$在50~65mmHg。

经皮二氧化碳分压测定（$TcPaCO_2$）是相对无创的血二氧化碳监测方法。$TcPaCO_2$的原理是放置于皮肤的电极将皮肤加温到42~44℃，使其充血，局部灌流增加，使二氧化碳能扩散过皮肤；测定的$TcPaCO_2$值略高于动脉血的$PaCO_2$。$TcPaCO_2$的缺点是：①当皮肤灌流差，如休克、低温时，与$PaCO_2$的相关性差。②技术操作复杂、费时，要求高；每3~4小时要及时更换测定部位，以防局部烫伤。③正常$PaCO_2$时，$TcPaCO_2$约高于血气测定值4mmHg，但高碳酸血症时差异可很大。

呼气末二氧化碳（Carbon dioxide in endexpiratory gas，$EtCO_2$）：$EtCO_2$用于无创监测机械通气时通气效果，或用于确认气管插管是否处于呼吸道内的监测手段，也可用于麻醉时的监测。

其他通气功能监测：潮气量监测在专用的新生儿肺功能仪或多数人工呼吸机监测模块中，附有潮气量、流量-容量环等监测参数，这些参数对指导呼吸治疗有一定的参考意义。新生儿呼吸率较快、气管插管常不带密闭气囊，监测时气道漏气率高，上述测定值常不太稳定，限制了上述通气功能监测在临床的普遍应用。

第二节　气管插管

一、经口气管插管

经口气管插管较经鼻气管插管简单易行，在新生儿科较常用。

（一）适应证

新生儿窒息复苏。

呼吸心搏骤停。

胎粪性羊水吸入需气管内吸引。

人工呼吸机机械通气。

获取气管内分泌物做培养。

（二）器械用品

新生儿喉镜和镜片（00、0、1号），气管插管（规格按体重而异），吸痰管，可弯曲的钝头金属管芯，气管插管钳（经鼻插管用），有储氧袋的面罩复苏囊，剪刀，胶布，听诊器，脉搏氧饱和度仪，氧源。

（三）操作步骤

（1）患儿放置在辐射保温台或保温箱中，呈仰卧位，让颈部轻微伸展，抽空胃液，吸尽咽部的黏液。选择性或非紧急的插管可考虑应用插管前止痛，多选用芬太尼0.5~2μg/kg或吗啡0.05~0.1mg/kg静脉推注。在使用镇痛药的基础上，可考虑同时选用如短效肌松剂等药物进行快速有效的药物诱导以提高气管插管的成功率。

（2）观察新生儿的心率、呼吸和血氧饱和度，必要时用复苏囊面罩加压给氧1分钟。

（3）将患儿头部置于正中位，头后仰，在肩后垫以棉布卷（2~3cm），以保持气道平直。

（4）术者立于患儿头侧，以左手拇、示、中指持喉镜，余两指固定于患儿下颌部，喉镜从口腔右边插入并将舌推向左侧，进到会厌软骨谷处使镜片尖略向上提，以暴露声门。如声门暴露不清，可用左手小指在环状软骨上轻压喉部，可使气管下移，有助于暴露声门。如有黏液，可予以吸引。

（5）右手持气管插管从喉镜右侧经声门插入气管，插入深度可按下述方法判断：①在气管插管的前端2cm处有一圈黑线，示进入声门深度，可在喉镜直视下将插管插入声门至黑线处。②插管本身有刻度标记，患儿体重为1、2、3kg，插入深度距门齿分别为7、8、9cm。③插管完成后行胸部X线检查，正确位置导管前端应位于气管隆突上方1cm处。

（6）抽出喉镜，用手固定插管位置接复苏囊，进行正压-通气。助手用听诊器听诊双侧胸部，如左右两侧肺呼吸音相等、胸廓起伏一致、心率回升、面色转红，则提示插管位置正确。可用"工"形胶布固定插管，"工"形塑胶布的一端包绕管壁固定，一端贴于上唇。如果在插管后复苏囊通气时，心率不回升，面色未转红，双肺呼吸音微弱，提示插入过浅或误插入食管，需重新插管或调整深度，如两侧呼吸不对称，右侧强于左侧，提示插管插入过深，进入了右侧支气管，此时应将插管缓慢退出直至两侧呼吸音对称为止，插管固定好后接上人工呼吸机、持续气道正压给氧装置或复苏囊后即可进行人工辅助呼吸。

整个插管过程要求在20秒内完成（不包括插管的固定），如超过了20秒，或者在操作过程中患儿出现发绀、心率减慢时应立即停止操作，用复苏囊面罩加压给氧，直至面色转红、心率回升后再重新插管。

（四）并发症及处理

1.感染

严格执行无菌操作。

2.喉头水肿

避免反复插管；导管内径合适，避免导管过粗压迫声门引起水肿出血，插管时动作要轻柔，避免损伤声门或气管。

二、经鼻气管插管

（一）适应证

同经口气管插管，便于固定。

（二）器械用品

同经口气管插管。

（三）操作步骤

（1）~（3）同经口气管插管。

（4）术者站于患儿头侧，将气管插管从鼻腔轻轻插入，如遇阻力，可轻轻转动插管，将插管送至咽喉部。

（5）将喉镜插入口腔，暴露声门，用插管钳夹住插管送入声门。从插入喉镜至插管完毕要求在25秒内完成。

（6）抽出喉镜，将复苏囊接上气管插管后加压给氧1~2分钟。

（7）固定插管，用"工"形胶布的一端包绕气管插管，另一端贴在患儿的鼻翼上固定。

（四）并发症及处理

同经口气管插管。

第三节　辅助通气技术

一、持续呼吸道正压呼吸

持续气道正压呼吸（CPAP）系用鼻塞或气管插管，接婴儿呼吸机或专用CPAP装置进行辅助呼吸和氧疗方法。在CPAP时呼吸由患儿自主进行，吸气时可获得持续的气流，呼气时给以一定的正压或阻力使呼气末气道压力不降到零，整个呼吸周期内气道压力均为正压。CPAP是新生儿最常采用的无创伤性呼吸治疗方法，适用于有自主呼吸能力，肺泡功能残气量减少，肺顺应性降低的肺部疾病，如RDS、肺水肿、肺出血、早产儿呼吸暂停及呼吸机撤离后的过渡。

1.CPAP的应用原理和应用背景

单纯自主呼吸时的持续呼吸道正压称CPAP；与机械通气间歇指令通气（Intermitlent mandatory ventilation，IMV）联合应用时则称呼气末正压（PEEP）。CPAP经典的治疗对象是早产儿RDS。近20年来，新生儿CPAP的应用重新受到重视，这与PS替代疗法的普遍开展而机械通气的需求减少、新型CPAP装置的应用以及对肺萎陷性损伤的充分认识有关。

所谓肺萎陷性损伤的发生机制是：一部分肺单位萎陷而需要较高的扩张压力，而另外的肺单位即使采用较高的吸气压力仍不能扩张，其结果是部分肺单位过度扩张，上述过程可致肺实质和肺泡的损伤。肺泡的萎陷和过度扩张的反复出现可引起炎症和细胞因子的释放，后者造成的进一步肺损伤又称为生物性损伤。

CPAP应用后，除了增加肺容量外，由于能减少胸腔的扭转及稳定胸廓，使早产的呼吸形式更趋于正常；使气道扩张和横膈伸展，减少阻塞性呼吸暂停的发生；CPAP应用还可增加PS的释放。所以在新生儿，尤其是早产儿具有重要价值。

2.CPAP的临床应用

CPAP临床主要用于肺顺应性降低的肺部疾病，如RDS、暂时性呼吸困难（湿肺）、肺水肿、肺出血、早产儿呼吸暂停及呼吸机撤离后的过渡等疾病和状态。患儿的不同胎龄、基础疾病或疾病的不同阶段对CPAP的适应证有所差异。

（1）RDS使用CPAP应用指征：①有呼吸窘迫，在头罩吸氧时需要氧浓度＞30%。②头罩吸氧时需要氧浓度＞40%。③在近期拔除气管插管者，出现明显吸气性凹陷或（和）呼吸窘迫。④胎龄25~28周，有自主呼吸早产儿在产房应用，以稳定肺功能残气量。

一般来说，RDS患儿在用CPAP时，FiO_2＞35%~40%都应气管插管、PS应用和机械通气，或在PS应用后拔管继续CPAP应用。

（2）下列情况禁忌或不宜应用CPAP：①进行性呼吸衰竭不能维持氧合，$PaCO_2$＞60mmHg，pH＜7.25。②先天畸形：先天性膈疝、气管-食管瘘、后鼻孔梗阻、腭裂等。③心血管系统不稳定（低血压和心功能不全）。④呼吸驱动不稳定，如中枢性呼吸暂停或无自主呼吸。⑤肺气肿、气胸、消化道出血、严重腹胀、NEC，局部损伤（包括鼻黏膜、口腔、面部）。

3.最佳CPAP的确定

理论上最佳CPAP指氧合和通气最佳而未出现诸如心血管系统的副作用；当CPAP超过最高压力时，心排出量会出现下降。CPAP的应用压力一般以 $4\sim6cmH_2O$ 开始，很少超过 $8\sim10cmH_2O$。临床上以血气分析、肺脏超声、胸部X线片等评估CPAP的最佳水平；X线胸片显示的理想肺容量（肺下界）应在第8~9后肋水平，或者肺脏超声显示能维持肺泡扩张，无肺实变的压力水平。当肺容量减少或肺水肿时应增加压力；而当肺过度充气或有气体滞留时应降低压力。当采用人工呼吸机气管插管进行CPAP治疗时，可利用呼吸机的压力-容量曲线图进行评估分析，以确定最佳的CPAP值。

4.CPAP的早期应用问题

对已确诊为RDS者早期应用CPAP可以减少后续使用机械通气的机会。对于中、重度RDS，生后气管插管应用PS，然后即拔管给以CPAP应用，能减少气管插管机械通气的机会，该方法又称为气管插管-肺表面活性物质-拔管-CPAP（Intubation-surfactant-extubation-CPAP，INSURE）技术。

5.CPAP临床应用的几种特殊情况

（1）机械通气患儿拔管后：早产儿在机械通气拔管后可出现呼吸衰竭，表现呼吸暂停、CO_2 滞留、呼吸做功增加、需氧增加，常需要再次插管。在上述情况出现时，如首先试用CPAP在很大程度上可避免再次插管及机械通气。撤离机械通气后在气管插管状态下进行CPAP的过渡时间不宜太长，因为插管的管腔小，呼吸道阻力增加，使患儿呼吸做功增加。

（2）CPAP联合经鼻正压通气：鼻塞CPAP时联合经鼻间歇正压通气（NIPPV）在NICU的应用近年较为普遍。该方法相对于气管插管正压通气而言是无创性的，可以稳定处于临界状态的肺功能残气量；对降低 $PaCO_2$ 效果较好。

（3）双水平气道正压：双水平气道正压（Bilevel positive airway pressure，BiPAP）不同于CPAP只提供恒定的气道正压，其吸、呼相的气道压力不同。BiPAP在呼气相提供CPAP，而在吸气相提供一定的正压支持，通常为 $9\sim11cmH_2O$，该水平压力与CPAP的差值即为实际压力支持。同步方式可通过流量触发或腹部传感器实现。由于BiPAP可设定额外的压力支持，使潮气量或每分钟通气量增加，因此，通气效果理论上会优于NCPAP。

（4）新生儿复苏：带有CPAP功能的复苏器已被用于产房的新生儿复苏抢救，目的是减少由于无PEEP功能复苏器应用所产生的潜在肺损伤。

（5）先天性心脏病或腹部外科术后：应用CPAP以改善肺功能和氧合。

（6）鉴别青紫型先天性心脏病与肺部疾病：肺部疾病在应用CPAP后 PaO_2 可增加10mmHg以上，而青紫型先天性心脏病血氧增加不明显。

（7）喉、气管疾病：以CPAP缓解喉软化、支气管软化和气管软化引起的气道塌陷。

6.CPAP的撤离

（1）尚无统一的CPAP撤离方法；逐渐降低CPAP压力时应观察患儿的 SaO_2 状态、呼吸暂停和心动过缓的发生频率以及呼吸做功情况。

（2）一般在 $FiO_2 < 30\%$（最佳为 $< 25\%$），临床稳定、无呼吸暂停和心动过缓、无 SaO_2 降低才考虑撤离CPAP。

（3）对＞32周早产儿，当CPAP降至4~5cmH$_2$O，无呼吸暂停和心动过缓、无SaO$_2$降低、FiO$_2$＜25%，可撤离CPAP。

（4）对＜32周早产儿，即使FiO$_2$已为21%，也可能仍需支持，故应该缓慢撤离。

（5）撤离不成功的标志有：撤离时呼吸率增加、吸气性凹陷加重、需FiO$_2$增加等。

7.CPAP的并发症

尽管CPAP属无创性的治疗方法，临床应用中也可出现并发症，包括鼻塞或导管的位置不正、堵塞、局部刺激和鼻中隔损伤、腹胀、肺过度扩张压迫肺毛细血管使静脉回流受限和通气/血流比值失调、压力过高（＞8cmH$_2$O）引起心排出量降低、PaCO$_2$潴留、气漏等。NIPPV频率过高还可引起非调定PEEP（Inadvertent PEEP）增加，使肺气体潴留。

二、温湿化高流量鼻导管给氧

新生儿非湿化的普通鼻导管吸氧常用流量为0.5~2L/min，如进一步增加流量可引起气道黏膜干燥或出血。相对于普通流量鼻导管，高流量鼻导管（Humidified high-flow nasal cannula，HHFNC）常用流量为2~8L/min，通过无须密封的特制双鼻塞导管直接经鼻输入加温湿化的氧气或空氧混合气体。与NCPAP相比，HHFNC临床应用方便、与患儿接触界面舒适，便于护理且很少导致鼻中隔损伤。

1.HHFNC作用机制

（1）冲洗鼻咽部无效解剖死腔，有潜在的降低PaCO$_2$功效。

（2）降低上呼吸道阻力以及减少呼吸做功。

（3）加温湿化的气体可以增强肺顺应性，提高气道传导性和防御功能，减少气流阻力，减缓机体热量的耗散。

2.HHFNC应用指征

（1）早产儿呼吸暂停。

（2）NCPAP/NIPPV撤离后。

（3）有创机械通气拔出气管导管后出现的明显吸气性凹陷和（或）呼吸窘迫时的辅助支持。

（4）HHFNC的禁忌证与NCPAP相似。

3.HHFNC的参数设定及调节

气体流量一般设置为2~8L/min，FiO$_2$根据维持TCSO$_2$进行调节，范围为25%~50%。撤离时间：当气体流量降低至2L/min，FiO$_2$＜0.25时可考虑撤离。

4.HHFNC应用注意事项

（1）HFNC设备提供的气体应接近或达到正常气管内湿化后效果（温度：37℃，湿度：100%）。

（2）鼻导管应与鼻孔大小保持一定的比例，一般导管插入端的外径为鼻孔大小的50%；外径过大、插管与鼻孔间隙过小不利于气体溢出，可增加气胸发生率。

（3）HHFNC不推荐用于极低体重早产儿RDS的初始治疗。

三、常频机械通气

机械通气的目的在于改善通气、换气功能，纠正低氧和高碳酸血症，改善临床状态，为治疗引起呼吸衰竭的原发病争取时间。在各种新生儿辅助呼吸模式中，以常频机械通气临床应用最为普遍。

1.新生儿机械通气的适应证

（1）相对指征：①频繁、间歇性的呼吸暂停，对药物干预无效。②血气分析急剧恶化、机械通气估计难于避免时，可考虑早期应用。③患儿中、重度呼吸困难，为了减轻患儿的呼吸做功负担。④RDS需要用PS治疗时。

符合下列任何一项者可作为机械通气的相对指征。

（2）绝对指征：①长时间的呼吸暂停。②$PaO_2 < 50mmHg$而FiO_2已$> 80\%$（但不适合于青紫型先天性心脏病）。③$PaCO_2 > 60~65mmHg$，伴持续酸中毒（$pH < 7.20$）。④全身麻醉患儿。

符合下列任一项者可作为机械通气的绝对指征。

2.新生儿常频呼吸机的基本要求

（1）生理特点与呼吸机要求：新生儿、婴儿呼吸生理需要：①潮气量较小，足月儿8~24mL，早产儿可$< 10mL$。②潮气量因肺顺应性变化而易波动。③所需的呼吸频率快，最高可达100~150次/min。④呼吸机的流速慢，在2~30L/min范围。⑤机械死腔和可压缩容积要小。⑥新生儿自主呼吸相对弱，呼吸同步触发相对困难，或需要更精密的同步触发装置。

（2）常用的呼吸机特性：定压型呼吸机：定压型呼吸机常为时间切换、压力限制模式，并有持续气流；可进行间歇指令通气（IMV）或同步间歇指令通气（Synchronized intermittent mandatory ventilation，SIMV）。定压即压力限制或压力控制，在吸气过程中压力达到一定限度即不再上升，并持续吸气，在预定的时限内维持预定的压力水平，并在到达预定的时限后压力下降转为呼气。在定压型呼吸模式下，吸气压力达到预定值后不再上升，如果有严重漏气，达不到预定的压力则吸气继续，直至吸气时间到达。定压型呼吸机缺点为潮气量不恒定，随肺顺应性、气道阻力的变化而波动。定压型呼吸机设计相对简单。

定容型呼吸机：为了避免潮气量因肺顺应性的变化而不稳定，防止容量损伤，容量型呼吸模式在新生儿开始得到重视。考虑到新生儿气管插管周围常漏气，预设的容量并不一定能完全进入肺部。在定容型呼吸机应用下，吸气时呼吸机持续送气，直至容量达到预设值或预设的吸气时间已到达，气道压力随肺顺应性、阻力及呼吸道分泌物的影响而变化。

定容型呼吸机优点是患儿所获得的潮气量保持稳定，避免了潮气量不足所致的通气不足或潮气量过大所致的容量损伤；缺点是气道压力不稳定，如有气道分泌物堵塞时可使压力明显增加而达到压力的限制值，最终使递送的潮气量不足。另外，当气管插管意外插入右肺时，仅单肺接受总的潮气量，增加了该侧肺的损伤机会。

（3）新生儿呼吸机的常用触发方式：患儿对抗呼吸机时虽可通过镇静药的应用、过度通气等方法使自主呼吸消失，但为达到此目的常需增加不必要的潮气量，使压力或容量损伤的机会增加、撤机困难。

流量触发是相对比较理想的新生儿PTV模式，目前应用较多，其原理是在呼吸机与气管插管的连接近端连接流量传感器，其种类可以是热线式，即患儿的吸气气流通过金属线后使其温度产生变化，此信号触发呼吸机正压送气；也可是压力差异阀型，其原理是患儿吸气气流引起两测压管之间的压力产生差异，以此信号触发呼吸机。

流量触发模式的优点有容易操作、传感器同时能获得潮气量及每分通气量信号、触发敏感性相对较高等，缺点有传感器增加了额外的死腔、相对较高的自动触发率等；热线型触发装置还可因分泌物附着于金属线而引起触发敏感性降低，及金属线网引起的呼气阻力增加、可能的CO_2滞留等。

触发反应时间（Response time）或称触发延迟（Trigger delay）是指患儿的呼吸努力超过触发阈值后至呼吸机送气的间隔时间，该指标受到触发装置采样率和敏感性、呼吸机特性、湿化器、管道的机械参数等影响。触发延迟不能大于吸气时间的10%，一般不大于100毫秒。触发系统的另一种评价指标是自动触发的易发率。自动触发是干扰信号所致的呼吸机正压通气，可发生于呼吸机触发敏感性设置过高、呼吸机管道的凝集水流动及气管插管漏过大等。

患者触发通气（PTV）的临床应用：临床研究显示新生儿SIMV应用较非同步呼吸模式更能改善氧合、降低患儿的呼吸做功、减少血压和脑血流的波动，较少引起低碳酸血症，患儿受到的应激较小。由于这些优点，推测PTV应用将降低气漏和早产儿BPD的发生。PTV能减少呼吸机应用的天数，显著缩短呼吸机撤离时间。

3.新生儿常用的通气方式

有多种常频通气模式可供新生儿呼吸支持选择；正确理解各种模式的特点、差异和在不同疾病状态下适应证对成功应用或撤离均有较大的意义。

（1）间歇指令通气（IMV）：由临床医师设置机械强制的通气次数，患儿在两次机械通气间隙，可借呼吸机的持续气流进行自主呼吸。此模式的缺点是指令通气不与患儿的呼吸同步，可发生在吸气或呼气相，使潮气量不稳定，出现气压伤和颅内出血的危险性增加。该模式的撤离常通过逐渐降低IMV的频率实现。

（2）同步间歇指令通气：与IMV相似，由临床医师设置机械强制的通气次数，患儿在两次机械通气间隙，可借呼吸机的持续气流进行自主呼吸，用于锻炼自主呼吸。SMIV与IMV区别在于前者的强制通气的发生与患儿的吸气同步，即按SIMV频率所设的间隙，给以可触发的窗口，呼吸机根据患儿自主呼吸的发生在此窗口内给以触发，提供所设定的潮气量或压力。所以SIMV实际递送的强制通气可以比预设的确切时间稍提前或落后，但仍在允许的窗口期内。在SIMV模式，呼吸机必须具有同步触发功能；当患儿出现呼吸暂停时，或自主呼吸的发生已过窗口期（窗口已关闭），呼吸机仍按预设的SIMV频率和压力（或潮气量）给以补充通气。SIMV能减少人机对抗、镇静药的使用及气漏的发生。该模式的撤离也是通过逐渐降低SIMV的频率实现。

（3）辅助控制呼吸（A/C）：该模式的辅助通气根据患儿的自主呼吸的频率，每次均给以触发，即机械通气的频率与自主呼吸的频率相同；所递送的压力或潮气量由临床医师预设。在A/C模式，常设置背景频率，作为在呼吸暂停或不能触发时的支持和保障；在存在有效自主呼吸情况下，该背景频率不起作用。A/C模式的撤离不能以降低频率实现，而只能逐渐降低吸气峰值压力（PIP），或降低潮气量至3~4mL/kg而实现。

（4）压力支持：压力支持模式（PSV）是压力限制、流量切换、患儿自主呼吸触发的通气模式。在此模式中，吸气流量是根据患儿吸气强弱而变化的。PSV的目的是在患儿自主呼吸时给予吸气压力辅助，当吸气流量降至25%时，吸气即中止，转为呼气。PSV的应用克服了由于狭窄管径、高阻力的气管插管、呼吸机管道和呼气活瓣所致的患儿呼吸做功的增加。

（5）容量保证（VG）：压力限制型呼吸机在递送恒定的压力同时，随患儿肺顺应性的变化实际潮气量变化很大，特别是在肺顺应性变化很大的患儿难免会因容量过多引起潜在的肺损伤。为克服这些缺点，压力限制容量保证模式被用于临床。该模式的基本工作过程是：以时间切换、压力限制模式开始，允许压力在所设置的最大限制内变化；确立目标潮气量，常设置为4~5mL/kg；呼吸机自动、实时地根据此潮气量要求变动压力，以达到为满足设置目标潮气量的最小压力，避免容量损伤的发生。VG自动代偿了顺应性、阻力和自主呼吸的变化。当患儿肺顺应性改善时，因测定潮气量增加，呼吸机经6~8次呼吸周期逐渐将压力降低，直至呼出气潮气量与目标值相同。VG模式采用的是呼出气潮气量及近端流量传感器，较少受管道阻力及气管插管漏气的影响，故是较为理想的模式。VG对临床上PS应用后肺顺应性有急剧变化者尤为适用。VG可与PSV或SIMV联合应用，理论上可使呼吸机撤离更快。

（6）压力调节的容量控制模式：PRVC模式类似VG。PRVC使用时由临床医师设置目标潮气量与最高吸气压力限制；呼吸机递送尽可能满足此潮气量的最低压力。工作开始时先递送10cmH$_2$O的压力以监测和计算患儿的肺顺应性；接着3次呼吸将递送计算出的所需压力的75%，然后吸气峰压每次以3cmH$_2$O增加，直至达到目标潮气量。当患儿的肺顺应性改善、潮气量增加时，吸气峰压每次以3cmH$_2$O降低。

（7）比例通气：在比例通气模式（PAV），呼吸机递送的压力在整个自主呼吸周期中都得到了伺服控制，即随着患儿吸气气流（努力）的增加，呼吸机递送的压力随之增加，这样患儿完全控制了呼吸机的频率、肺充气的时间和幅度。比例通气可能使呼吸做功减少，患儿的舒适度增加。

4.新生儿呼吸机参数的调节

（1）呼吸机的初始调节：关于呼吸机的初始调节，综合相关诊疗常规或专著，可按表7-1、表7-2进行初始设置。

表7-1　新生儿常见疾病CMV初调参数

	PIP（cmH$_2$O）	PEEP（cmH$_2$O）	RR（bpm）	TI（s）	FR（L/min）
呼暂	10~12	2~4	15~20	0.5~0.75	8~12
RDS	20~30	4~6	20~60	0.3~0.5	8~12
MAS	20~25	2~4	20~40	0.5~0.75	8~12
肺炎	20~25	2~4	20~40	< 0.5	8~12
PPHN	20~30	2~4	50~120	< 0.5	15~20
肺血	25~30	6~8	35~45	0.5~0.75	8~12

表7-2　CMV呼吸机参数调节幅度参考

PIP	1~2 cmH$_2$O	TI	0.05~0.1s	FiO$_2$	
PEEP	1~2 cmH$_2$O	RR	5bpm	0.05	

应该说明的是"常规"仅是在呼吸机初调时的基本原则，具体调节应根据患儿的情况和疾病的性质而定；例如RDS早期因肺时间常数（TC）较短，吸气时间宜短；而RDS发展为BPD时，呼吸道阻力和时间常数较长，吸气时间应适当延长。一般情况下每次调节1或2个参数，每次参数变化的幅度不宜过大。在血气结果偏差较大时，也可多参数一起调整。根据血气的变化或血氧饱和度检测结果调整呼吸机参数。调节原则是在保证有效通、换气功能的情况下，尽量使用较低的压力和FiO$_2$，以减少气胸和氧中毒的发生。

（2）呼吸机具体参数的意义及调节。

吸气峰压（PIP）：指机械通气IMV/S1MV达到的最大吸气压力。压力型呼吸机应预先设置压力。对肺顺应性降低者应适当增加PIP。

呼吸末正压（PEEP）：其作用与CPAP同，呼气末保持一定的正压，以防止肺泡萎陷，使部分因不张而失去功能的肺泡扩张。常与IMV/SIMV联用。新生儿RDS和肺出血常需要相对较高的PEEP。

呼吸频率：呼吸频率是影响每分钟肺泡通气量的重要因素之一。在一定范围内，频率的增加可使每分肺泡通气量增加，$PaCO_2$下降。此外患儿在机械通气过程中自主呼吸频率的变化也是影响通气的因素。当$PaCO_2$增高时，可通过增大PIP与PEEP的差值（即提高PIP或降低PEEP）或调快呼吸机频率来使$PaCO_2$降低，反之亦然。当频率过高使吸气时间过短时，可影响潮气量的递送，这种频率过高而出现的潮气量递送障碍有一阈值点，时间常数（Time constant，TC）越长，阈值频率越低。

平均气道压力（MAP）：MAP不需要直接调节，一般由呼吸机自动计算得出。该指标与O_2的摄取密切相关，动脉氧合主要取决于MAP和FiO_2。MAP是一个呼吸周期中施于气道和肺的平均压力，它受到压力、频率和吸气时间的影响。

在考虑增大MAP时，应注意下列几个问题：①PIP的作用大于PEEP及I/E。②常用PEEP为$4\sim6cmH_2O$，当PEEP超过$8cmH_2O$时，再提高PEEP，PaO_2升高则不明显。③过高的MAP可导致肺泡过度膨胀，静脉回流受阻，心搏出量减少，氧合降低，并可引起肺气压伤。

除增加MAP外，提高FiO_2也是直接而有效增加PaO_2的方法。

吸气时间：吸气时间（TI）常根据患儿的疾病性质、呼吸机频率、氧合情况和肺时间常数等调节。在IMV或SIMV的模式下，I/E比显得不太重要，而重点是控制吸气时间。在设定吸气时间时，应考虑肺的时间常数。所谓时间常数（TC）是指吸气时气道开口的压力与肺泡压力达到平衡所需要的时间。TC常决定了吸气时间的设定，TI一般设在时间常数的3~5倍。RDS早期肺TC较短，故呼吸机TI可设置较短；随着RDS发展至BPD，患儿的TC延长，TI也应相应延长。RDS患儿用较快的频率和较短的TI可使BPD和气漏的发生相对减少。

流量：新生儿呼吸机最小的工作流量至少要大于每分通气量的3倍（新生儿的每分通气量为0.2~1L/min），但临床上常用的流量为4~10L/min。较短的Ti常需要相对较大的流量。目前多数新生儿呼吸的流量是自动调节的。流量太低时由于在规定的时间内不能开放气道，可导致无效腔通气。流量太大时由于气体引起湍流（Turbulence），尤其是在阻力较高的小管径气管插管应用时可使潮气量降低。

吸入氧浓度：FiO_2一般根据血氧监测的要求而调整。一般认为呼吸机应用时如FiO_2小于0.6~0.7，其氧毒性对肺损伤的危险性小于呼吸机"容量损伤"的危险。

潮气量问题：对于容量型呼吸机或为了对压力型呼吸机设置目标潮气量时，应考虑具体的潮气量设定。一般主张将潮气量设置为4~6mL/kg；相对于高潮气量，这种低容量策略能降低肺损伤等并发症。新生儿一般常能耐受FiO_2 55~60mmHg。

5.机械通气的常见并发症

（1）气道损伤：长期插管所致的气道损伤包括气管-支气管软化，气管炎症，声门下狭窄，肉芽肿形成，鼻中隔损伤（鼻插管患儿），坏死性气管-支气管炎等。

（2）气管插管并发症：插管堵塞，插管意外拔出等。

（3）慢性肺损伤：获得性大叶肺气肿，BPD等。

（4）气漏综合征：间质性肺气肿（Pulmonary interstitial emphysema，PIE），气胸，纵隔气肿，心包

积气，气腹，空气栓塞综合征等。

（5）心血管系统并发症：心排出量降低，PDA等。

（6）其他潜在的并发症：ROP，感染，喂养不耐受，发育迟缓，肺膨胀过度，IVH等。

6.新生儿呼吸机的撤离

临床当疾病处于恢复期，感染基本控制，一般情况良好，动脉血气结果正常时应逐渐降低呼吸机参数，锻炼和增强自主呼吸。一般首先降低FiO_2和PIP，然后降低频率，同时应密切观察胸廓运动、SaO_2和血气分析结果。当PIP≤10~15cmH_2O，PEEP=2~4cmH_2O，频率≤10次/min，FiO_2≤0.4时，如动脉血气结果正常，可转为CPAP，维持原PEEP值；CPAP维持治疗1~4小时，如复查血气结果正常，即可撤离呼吸机。

低体重儿自主呼吸弱，气管导管细，阻力较大，在气管插管下进行CPAP常会使撤离失败，故也可在呼吸机频率<10次/min时，不经过CPAP过渡而直接撤离呼吸机。患RDS的早产儿，尤其是VLBW儿在拔管后常会出现肺萎陷，撤离呼吸机后给以鼻塞CPAP是通常采用的方法，可以减少再插管率和预防肺萎陷。拔管前一般不常规使用激素，但对曾有上气道梗阻所致的拔管失败者，短程激素应用有利于成功拔管，如拔管后因喉水肿出现明显的上气道梗阻，可用肾上腺素雾化吸入。对于VLBW儿，应用咖啡因可能有助于撤机。

四、高频通气

高频通气（HFV）是治疗新生儿呼吸衰竭的重要手段之一。现在对HFV的应用原理、如何应用及应用的适应证等已有了相对一致的认识。HFV在新生儿呼吸衰竭，尤其是对VLBW或ELBW儿低氧性呼吸衰竭的应用取得了较好的临床经验，HFV可能会减少VLBW儿BPD的发生率，从而日益受到重视。

1.高频呼吸机的分类

（1）高频正压通气（High-frequency positive-pressure ventilation，HFPPV）：常频婴儿呼吸机一般均有该功能。在应用时可通过采用顺应性低的呼吸机输出管道、将呼吸频率增高（最高可达150次/min）和相对减少吸气时间而实现。

（2）高频喷射通气：高频喷射通气（High frequency jel vemilation，HFJV）是以高压气源，通过小孔射气管高频提供潮气量而实现。其提供的潮气量可大于或小于无效腔，但不影响CO_2的排出。

（3）高频气流阻断通气：高频气流阻断通气（High-frequency flow interruption ventilation，HFFTV）与HFJV类似，它是通过间歇阻断高压气源、高频率提供较小的潮气量而实现。与HFJV不同，它没有喷射器，也不会将周围的气体带入。HFF1V的呼气是被动的，但个别呼吸机将能产生负压气流的Venturi装置附加于呼气系统，使呼气成为"主动"；因此，在某些文献中，将此型呼吸机也称为高频振荡通气（High-frequency oscillation ventilation，HFOV）。

（4）高频振荡通气：HFOV是目前新生儿高频通气中临床最多采用的方式。与其他高频呼吸机不同，HFOV呼气过程是主动的，潮气量的递送通过活塞泵、扬声器、振荡膜或主动负压源抽吸完成，较典型的呼吸机是Senor Medics 3100A。HFOV通气时的潮气量一般小于解剖无效腔。

2.高频呼吸的气体交换原理

（1）肺泡直接通气：即使潮气量小于解剖无效腔，近端的少量肺泡仍得到像常频呼吸机同样的通气。

（2）气体的带入（Entrainment）：在高频喷射呼吸模式中，运动中的高频喷射气流将静止的周围气体带入气道。

（3）肺泡间气体交换的不一致性：与常频呼吸机一样，在高频呼吸时气体交换偏向于部分肺段。在高频率、低潮气量时，肺尖较肺底更易通气；相反，在低频率、高潮气量通气时气体偏向于进入肺底。在HFV，肺中央较肺周边更易通气。

（4）对流与流速的非对称：由于气体流速的变化而引起气体界面变化，使气体转运增加。在高频通气时气流进入气道呈抛物线状，中间流速快于周边，使最终的气流运动方式为中间气体进入气道而周边气体流出气道。在气道分叉或流速较快的周边气道，由于气流速度的不对称，使流速更快。

（5）增强的弥散（Augmented diffusion）：气体间的弥散是随机的，取决于气体间的浓度梯度、分子量与温度。HFV时的高速气体使弥散加快，且可能是HFV时气体交换的重要方式。

（6）肺泡间的气体交换：在HFV频率超过5Hz时，由于肺泡间的顺应性及阻力不同，相邻的肺泡通气的时间常数不同，肺泡的充盈和排空的速率也不同，这种速率的不同可引起肺泡间的气体交换发生。

3.HFOV作用机制

HFOV频率为300~3000次/min，吸气和呼气均为主动过程，通气潮气量接近死腔量（20%~80%解剖死腔量），CO_2潴留现象少，使用普通气管插管即可，不需要和CMV联合应用，所以HFOV是当今使用最多的高频通气类型。多种技术可以产生HFOV，主要有以下3种：①活塞型振荡：通过活塞泵的来回移动进行通气，且活塞泵的移动量决定了通气量的大小。由于采用活塞泵，该通气量相当稳定。②动圈式振荡：通过扬声器隔膜的震动，产生的通气量可以更大，应用范围更广。③类似高频气流阻断法：呼吸机在呼吸回路中提供持续气流，并通过呼气阀的快速开启和关闭来产生振荡波形，或通过一组阀门来阻断吸气气流而产生高频振荡。而主动呼气则通过呼气阀中的VENTURI装置来实现。

4.HFOV适应证

HFOV适用于：①CMV治疗中效果欠佳或无效、或治疗中出现并发症的患儿。②CMV治疗中，已产生气压伤或极易产生气压伤的患儿。③一些肺顺应性重度降低的疾病需用机械通气，可以直接使用HFOV，如重度NRDS。④新生儿重症呼吸衰竭达到ECMO应用指征者，在应用ECMO之前可试用HFOV。据报道，有近50%的患儿最终可避免应用ECMO治疗，在这50%成功的患者中，以NRDS为病因的患儿占80%左右。

5.HFOV策略

HFOV在较低的气道压力下能够维持适当的气体交换，从而减少了在CMV中可能存在气压伤的危险。临床上主要应用于新生儿重症呼吸衰竭如重度NRDS、气漏综合征、新生儿持续性肺动脉高压（PPHN）、胎粪吸入综合征（MAS）、先天性膈疝等。

HFOV有两种通气策略，即高肺容量策略和低肺容量策略。高肺容量策略是指平均气道压（MAP）比CMV略高，在肺泡关闭压之上，有利于促进萎陷肺泡的重新张开，即肺泡复张。此时，可保持理想的肺活量，改善通气，减少肺损伤。高肺容量策略强调肺复张和保持最佳肺活量，适用于以弥漫性肺不张为主的疾病，如NRDS。低肺容量策略（即最小压力策略），是指先将通气频率置于600次/min，预设振幅（ΔP）为35~45cmH₂O，再根据$PaCO_2$调整。当ΔP调定，调节MAP使其低于CMV时的10%~20%，即FiO_2<60%时，PaO_2维持在50~80mmHg，$PaCO_2$维持在35~60mmHg。低肺容量策略适用于限制性肺部疾病，尤

其是气漏综合征和肺发育不良，如肺间质气肿、气胸等。

6.HFOV临床应用范围

HFOV临床上常用于：

（1）弥散性均匀性肺部疾病：NRDS、弥散性肺炎、双侧肺发育不良。治疗强调早期使用HFOV和采用高容量策略，但要防止患儿肺过度膨胀。HFOV其首要目标是设法改善其氧合和通气，增加肺容量，并且尽最大可能减少气压伤。先将P_{aw}值调至CMV模式的P_{aw}之上2~5cmH$_2$O，之后若需要，在逐步提高Paw（每10分钟增加1~2cmH$_2$O），直到患者氧合得到改善，表现为PaO$_2$增加20~30mmHg，注意不要让患者的肺过度膨胀。相反的，若发现患者出现右心衰竭的症状，则减少Paw值及其他参数，而HFOV的频率和振荡幅度由PaCO$_2$清除的要求决定。

（2）非均匀性肺部疾病：肺炎、肺出血、胎粪吸入综合征（MAS）、单侧肺发育不良、支气管肺发育不良。这类疾病的治疗目标是用尽可能低的P_{aw}对患儿进行HFOV，来改善患儿的氧合和通气，而且振荡频率必须较低。由于这类患儿肺部肺顺应性和气道阻力分布不均匀，相对顺应性好的肺部区域存在过度膨胀的倾向。对MAS的患儿，由于气道中存在胎粪，HFOV使用不当可使患儿肺泡内气体陷闭并产生气胸。这类患者开始进行HFOV时，其P_{aw}值与CMV时相当，甚至略低，振荡频率也必须较低，之后根据血气分析调整（增减），若HFOV患者病情没有好转，则可终止HFOV返回CMV，或者进行HFOV联合iNO治疗。

（3）气漏患儿的HFOV治疗：肺间质气肿，特别是大泡性肺气肿、气胸都属于气漏患儿。治疗的目的是采用尽量低的P_{aw}值和HFOV来改善患儿的氧合和通气。这类患儿采用HFOV治疗时，必须接受和允许较低的PaO$_2$和较高的PaCO$_2$，避免同时使用CMV模式，以免增加气压伤的发生率。患儿体位应转向气漏侧，P_{aw}尽量低，若有可能使之低于先前使用CMV模式时的平均气道压，并采用较低的HFOV频率（如7Hz左右）。调低通气参数时，在降低FiO$_2$前先调低通气压力。

（4）PPHN的HFOV治疗：HFOV成功治疗PPHN，HFOV取代有创昂贵的ECMO治疗PPHN，取得一定疗效。HFOV持续应用高P_{aw}可以很好地扩开肺泡并降低肺血管阻力，改善通气/血流比值，减少肺内分流。患儿氧合改善，CO$_2$清除增多进一步反作用于肺动脉血管舒张而降低肺动脉高压。在开始HFOV前必须排除患者低容量血症和低容量性低血压。开始HFOV时可持续HFOV的P_{aw}与先前CMV时相同，然后可通过调节P_{aw}来改善患者的氧合和通气状况。

7.HFOV并发症

HFOV常见以下并发症：①激惹现象：常发现患儿在刚开始使用HFOV时易受刺激，建议此时适当应用镇静剂。随着高碳酸血症的缓解，患儿会逐步适应和转安静。②血流动力学紊乱：HFOV由于应用高的PEEP，将影响心脏的回心血量，降低心排血量的同时增加肺血管阻力。应用HFOV后通常可观察到患儿心率稍降低，在使用HFOV前需纠正血容量和心功能问题。③颅内出血：HFOV是否会增加脑室内出血（IVH）学者争论较多，增加IVH的机制是由于HFOV期间MAP几乎恒定，限制了静脉的回流，增加中心静脉压，引起颅内静脉充血；有报道称应用HFOV后出现IVH频率较高和使用HFOV时的患儿病情较重有一定关系；有报道称因应用HFOV时没有应用高肺容量策略，造成IVH发生率增高。

8.HFOV的初始设置及调节

（1）设置基础流速在25~40LPM。

（2）设置MAP初始值：15cmH$_2$O（11~35cmH$_2$O），撤机理想参数10cmH$_2$O（7~19cmH$_2$O），建议每次上下调节1~2cmH$_2$O。此值比CMV的MAP高出2~5cmH$_2$O。MAP主要决定肺容积，是影响HFOV氧合功能的主要参数。设置调节一：直接设置MAP为15cmH$_2$O，以后根据患儿情况及血气分析结果每次增减1~2cmH$_2$O，直到FiO$_2$≤0.6，SaO$_2$＞90%。最后根据床旁胸片肺膨胀情况和PaO$_2$（PaO$_2$应在此范围：60~90mmHg即8.0~12.0kPa）确定MAP值。设置调节二（从CMV+iNO或者CMV改为HFOV治疗时）将MAP的初始设置较CMV时高2~5cmH$_2$O或与CMV时相等，以后根据患儿情况及血气分析结果每次增减1~2cmH$_2$O，直到FiO$_2$≤0.6，SaO$_2$＞90%。最后根据床旁胸片肺膨胀情况和PaO$_2$确定MAP值。一般MAP≤30cmH$_2$O。增加MAP要谨慎，避免肺过度通气。待患儿病情稳定后要尽快下降MAP值（表7-3）。

表7-3　多中心研究时3100A HFOV参数设置

	AP（cmH$_2$O）	MAP（cmH$_2$O）	F（Hz/min）	IT（%）	FiO$_2$（%）	BF（L/min）
开始	45（26~75）	17（11~35）	15（10~15）	33	85（53~100）	10（10~20）
治疗中	41（11~80）	15（6~35）	15（4~15）	33（33~50）	81（30~100）	
撤机	31（10~43）	10（7~19）	15（15~15）	33	30%（22~41）	10（10~20）

（3）设置振荡压力幅度（振幅，ΔP）初始值：30~45cmH$_2$O（26~75cmH$_2$O），撤机理想参数30cmH$_2$O（10~43cmH$_2$O），建议每次上下调节5cmH$_2$O（3~5cmH$_2$O）。ΔP主要影响CO$_2$排出，增加ΔP可增加每分通气量，加速CO$_2$排出，降低PaCO$_2$。ΔP越大，引起压力损伤的可能性越大。初始调节ΔP直至肺部振动（可以观察到从锁骨下到耻骨联合的体表振动并可触及），或X线胸片示膈面位置位于第8~9后肋为宜，以后根据PaCO$_2$调节，PaCO$_2$的目标值为35~60mmHg，并达到理想的气道压和潮气量。ΔP的设置不宜过高，一般小于45cmH$_2$O。设置ΔP还要考虑不同品牌机器的特点。如果设置的ΔP已足够大，PaCO$_2$仍很高，那么监测潮气量大小，查看是否存在痰堵，呼吸机是否有效振荡；ΔP是决定潮气量大小的主要因素，为吸气峰压与呼气末峰压之差。

（4）设置振荡频率（RR）初始值：10Hz/min（10~15Hz/min），撤机理想参数10Hz/min（10~15Hz/min），建议每次上下调节1~2Hz/min。HFOV和CMV频率改变结果不同：降低HFOV频率，可使潮气量（Vt）增加，从而降低PaCO$_2$，但通常情况下HFOV不根据PaCO$_2$调整频率。通常设置为10Hz/min，体重越低设置频率越高。在HFOV治疗过程中，一般不需改变频率。若需调整，以1~2Hz/min幅度进行增减（表7-4）。

表7-4　HFOV频率f调节表

＜1000g	1000~2500g	＞2500g
15 Hz	12~15 Hz	8~12 Hz

（5）吸气时间百分比（%IT）即吸呼比（I/E），初始设置33%，撤机理想参数33%。合理增加吸气时间可增加每次振荡所提供的气体量，但呼气时间减少则增加肺内气体滞留、肺过度充气。如有重度氧合困难可逐渐增加吸气时间百分比，但一般不建议调节此值来改善氧合。

（6）FiO$_2$初始设置。方法一：建议设置FiO$_2$85%（53%~100%），撤机理想参数30%（22%~41%），建议每次上下调节5%的整数倍。应尽快下调FiO$_2$，维持SaO$_2$≥90%；方法二（从CMV+iNO或者CMV改为

HFOV治疗时）：维持CMV时的FiO_2不变，根据血气分析进行增减。治疗重度低氧血症（$SaO_2 < 80\%$）时，当FiO_2调至100%，只有通过增加MAP以改善氧合。轻至中度低氧血症时从肺保护理念出发，应遵循先上调FiO_2后增加MAP的原则。

（7）偏置气流（BF）初始设置：10L/min（10~20L/min），撤机理想参数10L/min（10~15L/min），建议每次上下调节5L/min。一般情况下，最小调节周期为15min。对于一些重度气漏患儿可将偏置气流调节到最大，达60L/min。在MAP恒定时，增加气流量，可增加肺氧合功能。增加偏置气流可以补偿气漏、维持MAP。调节中请注意：调节BF时，MAP必须同时调整，以维持MAP不变。

（8）维持血气在适当范围及X线胸片示膈面位置位于第8~9后肋水平。

9.HFOV与CMV治疗NRDS的比较

CMV与HFOV在治疗NRDS时除了在呼吸频率上有明显的区别外，还有以下一些方面的区别。①氧合的比较：通气要求达到最大的通气/血流比值而又不损害心排血量或造成肺的损伤。CMV是通过吸气时应用较高的吸气峰压和较大的潮气量保持气体交换，维持通气，呼气时肺部弹性回缩，肺泡萎陷，肺泡内气体交换迅速减少；HFOV的氧合作用是依赖获得最佳肺容量来维持功能残气量（FRC）。HFOV应用高的呼气末正压而不应用高的吸气峰压以维持通气，因而减少了CMV中的高气压伤和压力波动所致的肺损伤。HFOV期间通过调节MAP改变肺容量以达到最佳的通气/血流比值。②通气的比较：CMV时肺泡每分钟通气量（MV）与呼吸频率（RR）、潮气量（V_t）和死腔量（V_d）之间的关系为$MV=RR \times (V_t-V_d)$。若$V_t < V_d$，则肺泡无通气。而HFOV气体交换是通过分子的振荡弥散而进行的，不受其影响。HFOV期间，通气频率和呼吸阻抗增加，潮气量传致肺泡的量就减少，因而与CMV相比，气管导管大小、气道阻力和肺顺应性的改变对$PaCO_2$的影响较大。③气体运输分布：在CMV期间气体运输分布主要受气道阻力和肺顺应性的影响，病变肺部每一个肺单位存在着不同的顺应性和气道阻力，结果低阻力、高顺应性的肺单位肺容量变化大，结果易造成肺损伤。HFOV期间气体运输分布似乎更均匀，肺损伤减少，很少受潮气量、频率、呼吸系统力学和肺部疾病的均匀程度的影响。对肺高压或肺泡漏气的新生儿，HFOV可在较低峰压值和气道压力（P_{aw}）下取得较好的气体交换。和CMV相比，HFOV的呼气时间相对较短。因而肺内气体潴留的可能性较大，尤其是在气道阻力增加和肺顺应性正常时（如支气管肺发育不良和哮喘等），HFOV治疗效果不佳。④通气策略的比较：临床上CMV需要应用呼气末压力以维持呼气末肺容量或FRC。当CMV不能维持适当的肺容量时可导致进行性肺损伤、降低PS的作用和导致肺不张的发生，当应用PEEP可起到肺保护作用。HFOV应用最佳肺容量可降低由大潮气量通气等导致的急性肺损伤。总之，HFOV应用时的通气策略是相当重要的，就如在NRDS应用CMV时不能应用PEEP为0一样，在HFOV时不能应用低的持续扩张压（表7-5、表7-6）。

表7-5　HFOV高肺容量策略（即高压策略）

适应证	适用于弥散性均匀性（肺不张为主）肺部疾病：NRDS、弥散性肺炎、双侧肺发育不良［高防气漏］
调节方法与原则	［高而不伤］先将P_{aw}值调至CMV模式的P_{aw}之上2~5cmH_2O，之后若需要，在逐步提高P_{aw}（每10分钟增加1~2cmH_2O），直到患者氧合得到改善（表现为PaO_2增加20~30mmHg，SPO_2达到理想值）。注意：若发现患者出现右心衰竭的症状，则减少P_{aw}值及其他参数。而HFOV的频率和振荡幅度由$PaCO_2$清除的要求决定

表7-6　HFOV低肺容量策略（即最小压力策略）

适应证	非均匀性（限制性）肺部疾病：局限性肺炎、肺出血、胎粪吸入综合征（MAS）、单侧肺发育不良、支气管肺发育不良、气胸（尤其是气漏综合征和肺发育不良，大泡性肺气肿、肺间质气肿，气胸等）
调节方法	低肺容量策略是指先将 f 于 600 次 /min，预设振幅（ΔP），为 35~45cmH$_2$O，再根据 PaCO$_2$ 调整。当 ΔP 调定，调节 MAP 使其低于 CMV 时的 10％~20％（1~2cmH$_2$O），即 FiO$_2$ < 60％时，PaO$_2$ 维持在 50~80mmHg，PaCO$_2$ 维持在 35~60mmHg

注：不能一味追求某策略，应根据血气分析调整（增减），若HFOV患者病情没有好转，则可终止HFOV返回CMV，或者进行HFOV联合iNO治疗。

HFOV的应用减少了许多CMV的并发症，减少了肺损伤的发生率。随着医学的发展，近几年来应用HFOV与其他一些呼吸支持方式的联合应用取得了协同作用，进一步减少了肺损伤的发生率，从而改善了临床预后，并降低了ECMO的使用率（表7-7、表7-8）。

表7-7　CMV通气无效的指征（HFOV治疗时机）

早产儿：	足月儿：
相对压力 PIP > 22cmH$_2$O 绝对压力 PIP > 25cmH$_2$O	相对压力 PIP > 25cmH$_2$O 绝对压力 PIP > 28cmH$_2$O

表7-8　HFOV治疗失败标准

①不能有效改善氧合，24 小时内不能将 FiO$_2$ 下降10% 以上
②不能保证足够的通气量，PaCO$_2$ > 120mmHg，pH < 7.15
③当 FiO$_2$=1.0，W$_t$ < 1kg 时，MAP 已达 20cmH$_2$O
④当 FiO$_2$=1.0，W$_t$ > 1kg 时，MAP 已 > 25cmH$_2$O
⑤PaO$_2$ < 50mmHg，且持续 2 小时以上
⑥逐渐增加 ΔP，PaCO$_2$ 仍 > 50mmHg，并持续 2h 以上
⑦HFOV 治疗中有明显的心功能不全或顽固性低血压。当 HFOV 治疗失败时，应撤离 HFOV 改用其他通气方式

10.下列情况可作为临床应用HFV的参考

（1）各种气漏、支气管胸膜瘘。

（2）肺部均一改变的非RDS患儿，如肺炎、PPHIN；一般认为常频呼吸机PIP > 20~25cmH$_2$O，FiO$_2$ > 0.4~0.6，应用HFV常有效。

（3）严重的非均一性肺部疾病，如MAS，但应用时应注意气体的滞留。

（4）肺发育不良，如膈疝所致的肺发育不良。

（5）腹胀、严重的胸廓畸形。

（6）足月儿严重肺部疾病已达ECMO应用标准时。

（7）早产RDS可作为选择性应用，也可作为首选。

HFV可用于新生儿呼吸衰竭的原因：

（1）在尽可能低的MAP条件下提供足够的通气，H的是减少气道压力，如应用于气漏综合征、肺发育不全、MAS、肺炎伴肺萎陷和伴有肺实质疾病的PPHN等。

（2）是采用高频通气提供最佳的肺容量，如早产儿RDS时肺萎陷常较突出，而HFV可提供相对较高的MAP，开放更多的肺泡。

HFV的具体应用方法：

（1）高频通气时的不同气道压力策略：一般在高频呼吸机应用于RDS时强调肺的募集（也称肺复张），使肺的扩张超过闭合压，此时采用相对较高的MAP策略；而当应用于气漏等疾病时，采用相对较低的MAP策略。具体MAP的调节和监测通过血氧监测和胸部X线片所示的肺扩张情况而定。

（2）高频通气时的呼吸频率：高频通气时频率的增加并不能使CO_2的排出呈比例增加，相反，在频率过高时CO_2的排出会逐渐减少。一般患儿体重越大或肺顺应性越好，所用的HFV频率越低，这也与不同体重时其身体的共振频率不同有关。以应用高频振荡通气（HFOV）为例，常将早产儿<1500g者频率设为15Hz（900次/min）；>1500g者频率设为10~12Hz（600~720次/min）；将吸气时间设置为33%（I/E=1:2）。

（3）高频通气时的振幅：在应用HFV时，振幅与CO_2的排出有较显著的关系。适当的振幅是以达到胸部振动为宜，应密切监测血气分析以避免低碳酸或高碳酸血症。

（4）临床应用时的初调及调节：HFV的初调：HFV的初调值常根据患儿疾病的性质、高频呼吸机的种类（即HFOV、HFJV、HFFIV）和患儿的体重等因素考虑。

HFOV：吸气时间33%。MAP至少比应用常频呼吸机时的MAP高2~3cmH$_2$O；但对于有气漏综合征等患儿，MAP的设置与常频通气时相同。频率10~15Hz。振幅（AP）：根据胸廓运动和$PaCO_2$调节，振幅可初调至MAP数值的2倍；如超过3倍可引起气体滞留。

HFJV：频率7Hz（或根据呼吸力学监测所得出的肺时间常数而定）。吸气时间0.02秒。PEEP（MAP）6~8cmH$_2$O（常低于常频通气MAP值20%，或根据氧合而定）。振幅：根据胸廓运动和$PaCO_2$而定。

HFJV时常用背景IMV：频率2~5次/min。吸气时间0.4~0.5秒。PIP与常频通气时相同。

HFV的调节：为了使氧合改善及FiO$_2$降低至<35%，可将MAP提高10%~20%，进一步增加MAP需有胸片指导，以免胸腔内压增加而使静脉回流障碍，心排出量降低。HFV应用早期可多次摄X线胸片检查。当撤离过程中出现肺萎陷时可再次提高MAP，以募集更多的肺泡。

临床上常根据$PaCO_2$对HFV进行调节：在频率不变的情况下，$PaCO_2$主要取决于振幅的变化，一旦患者的频率已确定，只有在患儿病情有较大改变，如呼吸时间常数改变时才调整频率。振幅的调整应根据胸廓运动、经皮二氧化碳分压及血气分析值结果。振幅的调整范围应与$PaCO_2$变化幅度相适应，一般调整5%~10%。

下列方法可作为调节的参考：

（1）HFV时血气应保持的范围：经皮血氧饱和度88%~95%。轻度的高碳酸血症是无害的，如无PIE和明显的气漏、无过度充气和胸片弥漫变化，$PaCO_2$可维持40~55mmHg；如有并发症，更高的$PaCO_2$也可能允许。pH至少7.25，尚无证据显示更低的pH无害。

（2）肺充气的范围：HFV时肺容量测量困难，但可通过X线胸片进行估计。常通过评价横膈位置、肺的密度来进行估计。理想的肺充气应使右横膈顶位于第8后肋下缘，不超过第9~10肋之间。如患儿有PIE、支气管胸膜瘘，所判断的肋间隙位置应比无并发症者高一个肋间。

（3）HFV的安全性：在所有HFV相关的并发症中，较引起担忧的是早产儿IVH和PVL。在高频通气时IVH、PVL的发生机制是肺过度扩张和胸腔压力过高引起脑静脉回流受阻；此外，HFV时较易使CO_2排出，导致低碳酸血症在PVL发病中也起重要作用。临床上应用HFV时应尽可能避免低碳酸血症的发生。

（4）HFV的撤离：目前尚无统一的HFV撤离标准。患儿可直接从高频呼吸机拔管撤离，也可过渡到常频呼吸机再撤离。

当患儿血气与肺扩张达到要求时即应考虑开始撤机。应注意在撤离时当压力低于闭合压（Critical closing pressure）时可引起肺泡萎陷。撤离时首先降FiO_2，一般当FiO_2降为小于0.4~0.6时才考虑降MAP。HFJV降振幅时MAP同时会降低，为了避免MAP降低过快，可适当提高PEEP。HFOV在撤离时先降FiO_2，然后降MAP，每次降1~2cmH_2O；根据血气分析情况调节振幅；在撤离时呼吸频率一般不需调节。对于稳定的患儿，每6~12小时可适当降MAP或振幅；对于VLBW儿，当MAP < 6~8cmH_2O，FiO_2 < 0.25~0.3，可考虑拔气管插管；对于较大的新生儿，在相对较高的呼吸机参数也可拔管。

（5）无创高频通气：目前临床使用的无创高频模式属无创高频振荡通气（Noninvasive high-frequency oscillatory ventilation，NHFOV）。它是在NCPAP基础上叠加了压力振荡功能，与其他无创通气模式相比NHFOV存在以下几个方面的优势：①有利于CO_2排出，减少CO_2潴留。②减少压力伤、容量伤的发生。③不需同步支持技术。

NHFOV主要禁忌证：活动性颅内出血；其他禁忌证同NIPPV。

五、液体通气

当新生儿肺泡萎陷而出现呼吸衰竭时，治疗的目标是将萎陷的肺泡扩张。临床可采用的方法有：①以机械的方法扩张肺泡，如PEEP的应用。②提供外源性PS，降低表面张力，使肺泡扩张。③将能够溶解氧和二氧化碳的媒介液体充入气道，以扩张肺泡，改善气体交换。液体通气（Liquid ventilation，LV）是以一种液体代替气体灌注气管、支气管进行呼吸的特殊通气方式。

全氟化碳为惰性、稳定、无毒、不代谢的液体；对气体有高亲和力，氧在PFC中的溶解度是水中的20倍以上，每100mL PFC中可溶解氧56mL；CO_2的溶解度变化较大，每100mL PFC中可溶解约160mL。PFC的高密度有助于在肺内均匀分布，使不张的肺泡复张，降低肺泡气-液交界面的表面张力，改善通气-血流比值。由于其高溶解度和能使气体迅速扩散，使肺泡能有效地完成气体交换。

1.液体通气的两种不同方法

（1）全液体通气（TLV）：用PFC替换整个呼吸道及环路中的气体。需特殊的仪器设备，可提供PFC的潮气量。

（2）部分液体通气（PLV）：只需用PFC（一般用20~30mL/kg）以替代肺功能残气量；使用常规呼吸机，PFC经气管内注入，气体交换在肺泡毛细血管和肺泡内液间进行。由于气液界面在PLV时仍然存在，所以气道压力常需提高。

2.液体通气的作用机制

（1）PFC对肺内交换的气体（如O_2、CO_2均有较高的溶解度，起到促进肺内气体转运作用而改善气体交换。

（2）受PFC的重力作用，使原来不易通气的肺下垂部分气体交换改善，最终改善了通气/血流比值。

（3）由于PFC的高密度、低表面张力特点，通过降低肺泡表面张力，消除炎症渗出，复张肺泡而恢复功能残气量，起到了类似"液体PEEP"的作用；通过液体扩张肺泡的压力仅为气体扩张肺泡所需压力的1/3。

（4）PFC直接或间接地作用于炎性细胞，有减轻肺部炎症的潜在作用。

3.液体通气的临床应用

目前临床仅试用于ARDS、早产儿呼吸衰竭，新生儿MAS等。

4.液体通气的潜在副作用

（1）气胸的发生率增加。

（2）由于下气道的分泌物或组织碎片进入中心气道而出现的气道堵塞。

（3）由于气道内液体所产生的"功能残气量"是不可压缩性，对心血管系统可能会产生影响。

（4）全氟化碳对机体的长期影响尚需进一步研究。

液体通气对早产儿可能有潜在的益处，但因技术复杂，临床疗效还需进一步研究。

第四节　一氧化氮吸入治疗

自2000年以来，吸入一氧化氮（NO）气体作为特殊呼吸治疗技术显著改善了新生儿危重呼吸疾病救治结果。该技术主要适用于肺血管痉挛导致的呼吸衰竭和肺动脉高压性肺血管病变的诊断和治疗。新生儿持续性低氧性呼吸衰竭时，由于肺血管持续痉挛，导致通气-灌流失调，一般机械通气和扩张肺血管药物不能有效改善，但吸入NO具有迅速改善低氧血症的作用，同时还具有调节和抑制肺组织细胞炎症的作用。新生儿NICU主要依靠无创呼吸治疗技术、经气道插管的有创呼吸机通气技术（包括高频振荡通气）、PS和吸入NO治疗，使＞90%以上的危重呼吸衰竭的足月和早产新生儿可以存活。其中吸入NO疗法使严重呼吸衰竭患儿显著减少对体外膜肺（ECMO）的依赖，并改变了对PPHN治疗策略。

（一）iNO治疗

1.内源性NO的生物合成、代谢

NO由内皮细胞产生，经体内L-精氨酸末端胍基氮原子通过NO合成酶（NOS）催化生成。NO具有很强的亲脂性，可以很快扩散入邻近血管平滑肌，激发细胞内可溶性鸟苷酸环化酶使环磷酸鸟苷（cGMP）升高，cGMP又激活蛋白激酶G，增加细胞膜Ca^{2+}-ATP酶活性，使细胞内游离钙离子浓度降低，导致肌球蛋白轻链激酶活性降低，肌球蛋白轻链脱磷酸化松弛平滑肌。

2.NO降低肺动脉压力的机制

NO是简单的小分子物质，其化学性质活跃且不稳定，半寿期仅为3~5秒，可溶于水和脂肪，能自由弥散于细胞周围。NO与O_2均为强氧化剂，其潜在的毒性远较NO大，并且对肺脏有毒性作用。NO是亲脂性内皮衍生舒张因子，可激活可溶性鸟苷酸环化酶并生成环磷酸鸟苷（cGMP）。cGMP介导血管平滑肌的舒张，调节局部血流，并降低血管对缩血管物质的反应，iNO通过肺内气血屏障后迅速与血中血红蛋白的血红素结合，生成亚硝基血红蛋白而失活；后者很快被氧化生成高铁血红蛋白（MetHb），经肾代谢后以NO_3^-的形式从尿中排出。因此，iNO能选择性地作用于肺血管，使肺动脉压及肺血管阻力降低，而体动脉压和外周血管阻力不受影响；肺血管扩张后，血流灌注增加，肺内分流降低，改善了通气/血流比值和气体交换，提高了氧合。所以iNO可改善氧合，减少ECMO使用率。

3.iNO的适宜浓度及副作用

目前iNO治疗肺动脉高压的适宜浓度、使用持续时间及停用指征尚未有统一意见。有研究报道，吸入低浓度NO对早期支气管肺发育不良（BPD）无保护作用，但可使通气/血流比例协调，降低氧合指数及吸氧浓度，减轻高氧诱导肺损伤。由于NO是一种有毒气体，故要求达到有效治疗作用时吸入的浓度尽可能减低。治疗肺动脉高压的NO浓度3×10^{-6}~80×10^{6}均有报道。有报道对吸入20×10^{-6}NO无反应的低氧血症新生儿（胎龄≥34周）改吸80×10^{-6}NO，仅15%的患儿反应改善。

由于NO的半寿期只有3~5秒，NO进入血液后能迅速与血红蛋白结合，形成MetHb而失活，因此NO只能选择性地应用于肺小血管，而对体循环血管（血压）无显著影响。NO与氧接触后能很快生成具有很强毒性的二氧化氮（NO_2，当NO_2达到一定浓度时，可产生重度的急性肺水肿，并且作为氧化物，它还可使细胞受损死亡。

喻文亮等对使用iNO治疗时的室内NO浓度进行测定，发现若排除NO意外泄漏等因素，即使呼吸机的呼出气体直接排在室内，对病室内NO浓度的影响远小于气候因素（季节，天气，风速等）的影响，但谨慎起见，仍建议将呼吸机呼出气体经连接管道排出病房外。

4.iNO无效时的处理

iNO治疗无效，可采取以下措施：①纠正酸中毒：当患儿缺氧和酸中毒时，可以先提高呼吸机参数，增加每分钟通气量，当改善通气仍不能纠正酸中毒时给予碳酸氢钠治疗，血pH升高可以增加肺动脉对NO的反应性。②提高PEEP，适当增加PEEP使患儿肺泡达到最佳募集，可使NO无反应者对NO反应增强。③使用HFOV，因为HFOV较CMV更能改善患儿肺泡募集，有报道HFOV时可加用iNO，患儿对NO的反应较好。④PS的应用，PS能够使部分萎陷的肺泡重新张开，改善肺泡通气，更有利于NO的弥散。

5.iNO适应证及疗效判断

iNO的适应证：近足月儿或足月儿，$FiO_2>80\%$，$PaO_2<50mmHg$，$SpO_2<85\%$，常规通气>2小时，氧合指数（OI）15，心脏彩超示心排血量正常，存在左向右分流。OI>25常是iNO指征。一般在选择治疗时，OI在15~25时的治疗反应较OI>25者更好。疗效判断：一般在1~6小时，当FiO_2下降>30%，$SpO_2>$85%，$PaO_2>50mmHg$，肺动脉压/体循环压<0.7为有效。

6.iNO监测

iNO减量方法：iNO不可骤停，否则会导致缺氧加重、病情反跳，故需逐渐减量。先逐渐降低FiO_2，根据血气分析以5%的整数倍下调，当$FiO_2\leq60\%$，进行iNO浓度减量，以5的整数倍下调，减至5×10^6后每次有（$1\sim2\times10^6$，直至停用，呼吸机通气参数已下调至安全范围为撤离NO时机。停用后若SpO_2下降>10%，可上调$FiO_2$10%~20%。监测：应持续监测吸入NO和NO_2浓度；定时测定高铁血红蛋白的浓度，可每12小时测定一次，使其水平不超过3%；早产儿还需观察有无出血倾向，监测血小板和凝血功能。

7.iNO的副作用

NO本身是一种不稳定的自由基，大剂量吸入对肺脏有直接损伤作用，在吸入浓度不超过80ppm，至今尚未有吸入数天即损伤肺脏的文献报道。NO与氧结合后可产生NO_2，NO_2是一种强氧化剂，50%~60%滞留于肺而直接损伤肺脏，可引起慢性肺部疾病（CLD）。大剂量iNO时PS功能降低，小剂量iNO时PS作用增强。高铁血红蛋白血症的发生取决于患者的血红蛋白浓度与氧化程度、高铁血红蛋白还原酶的活性以及NO最终吸入量。高铁血红蛋白明显增高时（如大于3%），可能会造成肺水肿等肺部病变。

8.iNO的初始设置及调节

初始设置：10ppm，无反应时可增加至20ppm。足月儿初始剂量可为20ppm，无反应时可增加至40ppm。iNO>5ppm时，调节数值为5的整数倍。在iNO治疗开始1小时内一般不改变机械通气模式和参数。

（1）iNO治疗后$PaO_2 > 50mmHg$，$SaO_2 > 85\%$，先下调呼吸机及FiO_2参数至安全范围：$FiO_2 < 0.60$和$MAP < 12cmH_2O$（或者$PIP < 15cmH_2O$），能够维持正常的SpO_2，此时呼吸机参数不变，待患儿状态稳定之后，尝试将iNO浓度减量至5ppm；如果SpO_2不降低，此时调节方法如下：

如果iNO时间 > 24小时患儿，降至吸入5ppm时稳定4~6小时，此后每6小时降低1~2ppm直至iNO为0.5~1ppm，此时可撤离iNO。停iNO时如果出现SpO_2降低 > 10%，或PaO_2下降 > 10mmHg，可增加$FiO_2$20%维持，必要时上调呼吸机参数，待患儿状态稳定再逐步下调。

如果iNO时间 < 24小时患儿，在降到5ppm之后每小时降低1ppm直至iNO 0.5~1ppm，此时可撤离NO吸入。停iNO吸入时，如果出现SaO_2降低 > 10%，或PaO_2下降 > 10mmHg，可增加FiO_2 20%维持，必要时上调呼吸机参数，待患儿状态稳定再逐步下调。

（2）如NO减量过程中出现病情反复或恶化者（PaO_2下降 > 20mmHg），提高iNO浓度至20ppm吸入至少1小时，若治疗有效，待病情稳定后按上述方法减量；若无效，将NO浓度调回10ppm，持续吸入3天后，再按以上调节方法调节。

Kinsella等研究发现，对于出生体重1000~1250g的早产儿，iNO治疗降低了BPD的发生率，并且对重度脑室出血没有影响，而且"常规使用"的早产儿重度IVH或PVL总的发生有减少。研究还发现，对早产儿常见其他并发症发生率（包括气胸、动脉导管开放、坏死性小肠结肠炎、早产儿视网膜病或脓毒症）没有影响。

综上所述，患儿早期iNO引起血管平滑肌松弛，降低肺血管阻力和肺动脉高压，提高肺血流量，改善肺通气/血流比值，提高血氧浓度，改善低氧状态，iNO已应用于CMV无效的难治性呼吸衰竭治疗。HFOV较CMV更能改善患儿肺泡募集，改善多发小肺区不张，改善氧合，降低病死率，所以HFOV作为CMV无效的重度NRDS致难治性呼吸衰竭治疗，2种方法均有效。

（二）HFOV联合iNO治疗

1.HFOV联合iNO治疗的初始设置与调节

（1）HFOV的初始参数和调节与单纯使用HFOV治疗时的初始参数一致。

（2）iNO治疗的初参数和调节与单纯使用iNO治疗时参数一致。

（3）呼吸机参数的调节原则：对目前呈现的参数状态评估，引起并发症及对患儿的损害最大的参数，在参数上调时应后上调，能不上调，尽量不调；在参数下调时，先下调，每次调节时对当前参数进行一次评估，结合治疗目的调节参数。

（4）关于PaO_2与SaO_2低时参数调节：先上调HFOV的参数，①上调至$FiO_2 = 1.0$，如果MAP调至$20cmH_2O$时仍不能维持$SaO_2 > 90\%$和PaO_2在60~90mmHg，进行②调节。②上调iNO，足月儿可增加到40ppm，早产儿可增加到20ppm。③当进行了②的调节仍不能维持$SaO_2 > 90\%$和PaO_2在60~90mmHg时，再上调MAP，可调至$MAP \leq 30cmH_2O$。④当进行了③的调节仍不能维持$SaO_2 > 90\%$和$PaO_2$60~90mmHg时，不再进行MAP的调节，此时进行iNO的调节，可增加至80ppm。

（5）当患儿呼吸参数和血气分析稳定后下调呼吸机参数原则，与上调原则相反，以最后上调参数最先下调，顺次调节，最先上调参数最后下调。如果HFOV联合iNO治疗时初始参数就能达到治疗目，那么下调参数顺序为：①下调至$FiO_2 \leq 0.6$。②然后下调iNO浓度至5ppm。③iNO调至5ppm同时下调HFOV的参数。

（6）下调iNO治疗参数时，如果出现SaO_2降低 > 10%，或PaO_2下降 > 10mmHg，可暂时恢复到前一次的浓度并维持2~3h，或增加$FiO_2$20%维持2~3小时，待患儿状态稳定再逐步下调。下调HFOV治疗参数时，如果出现SaO_2降低＞10%，或PaO_2下降＞10mmHg，可暂时恢复到前一次的呼吸机参数并维持6~8小时，或增加$FiO_2$20%维持6~8小时，待患儿状态稳定再逐步下调。

（7）关于$PaCO_2$高时参数调节主要调节HFOV中ΔP的值，当上调后$PaCO_2$仍不下降，处理方法与HFOV治疗高$PaCO_2$相同。

2.HFOV联合iNO治疗撤离与撤机

（1）如果有出血倾向，尽快撤离iNO治疗。

（2）没有出现禁忌证的情况下，两种方法治疗后撤机条件与每种方法单独使用时相同。

（3）如果病情顽固，那么先降低至撤机参数的治疗方法维持，待两种治疗方法参数均降到撤机参数时先撤离iNO治疗，HFOV至少维持12小时，待患儿状态稳定再撤离；如果病情迅速好转，那么先降低至撤机参数的治疗方法先撤机，一般推荐先撤离iNO。

（4）如果联合治疗在初始设置参数下就能达到治疗效果，那么先降低iNO治疗的参数，先撤离iNO治疗，HFOV至少维持12小时，待患儿状态稳定再撤离。

（5）如果撤机出现SaO_2降低＞10%，或PaO_2下降＞10mmHg，已提高$FiO_2$20%仍无好转，首选HFOV治疗，直到HFOV的MAP调至30cmH_2O仍不能达到和维持SaO_2＞90%和PaO_2在60~90mmHg时，才考虑再进行HFOV联合iON治疗。

第五节　新生儿肺功能监测

新生儿肺功能监测一般指呼吸力学监测，同时也包含对中枢呼吸控制、外周气体交换功能的监测。肺通气呼吸力学主要通过实时监测通气流速、压力、容量的变化，反映呼吸系统/肺顺应性、气道助力、呼吸做功等方面的变化，可以帮助判断呼吸系统和肺生理或病理状态。外周气体交换功能主要通过血气、呼出气分析技术，以及借助有创性血流动力学监测技术，辅助判断肺通气–灌流协调状况，为疾病病理生理快速做出诊断，也可以迅速判断干预技术应用的效果。

一、呼吸力学参数基本概念和临床意义

常用的监测肺功能的仪器为肺流速仪（Pneumotachometer），通过气流传感仪在患儿气道插管外端串接人呼吸机回路管道三通接口，可以实时监测随通气/呼吸时气流进出肺的周期性变化讯号，主要为流速和压力。

1.通气节律

（1）呼吸（通气）频率（Respiratory frequency，f）：每分钟通气次数，次/min。足月新生儿30~50次/min，平均40次/min；早产新生儿40~80次/min。

（2）吸气时间（供气时间，Inspiration time，Ti）：每次通气时气体进入肺需要的时间。足月新生儿0.4~0.6秒；早产新生儿0.2~0.5秒。

（3）呼气时间（排气时间，Expiration time，Te）：每次通气时气体排出肺需要的时间。足月新生儿0.5~0.8秒；早产新生儿0.3~0.6秒。呼气时间一般长于吸气时间。

（4）通气时间与呼吸周期（Ventilation time，respiratory cycle）及吸呼比（I/E）：完成一次通气需要的时间=Ti+Te，与通气（呼吸）频率呈倒数关系，即通气频率和通气周期的乘积等于60秒（1分钟）；频率快，通气周期短，频率慢，通气周期长。

临床意义：在常用通气频率下（20~60次/min），呼吸机的I/E设置有两种：一种是Ti和Te设置是随f变化而相应改变，以保持I/E不变；此种设置在f非常慢（＜30次/min）时，需要缩短Ti、延长Te以改变I/E，避免Ti过长。另一种是传统的Ti设置，在f设定后，相应的I/E也确定，但是随f变化Ti不会自动变化，而Te会因通气（呼吸）周期的缩短或延长而相应变化，由此导致I/E也变化。因此需要了解具体呼吸机的工作参数设置的点来调整和监测I/E，以避免Te过长带来肺泡容量性损伤。

2.通气压力

（1）气道峰压（PIP）：单位cmH_2O，在一次通气中气道压力相对基线压力（大气压时等于$0cmH_2O$，PEEP时＞$0cmH_2O$）的最高水平，包含压力上升时间段（其从基线压力到最高压力的时间），最大压力维持时间段（平台期），供气停顿段（Pause pressure，指供气阀门关闭、排气阀门未打开，出现峰压略下降，反映肺泡继续扩张时峰压变化，是容量控制通气模式中的特征性气道压力）。PIP正常水平在10~12cmH_2O。

临床意义：PIP是影响潮气水平的最主要参数。在维持通气潮气量在生理水平范围时。在正常足月新生儿，其水平在8~12cmH_2O可以获得足够的VT以满足气体交换的生理呼吸需求。在早产新生儿，随着胎龄缩短，肺相应不成熟，所需要的PIP水平在15~25cmH_2O，以获得所需要的VT。当发生RDS时，在很高的PIP下，也可能达不到所需的VT，因此，需要气道滴入PS来改善呼吸力学和通气、换气效率。

（2）呼气末正压（PEEP）：单位cmH_2O，指在呼气阶段气道压力由高向低变化，在呼气末段仍然高于基线压力的水平。

临床意义：PEEP的设置一般在4~6cmH_2O，极不成熟早产儿不超过8cmH_2O，晚期早产儿、足月儿及过期产儿可以使用高到9~12cmH_2O。判断PEEP设置的合适度主要通过氧合水平（FiO_2，PaO_2，SPO_2）、胸片反映肺充气程度及心影、心率反映心排出量及外周血压的判断。如果在上调PEEP过程中出现心率明显加快（150~170次/min），同时有外周血压下降和SpO_2＜85%，则应推断肺泡随PEEP上升过度膨胀（FRC过高）导致心包受压迫，左心回流障碍带来心排出量下降，体循环血流下降，心率代偿性加快。此时应将最近上调的PEEP量调回原水平，监测心率、SPO_2、外周血压，如恢复到原先状态，提示PEEP水平不适宜再上调。

（3）平均气道压（MAP）：单位cmH_2O，通气时间或呼吸周期中持续作用在气道和肺泡的平均压力，为PIP和PEEP时间变化的积分。

临床意义：压力控制通气模式下，大气道、小气道和肺泡在供气末压力相等。容量控制模式下及高频振荡模式下，大气道、小气道和肺泡在供气末压力不相等，小气道和肺泡压力较大气道压力可以呈衰减20%~40%。在保证气体通气-交换效率稳定状态下，应选用MAP尽可能低的通气模式。

（4）胸腔内压（Pleural pressure）：单位cmH_2O，一般为负值（最大可以达到-50~-30）。

3.通气量与通气流量

（1）潮气量（VT）：每次自主呼吸或强制机械通气进入或排出肺的通气量，平均在5~7mL/kg体重，该数值在婴儿、儿童与成人很接近。过高可能导致通气过度，气体容积过大使肺泡和小气道上皮牵张过度而损害，并引起循环二氧化碳分压（$PaCO_2$）迅速变化；过低则有效肺泡通气量下降。必须注意呼吸机显示的是未经体重修正的数值，呼吸机供气潮气量可能高于理论上的生理潮气量30%~50%，主要由于管道回路顺应性和气道插管在声门处漏气两大因素。严格地讲每次呼出气体测定的量更接近真实潮气量。

临床意义：VT和分钟通气量（Minute ventilation，MV）在极不成熟、超不成熟早产儿肺的监测应用，在有创通气开始阶段应适当低于正常水平［VT 3~4mL/kg，MV 150~200mL/（kg·min）］，有利于靠近呼吸性细支气管的中央性肺泡渐进式地带动靠近胸膜脏层的外周肺泡的扩张，以避免肺泡过度牵张导致容量性损伤。

（2）死腔（Dead space，VD）：解剖死腔，为声门以下导气段气道容量（非气体交换部分），足月儿1.5~2mL/kg，早产儿1.7~3.0mL/kg；生理死腔，解剖死腔加未获得有效血流灌注的通气肺泡容量之和＞2mL/kg。

临床意义：早产儿及出现CLD或BPD患儿可同时存在解剖死腔和生理死腔增大，临床上不易区别。机械通气时的VT，FiO_2设置应相应调整。

（3）分钟通气量（MV）：MV=VT×频率（f），mL（kg·min），为单位时间内的肺通气量，适宜于个体间比较。

临床意义：与CO_2排出效率有关；长时间通气中针对具体情况改变呼吸机参数，如PIP/PEEP、VT或者f，应维持MV相对稳定在200~250mL（kg·min）。

（4）分钟肺泡通气量（Minute alveolar volume，MVA）：MVA=（V−VD）×频率，单位mL/min，为实际进行气体交换的通气容量。

临床意义：肺内分流增加时，生理死腔（VD）增加，通过增加频率，可以补偿MVA，但增加频率过快（＞60次/min）使通气时间（呼吸周期）缩短，也会降低MVA，影响实际通气和换气效率。基于对VD、通气-灌流比和肺内分流的判断，作为长期机械通气效率的相对稳定的通气量水平判断，一般没有呼吸机或流速仪可以直接显示。

（5）功能余气量（Functional residual capacity，FRC）：平静（潮式）通气呼气末肺残余气量，FRC=25~35mL/kg，相当于妊娠后期胎儿肺液量，可以维持肺泡气CO_2水平相对稳定。

临床意义：设置PEEP、CPAP、给予PS均直接影响FRC水平的变化，以获得比较高的肺动态顺应性，并可以改善肺通气-灌流失调。极不成熟早产儿的FRC水平只有足月新生儿的10%~50%。在极不成熟早产儿，应用PEEP、CPAP和PS只能部分提高FRC以改善Crs及气血交换效率。

（6）气道插管漏气检查：在目前婴儿型呼吸机或呼吸力学流速监测仪上，可以通过比较每次呼吸/通气时进出肺潮气量的差值，判断气道插管经声门处的漏气程度，一般应＜20%VT。当漏气＞50%的VT时，应考虑更换气道插管。如果不能更换气道插管，则应根据呼出气VT量，将PIP增加（压力控制模式时），或将TV调高（容量控制模式时），以补偿MV供气量。利用呼气阻断技术，可以从容量-流速环关系曲线上间接判断FRC。

4.呼吸系统顺应性（Compliance of respiratory system，Crs）

CRS=VT/（PIP−PEEP），单位：mL/（cmH_2O·kg），反映肺在特定压力范围内的容量变化难易程度。正常水平在0.8~1.2。新生儿由于胸廓软骨比例大，胸廓本身的顺应性大，对肺容量变化限制影响小，因此，对于机械通气患儿多可测量Crs反映动态呼吸系统和肺顺应性的变化。极不成熟早产儿的Crs

水平只有足月新生儿的10%~50%。极不成熟早产儿因FRC水平只有足月新生儿的10%~50%，应用PEEP、CPAP和PS可以提高FRC及改善肺内通气-灌流、促进氧和二氧化碳弥散，反映在Crs改善及气血交换效率的提高。

5.气道阻力（Airway resistance，Raw）

R_{aw}=P/Q，P代表压力差，Q代表流速，单位cmH2O/（L·S），反映气道通畅程度。正常水平：新生儿100~150，婴儿50~100，小儿＜50，成人10~20，主要因为小气道截面积随年龄变大影响因素包括气体黏滞系数（P），气道长（I），气道长度和直径（I/r4）比例关系等。其中呼吸性细支气管和肺泡导管（15~23级分支）直径随气道分支度增加而显著减小（≤0.5mm），但总截面积较小支气管和细支气管增加100~500倍。

临床意义：在细小气道出现吸入物或分泌物阻塞，或小气道内膜因炎症而水肿增厚时，截面积下降，则其半径下降一半时，阻力增加16倍。应用气管扩张剂可以改善气道助力。气道清理采用间歇性生理盐水负压吸引，应注意保护气道黏膜的完整性。应用高频振荡通气模式可以达到使小气道持久性开放的目的，此时气道阻力会因大量深部分泌物的排出而下降。当应用常规呼吸机无法克服小气道阻力时要考虑是否存在先天性气道狭窄等发育异常。

6.流量（Flow，Q）

（1）主供气气流：一些呼吸机上作为各种通气模式的主气流源，远远大于MV，以保证间歇正压通气时的气道压力和容量的恒定。设置水平应保证特定通气模式（如容量控制）下可以达到用TI和VT精确设置，或在压力控制通气时用PIP气流上升速率（时间）限制下有充分气流量使肺扩张。

（2）偏流（Bias flow）：为呼气相给出的供气管道气流，以清除管道CO2残余气，为下次通气管道内预充，并为流量触发提供背景气流。目前婴儿呼吸机的强制通气模式多采用呼吸流速触发同步机制，因此偏流固定或可变，以保证以上功能。

二、呼吸机治疗时气道压力、容量、流速参数的设置、监测与意义

1.压力

（1）PIP：作为将气道和肺泡扩张的主要力量，其设置水平的高低分别取决于Raw和Crs，以获得正常或接近正常生理需要的VT、MV、PaO2、PaCO2水平。

PIP波形意义：从PIP随时间变化特点看，包括压力上升段及上升时间、最高水平及维持段、终止点及压力释放模式（对PEEP依赖），分别反映将小气道和肺泡打开的时间、肺泡扩张后维持时间、肺泡关闭时间。

临床意义：正常情况下，R_{aw}和C_{rs}良好，只需要PIP 10~15cmH2O；呼吸功能不全、肺炎，15~20cmH2O；重度肺炎、呼吸衰竭，20~25cmH2O；严重肺实变，＞25cmH2O；极其严重肺实变，＞35cmH2O。如果肺泡不成熟（如早产儿肺极不成熟伴呼吸窘迫），PIP设置上应由低向高、压力上升时间由慢向快，逐渐调节。

（2）PEFP：为维持肺泡及小气道在呼气相适度扩张、不至于完全关闭，一般采用2~3cmH2O为低水平，4~7cmH2O为中等水平，8~15cmH2O为高水平。多数情况下用中、低水平，特殊情况下用高水平。如果在低浓度氧（＜30%）通气足以维持正常血气，可以不用、或仅用低水平PEEP；新生儿，尤其早产

儿一般用中等水平PEEP；幼儿及儿童出现严重肺实变（白肺伴严重支气管充气征），有严重通气-灌流失调，可以作为特殊情况，应用高PEEP（10~20cmH$_2$O），或者采用肺开放式通气压力组合调节策略。PEEP的不良反应主要为可能影响左心静脉回流，减少心排出量；对于早产儿可能影响脑血管血液回流、增加颅内压，对颅内出血者可能加重损害。

与成人及儿童患者不同，因设置和判断的复杂性，新生儿一般不考虑压力-容量环的上、下压力拐点作为判断最佳PEEP水平的依据。当氧合变差时（FiO$_2$增加，SpO$_2$<85%，通过提高PEEP 1~2cmH$_2$O时，应观察Vt是否下降，否则应将PIP相应提高以保持Vt不变；同时观察心率是否较原水平显著加快（>10%）及外周血压是否下降，作为判断是否存在应肺泡膨胀带来左心回流障碍（前负荷增加）所导致心排出量的下降。当将PEEP回调至原来水平则心率和血压相应回复稳定，提示已经接近PEEP的可调上限水平，不宜进一步提高。

MAP：正常情况下机械通气时MAP为<5cmH$_2$O，或一般应<10cmH$_2$O。但肺实变时气道阻力增加，随PIP和PEEP提高，MAP可能达到15~20cmH$_2$O，或>25cmH$_2$O。因此，选择辅助通气模式应尽可能在保证MV和通气效率不变条件下，用相对比较低的MAP通气。

2.频率

对新生儿可以先从35~40次/min开始（通气周期1.5秒，设置TI0.3~0.5秒）；对婴幼儿可以先从20~30次/min开始（通气周期2~3秒，设置TI 0.4~0.7秒）；对大儿童从15~20次/min开始（通气周期3~4秒，设置TI 0.5~1.0秒）。由于呼吸周期与频率呈反比关系，随频率加快，呼吸周期缩短，相应的TI及TE也应调节。如果TI不变，随频率上调，TI缩短，吸/呼比变大。

（1）时间切换：一般强制通气模式采用时间切换（Time cycled），辅助通气模式（如压力支持模式）采用流量切换（Flow cycled）。

（2）流量切换：时间切换模式时，在供气相，管道流量由低到高再到零（供气末）；而流量切换则在流量由高向低（肺泡已经扩张）时，达到峰流量5%~25%时，供气停止，排气开始。这种模式可以保证肺泡扩张并完成通气换气，而MAP则比较低。

3.流量

一些呼吸机设置系统流量控制（Main flow，L/min），以满足不同通气模式需要。如果系统流量偏低，在特定模式供气时出现PIP和（或）VT不能达到预定水平，MV显著降低。在容量控制模式通气时，流量主要由VI和VT控制。

4.肺压力-容量环

随压力增加，肺容量增加，在压力达到一定水平后，肺容量迅速增加；在压力开始下降时，肺容量下降不明显，但当压力下，容量（mL）降到一定程度时，肺容量快速下降。这是比较典型的肺压力-容量变化的滞后现象，主要因为肺泡存在PS，反映肺的成熟程度。在压力最大时的容量为肺顺应性。在不同压力点的容量水平，为即时顺应性变化率。在机械通气时PIP-PEEP水平变化一般在5~15cmH$_2$O，PIP和PEEP设置是否合适，可以从所获得的压力-容量环上反映。理论上应该以获得比较高的Crs为PIP/PEEP设置较理想。

5.肺容量-流速环

呼吸（通气）时随进出肺气体流速变化时肺容量变化特性。在吸气相流速一般呈正态变化，在起始和末端流速为零；在呼气相，流速先达到最大，然后逐渐降低。如果气道阻力大，吸气流速下降，吸气相波形面积减少；如果气道阻力在呼气相也高，则呼出气体流速变化率小。如果在呼气相不同时间点进行阻断，可能得到流速-容量变化趋势，将此趋势点连接，在肺容量坐标相交处可以得到FRC的经验式估值。

三、肺功能报告（表7-9~表7-12）

表7-9 肺通气功能常用指标及意义

限制性肺通气功能障碍的指标	FVC 用力肺活量：最大吸气至肺总量后以最大的努力、最快的速度作呼气直至残缺量位的全部肺容量。大于 80% 预计值为正常	两者均有为混合性
阻塞性肺通气功能障碍的指标	FEV1 第一秒用力呼气流速：最大吸气至肺总量位后 1 秒之内的快速呼出量。大于 80% 预计值为正常	

表7-10 肺功能障碍类型及分度

分度	指标	轻度	中度	重度
阻塞型	FEV1	60~80	40~60	< 40
限制型	FVC	60~80	40~60	< 40

表7-11 肺功能障碍意义与原因

限制型肺通气功能障碍 FVC ↓	阻塞型肺通气功能障碍 FEV1 ↓
临床意义：肺体积受限引起的肺容量减少	临床意义：气道阻塞引起的第一秒呼出气减少
原因： *肺脏变小：大叶性肺炎，间质性肺炎、肿瘤等 *胸廓活动受限：胸膜积液、粘连、胸廓畸形、胸膜炎等 *呼吸肌无力：膈肌疲劳、肌无力，肌萎缩，营养不良等 *单侧主支气管完全阻塞	原因： *气管支气管疾病：支气管哮喘等喘息类疾病，气管肿瘤、异物、狭窄等，闭塞性细支气管炎 *肺气肿、肺大疱 *其他原因不明的如纤毛运动障碍

表7-12 呼吸系统顺应性

1.顺应性是指弹性体在外力作用下发生形变的难易程度。包括静态顺应性（肺组织的弹性）和动态顺应性（受肺组织弹性和气道阻力的双重影响）

2.顺应性适用范围
（1）各种类型的肺纤维化、胸膜纤维化等限制性肺疾病
（2）肺水肿、肺充血
（3）急性呼吸窘迫综合征
（4）肺气肿
（5）小气道功能测定
（6）机械通气和呼吸监护

注：1.小气道功能减退，多因气道受刺激或者堵塞引起（痰液、粉尘、沉积等），如果肺功能正常，运动无症状者可不治疗。

2.肺通气功能减退：①阻塞性通气功能障碍。②限制性通气功能障碍（肺容量的下降）。

第六节 超声监测下支气管肺泡灌洗术治疗肺不张、肺实变疾病

因任何原因所导致的大面积肺组织萎陷、不能充气扩张而失去正常功能的肺部疾病称为肺不张、

肺实变疾病，主要包括大面积肺不张、肺实变、重症（感染或吸入性）肺炎和胎粪吸入综合征（MAS）等。它们既是新生儿临床常见疾病或并发症，也是新生儿严重呼吸困难、病情迁延及撤机困难的常见原因。在超声监测下经支气管肺泡灌洗（Bronchoalveolar lavage，BAL）术可作为这些疾病的一种治疗手段和方法。

一、灌洗方法

根据胎龄或体重大小，每次向气管内注入生理盐水或气管保养液1.5~3.0mL。分为以下几种情况。

（1）正在接受呼吸机治疗的患儿在注入灌洗液前适当上调呼吸机参数，即在原呼吸机参数基础上，将吸气峰压（PIP）上调3~5cmH$_2$O、呼气末正压（PEEP）上调2~3cmH$_2$O、吸气时间（Inspiratory time，Ti）延长至0.55~0.60s、呼吸频率（RR）上调10~15次/min，吸入氧浓度（FiO$_2$）酌情上调。每次注入灌洗液后在这种通气参数下正压通气20~30min，然后在负压下进行气管插管内吸引将痰液吸出。上述吸引可根据肺不张、肺实变的程度重复2~4次，视为1个疗程。

（2）未接受呼吸机治疗或已经撤机的患儿需要重新进行气管插管和气管内灌洗，并根据患儿具体情况使用复苏囊或连接呼吸机进行辅助呼吸。

二、肺脏超声复查

每次或每个疗程灌洗结束后，均应立即复查肺部超声以了解肺复张情况，并根据检查所见决定是否需要下一次或下一个疗程灌洗，必要时给予呼吸机治疗。

三、灌洗疗程

根据患儿病情，可每日重复2~4个疗程；并根据超声检查结果，确定次日是否需要重复灌洗。

四、灌洗效果不理想的原因

BAL效果不理想的可能原因有：

（1）疾病病程较久，未能及时发现，至明确诊断时肺部实变程度已非常严重，致灌洗液难以进入实变肺组织使分泌物溶解、稀释，这是灌洗效果不理想的主要原因。

（2）可能存在的支气管肺发育不良及小胎龄早产儿咳嗽反射较弱，致呼吸道分泌物不易引流排出而易致支气管、细支气管堵塞。因此，早期发现、及时处置是取得满意治疗效果的关键。

（3）灌洗方法与灌洗技巧没有掌握好。肺不张、肺实变疾病诊断错误，不属于肺不张、肺实变疾病，如先天性肺发育畸形等疾病的误判。

第七节 超声定位/引导下胸腔穿刺及治疗

新生儿胸腔积液下NICU并不少见，可为先天性或后天性，其最常见原因是乳糜胸。严格说来，胸腔积液本身不属于肺脏疾病，但严重胸腔积液会压迫肺脏，影响肺脏的通气换气功能和气体交换，甚至引起压迫性肺不张，导致血流动力学紊乱，从而显著增加胎儿和新生儿的死亡率。因此，胸腔积液的早期发现、正确及时处置非常重要。在超声监测定位/引导下行胸腔穿刺引流术治疗大量胸腔积液及其所致的压迫性肺不张安全有效，无不良反应。

气胸（Pneumothorax）是临床常见危重急症，也是导致新生儿、早产儿死亡的常见原因之一。虽然轻度气胸常可自行吸收，但中、重度气胸则需要尽快明确诊断并予以及时穿刺引流，以挽救患儿生命。超声诊断新生儿气胸的敏感性和特异性可达到100%。既往气胸的穿刺引流均需在X线定位下实施，近年来发现在超声监测定位下实施胸腔穿刺抽气治疗气胸具有更大优势。

一、适应证

（1）气胸或胸腔积液的诊断。

（2）气胸或胸腔积液的引流。

二、器械用品

胸腔穿刺用弹簧套针导管（如无，可用连有透明塑料管的8号或9号针头代替），蚊式钳、三通开关、20mL注射器。如需持续引流，需备一次性使用的14G中心静脉导管包，引流装置/水封瓶，吸引器，1%利多卡因，常规消毒用品，无菌巾，纱布，胶布等。

三、常规的胸腔穿刺操作步骤

（1）患儿置仰卧位，选取穿刺点，常规消毒皮肤，铺无菌孔巾如为排出气体，导管穿刺点应放置在胸前第2肋间锁骨中线上或腋前线第4肋间下一肋的上缘；液体引流应以腋前线第4、5、6肋间为穿刺点。乳头是第4肋间的标记，切记肋间神经、动静脉位于肋骨的下缘。因此，穿刺针应沿肋骨的上缘刺入。

（2）术者戴无菌口罩、手套，将盛有部分生理盐水的注射器、三通开关与针头连接后，用小量利多卡因进行皮下或皮内注射（也可合用安慰奶嘴吸吮，或使用阿片类药物止痛）。在穿刺点沿着肋骨上缘向内侧与平面呈45°进针，进针时以蚊式钳夹住距针尖1~1.5cm处，以防止刺入过深损伤肺组织，进针至有落空感时即提示进入胸膜腔，抽吸时可见盛有生理盐水的注射器中不断有气泡或积液抽出。

（3）用注射器通过三通开关分次抽出气体或积液。拔针后重新消毒皮肤并覆盖以纱布块后，可贴上胶布固定。

（4）需要持续引流者，局麻后用穿刺针从穿刺点进针，有明显落空感，提示进入胸膜腔，然后将导引钢丝从穿刺针针芯送入胸膜腔，固定导引钢丝，退出穿刺针（此时注意避免导引钢丝脱出），将14G中心静脉导管沿导引钢丝插入胸膜腔，取出导引钢丝（拔出一半时夹紧导管，再全部拔出，防止气体进入）。将导管紧贴胸前壁向胸骨方向或向气胸部位推进2~3cm。

（5）穿刺处用透明敷贴将导管固定后行、肺脏超声或X线检查导管位置。

（6）将导管与气胸引流装置连接，再与吸引器连接，吸引负压一般调到0.049~0.098kPa（5~10cmH_2O）。

（7）严重张力性气胸，尤其在应用持续CPAP给氧或呼吸机的情况下，必要时可在多个穿刺点插入导管引流，此时可将吸引负压调节到0.294kPa（30cmH_2O）。

（8）当患儿呼吸窘迫消失，胸腔导管无气体吸出，X线胸片示气胸消失24~48小时，可停止负压吸引并夹住导管，如6~12小时后仍无气漏征象，可以拔管。

（9）拔管后局部重新消毒，用凡士林纱布块覆盖穿刺点，予纱布覆盖，胶布固定。

四、超声定位/引导下的穿刺方法

1.胸腔积液穿刺

在超声检查确诊后，根据超声定位，于液体最深处的肋间隙，沿肋骨上缘进针进行穿刺引流。引流过程中可实时了解积液引流情况，并可根据积液量的变化调整穿刺点。操作过程中注意无菌操作。根据穿刺点不同，婴儿可采取不同的体位，但应保证婴儿安全、舒适，注意防止气胸的发生。

2.气胸穿刺

（1）体位在超声检查明确诊断后，患儿可取仰卧、侧卧或俯卧位，适度抬高上半身。

（2）穿刺点可于实时超声下肺滑消失的肋间隙、B型超声下看似"正常"的肋间隙以及M型超声下呈"平流征"的肋间隙穿刺进针。

（3）注意事项：操作过程中注意无菌操作。在穿刺抽气过程中，应密切观察患儿呼吸、脉搏、血氧饱和度变化及呼吸困难缓解情况，并可使用超声随时监测了解肺脏复张情况，必要时改变患儿体位及调整穿刺点继续穿刺抽气。

五、并发症及处理

（1）感染：常见的感染为蜂窝织炎。严格无菌操作有助于减少感染。

（2）出血：如在操作过程中遇到大血管被刺破或发生肺损伤，可以发生大出血，要求术前确认各标志以免损伤。如持续出血，可请外科会诊。

（3）神经损伤：导管从肋骨的上缘进针可避免肋间神经的损伤。

（4）肺损伤：避免过度用力强行进针，能减少肺损伤。

（5）膈肌损伤。

（6）皮下气肿。

第八节　超声指导呼吸机的应用与撤离

呼吸机治疗是新生儿呼吸困难救治的重要措施之一，但并非所有的呼吸困难患儿均需接受呼吸机治疗，快速、准确地鉴别呼吸困难的原因是确定是否需要呼吸支持以及给予何种形式呼吸支持的关键。对那些已经接受呼吸机治疗的患儿而言，虽然有明确的撤机指征供临床参考，但仍经常面临撤机困难或撤机后重复上机等难题。由于不能明确、直观地掌握肺脏病变的恢复情况，不但延长了上机时间，而且由于撤机具有一定的盲目性而常导致撤机失败或撤机后重复上机。

研究和长期临床应用实践发现，在超声监测下指导呼吸机的应用与撤离，克服了传统上机或撤机指征的不足，具有较大优势。

（1）显著降低呼吸机使用概率。肺脏超声能够对新生儿呼吸困难的原因做出比较准确的判断，有报道称可使呼吸机治疗减少了40%以上。

（2）显著缩短上机时间。有报道称对仍需接受有创呼吸机治疗者，这些患者包括RDS、MAS、重症感染或吸入性肺炎、多器官功能衰竭等，在超声监测下撤机，患儿60%在24小时内、80%在48小时内、90%在72小时内撤机，仅极少数上机时间超过1周。

（3）有效避免或减少重复上机率。患儿在超声监测下撤机后，很少有重复上机者。

超声监测下的上机指征：

（1）以肺实变、肺不张为主要表现的肺疾病：①如为RDS，可根据程度给予有创或无创呼吸机治疗。②如为重度MAS、肺炎或肺不张、肺实变患者，应先给予BAL，如BAL后肺实变、肺不张无明显变化，则需给予有创呼吸机治疗；如BAL后肺实变、肺不张程度明显减轻，或肺实变、肺不张范围明显缩小但未完全消失，可给予无创呼吸机治疗；如BAL后肺实变、肺不张消失，则可不使用呼吸机治疗。③如为轻度MAS、肺炎或肺不张（累及个别肋间的、局限性的胸膜下小范围实变灶），多无须有创呼吸机治疗，必要时可给予无创呼吸支持。

（2）以严重肺水肿（超声表现为致密B线或"白肺"）为主要表现的肺疾病（主要为重度湿肺）可先给予无创呼吸支持，如在无创呼吸支持下肺水肿无减轻和（或）加重，呼吸困难仍明显或呈加重趋势，或动脉血气分析明显异常，可改为有创呼吸支持治疗。

所有呼吸困难的患儿，在入院后应常规进行肺脏超声检查，当超声影像上存在以上表现时，应考虑呼吸机治疗。

超声监测下的撤机指征：

（1）以肺实变、肺不张为主要特点的肺疾病，超声检查显示肺实变、肺不张完全消失，2小时后再随访无肺实变、肺不张出现，以AIS为主要表现，尤其当出现A线后即可安全撤机，如RDS、MAS或重症肺炎等疾病。

（2）以肺水肿为主要表现的疾病多为暂时性呼吸增快症，肺水肿在超声影像上主要表现为AIS、致密B线或"白肺"等。超声指导下撤机的指征是：①超声影像上由致密B线或"白肺"转变为普通AIS。②出现较多A线，或B线范围小于整个肺野的50%。

（3）任何肺部疾病，B线范围小于整个肺野的50%或出现较多、明显的A线。

对于所有呼吸困难患儿，均需要每2~4小时随访一次肺脏超声，病情变化时和病情危重时需要应动态监测肺部超声变化，并根据超声检查所见调整治疗方案，直至呼吸困难缓解。当达到以上指征时，可考虑撤机。

第九节　新生儿肺复张技术

一、肺复张手法

RDS机械通气过程中在患儿肺部背区及下垂部位域闻及吸气末捻发音或水泡音，多提示存在肺泡周期性萎限与复张；其他肺部疾病在治疗过程中突然加重需要排外是否存在肺不张；呼吸机治疗中如中断呼吸机、吸痰、脱管、堵管等之后突然出现病情加重的表现需要警惕是否存在肺不张。当诊断为肺不张时需要进行肺复张治疗。

二、肺复张方法

肺复张的方法有：球囊正压通气、提高CPAP的PEEP、调节CMV的PEEP（PIP）、调节HFOV的MAP等方法。

最佳PEEP：①根据压力容量曲线选择。②根据经验选择如下：PEEP新生儿≤12cmH$_2$O（婴儿随月龄增长最高不超过12~16cmH$_2$O，2~8岁随年龄增长不超过16~20cmH$_2$O）。有学者认为PEEP最高不能大于胸廓前后径的厘米数（开肺时PEEP必须较最佳PEEP高）。

如何选择PEEP：①根据经验选择。②根据压力容量曲线选择最佳PEEP。③肺复张策略之高PEEP。

提高PEEP可避免周期性萎限、有利于复张，减少剪切力所致肺损伤。FiO$_2$为0.6时，PEEP一般不低于10。最佳PEEP=低位拐点+2，数学模型示最大拐点才是最佳PEEP。把肺打开时的PIP可大于50~60，PEEP可大于20，甚至更高。吸痰时提高PEEP至1.5倍，防止较重肺疾病的肺萎限和肺不张。

SPO$_2$/PEEP/VT法：

方法1：在一短暂的时间内以较高的CPAP或者PEEP，一般30~45cmH$_2$O，持续0.5~2min，然后以1~2逐渐下调，直到SPO$_2$不能维持/明显降低时，即为LOW拐点，此时调回下降前数值或者下降前数值+2。

方法2：为PEEP基础值逐渐上调，每次上调1~2cmH$_2$O，每次0.5~2min，直到SPO$_2$维持在并不再逐渐上升时，然后逐渐下调，同上，此时调回下降前数值+2。有的病需要多次肺复张处理。

方法2较安全，推荐使用。

新生儿HFOV时肺复张用MAP：MAP较CMV高2逐渐上调及下调，数值及时间同上（SPO2/PEEP/VT法）。

（1）持续肺充气：先将MAP较CMV高2，然后快速上调至MAP30（调节使MAP迅速上升至原1.5~2倍），维持15~120秒，调回至持续充气前的压力，间隔20分钟或更长时间重复1次，直到氧饱和度改善。

（2）逐渐提高MAP：同SPO$_2$/PEEP/VT法中的方法2。

判断肺复张的标准：①FiO$_2$小于0.6时，SPO$_2$大于90%。②胸片显示横膈在8~9后肋水平。③若胸片提示有明显的肺充气过度（肺透亮度明显增加，横膈低于第9后肋，肋间胸膜膨出）、心血管功能异常、则应逐渐降低MAP。

肺复张研究提示：①如果细胞内充满水肿液、纤维蛋白及细胞碎片，开肺几乎不可能。②肺间质性水肿，外力压迫所致的肺不张，开肺可能。③肺炎、MAS等所致RDS肺不张可能性显著降低。

肺不张诊断经验：若呼吸机一上就SPO$_2$降低，而用力捏皮球可上升，选用开肺（HFOV通气时SPO$_2$就下降，换为CMV通气时SPO$_2$就能回升，考虑肺泡存在萎陷）。如果高频SPO$_2$低而改为CMV用较高PIP（PEEP）才SPO$_2$上升，选择开肺。如果患儿病情较重，考虑肺泡萎限，常规参数不能维持SPO$_2$，可尝试开肺。

肺脏超声监测下肺泡复张技术：开肺方法同上，开肺同时进行肺脏超声检查，当肺脏超声影像从肺不张、实变影像改变为无不张、实变影像，提示开肺成功，维持开肺压力治疗，每2~4小时随访一次肺脏超声，肺部影像表现逐渐好转后逐渐下调呼吸机参数。

第十节　超声指导外源性肺泡表面活性物质的应用及疗效评价

外源性肺表面活性物质（EPS）是治疗新生儿严重呼吸困难的常用有效的药物之一，尤其是早产或足月儿RDS，EPS几乎成了常规用药。但由于误诊率高而无疑导致EPS应用的扩大化。所以，在超声监测下指导PS的应用和评价其疗效则具有重要价值。

超声监测下PS应用的指征：

（1）以肺实变为主要表现的重症肺部疾病，均可给予EPS治疗。一般应在给予EPS 2~4小时后监测肺部变化情况，以后每2~4小时监测1次，直至撤机，并在动态观察过程中评估是否需要重复给予EPS制剂。

（2）以肺水肿为主要表现的肺疾病不给予EPS治疗。

（3）有指征的新生儿和早产儿，可能需要预防性应用EPS。应在给予EPS前、后2~4小时观察肺部超声变化，以后每2~4小时监测1次，直至排除或明确RDS发生的可能性。

呼吸困难患儿，如肺超声以水肿为主要表现而无肺实变者，均可不补充EPS。肺脏超声显示胸膜线与A线清晰、光滑、规则，未见实变及支气管充气征，未见胸腔积液。鼻黏膜水肿是新生儿呼吸困难的常见原因之一，常被当作其他严重肺部疾病而予以治疗，而肺脏超声对排除相关肺部疾病有重要作用。

第十一节　超声协助判断气管插管位置

熟练气管插管及准确判断气管插管位置是新生儿科医师的基本技能，也是重症患儿救治成功的关键。

一、判断气管插管位置的传统方法

1.根据胎龄或者出生体重判断

气管插管深度首先根据患儿出生体重，大致判断气管插管需要插入的深度，如出生体重为1.0kg、2.0kg、3.0kg和4.0kg的患儿，气管插管插入深度（从上唇到尖端的距离）大致为6.5cm、7.5cm、8.5cm和9.5cm。

2.根据经验判断

气管插管位置是否准确在临床工作中，临床医师更多地借助经验判断气管插管位置是否正确。以下情况往往提示气管插管位置准确：胸廓随呼吸起伏良好、听诊双肺呼吸音对称、通气时胃不膨胀、呼气时雾气凝结在管腔内壁、正压通气后患儿缺氧迅速缓解等。

在以下情况下，则提示插管位置可能不够准确：给予正压通气后无胸廓起伏、患儿发绀与缺氧无缓解、双肺无呼吸音或呼吸音不对称、通气时腹部膨胀及胃内闻及通气声、导管内壁无雾气凝结等。

3.CO_2检测仪检测呼出气中是否有CO_2

用CO_2检测仪检测呼出气体，若有CO_2呼出，提示插管在气管内，但不能提示导管尖端位置是否准确。

4.胸部X线检查

胸部X线检查可以直观地、较为准确地告知气管插管尖端位置是否准确。但在实际工作中，为了减少射线对患儿的损害，很少有医师尤其是有经验的医师单纯为了判断插管位置而使用这一方法。

二、超声在判断气管插管位置中的应用

虽然在临床中很少需要借助超声来判断气管插管的位置，但超声确实具有这方面的作用。作为一种技术，有必要予以介绍。

准确的气管插管要求气管插管本身的位置及气管插管尖端的位置（Endotracheal tube tip position，ETT）都准确。研究发现，使用超声判断气管插管位置较传统借助X线来判断更加快速，二者的一致性可以达到95%。根据现有文献报道，使用超声判断气管插管尖端的位置，一般有以下两种办法：一是ETT位于主动脉弓上缘0.5~1.0cm处；二是ETT对应于肺动脉主干上段。此外，如果插管位置过深（如深入右主支气管），则使一侧膈肌运动消失（如左侧）而对侧膈肌运动增强（如右侧）等，也可以协助大致判断。

第十二节　纤维支气管镜在新生儿中的应用

一、新生儿支气管镜的选择

新生儿支气管镜主要指软式支气管镜，主要有三种类型。

1.纤维支气管镜（纤支镜）

主要工作原理为光源通过光导纤维传导到气管内，照亮观察物体。目前根据镜身插入部分的直径有5.0mm、4.0mm、3.6mm、2.8mm、2.2mm等几种。5.0mm和4.0mm的有2.0mm活检孔道；3.6mm、2.8mm的有1.2mm活检孔道；2.2mm的没有活检孔道，仅用于诊断，但是，如果新生儿体重<2000g，操作难度大且易痰液堵塞。

2.电子支气管镜

主要工作原理同上，但镜前端的数码摄像头（CCD）可对观察物摄像后，将信号传入计算机图像处理系统，通过监视器成像。其图像清晰度大大优于纤支镜。由于CCD尺寸的限制，直径为3.8mm有1.2mm的活检孔道可以用于新生儿。

3.结合型支气管镜

工作原理包含上述两种，其图像清晰度介于纤支镜和电子支气管镜之间。目前有4.0mm和2.8mm两种，分别有2.0mm和1.2mm活检孔道，后者适合于新生儿应用。

二、术前准备、麻醉操作和监护

1.术前准备

（1）支气管镜术前检查常规：除必需的检查，如血常规、凝血功能、肝功能、胸X线片或胸部CT、血气分析、心电图、肺功能以外，为避免操作中的交叉感染，还需进行乙型肝炎和丙型肝炎血清学指标、HIV、梅毒等特殊病原的检测。

（2）签署知情同意书：无论采取局部麻醉或全身麻醉，医生应对所有接受检查的患儿，以医师法和医学伦理学为指导原则，向家长或其监护人说明支气管镜术的目的、操作检查中及麻醉的可能并发症，并签署知情同意书。

（3）支气管镜术前评估：由于镇静和麻醉药如咪唑安定和利多卡因等在不同程度上对呼吸和心血管系统的抑制作用，以及患儿本身呼吸系统疾病的原因，均可能造成患儿在检查操作过程中出现呼吸抑制和低氧血症，喉、气管、支气管症状，血压下降及心律失常等。因此，术前应做好对患儿麻醉方法的选择以及对于麻醉及手术耐受程度的评估。对新生儿及有严重呼吸困难患儿更需做好评估，并做好应急预案。

（4）支气管镜术急救准备：术前常规准备急救药品，如肾上腺素、支气管舒张剂、止血药物、地塞米松等；急救及监护设备如氧气、吸引器、复苏气囊、气管插管、脉搏血氧监护仪等。

（5）患儿术前6小时禁食固体食物和奶液，术前3小时禁水。

2.麻醉方法

足月儿术前15分钟皮下注射0.01mg/kg的东莨菪碱，以尽可能减少检查时迷走神经刺激引起的心率减慢和气道分泌物增多。用2%利多卡因1~2mL给予鼻、咽、喉表面做局部麻醉。纤支镜沿声门下行至总气管，按检查方向在左或右侧支气管开口处，通过活检孔道再次给1%~2%利多卡因1mL，再稍后，继续进入，按检查需要边进边给0.5%~1%利多卡因的方法称为"边麻边进"，总量不超过5mg/kg，必要时给安定或咪唑安定0.3mg/kg镇静。术前做好处理可能出现的并发症的准备，术中、术后的全面监测及呼吸管理特别重要。机械通气的患儿采用局部麻醉，在床边进行检查。

3.操作和术中监护

（1）行支气管镜术时，患儿多采取仰卧位，肩部略垫高，头部摆正。

（2）将支气管镜经鼻孔轻柔进入，注意观察鼻腔、咽部有无异常。

（3）见及会厌及声门后，观察会厌有无塌陷、声带运动是否良好及对称。

（4）进入气管后，观察气管位置、形态，黏膜色泽，软骨环的清晰度，隆突的位置等。

（5）然后观察两侧主支气管和自上而下依次检查各叶、段支气管。

（6）一般先检查健侧再查患侧，发现病变可留取分泌物、细胞涂片或活检。

（7）病灶不明确时先查右侧后查左侧。

（8）检查过程中注意观察各叶、段支气管黏膜外观，有无充血、水肿、坏死及溃疡，有无出血及分泌物；管腔及开口是否通畅、有无变形，是否有狭窄及异物、新生物。

（9）检查时尽量保持视野位于支气管腔中央，避免碰撞管壁、刺激管壁引起咳嗽及支气管痉挛和损伤黏膜。

（10）操作技术应熟练、准确、快捷，尽量缩短操作时间。

（11）对于机械通气患儿，纤维支气管镜下段涂抹石蜡油，自呼吸机管道"Y"形接头吸引孔插入气管插管。直视下顺序而全面的窥视可见范围的鼻、咽、气管、隆突和支气管，重点参照胸部X线、胸部CT所示肺感染、肺不张的相应部位进行仔细检查。

（12）全过程监测心率和血氧饱和度SO_2，根据病情及唇色、心率和SO_2的变化决定是否需要供氧、供氧方式及是否停止操作。每次操作的时间20~30秒，不超过30~40秒。

（13）新生儿气道狭小，气管内黏膜十分娇嫩，支气管镜的置入不仅加重气道狭窄，反复多次操作极易引起黏膜水肿；加之镇静或麻醉药物对呼吸的抑制作用，极容易出现缺氧和呼吸困难。因此，在新生儿支气管镜操作时，应该通过鼻导管或面罩（流量1~2L/min）或经吸引孔（流量0.5~1L/min）给氧，以保障患儿对氧的需求。检查过程中理想的SO_2应达0.95以上，如低于0.85应暂停操作，调整呼吸，待SO_2恢复到0.95以上再继续操作。

4.术后监护

支气管镜操作完成后应继续监测SO_2及心电图，并观察有无呼吸困难、咯血、发热等。由于局部麻醉药物的持续作用可以引起患儿误吸，因此，术后2小时方可进食、进水。术后监护期间根据患儿情况可以继续吸氧、吸痰保持呼吸道通畅。密切监查发热、咯血和气胸等并发症的征象。

三、适应证和禁忌证

1.适应证

直径2.8mm的支气管镜可以应用于新生儿甚至早产儿。入住NICU的危重新生儿，如果出现气管插管困难、经呼吸机治疗后不能脱机或拔管失败、怀疑存在气道畸形或阻塞者、具有异常的临床表现和放射学改变者，可以通过支气管镜检查明确诊断。严重的肺部感染可以经支气管镜获得标本进行病原学检测，并进行冲洗治疗。具体检查病变如下：

（1）气管、支气管、肺发育不良和畸形：如气管、支气管软化症，气管环状软骨，气管食管瘘，气管、支气管、肺的先天畸形。

（2）肺不张：肺脏超声、X线发现肺叶或段持续不张或肺炎，应行支气管镜检查和治疗，甚至需多次灌洗治疗。

（3）不能解释的发绀、呼吸窘迫、喘鸣、肺气肿或拔管失败。

（4）气管插管：对于有颈部疾患后仰困难，不能应用直接喉镜插管的患儿，可应用支气管镜引导行气管插管。

2.禁忌证

（1）肺功能严重减退者或呼吸衰竭者。

（2）心功能严重减退，有心力衰竭者。严重心律失常有心房、心室颤动及扑动，Ⅲ度房室传导阻滞者。

（3）高热患者。持续高热而又需要行支气管镜术的，可用退热药物控制体温在38.5℃以下再行手术，以防高热惊厥。

（4）活动性大咯血者。严重的出血性疾病，如凝血功能严重障碍、严重的肺动脉高压，活检时可能发生严重的出血。

（5）严重营养不良，身体状况太衰弱者。

四、诊断和治疗

1.诊断

（1）形态学诊断：支气管镜柔软而又可弯曲，在气管中可以随意调整它的前进方向。形态学中主要检查黏膜是否正常，管腔是否变形，管壁的运动状态，有无畸形、赘生物、异物、出血点、窦道以及分泌物的情况等。

支气管镜镜下形态学分类如下：

气管、支气管壁的异常：如支气管黏膜是否充血、肿胀，有无血管扩张或迂曲，或呈现粗糙不平；气管、支气管软骨环是否清晰可见，黏膜部位有无溃疡、结节或肿物生长，肿物形态与周围组织关系，有否瘘管、憩室等。纤支镜检查根据充血、水肿、出血和溃疡病变将黏膜改变分级。

气管、支气管腔异常：包括气管、支气管有否阻塞、狭窄、扩张、移位或异常分支及这些管腔异常的形态、程度。阻塞性病变按气道狭窄小于25%、25%~50%或大于50%，分为轻、中、重度。

气管、支气管管腔异常物质：注意观察和采集分泌物，了解其性质。

动力学改变：观察声带活动度，隆突波动，检查中有否支气管痉挛、软化，其与呼吸和咳嗽的关系。常见的支气管软化指气管或支气管在呼气相时管壁向管腔内塌陷，直径缩短，类似管腔狭窄；吸气相可恢复原位，实际无管腔狭窄。管腔直径缩窄1/2为轻度，1/2~3/4为中度，3/4以上管腔缩窄近闭合为重度支气管软化可见于新生儿，与生长发育有关，随着生长1岁后软化逐渐恢复。另可见于原发性支气管软骨发育不良等。

（2）病原学诊断：应用支气管镜直接插到肺段经活检孔道或插入吸引管吸取分泌物进行培养。当分泌物较少时可进行肺段的支气管肺灌洗，吸取灌洗液进行细菌学检查。

（3）活检技术：支气管镜取病理标本有几种方式，毛刷活检、活检钳活检和针吸活检。其中毛刷活检和针吸活检多用于细胞学检查，活检钳活检用于组织学检查。目前新生儿临床应用活检钳进行组织学活检较多。

（4）支气管肺泡灌洗液检查：支气管肺泡灌洗术为研究肺部疾病开辟了一个新的研究手段和检查方法。目前较多采用的方法如下：将支气管镜的前端插入一个叶的某一段，嵌顿在段气管的口上。因右中叶和左舌叶易于插入成功，所以存在弥漫性病变者多选用此部位。局灶性病变，在病变处留取灌洗液。所用液体应为37℃生理盐水，此温度很少引起咳嗽、支气管痉挛和肺功能下降，且灌洗液所获的细胞多。根据小儿年龄每次将3~5mL生理盐水（1mL/kg）注入此肺段，并用吸引器以100mmHg的负压立即将液体回抽。肺泡巨噬细胞容易黏附于容器壁上，为防止细胞丢失，应将液体回抽到塑料或硅化的回收容器中。

2.治疗

（1）支气管肺局部治疗术：在新生儿支气管镜术患儿中，支气管肺慢性炎症及化脓性感染占到50%以上。通过支气管镜对局部进行治疗可以取得很好的疗效。首先应每次用0.5mL/kg的生理盐水对肺内化脓性感染部位多次冲洗。液量用量不宜过大，以能够稀释并吸出黏稠分泌物为适度。目的在于防止化脓性细菌产生的毒素被灌洗液稀释后冲入肺泡，造成术后患儿继发感染。初步清洗后，应用活检钳或毛刷清除肉芽和脓苔。可局部注入沐舒坦，剂量每次0.5~1mg/kg（特别是化脓性、慢性感染及肺不张）。稍后再开始冲洗，冲洗后要将管腔内液体尽量吸引干净。对控制支气管肺内化脓性感染、治疗肺不张有明显效果。

（2）气管-食管瘘、气管-胆管瘘、支气管-胸膜瘘的诊断治疗：经支气管镜活检孔道插入一塑料管到瘘管内，自导管内注入适量10%硝酸银或纤维蛋白胶等黏合剂，治疗成人支气管-胸膜瘘已取得良好效果。

（3）通过支气管镜引导气管插管：对于因颈部及胸部疾病而头颈部不能后仰造成手术前或抢救时气管插管困难的患儿，可将气管插管套在支气管镜上，经口腔将支气管镜插入声门后把气管插管沿气管镜推入气管内，调整插入深度后将支气管镜拔出，为手术前麻醉或抢救做准备。

（4）通过支气管镜放置支架：对严重的气管支气管软化、狭窄或气管-食管瘘的患儿，可以通过支气管镜放置支架进行治疗。

五、可能发生的并发症

（1）出血：为最常见并发症，可表现为鼻出血或痰中带血，一般量少，都能自动止血。出血量大于50mL者须高度重视，并积极采取措施。

（2）发热：感染性肺疾病患及支气管肺泡灌洗术后的患者发生率高。除了与组织损伤等因素有关外，尚可能有感染因素参与。治疗除适当使用解热镇痛药外，应酌情应用抗生素。

（3）喉头水肿：经过声门强行进入、支气管镜过粗或技术不熟练反复粗暴抽插支气管镜均可造成喉头水肿、喉痉挛。应立即吸氧，给予抗组胺药，或静脉给予糖皮质激素。严重者出现喉痉挛应立即用复苏器经口鼻加压给氧，进行急救。

（4）支气管痉挛：可由麻醉药物、支气管肺泡灌洗术和操作不当等多种因素引发。术前应用阿托品可有效预防。

（5）发绀或缺氧：支气管镜检查能降低动脉血氧分压10~20mmHg，对静息动脉血氧分压小于60~70mmHg者进行支气管镜检查，可能有一定危险，术后应继续给予吸氧并进行监护。

（6）气胸、纵隔气肿：多发生于支气管、肺活检后或肺内病变严重的患儿。对于张力性气胸应及时行胸腔闭式引流术。

（7）气管部分狭窄：估计纤维支气管镜不易通过，且易导致严重的通气受阻。

（8）肾功能衰竭：活检时可能发生严重的出血。

（9）严重的肺动脉高压：活检时可能发生严重的肺动脉高压。

纤维支气管镜在新生儿肺部疾病的诊断及治疗中具备较高的安全性，有着广阔的应用前景。可望为持续肺不张、早产儿CLD、难治性肺炎及反复喘鸣或撤机困难的新生儿提供新的诊治手段，最终达到缩短病程、缓解临床症状及完全治愈的目的。

第十三节　体外膜肺生命支持技术

体外膜肺（ECMO）是一种特殊的心肺支持技术，运用生物医学工程方法，通过长时间的体外循环，对一些循环或呼吸衰竭患者进行有效支持，使心肺得以充分地休息，为心功能和肺功能的恢复赢得宝贵时间。当常规治疗，如机械通气、PS替代、高频通气、NO吸入等治疗无效时，ECMO是严重呼吸、循环衰竭的最终治疗手段，也是一些复杂纵隔、胸腔手术后的生命支持技术。

一、体外膜肺的治疗原理

ECMO的设计理念是建立在人工心肺机体外循环转流技术的基础上，利用体外肺循环技术长时间维持向体内全身循环供应经再氧合和去二氧化碳后的"动脉"血，而同时又充分利用心脏搏动维持全身血压。所以，ECMO设备的本质是一种改良的人工心肺机，最核心的部分是氧合器和血泵，分别起人工肺和人工心的作用。与体外循环不同的是，ECMO通常需要循环2天以上，最长需持续运转数十天甚至几个月来提供有效心肺支持，且ECMO的临床应用实际多为非选择性，因此，对于设备技术要求和人员配置均有相应严格要求，以保证治疗的安全。

二、体外膜肺的主要仪器设备

1.氧合器（膜肺）

氧合器是依据仿生物膜原理，按照肺泡气体弥散生理功能而设计的，使得血液和气体借膜结构对流及气体随压力梯度弥散发生气体交换，达到类似肺排出二氧化碳、血液吸纳氧气、再供应体循环保证脏器供氧的目的。目前常用的膜肺有硅胶膜肺和中空纤维膜肺。

2.血泵

血泵主要有滚轴泵（滚压泵）和离心泵。滚轴泵通过挤压充满血液的泵管，血液将随泵头的运动向前推动，从而形成持续血液。离心泵依据离心力原理设计，通过离心力产生有效的血液灌流。离心泵具有对血流成分破坏小、压力形成有限、安全性好等优点，但是，当任何原因引起泵前引流减少、泵后阻力增加时，都会导致离心泵流量的减小，而且离心泵在低流量使用时间较长时易出现溶血，因此，新生儿和婴幼儿更推荐使用滚轴泵以进行精确流量控制，并减少溶血。

3.变温水箱

保持ECMO转流中血温恒定，维持患儿正常的体温。

4.管道和插管

常用的ECMO管道有直径为1/4、3/8、1/2英寸等几种（1英寸=2.54cm）。

插管主要有两大类，心脏大血管（右房、主动脉、上下腔静脉）插管和深动静脉（股动静脉和颈内静脉、颈总动脉）插管。

5.贮血囊（Bladder）与贮血囊停泵控制器（Bladder box）

贮血囊连接于静脉引流与滚轴泵之间，用于调节并监控静脉引流量。贮血囊停泵控制器为贮血囊的控制装置，当各种原因造成引流量不足导致贮血囊瘪陷时，贮血囊停泵控制器将发出警报并通过停泵控制器使泵停止转动，以阻断血流，避免过度吸引致管道内气泡形成。

6.监控系统

①超声血液流量计。②动静脉血氧饱和度和血细胞比容监测仪。③活化凝血时间（Activated clotting time，ACT）测定仪。④气泡监测。⑤管路压力监测

三、体外膜肺的适应证与禁忌证

1.适应证

（1）严重呼吸衰竭：若有以下情况可使用ECMO治疗：①肺泡-动脉血氧分压差（Alveolar-arterial oxygen difference，A-aDO$_2$）＞600mmHg，持续6~8小时。②氧合指数（Oxygenation index，OI）＞40，持续＞4小时，且未来24小时不会好转。③病情急剧恶化。④严重的气压伤。⑤内外科疾病经最强常规治疗无效。⑥重症病毒性肺炎。⑦口腔、鼻腔和上气道障碍，影响正常通气又无法进行人工机械通气。⑧大气道毁损或发育不全及胎儿出生时生命支持。

（2）心功能不全：若经保守治疗无效，血流动力学不稳定，酸中毒及尿少，可考虑使用ECMO治

疗。包括：①心脏缺损修补术后不能脱离体外循环。②术后心肺功能不全。③严重心肌病或心肌炎的支持治疗。④肺动脉高压危象。⑤心、肺移植前后心肺功能支持。⑥心跳呼吸骤停的抢救。

（3）在新生儿疾病的应用主要为MAS、先天性膈疝（CDH）、严重感染、复杂外科手术后等重症疾病，发展为持续性低氧血症合并PPHN；少数为先心病、足月及晚期早产儿RDS、肺泡毛细血管发育不良导致的原发性PPHN、先天性肺发育不良等。主要技术改进包括采用低流量/容量膜肺，新生儿用双腔管（V-V转流模式）作为引流管避免对颈动脉的结扎等。

2.禁忌证

①胎龄<34周，体重<2kg。②颅内出血Ⅱ级以上。③出血性疾病。④不可逆性肺部病变。⑤不可逆性中枢神经系统损伤。⑥致死性严重先天畸形。⑦机械通气>10天或呼吸机依赖。⑧骨髓移植。

所有待实施ECMO救治的患儿应有完整的病史和体检记录，胸腹部X线片，完整的血常规和分类计数，凝血检查，血清电解质尿素氮和内生肌酐测定，颅脑超声和多普勒彩超检查。

四、体外膜肺的管理

1.转流途径

（1）静脉-静脉转流（V-V）：①插管位置可采用右颈内静脉-右股静脉或右颈内静脉双腔管。②适合单纯呼吸辅助，无循环辅助功能。

（2）静脉-动脉转流（V-A）：①插管位置，静脉可采用颈内静脉、股静脉或右房。动脉可采用颈总动脉、股动脉或升主动脉。②可同时呼吸辅助和循环辅助。

2.膜肺选择

估计辅助时间<5天可考虑中空纤维膜肺，>5天考虑硅胶膜肺。

3.机械通气

常规低压低频的呼吸治疗使肺得到休息。对于V-A转流模式，呼吸机通气保持PIP 12~18cmH$_2$O，PEEP 5cmH$_2$O，间歇通气频率15~20次/min，FiO$_2$ 0.21；对于V-V转流模式，PIP 15~25cmH$_2$O，PEEP 5~10cmH$_2$O，间歇通气频率20~30次/min，FiO$_2$ 0.30~0.50。

4.流量管理

V-V模式流量120~150mL/（kg·min），V-A模式100~120mL/（kg·min）。

5.抗凝管理

ECMO过程中需全身肝素化，除初始剂量外，以后每小时给肝素5~30U/kg，使ACT维持在180~220秒，以不出血不凝集为原则。

6.血液稀释

ECMO中的血细胞比容（Hcu）约为35%，胶体渗透压20~24mmHg。

7.血压管理

ECMO中平均动脉压不宜太高，维持在50~60mmHg即可。组织灌注的情况主要根据静脉血气、末梢经皮氧饱和度来估计。

8.预防感染

ICU或手术室定时空气消毒，并常规给抗生素预防感染，注意无菌操作。

9.主要疗效评价

（1）V-A模式监测动脉血、混合静脉血氧分压和氧饱和度，V-V模式监测动脉血、混合静脉血氧分压和氧饱和度。若动脉血氧分压增高、混合静脉血和氧合器前血氧分压稳定或增高，氧输送达5~10mL/（kg·min），能维持V-A和V-V模式动脉氧分压分别在60~150mmHg和50~80mmHg，表明氧合改善。

（2）体外稳定流量一段时间后，能适当下调呼吸机参数，而不影响患者血氧分压和氧饱和度，表明肺功能改善。

（3）循环支持效率评价：生命体征稳定，尿量增加，酸中毒纠正，能逐步减少血管活性药物剂量。

五、体外膜肺的并发症

1.患者相关并发症

（1）出血：ECMO最常见的患儿相关并发症。主要与ECMO治疗时使用肝素有关，可有颅内出血、胃肠道及手术部位等处出血。

（2）肾功能不全：发生率较高，尤其在ECMO转流24~48小时，由于毛细血管通透性增高，血容量不足，更为多见。通常进行血液滤过来治疗肾功能不全。

（3）溶血：也是较常见的一种并发症，若由氧合器引起，应及时更换氧合器，必要时行血液滤过。

（4）感染：ECMO患儿需预防性使用抗生素治疗。

2.机械相关并发症

（1）管路血凝：为机械相关并发症中最常见的一种，约占29%。当肝素用量不合理，ACT值过低，可能导致管路血凝。应及时更换ECMO管道系统。

（2）插管故障：约13%的新生儿存在插管问题，正确的插管位置是右颈内静脉插入右心房，右颈总动脉插入主动脉弓的上方。插管过深、过浅、过粗或过细均会影响血液引流和灌注。

（3）贮血囊瘪陷：最常引起贮血囊瘪陷的原因有低血容量、胸内压增高、静脉插管引流不畅。ECMO转流24~48小时后有毛细血管通透性增高，使有效血容量减少，此时应适当补液。若考虑有胸内压增高，应积极查找原发病并行病因治疗。若由于插管原因导致引流不畅，应及时调整插管深度，必要时重新插管。

（4）血泵故障：运转过程中泵突然停止转动，常见原因可能是在泵头内涂抹油、滑石粉使电机短路或电机传送带断裂。亦可能出现血泵突然颤动或蠕动，或出现失控高速运转，多数情况下为高频电流的影响。

（5）氧合器意外：氧合器性能不良是最常发生的意外，中空纤维氧合器易发生血浆渗漏，影响氧合器性能。当发生严重氧合不良时应迅速更换氧合器。

（6）变温水箱控制失灵：变温水箱温度自控系统和超温报警系统失灵，高温直接导致严重血液破坏。一旦出现应立即降温并进行血浆置换。

（7）泵管破裂：泵管使用前应仔细检查，如有磨损应及时更换。发生破裂应立即停机，同时钳夹动静脉管路，并立即更换泵管。

（8）空气栓塞：当气相压力高于液相，或静脉引流不畅造成过度抽吸时，均可能形成空气栓塞。一旦发生，应立即停转，使患者处于头低足高体位以减少颅内栓塞的可能，并将动脉插管与腔静脉引流管相连接，进行暂时性逆行灌注。

六、体外膜肺的临床应用

1.现状

我国儿科ECMO临床应用尚处于起步阶段，目前仅少数大学附属医院的儿科重症监护病房和心血管外科监护病房开展此工作，在新生儿的临床应用也已经开始。

2.有效性

ECMO作为呼吸和（或）循环衰竭的经其他治疗无效的终末治疗手段，能为患者提供有效的呼吸、循环支持，为挽救生命赢得宝贵的时间。ECMO治疗新生儿呼吸衰竭取得了良好的疗效。近年来，心肺移植技术的开展逐渐普遍，在移植前后应用ECMO实现心肺支持，不仅为等待移植供体的患者赢得了时间，且有效提高了移植成功率。

3.经济效益及社会效益

ECMO治疗对象几乎均为常规治疗失败的患者，病情危重。尽管ECMO费用昂贵，但在危重患者救治方面有其不可替代性，对于这部分患者若不行ECMO治疗，意味着失去了最后的生存和（或）康复机会，将对社会和家庭造成不利影响，造成许多社会资源的浪费。ECMO技术的开展使我们在危重抢救手段和水平上，接近发达国家，并成为公共卫生突发事件应急抢救系统的重要组成部分。

总之，ECMO技术目前作为发达国家新生儿重症监护医疗和生命支持的最高水平，是新生儿救治技术整体中的非常重要的技术之一。我国目前医疗水平已经发展到需要建立此技术以提升NICU水平并且医疗保险可以负担其代价的阶段，可以通过心血管外科、麻醉科、重症监护室、新生儿科等多学科的专业人员的密切合作在儿童医院建立和开展。

第八章　其他相关技术

第一节　经外周置入中心静脉导管

外周置入中心静脉导管（PICC）目前已在临床广泛应用于新生儿。

（一）适应证

（1）需要长时间（大于1周）维持静脉通路。

（2）低出生体重儿或肠道手术患儿短期内不能达到足够肠内营养时，需经中心静脉置管输注静脉营养液。

（3）病情需要（如严重的低血糖）而需输注外周静脉无法耐受的高渗液体。

（二）器械用品

无菌帽子和口罩，无菌手套，隔离衣，无菌孔巾，无菌镊，无菌剪或剪割器。PICC穿刺包：新生儿经皮插管装置可用两种装置：①硅胶导管，通常无引导丝。②聚氨酯导管，有引导丝。一般使用前者。多种型号可供使用，新生儿一般选用直径1.9~2.0Fr透明贴膜（固定导管用），无菌盘，络合碘液，10mL注射器2个，无菌止血带，生理盐水、肝素盐水冲洗液，T型管和无菌胶布。

（三）操作步骤

下面操作针对于有引导丝的导管。

（1）口服24%蔗糖水，或使用安慰奶嘴吸吮减轻疼痛，也可以使用5%EMLA外涂局部麻醉止痛或阿片类药物（芬太尼或吗啡）镇痛。

（2）用无菌技术准备导管和所需的器械。在上臂选择贵要静脉或正中静脉、下肢大隐静脉或头部颞浅静脉。约束其他肢体以免污染。

（3）选择静脉和导管插入深度。常选用上臂的贵要静脉、正中静脉及下肢的大隐静脉。

经上肢静脉所置的PICC导管末端最适位置应位于上腔静脉下1/3，最深不得超过右心房的连接处。下肢静脉置管时，导管末端的最适位置应位于下腔静脉（第9~11胸椎或第4~5腰椎）。PICC置入长度的体表测量方法是通过静脉走行体表投影而制定。体表外测量的准确性直接影响导管末端是否到达理想的解剖部位，因此，穿刺前应准确测量。

上肢静脉置管体外测量方法：

将患儿手术侧上肢手臂外展90°，从穿刺点沿静脉走向至右胸锁关节后，向下至第3肋间。但在新生儿期，心脏轴位接近水平位，上述传统的测量方法对新生儿来说可能导致PICC末端置入过深。因此，对于足月儿测量长度多采用从穿刺点沿静脉走向至右胸锁关节后，向下至第2肋间；极低出生体重儿测量长度从穿刺点沿静脉走向至右胸锁关节向下至第1肋间即可。

下肢静脉置管体外测量方法：

（1）患儿仰卧，下肢与躯干成直线，足月儿测量从穿刺点沿静脉经腹股沟至剑突下；极低出生体重儿测量长度从穿刺点测量到脐-剑突中点上方0.5~1.0cm。但PICC置管体表测量的长度不可能与体内静脉解剖长度完全一致，而患儿的身长、皮脂厚度、血管是否畸形等因素均可能影响PICC的最适长度。在实际操作中，可将导管稍微插深一点，以便调整时可往外退；放浅了就不能再往里送了。如果导管放置过深触及了右心房，操作者会感觉到阻力突然增大，或者新生儿会出现心率或心律的改变。此时须把导管往回撤0.5~1.0cm。因此，PICC置管后均需经超声技术或X线片来确定导管末端的位置。

（2）戴帽子和口罩，洗手，穿无菌隔离衣，戴无菌手套。

（3）首先用75%乙醇消毒穿刺部位3次，再用络合碘液在插管的部位消毒3次，待消毒液干燥。

（4）由助手系好止血带后铺无菌巾，并检查确认导管在套管针内。

（5）将套管针刺入静脉，一旦见到套管针内有回血即停止进针。松开止血带，握住套管针保持其在静脉内的位置，用镊子将导管通过套管针缓慢送入静脉。

（6）当导管达到预定位置时，稳住已经进入的导管，小心撤出引导针并用纱布压迫局部止血。

（7）去掉套管针针尖部的卡子后小心掰开引导针，直到引导针完全裂开。在撤出引导针时如果有部分导管被拉出，需要再送入到预定的部位。

（8）将引导丝从导管中缓慢撤出。在撤出导管丝时可见到导管内有回血，此时可将T型管连接到导管并固定，随后可用肝素生理盐水冲洗导管。注意冲洗时力量不要太大，以免引起导管破裂、断裂和形成栓塞。

（9）用无菌胶带在插入部位将导管固定于肢体，将留在外面的导管卷起呈圆形并用无菌透明贴膜固定在皮肤上。连接静脉输液。

（10）用超声或X线证实导管尖端的位置。理想的导管尖端位置应该位于中心静脉。如果导管有回血并且通畅，即使不能进入到中心位置，仍然可以作为周围静脉通路使用。在这种情况下输注高渗溶液需要慎重。

（四）并发症及处理

1.导管堵塞

注意及时更换液体、避免回血，掌握脉冲式冲管和正压封管技术，使用正压输液接头，注意药物间配伍禁忌，更换药物时充分冲洗导管。发生导管堵塞后检查导管是否打折，用10mL注射器缓慢回抽，切不可暴力推注，确认导管尖端位置，必要时用1∶5000尿激酶溶液溶栓或酌情拔管。

2.穿刺部位渗血

加压止血，加压敷料固定，避免置管部位过度活动，停服抗凝剂，必要时给予止血药。

3.机械性静脉炎

抬高患肢，红外线灯照射，50%硫酸镁湿敷，利百素外涂。

4.血栓形成

拔除导管并予抗凝治疗；抬高患肢，必要时使用抗生素。

5.导管相关血流感染

严格无菌操作，完成治疗及时拔出导管，减少导管相关血流感染发生。怀疑导管相关血流感染时及时分别取导管内、导管侧肢体和对侧肢体的血做培养。拔除导管、导管末端剪下做培养，给予抗感染治疗。

6.导管体内断裂

用手指按压导管远端的血管，或于上臂靠近腋部绑扎止血带，患者制动，进行血管造影，静脉切开取出导管。

7.导管移位

多异位于颈内动脉，可在复查X线片观察到。部分异位导管可以用生理盐水冲管，细软导管末端可随回心血流回到上腔静脉，继续使用。部分不能复位的导管只能将其外拔，如将导管拔至锁骨下静脉可短期内作为外周静脉通路继续使用（注意减低所输液体渗透压）；如果异位距离大，则应该拔管。

8.导管拔除

困难手臂外展平卧位，适当按摩上肢、热敷使血管松弛，可考虑硝酸甘油贴剂敷于穿刺手臂，X线检查确认导管打结、血栓形成等，必要时考虑手术取出。

9.胸腔积液、心包积液

罕见严重并发症，胸腔闭式引流或心包穿刺；并拔除PICC导管。

第二节 脐动脉置管

（一）适应证

（1）需要频繁或持续监测动脉血气者。

（2）持续监测中心动脉血压者。

（3）同步交换输血。

（4）血管造影。

（5）极早产儿早期作为输液通道。

（二）器械用品

脐血管导管（体重＜1500g用3.5Fr，＞1500g用5.0Fr），三通开关，10mL注射器，眼科镊、弯头镊，有齿镊，纱条（结扎脐带用），剪刀，手术刀，无菌巾，缝合线，肝素生理盐水（1U/mL），输液泵，消毒用品，胶布，绷带，测量尺。

（三）操作步骤（新生儿脐动静脉置管术）

（1）计算置管的长度测量患儿的肩至脐的距离以确定导管的长度。如果用高位脐动脉插管（UAC），导管尖端应插到第6~第9胸椎之间，约在横膈膜之上。如为低位UAC，导管尖端应位于第3与第4腰椎之间位置，约在肾动脉及肠系膜动脉之间。

（2）体重法估算UAC置管深度：

高位UAC置管深度（cm）=［3×体重（kg）］+9

低位UAC置管深度（cm）=体重（kg）+7

注：实际置管深度应在估算长度基础上加脐根部长度。

将患儿置于辐射台上，仰卧，手足缚好。用络合碘液或2%洗必泰、75%乙醇严格消毒脐部及其周围皮肤，让其干燥1~2分钟。对于超早产儿注意保护脐部周围皮肤，可以用无菌水或生理盐水轻轻擦去消毒剂。覆盖无菌孔巾。暴露头部和足部，以利于操作过程观察患儿病情，是否出现下肢血管痉挛。术者严格洗手，穿手术衣，戴帽、口罩、手套。

（3）将脐导管接上三通管，再连接上内有肝素生理盐水的10mL注射器，将肝素生理盐水充满整个导管系统，使不得有气体。

（4）在脐带根部系上一条纱条，以减少失血，但不能太紧，以免影响导管的进入，用手术刀在距脐根部约1cm处将脐带切断，暴露脐动脉和脐静脉，可见两条脐动脉位于切面的4点和7点处。动脉较静脉细，孔小壁厚，呈白色。脐静脉位于12点处，管壁薄，腔大，通常塌陷。

（5）用两个有齿止血钳夹住脐带的上下缘，固定好脐带。术者用细镊尖端插入脐动脉内，轻微扩张脐动脉，然后将导管慢慢插入，在插入1~2cm后（腹壁处）如遇到阻力，可由助手将脐带向头部牵拉，拉直脐动脉；如在插入5~7rm处（膀胱水平）遇到阻力，可将导管退出1~2cm后再旋转推进，直到预定深度，抽吸有回血以证实。

（6）将导管插到预定深度后，开放三通开关，如立即有血顺畅回流，说明导管已经进入脐动脉如回血不畅多提示位置不当，应调整。如完全抽不到回血，提示导管可能插入血管壁假窦道中，应拔出重新插入。也可以立即做床旁X线片定位，并调整导管深度。

（7）将脐切面做荷包缝合并将线绕插管数圈后系牢。然后将胶布粘贴以固定插管。

（8）如患儿在插管过程中或插管后出现一侧下肢发白或发紫，考虑为股动脉痉挛所致，应将导管退出一定长度，并给对侧下肢热敷以使动脉痉挛缓解，下肢颜色恢复正常后再行插管。如经上述处理30分钟后无好转，应拔管后改另一条脐动脉插管。

（9）如患儿日龄超过5日，可作动脉切开术。在脐窝下方1cm处作弧形切口，切开皮下组织和腹直肌鞘，将腹直肌从中线推向两侧，暴露动脉并将其与脐尿管分离后，用两个结扎线圈将脐动脉结扎，在其间做一小切口，并将插管插入到预定的深度。将近端结扎线圈扎牢，远端线圈用于固定插管，再将皮肤切口缝合1~2针。

（10）脐血管导管、三通开关和注射器等可用无菌巾包裹。并用输液泵将肝素生理盐水按0.5~1mL/h输注以保持导管通畅，防止血栓形成。

（11）在三通开关处采血，先抽取1~2mL血后再用另外的注射器抽血送检。先前抽取的1~2mL血可回注患儿体内。如病情需要，并且无并发症发生，可保持7~10天。

（四）并发症及处理

（1）感染：应严格无菌操作以减少感染，一旦缝合后不要将导管向内推进。如有问题，应重新置管。

（2）血管意外：可能发生血栓形成或梗死。置管太靠近肾动脉引起肾动脉狭窄后可导致高血压的发生。

（3）出血：如果导管通路发生断裂，可以发生出血。必要时补充血容量。

（4）血管穿孔：多由于操作太过用力引起。插管时不要强迫用力插入，如果推进有困难时，应该尝试换用另一根血管。如果血管穿孔，需要手术治疗。

第三节 脐静脉置管

（一）适应证

（1）中心静脉压力测定。

（2）紧急静脉输液或给药。

（3）交换输血或部分交换输血。

（4）超低出生体重儿的长时间中心静脉输液。

（二）器械用品

同脐动脉插管。

（三）操作步骤

（1）准备工作同脐动脉置管。

（2）UVC导管顶端的理想位置是在右心房/下腔静脉交界点或在胸段的下腔静脉内插管深度估算方法体重法估算UVC置管深度：UVC置管深度（cm）=［1.5×体重（kg）］+5.5。

注：实际置管深度应在估算长度基础上加脐根部长度。

（3）消毒铺巾，脐带根部系上纱条，脐根部上1cm切除多余脐带，用肝素盐水充满脐静脉导管。

（4）识别脐静脉：为一条大的薄壁的血管，位于脐带切面12点钟位置。

（5）止血钳钳住脐带根部，插入脐导管，轻轻推至理想的深度。如插管过程中导管感受到阻力，此时可能为导管进入门脉系统或进入肠系膜静脉、脾静脉。可将导管抽出1~2cm后轻轻转动再慢慢推入。

（6）将插管插到预定深度后，用注射器抽吸，见回血很畅通后连接管道。

（7）可床旁X线片定位，并调整插管深度。导管末端应位于左心房与横膈膜之间（膈肌上1cm处）。插入太深，可以退出。但插入长度不够，也不能再插入，以免感染。

（8）将脐切面做荷包缝合并将线绕插管数圈后系牢，然后将胶布粘成桥状以固定插管。

（四）并发症及处理

（1）感染：严格无菌操作。固定后的导管不能向内推进。

（2）血栓或栓塞：避免空气进入导管；不要试图冲洗导管末端的血凝块。

（3）肝坏死、门脉静脉血栓和高血压：由于输注高渗液体和长时间留置插管引起。避免插管长时间停留在门脉系统。紧急情况下，插管只要进入约3cm见到血液回流即可。

（4）心律失常和心包填塞：由于插管太深刺激心脏或心脏穿孔引起。应将插管抽出1~2cm。如有心包填塞，立即心包穿刺减压，拔除导管。

（5）坏死性小肠结肠炎：避免导管插入门静脉系统。

第四节 脐血管置管的拔除

（一）适应证

脐动脉置管保留7~10天，脐静脉置管保留2周应撤管，否则可增加感染和血栓的发生率。

（二）操作步骤

（1）轻轻揭开覆盖的敷料，常规消毒，注意要从躯体端向导管方向进行。

（2）在插入点附近握紧导管，并轻轻地、连续地向外牵拉导管。遇到阻力时不要用力过猛以防止导管断裂，可在导管上方的局部温湿敷1分钟，然后再重新尝试拔出导管。

（3）导管拔出后要检查其长度以确认导管完全撤出。

（4）用无菌纱布覆盖局部。

第五节　心包穿刺术

当心包有大量积液时，患者的血液循环受到严重干扰，静脉血不能顺利回到心脏，心脏的排血功能发生障碍，心包穿刺放出大量积液便可使患者症状减轻，甚至消失。心包穿刺虽有一定的危险性，但如严格按操作规程谨慎进行，还是比较安全的一种诊断兼治疗的方法。在此节进行新生儿心包穿刺术相关知识介绍，为新生儿胸部和肺部疾病的诊治和鉴别诊断提供帮助。

心包穿刺是借助穿刺针直接刺入心包腔的诊疗技术。心包穿刺必须在无菌技术下进行，局部应用普鲁卡因麻醉，穿刺部位不可过深，以免刺破心房、心室或刺破冠状动脉造成心包腔大量积血。

心包穿刺患者可通过化验心包腔中的液体了解心包积液的性质，并根据心包积液的性质来查明心包炎的病因。心包穿刺虽有一定的危险性，但如严格按操作规程谨慎进行，还是比较安全的一种诊断兼治疗的方法。

一、适应证

（1）心包积气或积液压迫心脏时，用以抽排积气或积液，或放置导管做持续引流。

（2）为心包积液的诊断而采集标本。

二、器械用品

21G静脉套管针，三通开关，10mL注射器，常规消毒用品，无菌巾，纱布块，胶布条。

三、操作步骤

最好在心脏超声的引导下操作，有助于指导进针位置和深度，以减少并发症的发生。

（1）将患儿置于仰卧位作积液引流时，上半身略垫高，取剑突下做穿刺点。常规消毒皮肤，铺以无菌孔巾。

（2）术者戴消毒口罩、手套，将套管针与三通开关、盛有少量生理盐水的注射器连接在剑突与左肋弓缘交界处进针，与正中线和水平面各呈45°向左肩方向推进：边进针边轻轻抽吸，进入1~2cm时达心包腔，可见注射器中有少量气泡或积液抽出。拔出内芯，将注射器、三通开关与套管连接，分次将积气或积液抽出。

（3）拔针后重新消毒皮肤，覆盖纱布块，粘上胶布。

（4）如气漏严重，或在使用CPAP或人工呼吸机情况下，可将套管留置于心包腔内，固定后与引流装置及吸引器连接做持续引流，吸引负压0.049kPa（5cmH$_2$O）。

（5）待患儿病情稳定，无液体气体引流出、胸片无心包积液或积气时，可夹住引流管停止引流，6~12小时后胸片如仍无心包积液或积气，可以拔管。局部消毒后覆盖纱布块，贴以胶布。

四、并发症及处理

（1）心脏损伤：进针时一旦采集到气体或液体即停止，可避免进针过深而损伤心脏。

（2）气胸或血胸：没有标记的盲穿易引发气胸或血胸，如果发生气胸或血胸，通常要在患侧放置胸腔引流管。

（3）感染：严格执行无菌操作可防止感染。

第六节 腰椎穿刺术

新生儿肺病感染、胸病感染性疾病可导致患儿败血症，可导致脑炎等疾病，腰椎穿刺进行脑脊液化验，在此节进行腰椎穿刺术相关知识介绍，为新生儿胸部和肺部疾病的诊治和鉴别诊断提供帮助。

一、适应证

（1）怀疑中枢神经系统疾病如脑膜炎、脑炎或颅内出血的诊断性检查。

（2）脑脊液引流。

（3）鞘内注射药物。

（4）检查脑脊液以监测中枢神经系统感染的抗生素疗效。

二、器械用品

新生儿腰椎穿刺包（无菌孔巾，4个无菌标本管，无菌纱布，5mL注射器，新生儿腰椎穿刺针或5.5号头皮针），测压管，无菌手套，络合碘液，胶布等。

三、操作步骤

（1）患儿侧卧，助手固定住患儿的肩部和臀部，使腰椎段尽量弯曲，颈部不必过度弯曲，以保持呼吸道通畅。

（2）术者戴好口罩、帽子和手套，常规消毒穿刺部位，并铺好无菌孔巾。

（3）以脊柱中线第4~5腰椎间隙为穿刺点，皮下注射利多卡因或术前60~90分钟外涂5%EMLA止痛剂，垂直缓慢进针。有突破感后即达到蛛网膜下腔（如果用头皮针穿刺突破感不明显），早产儿一般进针0.5~0.7cm，足月儿进针1~2cm即可。如用腰椎穿刺针应经常撤出针芯查看有无脑脊液流出。如用头皮针穿刺，穿刺成功后可见到针管中有脑脊液流出。先接测压管进行压力测定。

（4）测量脑脊液压力后用无菌标本管收集脑脊液标本。每管分别留取0.5~1mL。一般第1管送细菌培养和药敏，第2管送糖和蛋白质等生化检查，第3管送细胞记数和分类检查，第4管送其他检查。

（5）插回针芯，拔出穿刺针，重新消毒穿刺点皮肤并用无菌纱布覆盖，用胶布固定。

（6）术后去枕平卧6小时，并观察患儿生命体征。

四、并发症及处理

（1）感染：严格执行无菌操作可减少细菌进入脑脊液的机会。穿刺针接触污染的脑脊液后再刺破血管可导致菌血症。

（2）出血：穿刺时易误穿入周围血管，需要重新定位穿刺。

（3）脊髓和神经损伤：在第4腰椎以下穿刺可避免。

（4）椎管内表皮样瘤：使用没有针芯的穿刺针，上皮组织可成为针管的填充物被带到他处。为防止针管内的上皮组织移植到硬脑膜，应尽量使用有针芯的腰椎穿刺针。

（5）呼吸暂停：呼吸暂停和心动过缓由于患儿被过紧束缚所致。

第七节　新生儿连续性血液净化

新生儿肺病感染、胸部感染性疾病可导致患儿败血症，严重者可导致包括肾脏在内的多器官衰竭。新生儿肺病感染、胸部感染性疾病可导致呼吸困难、缺氧，可导致肾功能损伤，及需要连续肾替代，为肺病、胸部疾病治疗取得宝贵时间。连续性血液净化即连续肾替代，是指利用体外装置，连续将体内过多水分、某些致病物质清除而达到净化血液的方法。目前已广泛应用于危重患者的救治。

连续性血液净化（Continuousblood purification，CBP），亦称连续肾替代（Continuous renal replacement therapy，CRRT），是指利用体外装置，连续将体内过多水分、某些致病物质清除而达到净化血液的方法。目前已广泛应用于危重患者的救治。

临床上一般将单次治疗持续时间＜24小时的肾替代治疗称为间断性肾替代治疗（IRRT）；将治疗持续时间≥24小时的RRT称为CRRT。CRRT的主要原理是弥散、对流、附着及吸附。弥散主要能够清除小分子，如水、电解质、肌酐、尿素氮等，对流可以清除中分子，如细胞因子、炎性介质等。CRRT不仅是一种连续、缓慢清除溶质和水分，具有良好的血流动力学稳定性的肾替代治疗模式，同时也作为一种对脏器功能起支持作用的体外循环血液净化治疗方式，用于非肾疾病领域，如脓毒症、多脏器功能障碍综合征等。

一、临床应用对象

包括肾脏适应证和非肾脏适应证两大类，非肾脏疾病的领域如全身炎症反应综合征（SIRS）、脓毒症、多器官功能衰竭（Multiple organ dysfunction syndrome，MODS）、液体超负荷、急性呼吸窘迫综合征（ARDS）、严重电解质与代谢紊乱、心脏外科术后等，由于这些疾病往往存在肾功能损伤，而CRRT可通过降低炎症反应和保护患儿器官功能（尤其是肾脏功能）进行治疗。

1.适应证

新生儿CRRT治疗指征：

（1）血钾＞6.5mmol/L。

（2）血肌酐增长速度＞44.2~88.4μmol/（L·d），血尿素氮（BUN）增长速度＞9mmol（L·d）。

（3）严重水潴留、肺水肿、脑水肿。

（4）代谢紊乱：难以纠正的代谢性酸中毒、高氨血症等代谢异常。

（5）少尿或无尿。

（6）难以纠正的严重低钠或高钠血症。

（7）急性肝功能衰竭。

2.禁忌证

新生儿CRRT没有绝对禁忌证，相对禁忌证为：①低血压。②严重出血倾向。③颅内出血、体内重要脏器出血。

二、临床操作

1.血液管路

血管通路的建立是进行血液净化首要条件。因新生儿血管细、管壁薄，置管难度较大，在穿刺过程中很容易穿透、形成血肿。因血管细，治疗过程中容易出现吸壁现象。因为血管管径小而不能置入双腔导管时，可选择在颈内静脉和股静脉分别置管单腔导管实施血液净化治疗。

（1）脐静脉置管：适用于生后5天内的低出生体重新生儿，根据患儿体重可选择5~8F双腔管。取仰卧位，常规对脐带根部及其周围区域进行消毒，用线将脐带根部打一活结，剪去过长脐带，留下1.0~1.5cm长度，使断面切齐，暴露脐静脉。用小镊子及小止血钳固定并扩张血管，将导管与水平面成60°向头侧推进，按体重不同调整置管深度，回抽见血液流出，后做荷包缝合固定，固定脐静脉导管位置，无菌敷料固定；术后行胸腹片定位。

（2）颈内静脉置管：多选择右侧颈内静脉，从颈内静脉中路进针，头转向左侧，肩背部垫一薄枕，取头低位10°~15°，常规消毒，铺无菌洞巾，用利多卡因做穿刺点局部麻醉，穿刺针与皮肤冠状面呈30°~45°，针尖指向同侧乳头，边进针边回抽。有突破感后回抽见暗红色回血，说明针尖已进入静脉内，保持穿刺针固定，由导丝口送入导丝，避免进入过深而诱发心律失常；以皮肤扩张器扩张后置入导管，进针深度体表定位在第2、3肋间水平，连接注射器反复回抽保证血流通畅，无菌敷料固定，胸片定位。颈内静脉置管末端位于右心房中部可以获得相对更为充足的引血。

（3）股静脉置管：股静脉置管因靠近会阴，易被污染，肢体活动时容易造成管路扭曲，应用时应注意。患儿平卧，下肢轻度外展，臀部垫一薄枕，腹股沟韧带中部下方一横指处，股动脉搏动点内侧0.5cm与腹股沟皮折线交点为穿刺点；针尖与皮肤呈30°~45°朝向脐部方向进针，边进针边回抽。有突破感后回抽见暗红色回血，说明针尖已进入静脉内，保持穿刺针固定，由导丝口送入导丝。以皮肤扩张器扩张后置入导管，连接注射器反复回抽保证血流通畅，无菌敷料固定。

2.抗凝方法

（1）普通肝素抗凝：最常用的抗凝方法，凝血功能正常患者，可先给予25~50U/kg的首次剂量，后以10~25U/（kg·h）维持，使活化凝血时间（ACT）维持在170~220秒，部分凝血活酶时间（Activated partial thromboplastin time，APTT）较正常延长20~30秒。

（2）无肝素抗凝：针对有严重出血倾向的新生儿患者，如弥散性血管内凝血（Disseminated intravascular coagulation，DIC）、脓毒症、肝功能衰竭等，根据病情可采取无抗凝剂应用血液净化治疗。

（3）局部枸橼酸抗凝：尽管局部枸橼酸抗凝具有一定优势，但存在发生低钙血症、代谢性碱中毒和高钠血症的风险，新生儿较少应用。

3.设备选择与参数设置

（1）血液净化设备：新生儿体重小，血容量少，体外循环血容量及血流速度对患儿影响非常大，保持血流动力学稳定至关重要。选用的血液净化设备应能精确控制血流速度为3~20mL/min。现有的主流血液净化设备的血流速度，最小为0~10mL/min，基本上能满足多数新生儿治疗要求。目前供应儿童的滤器以及管路规格较多，一般选择高分子聚砜膜以及通透性高、生物相容性好、对凝血系统影响小的耗材。体外循环的血量一般控制在总血容量的10%以下。可根据患儿年龄、体重选择适宜的滤器。膜面积$0.1m^2$的滤器一般应用于体重3kg以下的新生儿。

（2）治疗模式：常用的模式有连续性静脉–静脉血液滤过（Continuous veno-venous hemofiltration，CVVH）、连续性静脉–静脉血液透析滤过（Continuous veno-venous hemodiafiltration，CVVHDF）、高容量血液滤过（High volume heofiltrition，HVHF）、缓慢连续性超滤（Slow continuous ultrafiltration，SCUF）、连续性高流量透析（Continuous high flux hemodialySis，CHFD）等。SCOT用于清除过多水分，主要用于心血管手术后；CVVHD、CVVHDF用于清除体内单纯小分子物质生成过多疾病，如急性肾功能衰竭、代谢性疾病、部分药物和毒物等。治疗过程中，根据置换液输入方式的不同，常分为前稀释模式和后稀释模式；后稀方式尤其前后稀联合方式是儿科正在推荐的方式，部分置换液量前稀，部分液量后稀。预冲先以1000mL0.9%盐水+12500U肝素进行预冲，再以全血或血浆预冲。

（3）参数设置：血流速度3~5mL/（kg·min），置换速度20~30mL/min，透析速度15~25mL/min，超滤量应根据患者尿量及需要清除的液体量进行调整。新生儿因血容量少，CRRT治疗时对患儿的血流动力学影响较大，特别是刚开始治疗时，血流速度可从3mL/（kg·min）开始，随后根据血压情况逐渐增加至5mL/（kg·min）。设置血流速度需考虑患儿疾病以及血流动力学情况，建议尽量在20~30分钟内缓慢提高血流量。通常血泵速度与CRRT治疗设备及置管管径有关。

4.置换液及透析液

（1）置换液：常采用Ports改良配方（生理盐水2000mL、5%葡萄糖125mL、无菌注射用水500mL、10%氯化钙12mL、25%硫酸镁2mL、10%KCl 10mL）；5%碳酸氢钠167mL（与上述液体分开，单独输注）。

根据患儿血钾情况调整10% KCl的加入量，正常血钾每升置换液中加入10% KCl 3mL/L，而高血钾每升置换液中加入10% KCl l~2mL/L，甚至可不加钾，低血钾时加入10%氯化钾4~6mL/L。该置换液配方离子浓度为：Na^+ 144mmol/L；K^+ 4.7mmol/L；Cl^- 114.7mmol/L；Mg^{2+} 0.72mmol/L；Ca^{2+} 1.45mmol/L；$NaHCO_3$；35.4mmol/L；葡萄糖12.4mmol/L。

（2）透析液：透析液采用Baxter透析液（葡萄糖浓度分别为1.5%、2.5%、4.25%）。

三、血液净化的并发症及处理

（1）低血压：因新生儿血容量较少，容易发生低血压，主要原因为体外循环的血容量过大和超滤过多。因此，应正确判断患儿体重，限制体外循环血容量，应低于8mL/（kg·min），超滤量小于体重5%。低血压多发生在CRRT治疗开始时。可以在预冲时通过纠正酸中毒来预防。另外，若患儿应用血管活性药物，连接CRRT后这些药物浓度会被稀释，也引起血压降低，因此，在治疗开始时，可以通过增加血管活性药物剂量以提高浓度来预防。如果血压降低明显，可以给予液体输注或加用缩血管药物。

（2）低体温：新生儿体温调节功能较差，CRRT治疗过程中，会有较多血液引出体内，若体外循环加热或保暖不当很容易出现低体温。因此，在治疗时要注意监测体温、保暖。

（3）出血：新生儿凝血功能较成人差，加之原发病对凝血功能的影响及肝素抗凝治疗，CRRT治疗中容易发生出血。可表现为血管置管部位或穿刺部位渗血、消化道出血等，颅内出血是严重并发症。因此，应观察患儿有无出血倾向，注意神经系统症状体征，监测ACT及凝血功能，依据临床情况及时调整肝素剂量。

（4）血栓形成：因新生儿血流速度较慢，血管置管管径细，容易形成血栓，特别在滤器、管路内形成血栓。依据患儿情况，尽量选取较粗置管，及时调整抗凝方案对减少血栓形成有帮助。

（5）失血：因治疗过程中的压力较低，导致的失血发生机会极少。贫血发生时，可暂时输注红细胞悬液支持；引血端不要负压太大；若程度较重，可更换滤器。

（6）酸碱平衡和电解质紊乱：治疗前应结合患儿的血电解质检查结果，配制合适的置换液和透析液，治疗过程中应定期监测血清电解质和血气，依据检查结果及时处理。

（7）血流感染：血管置管和连接设备一定要严格无菌操作，定期进行导管护理；尽量缩短导管留置时间，一旦考虑导管相关血流感染，应及时拔除导管，并行病原学检查。

（8）药物浓度影响：CRRT治疗时，体外药物清除率增加，影响药物代谢，并且不同的治疗模式和滤过膜对不同药物的影响相差甚远。对于危重新生儿，特别是脓毒症和多脏器功能衰竭的新生儿患者，接受CRRT治疗时，维持合理的药物浓度（尤其是抗生素药物浓度）对原发病治疗非常重要。事实上，治疗期间如何维持正常的血药浓度相当复杂，应考虑患者疾病、药物代谢动力学及CRRT治疗等诸多方面因素对药物影响；最为重要的是定时监测血药浓度和及时调整药物剂量以保证有效的治疗。

四、注意事项

（1）严格无菌操作。

（2）依据原发病选择合适的治疗模式。

（3）实时监测生命体征及血流动力学指标。

（4）CRRT治疗一般不超过72小时。

（5）监测重要药物血药浓度，及时调整剂量以达到有效剂量。

（6）治疗结束后或治疗间期注意随访血生化、血气、血常规等指标，防止并发症。

新生儿CRRT救治成败取决于：

（1）新生儿深部动静脉置管困难，这往往是阻碍普遍开展CRRT治疗的重要原因之一，如出生前及出生时有严重疾病，应预留脐静脉以备用；由于新生儿血管纤细，解剖标志不够突出，不易定位，穿刺时间长，易导致穿刺失败，从而出现气胸、血胸、血肿、神经损伤、胸导管损伤等并发症，对技术和护理管理要求很高。

（2）新生儿尤其早产儿自身血容量少，CRRT治疗体外循环血量占新生儿循环总量10%~15%以上，要选择合适滤器和管道；体外循环回路预充容量占有效循环量较大比例，如果血流速度太大，新生儿的循环功能就不能承受。

（3）CRRT治疗时需要密切监测流速、压力及液体出入平衡情况，密切监测血气、血糖、血电解质、凝血功能及肝肾功能等，不仅要保证心肺循环和血容量的稳定，还要防止体内物质的丢失。

（4）CRRT治疗过程中抗凝非常重要，否则易出现血液凝间阻塞管道，无法完成CRRT治疗。CRRT治疗过程要密切监测并防治感染。

第八节　新生儿输血

输血是临床医疗工作中非常重要的治疗措施，也是抢救和治疗新生儿和某些疾病的一种特殊、基本手段。及时、合理的血液输入可延长或挽救一些垂危生命，亦可使一些急慢性失血或出血性疾病得到缓解甚至痊愈。但是，血液和其他药物一样，适当、合理应用效果良好；若使用不当可导致不良反应，甚至危及患儿生命（表8-1）。

表8-1　新生儿Hb正常值与贫血诊断

贫血诊断	新生儿期＜145g/L，1~4M＜90g/L，4~6M＜100g/L，6月~6岁110，6~14岁120（生后3月生理贫血，12岁达成人）
贫血诊断	新生儿：144~120g/L轻度；120~90g/L中度（劳累时心慌气短）；90~60g/L重度（休息时心慌气短）；＜60g/L极重度（常合并贫血性心脏病）
贫血诊断	（非新生儿）120~90g/L轻度；90~60g/L中度；60~30g/L重度；＜30g/L极重度

注：要提高Hb 10g/L需洗涤红3mL/kg，浓缩红4mL/kg，全血6mL/kg。

一、输血基本原则

（1）新生儿输血前，应首先确定病因、输血目的，了解贫血、失血程度，决定是否需要输血，输新鲜血还是库血。

（2）严格掌握输血适应证，减少不必要的输血。

（3）药物等其他治疗有效则不需输血。

（4）不滥用输血治疗，不输注安慰血和营养血。

二、输血指征

临床还存在争议，通常根据新生儿的临床状态决定是否需要输注，多数学者认为如存在下列情况，可为输血指征。

（1）新生儿出生24小时内静脉血血红蛋白＜130g/L。

（2）急性失血量＞10%总血容量。

（3）医源性失血累计5%~10%总血容量。

（4）慢性贫血患儿，血红蛋白＜80~100g/L（血细胞比容0.25~0.30），临床出现与贫血相关的症状如安静情况下有气急、呼吸困难、反复呼吸暂停、心动过速或过缓、进食困难、体重不增和表情淡漠等，且这些症状通过输血可缓解。

（5）患严重呼吸系统疾病新生儿，需相对高浓度氧和呼吸支持治疗，当血红蛋白＜130g/L（血细胞比容＜0.4）时，与患有肺部疾病新生儿一样，患有严重心脏疾病新生儿（表现为发绀或充血性心力衰竭）也需要维持较高的血红蛋白，一般在130g/L（血细胞比容＞0.4）以上，以增加氧输送至全身，改善缺氧。

（6）严重新生儿溶血病应予输血。

（7）需要外科手术的新生儿，其血红蛋白阈值尚未明确规定，由于新生儿心肺功能对贫血的代偿能力较差，应维持血红蛋白在100g/L（血细胞比容＞0.3）以上。

三、血源选择

应输注较新鲜的红细胞制剂，因保存过久血液制品可能含有较多的钾。新鲜全血中红细胞可维持足够的氧转运，减少高钾血症，故新生儿急性大出血、低血容量性休克、医源性失血、贫血、感染等一般选择新鲜全血，以补充血容量、血小板、凝血因子，以达到补充血容量、纠正休克和止血的效果。

新生儿输血时血型的选择：

情况一：ABO溶血。

用新鲜O型洗涤红细胞+AB型血浆。紧急情况时，O型红细胞无须洗涤，只需将其中血浆尽量去除即可。

情况二：Rh溶血。

Rh血型同母亲，ABO血型同婴儿。

情况三：Rh合并ABO溶血。

用Rh血型同母亲的新鲜O型红细胞加AB血浆。

四、输血量计算

新生儿输血量的计算

（1）急性失血有休克表现，每次输20mL/kg。

（2）急性失血无休克表现以及慢性失血以输红细胞为主，每次输10mL/kg。

（3）输血量计算：红细胞量（mL）=〔期望Hb值（g/L）-实测Hb值（g/L）×3×体重（kg）〕÷10。

所需全血量=体重×（预期达到血红蛋白值g/dL-实测血红蛋白值g/dL）×6。如为压缩红细胞则为全血量的一半。

（4）如有休克或病情危急来不及配血者，应先输5%白蛋白20mL/kg补充血容量，然后再输红细胞；

五、成分输血与指征（表8-2）

表8-2 成分输血计算

输血成分	说明
人血白蛋白 5g/瓶（25%）	TBIL > 300，结合 IBIL 1g/kg，加等量 GS，输入时间 2~4h
丙球 2.5g/瓶	400~1000mg/（kg·次），max 2g/（kg·次），输入时间 2~4h
新鲜冰冻血浆	10~20mL/kg，输入时间 30~60min
冷沉淀、凝血因子	20mL/kg，输入时间 20min
RBC 输入	10~20ml/kg，输入时间 2~4h
血小板输入	1mL/kg，输入时间 20min
凝血酶原复合物	200/300/400U/瓶 5~20U（≤ 40）U/kg，输入时间 ≤ 2h（2/7/9/10 凝血因子缺乏）

注：1.新生儿呼吸机治疗患儿维持Hb > 120。

2.输血时过敏皮疹：用异丙嗪、地塞米松0.5mg/kg iv，同时检查胆红素、血常规、尿常规等排外溶血。

3.发生输血过敏当时立即报输血科，停血。

4.非溶血性发热反应，停止输血，观察。

5.自身免疫溶血性贫血（如ABO溶血、Rh溶血）——输入去白洗涤RBC。

6.患儿急性溶血时WBC会增高的原因：①骨髓刺激代偿；②中晚幼红细胞大小与WBC相似，被计入WBC中。

7.新生儿术中备血：去白RBC 0.5U、血浆100mL，完成输血同意书签字和交叉配血。

六、新生儿输血特点

（1）容易引起循环超负荷：新生儿心脏功能尚不健全，输血量计算不当或速度过快容易引起心衰。

（2）对失血特别敏感：当新生儿失血量占其血容量的10%即可出现明显症状而需要输血。

（3）不能耐受低温血：新生儿体温调节功能差，心肺发育尚不成熟，输血时最好将血液加温至32℃。

（4）不能耐受高血钾及低血钙：新生儿肾脏排钾和保钠及维持酸碱平衡功能差，输入保存时间过久的库存血容易出现高血钾、低血钙和酸中毒。

（5）Hb需要维持在相对较高水平：新生儿HbF含量高，2，3-DPG含量低，红细胞与氧的亲和力大，Hb需维持在相对较高水平才能满足生理需要。

（6）为避免经输血传播CMV，最好输注去除白细胞血液成分。

（7）红细胞上的血型抗原较弱，血清中抗体效价低，判定血型要用高效价标准血清。3个月内婴儿不需做反定型。

输血量可按下列公式计算：输血量（mL）=（预计HCT-患儿HCT）×体重（kg）×90。

建议输血中或输血后给予快速利尿药如呋塞米（0.3~1）mg/kg。

七、输血不良反应

输血可发生发热、过敏、溶血、输血后紫癜等反应，输血也可传递感染，特别是乙型肝炎、非甲非乙型肝炎、丙型肝炎等，也可传递人类免疫缺陷病毒（HIV）及巨细胞病毒（CMV），后者占输血婴儿的1/7。

参考文献

[1]M-A Saidova, Avalyan A-A, Galaeva M-A, et al. [A new approach in the diagnosis of lung lesions in patients with COVID-19: lung ultrasound protocol versus CT scan].[J]. Terapevticheskii arkhiv, 2022, 94(4).

[2]Loranzo Gasperoni, Di Filippo Federica, Boccadoro Roberto, et al. [Ultrafiltration tolerance in patients on chronic dialysis: is an ultrasound based approach useful?][J]. Giornale italiano di nefrologia : organo ufficiale della Societa italiana di nefrologia, 2023, 40(1).

[3]邓碧滢，何晓光，徐凤丹，等. 0～1个月婴儿不同病原学社区获得性肺炎的肺脏超声特点分析[J]. 临床医学研究与实践, 2022, 7(21): 128-130.

[4]Kamal-S Ayyat, Okamoto Toshihiro, Niikawa Hiromichi, et al. A CLUE for better assessment of donor lungs: Novel technique in clinical ex vivo lung perfusion[J]. JOURNAL OF HEART AND LUNG TRANSPLANTATION, 2020, 39(11).

[5]Germán-Devia Jaramillo, Sanabria Luis-Carlos-Venegas, Buitrago Carolina. A new non-invasive index for the prediction of endotracheal intubation in patients with SARS COVID-19 infection, in the emergency department, pilot study[J]. BMC Pulmonary Medicine, 2023, 23(1).

[6]Mike Smith, Hayward Simon, Innes Sue. A proposed framework for point of care lung ultrasound by respiratory physiotherapists: scope of practice, education and governance[J]. The ultrasound journal, 2022, 14(1).

[7]Nikitha Saurabh, Shetty Jyothi, Phillips Wren-Gloria, et al. A review of intelligent medical imaging diagnosis for the COVID-19 infection[J]. Intelligent Decision Technologies, 2022, 16(1).

[8]Ying Zhang, Lian Xihua, Huang Shunfa, et al. A study of the diagnostic value of a modified transthoracic lung ultrasound scoring method in interstitial lung disease[J]. Quantitative imaging in medicine and surgery, 2023, 13(2).

[9]Rajesh Panda, Saigal Saurabh, Joshi Rajnish, et al. Accuracy of Critical Care Ultrasonography Plus Arterial Blood Gas Analysis Based Algorithm in Diagnosing Aetiology of Acute Respiratory Failure[J]. The Journal of Critical Care Medicine, 2023, 9(1).

[10]Nada Mohsen, Nasef Nehad, Ghanem Mohab, et al. Accuracy of lung and diaphragm ultrasound in predicting successful extubation in extremely preterm infants: A prospective observational study[J]. Pediatric pulmonology, 2022, 58(2).

[11]Macarena-L Atun, Fernandez Jonusas-Silvia-A, Acosta Cecilia-M. Alveolar capillary dysplasia with misalignment of pulmonary veins in a premature newborn: the role of lung ultrasound[J]. The ultrasound journal, 2023, 15(1).

[12]Surya-M Ravishankar, Tsumura Ryosuke, Hardin John-W, et al. Anatomical Feature-Based Lung Ultrasound Image Quality Assessment Using Deep Convolutional Neural Network[J]. IEEE International Ultrasonics Symposium : [proceedings]. IEEE International Ultrasonics Symposium, 2021, 2021.

[13]Bianca-Emilia Ciurba, Sárközi Hédi-Katalin, Szabó István-Adorjan, et al. Applicability of lung ultrasound in the assessment of COVID-19 pneumonia: Diagnostic accuracy and clinical correlations[J]. Respiratory investigation, 2022.

[14]Aalap Shah, Oliva Cynthia, Stem Christopher, et al. Application of dynamic air bronchograms on lung ultrasound to diagnose pneumonia in undifferentiated respiratory distress[J]. Respiratory Medicine Case Reports, 2022, 39.

[15]Danilo Buonsenso, Morello Rosa, Ferro Valentina, et al. Are Lung Ultrasound Features More Severe in Children Diagnosed with Bronchiolitis after the COVID-19 Lockdown Period? [J]. Journal of Clinical Medicine, 2022, 11(18).

[16]Shinnawy-Olfat El, Abd El-Hadi-Mohamed, Rashed Heba, et al. Assessment of different diagnostic modalities for the detection of ventilator-associated pneumonia[J]. The Egyptian Journal of Chest Diseases and Tuberculosis, 2022, 71(2).

[17]Junichi Imanishi, Maeda Takanori, Ujiro Sae, et al. Association between B-lines on Lung Ultrasound, Invasive Hemodynamics and Prognosis in Acute Heart Failure Patients[J]. European heart journal. Acute cardiovascular care, 2022.

[18]Grace-Feng-Ling Tan, Du Tiehua, Liu Justin-Shuang, et al. Automated lung ultrasound image assessment using artificial intelligence to identify fluid overload in dialysis patients[J]. BMC Nephrology, 2022, 23(1).

[19]Louise Hansell, Milross Maree, Delaney Anthony, et al. Barriers and facilitators to achieving competence in lung ultrasound: A survey of physiotherapists following a lung ultrasound training course[J]. Australian critical care : official journal of the Confederation of Australian Critical Care Nurses, 2022.

[20]Yogendra Amatya, Russell Frances-M, Rijal Suraj, et al. Bedside lung ultrasound for the diagnosis of pneumonia in children presenting to an emergency department in a resource-limited setting[J]. International journal of emergency medicine, 2023, 16(1).

[21]Maria-Concetta Pastore, Ilardi Federica, Stefanini Andrea, et al. Bedside Ultrasound for Hemodynamic Monitoring in Cardiac Intensive Care Unit[J]. Journal of Clinical Medicine, 2022, 11(24).

[22]Umair Khan, Afrakhteh Sajjad, Mento Federico, et al. Benchmark methodological approach for the application of artificial intelligence to lung ultrasound data from COVID-19 patients: From frame to prognostic-level[J]. Ultrasonics, 2023, 132.

[23]Samantha-Gomes de Alegria, Litrento Patrícia-Frascari, de Oliveira Farias-Iasmim, et al. Can home rehabilitation impact impulse oscillometry and lung ultrasound findings in patients with scleroderma-associated interstitial lung disease? A pilot study[J]. BMC research notes, 2022, 15(1).

[24]Ivan Skopljanac, Pavicic Ivelja-Mirela, Budimir Mrsic-Danijela, et al. Can Lung Imaging Scores and Clinical Variables Predict Severe Course and Fatal Outcome in COVID-19 Pneumonia Patients? A Single-Center Observational Study[J]. Life, 2022, 12(5).

[25]Letizia Capasso, Pacella Daniela, Migliaro Fiorella, et al. Can lung ultrasound score accurately predict surfactant replacement? A systematic review and meta-analysis of diagnostic test studies[J]. Pediatric pulmonology, 2023.

[26]Maria Pierro, Chioma Roberto, Benincasa Consuelo, et al. Cardiopulmonary Ultrasound Patterns of Transient Acute Respiratory Distress of the Newborn: A Retrospective Pilot Study[J]. Children, 2023, 10(2).

[27]Nikita Gurbani, Acosta-Sorensen Marco, Díaz-Pérez David, et al. Clinical outcomes and lung ultrasound findings in COVID-19 follow up: Calm comes after the storm? [J]. Respiratory Medicine and Research, 2022, 82.

[28]Costamagna Andrea, Irene Steinberg, Emanuele Pivetta, et al. Clinical performance of lung ultrasound in predicting time-dependent changes in lung aeration in ARDS patients[J]. Journal of clinical monitoring and computing, 2022, 37(2).

[29]Jorge RubioGracia, IbáñezMuñoz David, GiménezLópez Ignacio, et al. Comparative analysis of chest radiography and lung ultrasound to predict intra-hospital prognosis of patients admitted for acute SARS-CoV-2 pneumonia (COVID-19)[J]. Medicina clinica, 2022, 159(11).

[30]Jorge RubioGracia, IbáñezMuñoz David, GiménezLópez Ignacio, et al. Comparative analysis of chest radiography and lung ultrasound to predict intra-hospital prognosis of patients admitted for acute SARS-CoV-2 pneumonia (COVID-19)[J]. Medicina clinica (English ed.), 2022, 159(11).

[31]Shrikanth Srinivasan, Kumar Praveen-G, Govil Deepak, et al. Competencies for Point-of-care Ultrasonography in ICU: An

ISCCM Expert Panel Practice Recommendation[J]. Indian journal of critical care medicine : peer-reviewed, official publication of Indian Society of Critical Care Medicine, 2022, 26(Suppl 2).

[32]Carla-Maria-Irene Quarato, Feragalli Beatrice, Lacedonia Donato, et al. Contrast-Enhanced Ultrasound in Distinguishing between Malignant and Benign Peripheral Pulmonary Consolidations: The Debated Utility of the Contrast Enhancement Arrival Time[J]. Diagnostics, 2023, 13(4).

[33]Arzu-Bilge Tekin, Yassa Murat, Birol İlter-Pınar, et al. COVID-19 related maternal mortality cases in associated with Delta and Omicron waves and the role of lung ultrasound[J]. Turkish journal of obstetrics and gynecology, 2022, 19(2).

[34]Minh-Pierre L ê , Jozwiak Mathieu, Laghlam Driss. Current Advances in Lung Ultrasound in COVID-19 Critically Ill Patients: A Narrative Review[J]. Journal of Clinical Medicine, 2022, 11(17).

[35]Su á rez-Susana Gonz á lez, Barbara Ferreras-Antonio, Caicedo Toro-Melissa, et al. Detection of residual pulmonary alterations with lung ultrasound and effects on postoperative pulmonary complications for patients with asymptomatic SARS-CoV-2 infection undergoing surgeries[J]. BMC Anesthesiology, 2022, 22(1).

[36]Dominika Siwik, Apanasiewicz Wojciech, Żukowska Małgorzata, et al. Diagnosing Lung Abnormalities Related to Heart Failure in Chest Radiogram, Lung Ultrasound and Thoracic Computed Tomography[J]. Advances in respiratory medicine, 2023, 91(2).

[37]Marques-Torcato Moreira, Tung Chen-Yale, Martinez Piñero-Ana. Diagnosing pulmonary embolism when the clinical picture is not clear － The role of the point-of-care ultrasound[J]. Journal of Medical Ultrasound, 2022, 30(4).

[38]Qi Ru, Liu LanLan, Dong Xiaoyun. Diagnosis of asthmatic pneumonia in children by lung ultrasound vs. chest X-ray: an updated systematic review and meta-analysis[J]. Postepy dermatologii i alergologii, 2023, 40(1).

[39]Javid Azadbakht, Saffari Maryam, Talarie Hamidreza, et al. Diagnostic accuracy and prognostic value of lung ultrasound in coronavirus disease (COVID-19)[J]. Polish journal of radiology, 2022, 87.

[40]Fernando-Ariel Sosa, Kleinert Mercedes, Matarrese Agust í n, et al. Diagnostic Accuracy of Bedside Lung Ultrasound and Chest Radiography Compared to Thoracic Computed Tomography in Critically Ill Patients[J]. SN Comprehensive Clinical Medicine, 2022, 4(1).

[41]Mohamed Yahia, Soliman Mahmoud, Fawzy Mohamed, et al. Diagnostic accuracy of lung ultrasound in acute heart failure[J]. Research and Opinion in Anesthesia and Intensive Care, 2022, 9(1).

[42]陈凤敏，徐锦江，郭闯，等. D-RSBI与LUS对ARDS撤机结果的预测[J]. 锦州医科大学学报, 2022, 43(03): 92-95.

[43]Jeong-Suk Koh, Chung Chaeuk, Kim Ju-Ock, et al. Early detection of delayed pneumothorax using lung ultrasound after transthoracic needle lung biopsy: A prospective pilot study[J]. The clinical respiratory journal, 2022, 16(5).

[44]Giulio Cocco, Boccatonda Andrea, Rossi Ilaria, et al. Early detection of pleuro-pulmonary tuberculosis by bedside lung ultrasound: A case report and review of literature[J]. Clinical case reports, 2022, 10(7).

[45]Perri Alessandro, Annamaria Sbordone, Letizia Patti-Maria, et al. Early lung ultrasound score to predict non-invasive ventilation needing in neonates from 33 weeks of gestational age: a multi-centric study[J]. Pediatric pulmonology, 2022, 57(9).

[46]Giovanni Musso, Taliano Claudio, Molinaro Federica, et al. Early prolonged prone position in noninvasively ventilated patients with SARS-CoV-2-related moderate-to-severe hypoxemic respiratory failure: clinical outcomes and mechanisms for treatment response in the PRO-NIV study[J]. Critical Care, 2022, 26(1).

[47]Martin Altersberger, Goliasch Georg, Khafaga Mounir, et al. Echocardiography and Lung Ultrasound in Long COVID and Post-

COVID Syndrome A Review Document of the Austrian Society of Pneumology and the Austrian Society of Ultrasound in Medicine[J]. Journal of ultrasound in medicine : official journal of the American Institute of Ultrasound in Medicine, 2022, 42(2).

[48]Garcia-Jesus Alvarez, Morejon Barragan-Paola, Santos Gallego-Carlos. Editorial: Role of congestion in heart failure: From bench to clinical practice[J]. Frontiers in Physiology, 2022.

[49]Jonas-D Larsen, Jensen Rune-O, Pietersen Pia-I, et al. Education in Focused Lung Ultrasound Using Gamified Immersive Virtual Reality: A Randomized Controlled Study[J]. Ultrasound in medicine & biology, 2022, 49(3).

[50]Feng Bo, Li Ming-Cheng, Ming Zhang, et al. Effect of different oxygen concentrations developing pulmonary atelectasis of neonates during anesthesia: a randomized controlled trial[J]. Signa vitae : journal for intesive care and emergency medicine, 2022, 18(1).

[51]Siebe-G Blok, Mousa Amne, Brouwer Michelle-G, et al. Effect of lung ultrasound-guided fluid deresuscitation on duration of ventilation in intensive care unit patients (CONFIDENCE): protocol for a multicentre randomised controlled trial[J]. Trials, 2023, 24(1).

[52]Tao Liu, Huang Jiapeng, Wang Xinqiang, et al. Effect of recruitment manoeuvres under lung ultrasound-guidance and positive end-expiratory pressure on postoperative atelectasis and hypoxemia in major open upper abdominal surgery: A randomized controlled trial[J]. Heliyon, 2023, 9(2).

[53]Caifeng Li, Ren Qian, Li Xin, et al. Effect of sigh in lateral position on postoperative atelectasis in adults assessed by lung ultrasound: a randomized, controlled trial[J]. BMC Anesthesiology, 2022, 22(1).

[54]Alexandre Lopez, Simeone Pierre, Delamarre Louis, et al. Effects of a Chair Positioning Session on Awake Non-Intubated COVID-19 Pneumonia Patients: A Multicenter, Observational, and Pilot Study Using Lung Ultrasound[J]. Journal of Clinical Medicine, 2022, 11(19).

[55]Samy Zaky, Fathelbab Hanaa-K, Elbadry Mohamed, et al. Egyptian Consensus on the Role of Lung Ultrasonography During the Coronavirus Disease 2019 Pandemic[J]. Infection and drug resistance, 2022, 15.

[56]Cristiana Baloescu, Weingart Gabriel-E, Moore Christopher-L. Emergency Department Point-Of-Care Echocardiography and Lung Ultrasound in Predicting COVID-19 Severity[J]. Journal of ultrasound in medicine : official journal of the American Institute of Ultrasound in Medicine, 2023.

[57]Bennett VanBerlo, Smith Delaney, Tschirhart Jared, et al. Enhancing Annotation Efficiency with Machine Learning: Automated Partitioning of a Lung Ultrasound Dataset by View[J]. Diagnostics, 2022, 12(10).

[58]Songya Huang, Guo Ruiqian, Yuan Xinhui, et al. Evaluation of connective tissue disease-related interstitial lung disease using ultrasound elastography: a preliminary study[J]. Quantitative imaging in medicine and surgery, 2022, 12(7).

[59]Lindsay Arthur, Prodhan Parthak, Blaszak Richard, et al. Evaluation of lung ultrasound to detect volume overload in children undergoing dialysis[J]. Pediatric nephrology (Berlin, Germany), 2022.

[60]Qinbing Zeng, Chen Xiaojie, Guan Jian, et al. Evaluation value of lung ultrasound combined with CRP and PCT on the efficacy and prognosis of HAP[J]. 实用休克杂志(中英文), 2022, 6(04): 247-256.

[61]Julia Burkert, Jarman Robert, Deol Paramjeet. Evolution of Lung Abnormalities on Lung Ultrasound in Recovery From COVID-19 Disease-A Prospective, Longitudinal Observational Cohort Study[J]. Journal of ultrasound in medicine : official journal of the American Institute of Ultrasound in Medicine, 2022, 42(1).

[62]Lucilla Pezza, Sartorius Victor, Loi Barbara, et al. Evolution of ultrasound-assessed lung aeration and gas exchange in respiratory distress syndrome and transient tachypnea of the neonate[J]. The Journal of pediatrics, 2022.

[63]Giovanni Volpicelli, Fraccalini Thomas, Cardinale Luciano, et al. Feasibility of a new lung ultrasound protocol to determine the extent of lung injury in COVID−19 pneumonia[J]. Chest, 2022.

[64]Ariella Pratzer, Yuriditsky Eugene, Saraon Tajinderpal, et al. Feasibility of tele−guided patient−administered lung ultrasound in heart failure[J]. The ultrasound journal, 2023, 15(1).

[65]Lei Zheng, Jing Hongyan, Liu Lihong, et al. Feasibility of ultrasound in the diagnosis of neonatal respiratory distress syndrome in preterm infants[J]. Journal of tropical pediatrics, 2023, 69(2).

[66]Gabriel Morales, Adedipe Adeyinka, Morse Sophie, et al. Feasibility of Very Early Identification of Cardiogenic Shock by Semi−automated Ultrasound Exam in the Emergency Department[J]. Cureus, 2022, 14(10).

[67]Manfred Hecking, Madero Magdalena, Port Friedrich−K, et al. Fluid volume management in hemodialysis: never give up![J]. Kidney international, 2023, 103(1).

[68]Erika Poggiali, Fabrizi Enrico, Bastoni Davide, et al. From the Triage to the Intermediate Area: A Simple and Fast Model for COVID−19 in the Emergency Department[J]. International Journal of Environmental Research and Public Health, 2022, 19(13).

[69]Matthew−M−Y Lee, Campbell Ross−T, Claggett Brian−L, et al. Health−related quality of life in acute heart failure: Association between patient−reported symptoms and markers of congestion[J]. European journal of heart failure, 2022, 25(1).

[70]Noreen Fatima, Mento Federico, Zanforlin Alessandro, et al. Human−to−AI Interrater Agreement for Lung Ultrasound Scoring in COVID−19 Patients[J]. Journal of ultrasound in medicine : official journal of the American Institute of Ultrasound in Medicine, 2022, 42(4).

[71]Yale TungChen, Giraldo Hern á ndez−Alejandro, Mora Vargas−Alberto, et al. Impact of lung ultrasound during the SARS−CoV−2 pandemic: Distinction between viral and bacterial pneumonia[J]. Reumatologia clinica, 2022.

[72]Nathaniel−C Reisinger, Koratala Abhilash. Incorporating Training in POCUS in Nephrology Fellowship Curriculum[J]. Clinical journal of the American Society of Nephrology : CJASN, 2022.

[73]Kazuki Kagami, Obokata Masaru, Harada Tomonari, et al. Incremental diagnostic value of post−exercise lung congestion in heart failure with preserved ejection fraction[J]. European heart journal. Cardiovascular Imaging, 2023.

[74]Benedicto−Alba Maestro, Rivas Lasarte−Mercedes, Fern á ndez Mart í nez−Juan, et al. Incremental prognostic value of lung ultrasound on contemporary heart failure risk scores[J]. Frontiers in Physiology, 2022, 13.

[75]Dominika FilipiakStrzecka, Kasprzak Jarosław−D, Lipiec Piotr. Integrated Assessment of Heart, Lung and Lower Extremity Veins Using Hand−Held Ultrasound Device in COVID−19 Patients: Feasibility and Clinical Application[J]. Diagnostics, 2023, 13(4).

[76]Interoperator Reliability of Lung Ultrasound during the COVID−19 Pandemic[J]. Ultraschall in der Medizin − European Journal of Ultrasound, 2023, 44(1).

[77]Louise Hansell, Milross Maree, Delaney Anthony, et al. Interrater reliability in assigning a lung ultrasound score[J]. Australian critical care : official journal of the Confederation of Australian Critical Care Nurses, 2022.

[78]Joaquin−L Herraiz, Freijo Clara, Camacho Jorge, et al. Inter−Rater Variability in the Evaluation of Lung Ultrasound in Videos Acquired from COVID−19 Patients[J]. Applied Sciences, 2023, 13(3).

[79]Level of Diffusion and Training of Lung Ultrasound during the COVID−19 Pandemic−A National Online Italian Survey (ITALUS) from the Lung Ultrasound Working Group of the Italian Society of Anesthesia, Analgesia, Resuscitation, and Intensive Care (SIAARTI)[J]. Ultraschall in der Medizin−European Journal of Ultrasound, 2022, 43(5).

[80]Martini Daniel, Joseph Varon, Sushen Bhalla. Long—Haul COVID—19: Imaging or Functional Testing? [J]. Current Respiratory Medicine Reviews, 2022, 18(3).

[81]Greta Barbieri, Gargani Luna, Lepri Vittoria, et al. Long—term lung ultrasound follow—up in patients after COVID—19 pneumonia hospitalization: A prospective comparative study with chest computed tomography[J]. European journal of internal medicine, 2022, 110.

[82]Alexandros Kalkanis, Schepers Christophe, Louvaris Zafeiris, et al. Lung Aeration in COVID—19 Pneumonia by Ultrasonography and Computed Tomography[J]. Journal of Clinical Medicine, 2022, 11(10).

[83]Lorenzo Ball, Scaramuzzo Gaetano, Herrmann Jacob, et al. Lung aeration, ventilation, and perfusion imaging[J]. Current Opinion in Critical Care, 2022, 28(3).

[84]Conejo—Mireia Mor, Guitart Pardellans—Carmina, Fres á n Ruiz—Elena, et al. Lung Recruitment Maneuvers Assessment by Bedside Lung Ultrasound in Pediatric Acute Respiratory Distress Syndrome[J]. Children, 2022, 9(6).

[85]Siddharth Dugar, Fox Steven, Koratala Abhilash, et al. Lung Ultrasonographic Signs in Pulmonary Disease — A Video Review[J]. Journal of intensive care medicine, 2022, 38(2).

[86]Federica—N Vigotti, Di Benedetto Carlo, Fop Fabrizio, et al. Lung ultrasonography performed by nephrologist: COVID—19 as an opportunity to reveal ultrasound's full potential and usefulness in the dialysis room[J]. Clinical kidney journal, 2023, 16(3).

[87]Gouda—Ankula—P Kartikeswar, Parikh Tushar, Pandya Dhyey, et al. Lung ultrasound (LUS) in pre—term neonates with respiratory distress: A prospective observational study[J]. Lung India : official organ of Indian Chest Society, 2022, 39(5).

[88]Alberto Goffi, Piraino Thomas. Lung Ultrasound and Electrical Impedance as Long—Term Monitoring Tools for Acute Respiratory Failure: Sometimes No Numbers Are Better Than Bad (or Confusing) Numbers*[J]. Critical Care Medicine, 2022, 50(7).

[89]Ahmed Omran, Awad Heba, Ibrahim Mostafa, et al. Lung Ultrasound and Neutrophil Lymphocyte Ratio in Early Diagnosis and Differentiation between Viral and Bacterial Pneumonia in Young Children[J]. Children, 2022, 9(10).

[90]Marcello Demi, Soldati Gino, Ramalli Alessandro. Lung Ultrasound Artifacts Interpreted as Pathology Footprints[J]. Diagnostics, 2023, 13(6).

[91]Alberto—F Garc í a, ÁngelIsaza Ana—Mar í a, Chica Julian, et al. Lung ultrasound as a screening tool for SARS—CoV—2 infection in surgical patients[J]. Journal of clinical ultrasound : JCU, 2022, 50(9).

[92]Tuck—Kay Loke, Earl Naomi, Begbey Austin—C—H, et al. Lung ultrasound as a tool for monitoring the interstitial changes in recently hospitalised patients with COVID—19 pneumonia — The COVIDLUS study[J]. Respiratory Medicine, 2023, 210.

[93]Mar í a—Bel é n Guzm á nGarc í a, MohedanoMoriano Alicia, Gonz á lezGonz á lez Jaime, et al. Lung Ultrasound as a Triage Method in Primary Care for Patients with Suspected SARS—CoV—2 Pneumonia[J]. Journal of Clinical Medicine, 2022, 11(21).

[94]Gangajal Kasniya, Weinberger Barry, Cerise Jane, et al. Lung Ultrasound Assessment of Pulmonary Edema in Neonates with Chronic Lung Disease Before and After Diuretic Therapy[J]. Pediatric pulmonology, 2022, 57(12).

[95]Roberta Gualtierotti, Tafuri Francesco, Rossio Raffaella, et al. Lung Ultrasound Findings and Endothelial Perturbation in a COVID—19 Low—Intensity Care Unit[J]. Journal of Clinical Medicine, 2022, 11(18).

[96]Caroline Espersen, Platz Elke, Alhakak Alia—Saed, et al. Lung ultrasound findings following COVID—19 hospitalization: A prospective longitudinal cohort study[J]. Respiratory Medicine, 2022, 197.

[97]Noah Marzook, Gagnon Francois, Deragon Alexandre, et al. Lung Ultrasound Findings in Asymptomatic Healthy Children with

Asthma[J]. Pediatric pulmonology, 2022, 57(10).

[98]Massimiliano Cantinotti, Marchese Pietro, Assanta Nadia, et al. Lung Ultrasound Findings in Healthy Children and in Those Who Had Recent, Not Severe COVID-19 Infection[J]. Journal of Clinical Medicine, 2022, 11(20).

[99]Lei Wu, Yang Yanyan, Yin Yuehao, et al. Lung ultrasound for evaluating perioperative atelectasis and aeration in the post-anesthesia care unit[J]. Journal of clinical monitoring and computing, 2023.

[100]Melanie-Scarlett Mangold, R ü ber Fabienne, Steinack Carolin, et al. Lung Ultrasound for the Exclusion of Pneumothorax after Interventional Bronchoscopies—A Retrospective Study[J]. Journal of Clinical Medicine, 2023, 12(4).

[101]Paolo Bima, Pivetta Emanuele, Baricocchi Denise, et al. Lung Ultrasound Improves Outcome Prediction over Clinical Judgment in COVID-19 Patients Evaluated in the Emergency Department[J]. Journal of Clinical Medicine, 2022, 11(11).

[102]Silvia Bloise, Martucci Vanessa, Marcellino Alessia, et al. Lung ultrasound in children drowning victims in pediatric emergency department[J]. Pediatrics international : official journal of the Japan Pediatric Society, 2022, 64(1).

[103]Barth-Fernanda M ü nchen, Beck-da-Silva Lu í s, Ghisleni Eduarda-Chiesa, et al. Lung ultrasound in congestion assessment of patients with advanced heart failure referred for heart transplant: Correlations with right heart catheterization findings[J]. American Heart Journal Plus: Cardiology Research and Practice, 2023, 26.

[104]Hao Chen, Chen Yang, Liu Shidong, et al. Lung ultrasound in diagnosis of acute heart failure: A protocol for systematic review and meta-analysis[J]. Medicine, 2022, 101(49).

[105]Brandon-M Wiley, Borlaug Barry-A, Kane Garvan-C. Lung Ultrasound in Heart Failure: Envisioning Handheld Ultrasound to Empower Nurses and Transform Health Care[J]. Journal of the American College of Cardiology, 2022, 80(5).

[106]Iuri Corsini, Parri Niccol ò , Ficial Benjamim, et al. Lung ultrasound in Italian Neonatal Intensive Care Units: a national survey[J]. Pediatric pulmonology, 2022, 57(9).

[107]Alessandro Perri, Fattore Simona, Prontera Giorgia, et al. Lung Ultrasound in the Early Diagnosis and Management of the Mild Form of Meconium Aspiration Syndrome: A Case Report[J]. Diagnostics, 2023, 13(4).

[108]Hua Xin, Wang Lijun, Hao Wei, et al. Lung Ultrasound in the Evaluation of Neonatal Respiratory Distress Syndrome[J]. Journal of ultrasound in medicine : official journal of the American Institute of Ultrasound in Medicine, 2022, 42(3).

[109]Giulia Russo, Flor Nicola, Casella Francesco, et al. Lung ultrasound in the follow-up of severe COVID-19 pneumonia: six months evaluation and comparison with CT[J]. Internal and emergency medicine, 2022, 17(8).

[110]Douglas-L Miller, Dou Chunyan, Dong Zhihong. Lung Ultrasound Induction of Pulmonary Capillary Hemorrhage in Neonatal Swine[J]. Ultrasound in medicine & biology, 2022, 48(11).

[111]Douglas-L Miller, Dou Chunyan, Dong Zhihong. Lung Ultrasound Induction of Pulmonary Capillary Hemorrhage in Rats With Consideration of Exposimetric Relationships to Previous Similar Observations in Neonatal Swine[J]. Ultrasound in medicine & biology, 2023, 49(6).

[112]Sebastiano Cicco, Marozzi Marialuisa-Sveva, Palumbo Carmen-Alessandra, et al. Lung Ultrasound Is Useful for Evaluating Lung Damage in COVID-19 Patients Treated with Bamlanivimab and Etesevimab: A Single-Center Pilot Study[J]. Medicina, 2023, 59(2).

[113]Jing Liu, Qiu RuXin. Lung Ultrasound Monitoring of Legionella Ventilator-Associated Pneumonia in an Extremely Low-Birth-Weight Infant[J]. Diagnostics, 2022, 12(9).

[114]Anna Camporesi, Gemma Marco, Buonsenso Danilo, et al. Lung Ultrasound Patterns in Multisystem Inflammatory Syndrome in Children (MIS-C)-Characteristics and Prognostic Value[J]. Children, 2022, 9(7).

[115]Marry-R Smit, Hagens Laura-A, Heijnen Nanon-F-L, et al. Lung Ultrasound Prediction Model for Acute Respiratory Distress Syndrome: A Multicenter Prospective Observational Study[J]. American journal of respiratory and critical care medicine, 2023.

[116]J Rodriguez-Fanjul, Benet N, Rodrigo Gonzalo-De-Lliria-C, et al. Lung ultrasound protocol decreases radiation in newborn population without side effects: A quality improvement project[J]. Medicina intensiva, 2023, 47(1).

[117]J RodriguezFanjul, Benet N, Rodrigo Gonzalo-De-Lliria-C, et al. Lung ultrasound protocol decreases radiation in newborn population without side effects: A quality improvement project[J]. Medicina intensiva, 2022.

[118]Estrada-Miguel Ibarra, Gamero Rodríguez-María-J, García De-Acilu-Marina, et al. Lung ultrasound response to awake prone positioning predicts the need for intubation in patients with COVID-19 induced acute hypoxemic respiratory failure: an observational study[J]. Critical Care, 2022, 26(1).

[119]Rania Ismail, El Raggal-Nehal-M, Hegazy Laila-A, et al. Lung Ultrasound Role in Diagnosis of Neonatal Respiratory Disorders: A Prospective Cross-Sectional Study[J]. Children, 2023, 10(1).

[120]Lihua Zhang, Feng Jinnan, Jin Di, et al. Lung ultrasound score as a predictor of ventilator use in preterm infants with dyspnea within 24 h after dhospitalization[J]. Pediatrics and neonatology, 2023.

[121]Marilena Savoia, Miletic Patrik, De Martino Maria, et al. Lung ultrasound score follows the chronic pulmonary insufficiency of prematurity trajectory in early infancy[J]. European journal of pediatrics, 2022, 181(12).

[122]Christos Kogias, Prountzos Spyridon, Alexopoulou Efthymia, et al. Lung ultrasound systematic review shows its prognostic and diagnostic role in acute viral bronchiolitis[J]. Acta paediatrica (Oslo, Norway : 1992), 2022.

[123]Amazigh Aguersif, Sarton Benjamine, Bouharaoua Sihem, et al. Lung Ultrasound to Assist ICU Admission Decision-Making Process of COVID-19 Patients With Acute Respiratory Failure[J]. Critical Care Explorations, 2022, 4(6).

[124]HaiRan Ma, Deng BiYing, Liu Jing, et al. Lung Ultrasound to Diagnose Infectious Pneumonia of Newborns: A Prospective Multicenter Study[J]. Pediatric pulmonology, 2022, 58(1).

[125]Jing Liu, Ma HaiRan, Fu Wei. Lung Ultrasound to Diagnose Pneumonia in Neonates with Fungal Infection[J]. Diagnostics (Basel, Switzerland), 2022, 12(8).

[126]Gianmaria Cammarota, Bruni Andrea, Morettini Giulio, et al. Lung ultrasound to evaluate aeration changes in response to recruitment maneuver and prone positioning in intubated patients with COVID-19 pneumonia: preliminary study[J]. The ultrasound journal, 2023, 15(1).

[127]Javier RodriguezFanjul, Corsini Iuri, Ortí Clara-Sorribes, et al. Lung ultrasound to evaluate lung recruitment in neonates with respiratory distress (RELUS study)[J]. Pediatric Pulmonology, 2022, 57(10).

[128]Jing Liu, Fu Wei, Qin Shen-Juan. Lung ultrasound to guide the administration of exogenous pulmonary surfactant in respiratory distress syndrome of newborn infants: A retrospective investigation study&#13[J]. Frontiers in Pediatrics, 2022, 10.

[129]Sckarlet-Ernandes Biancolin, Fernandes Hermann, Sawamura Marcio-Valente-Yamada, et al. Lung ultrasound versus chest computed tomography for pregnant inpatients with COVID - 19[J]. Journal of Clinical Ultrasound, 2022, 51(1).

[130]Haozhe Fan, Tong Hongjie, Chen Kun. Lung ultrasound-guided treatment for acute respiratory distress syndrome in a critically ill patient with severe COVID-19: a case report[J]. Annals of palliative medicine, 2022, 11(12).

[131]Marco La Salvia, Torti Emanuele, Secco Gianmarco, et al. Machine-Learning-Based COVID-19 and Dyspnoea Prediction Systems for the Emergency Department[J]. Applied Sciences, 2022, 12(21).

[132]Arthur-W-E Lieveld, Heldeweg Micah-L-A, Schouwenburg Jasper, et al. Monitoring of pulmonary involvement in critically ill COVID-19 patients - should lung ultrasound be preferred over CT？[J]. The ultrasound journal, 2023, 15(1).

[133]Leonardo-Lucio Custode, Mento Federico, Tursi Francesco, et al. Multi-objective automatic analysis of lung ultrasound data from COVID-19 patients by means of deep learning and decision trees[J]. Applied Soft Computing Journal, 2023, 133.

[134]Virginie Meau-Petit, Montasser Mahmoud, Milan Anna. Neonatal lung ultrasound in the UK: A framework for practice[J]. Global Pediatrics, 2023, 3.

[135]Libertario Demi, Wolfram Frank, Klersy Catherine, et al. New International Guidelines and Consensus on the Use of Lung Ultrasound[J]. Journal of ultrasound in medicine : official journal of the American Institute of Ultrasound in Medicine, 2022, 42(2).

[136]Jonathan-D Pierce, Shah Neal-R, RahnemaiAzar Ata-A, et al. Non-traumatic Tension Gastrothorax: A Potential Mimicker of Tension Pneumothorax[J]. Journal of radiology case reports, 2021, 15(8).

[137]Georgios Zisis, Yang Yang, Huynh Quan, et al. Nurse-Provided Lung and Inferior Vena Cava Assessment in Patients With Heart Failure[J]. Journal of the American College of Cardiology, 2022, 80(5).

[138]Martin Altersberger, Grafeneder Anna, Cho Yerin, et al. One-Year Follow-Up Lung Ultrasound of Post-COVID Syndrome— A Pilot Study[J]. Diagnostics, 2022, 13(1).

[139]Domenico-Paolo La Regina, Pepino Daniela, Nenna Raffaella, et al. Pediatric COVID-19 Follow-Up with Lung Ultrasound: A Prospective Cohort Study[J]. Diagnostics, 2022, 12(9).

[140]Neetu Talwar, Manik Lucky, Chugh Krishan. Pediatric Lung Ultrasound (PLUS) in the diagnosis of Community-Acquired Pneumonia (CAP) requiring hospitalization[J]. Lung India, 2022, 39(3).

[141]韩文栋，朱昌娥，陈莲华. PEEP联合手法复张对儿童腹腔镜手术中肺不张的影响[J]. 北华大学学报(自然科学版), 2022, 23(01): 94-98.

[142]Giorgia Borio, Tentori Stefano, Farolfi Federica, et al. PEGALUS: predictivity of elderly age, arterial gas analysis, and lung ultrasound. A new prognostic score for COVID-19 patients in the emergency department-an observational prospective study[J]. Internal and emergency medicine, 2022, 17(8).

[143]Marco Gazzoni, La Salvia Marco, Torti Emanuele, et al. Perceptive SARS-CoV-2 End-To-End Ultrasound Video Classification through X3D and Key-Frames Selection[J]. Bioengineering, 2023, 10(3).

[144]Gregorio RomeroGonzá lez, Manrique Joaquin, SlonRoblero Marí a-F, et al. PoCUS in nephrology: a new tool to improve our diagnostic skills[J]. Clinical kidney journal, 2023, 16(2).

[145]José -Atilio Nú ñez-Ramos, Aguirre-Acevedo Daniel-Camilo, Pana-Toloza Marí a-Camila. Point of care ultrasound impact in acute heart failure hospitalization: A retrospective cohort study[J]. American Journal of Emergency Medicine, 2023, 66.

[146]Okan Bardakci, Daş Murat, Akdur Gökhan, et al. Point-of-care Lung Ultrasound, Lung CT and NEWS to Predict Adverse Outcomes and Mortality in COVID-19 Associated Pneumonia[J]. Journal of intensive care medicine, 2022, 37(12).

[147]Deepthi Krishna, Khera Daisy, Toteja Nisha, et al. Point-of-Care Thoracic Ultrasound in Children with Bronchiolitis[J]. Indian journal of pediatrics, 2022, 89(11).

[148]Bruce-J Kimura, Nayak Keshav-R. Point-of-care ultrasound in acute coronary syndrome-it's about time[J]. Internal and

emergency medicine, 2022, 18(1).

[149]Yé boles-R Montero, Manzanares Santos-S, Dí az Rueda-L, et al. Point-of-Care Ultrasound to Identify Rib Osteomyelitis in the Infants: a Case Report[J]. SN Comprehensive Clinical Medicine, 2023, 5(1).

[150]Suhas Devangam, Sigakis Matthew, Palmer Louisa-J, et al. Point-of-Care Ultrasound: A Moving Picture Is Worth a Thousand Tests[J]. Anesthesiology Clinics, 2023, 41(1).

[151]Gabrielle-A WhiteDzuro, Gibson Lauren-E, Berra Lorenzo, et al. Portable Handheld Point-of-Care Ultrasound for Detecting Unrecognized Esophageal Intubations[J]. Respiratory care, 2022, 67(5).

[152]Marco Allinovi, Palazzini Giulia, Lugli Gianmarco, et al. Pre-Dialysis B-Line Quantification at Lung Ultrasound Is a Useful Method for Evaluating the Dry Weight and Predicting the Risk of Intradialytic Hypotension[J]. Diagnostics, 2022, 12(12).

[153]Tanima Roy, Pal Somnath, Sardar Syamal, et al. Prediction of surfactant requirement in Indian preterm infants by lung ultrasound scores: a diagnostic accuracy study from a developing country[J]. European journal of pediatrics, 2022, 182(2).

[154]Mohamed Abdelmawla, Seleem Wail, Farooqui Mansoor, et al. Prediction of Weaning Readiness off Nasal CPAP in Preterm Infants Using Point-of-Care Lung Ultrasound[J]. Pediatric pulmonology, 2022, 57(9).

[155]Laura Gori, Amendolea Antonella, Buonsenso Danilo, et al. Prognostic Role of Lung Ultrasound in Children with Bronchiolitis: Multicentric Prospective Study[J]. Journal of Clinical Medicine, 2022, 11(14).

[156]Nicola-R Pugliese, Mazzola Matteo, Bandini Giulia, et al. Prognostic Role of Sonographic Decongestion in Patients with Acute Heart Failure with Reduced and Preserved Ejection Fraction: A Multicentre Study[J]. Journal of Clinical Medicine, 2023, 12(3).

[157]Z Kobalava, Tolkacheva V, CabelloMontoya F, et al. Prognostic Value of Admission-to-Discharge Change in Integral Congestion Assessment for Predicting Adverse Outcomes in Patients with Decompensated Heart Failure[J]. Archives of Razi Institute, 2022, 77(3).

[158]Istvá n-Adorjá n Szabó , Gargani Luna, Morvai Illé s-Blanka, et al. Prognostic Value of Lung Ultrasound in Aortic Stenosis[J]. Frontiers in Physiology, 2022, 13.

[159]Yu Kang, Zhong XueKe, Chen QiaoWei, et al. Prognostic values of B-lines combined with clinical congestion assessment at discharge in heart failure patients[J]. ESC heart failure, 2022, 9(5).

[160]Hongling Zhang, Liu Zhengdong, Shu Huaqing, et al. Prone positioning in ARDS patients supported with VV ECMO, what we should explore？ [J]. Journal of Intensive Care, 2022, 10(1).

[161]Chintan Dave, Wu Derek, Tschirhart Jared, et al. Prospective Real-Time Validation of a Lung Ultrasound Deep Learning Model in the ICU[J]. Critical Care Medicine, 2023, 51(2).

[162]Garaygordobil-Diego Araiza, Baeza Herrera-Luis-A, Gopar Nieto-Rodrigo, et al. Pulmonary Congestion Assessed by Lung Ultrasound and Cardiovascular Outcomes in Patients With ST-Elevation Myocardial Infarction[J]. Frontiers in Physiology, 2022, 13.

[163]Allison Cohen, Li Timmy, Maybaum Simon, et al. Pulmonary Congestion on Lung Ultrasound Predicts Increased Risk of 30-Day Readmission in Heart Failure Patients[J]. Journal of ultrasound in medicine : official journal of the American Institute of Ultrasound in Medicine, 2023.

[164]Hajo Findeisen, Westhoff Christina, Trenker Corinna, et al. Pulmonary cystic echinococcosis in contrast-enhanced ultrasound - a case report[J]. Journal of Ultrasonography, 2023, 23(92).

[165]Emmanuel Gouin, Balestra Costantino, Orsat Jeremy, et al. Pulmonary Effects of One Week of Repeated Recreational Closed-

Circuit Rebreather Dives in Cold Water[J]. Medicina, 2022, 59(1).

[166]Giulia Gagno, Padoan Laura, D Errico-Stefano, et al. Pulmonary Embolism Presenting with Pulmonary Infarction: Update and Practical Review of Literature Data[J]. Journal of Clinical Medicine, 2022, 11(16).

[167]Marko Kurnik, Božič Helena, Vindišar Anže, et al. Pulmonary hypertension at admission predicts ICU mortality in elderly critically ill with severe COVID-19 pneumonia: retrospective cohort study[J]. Cardiovascular ultrasound, 2023, 21(1).

[168]Louise Hansell, Milross Maree, Delaney Anthony, et al. Quantification of changes in lung aeration associated with physiotherapy using lung ultrasound in mechanically ventilated patients: a prospective cohort study[J]. Physiotherapy, 2023, 119.

[169]Emily-J Pryor, Blank Douglas-A, Hooper Stuart-B, et al. Quantifying lung aeration in neonatal lambs at birth using lung ultrasound&#13[J]. Frontiers in Pediatrics, 2022, 10.

[170]Ashima Makol, Nagaraja Vivek, Amadi Chiemezie, et al. Recent innovations in the screening and diagnosis of systemic sclerosis-associated interstitial lung disease[J]. Expert review of clinical immunology, 2023.

[171]Varun Madireddy, Ross Daniel-W, Malieckal Deepa-A, et al. Recovery of Severe Acute Kidney Injury in a Patient with COVID-19: Role of Lung Ultrasonography[J]. POCUS journal, 2022, 7(Kidney).

[172]Pongdhep Theerawit, Pukapong Pirun, Sutherasan Yuda. Relationship between lung ultrasound and electrical impedance tomography as regional assessment tools during PEEP titration in acute respiratory distress syndrome caused by multi-lobar pneumonia: a pilot study[J]. Journal of clinical monitoring and computing, 2023.

[173]Jakob Spogis, Fusco Stefano, Hagen Florian, et al. Repeated Lung Ultrasound versus Chest X-ray—Which One Predicts Better Clinical Outcome in COVID-19? [J]. Tomography (Ann Arbor, Mich.), 2023, 9(2).

[174]Barbara Loi, Regiroli Giulia, Foligno Silvia, et al. Respiratory and haemodynamic effects of 6h-pronation in neonates recovering from respiratory distress syndrome, or affected by acute respiratory distress syndrome or evolving bronchopulmonary dysplasia: a prospective, physiological, crossover, controlled cohort study[J]. EClinicalMedicine, 2023, 55.

[175]Peiman Nazerian, Gigli Chiara, Reissig Angelika, et al. Retrospective analysis of the diagnostic accuracy of lung ultrasound for pulmonary embolism in patients with and without pleuritic chest pain[J]. The ultrasound journal, 2022, 14(1).

[176]Nourane Azab, El Wahsh-Rabab, Ammar Mohammed, et al. Role of chest ultrasonography in the diagnosis of the causes of acute respiratory failure[J]. The Egyptian Journal of Chest Diseases and Tuberculosis, 2022, 71(3).

[177]Alaa Mohamed, Abdel Dayem-Aya, Elmaraghy Ashraf, et al. Role of chest ultrasound in early diagnosis of ventilator-acquired pneumonia and its impact on the outcome[J]. The Egyptian Journal of Chest Diseases and Tuberculosis, 2022, 71(2).

[178]Dena Serag, Hemeda Eslam, Elzawawi Mohamed. Role of chest ultrasound in evaluation of pleuropulmonary diseases in critically ill patients[J]. Menoufia Medical Journal, 2022, 35(4).

[179]Bruna-Cristina Brüler, Giannico Amália-Turner, Wolf Marcela, et al. Role of echocardiographic views adapted for lung evaluation in diagnosis of cardiogenic pulmonary edema in Dogs[J]. Veterinary research communications, 2022.

[180]Mujtaba Hassan, Ansari Muhammad-Imran, Abubaker Jawed, et al. Role Of Lung Ultrasound During Weaning In Patient With Mitral Regurgitation Post Angioplasty[J]. Journal of Ayub Medical College, Abbottabad : JAMC, 2022, 34(3).

[181]Chowdhoury-Satyabrata Roy, Mahapatra Manas-Kumar, Bhakta Subhajit, et al. Role of lung ultrasound patterns in monitoring coronavirus disease 2019 pneumonia and acute severe respiratory distress syndrome in children[J]. Clinical and experimental pediatrics, 2022.

[182]Jithin-K Sreedharan, Karthika Manjush, Alqahtani Jaber-S, et al. Routine Application of Lung Ultrasonography in Respiratory Care: Knowledge, Perceptions, and Barriers to Instigate[J]. Advances in medical education and practice, 2022, 13.

[183]Yupeng Huang, Liu Tao, Huang Songya, et al. Screening value of lung ultrasound in connective tissue disease related interstitial lung disease[J]. Heart & Lung, 2023, 57.

[184]Deepak Govil, Pachisia Anant-Vikram. Seeing is Believing: The Import of Lung Ultrasound![J]. Indian journal of critical care medicine : peer-reviewed, official publication of Indian Society of Critical Care Medicine, 2022, 26(8).

[185]Meihua Zhu, Gregory Cynthia-R, HayesLattin Brandon, et al. Serial Transthoracic Ultrasonography Studies in Hematopoietic Cell Transplant Patients: A Tool for Early Lung Pathology Detection[J]. Ultrasound in medicine & biology, 2022, 49(1).

[186]Bruce-J Kimura, Resnikoff Pamela-M, Tran Eric-M, et al. Simplified Lung Ultrasound Examination and Telehealth Feasibility in Early COVID-19 Infection[J]. Journal of the American Society of Echocardiography : official publication of the American Society of Echocardiography, 2022, 35(10).

[187]Batsheva Tzadok, Blumberg Yair, Shubert Moti, et al. Speckled Tracking of Pleura—A Novel Tool for Lung Ultrasound; Distinguishing COVID-19 from Acute Heart Failure[J]. Journal of Clinical Medicine, 2022, 11(16).

[188]Federico Mento, Khan Umair, Faita Francesco, et al. State of the Art in Lung Ultrasound, Shifting from Qualitative to Quantitative Analyses[J]. Ultrasound in medicine & biology, 2022, 48(12).

[189]Ariel Banai, Lupu Lior, Shetrit Aviel, et al. Systematic lung ultrasound in Omicron-type vs. wild-type COVID-19[J]. European heart journal. Cardiovascular Imaging, 2022.

[190]Emil-Robert Stoicescu, Manolescu Diana-Luminita, Iacob Roxana, et al. The Assessment of COVID-19 Pneumonia in Neonates: Observed by Lung Ultrasound Technique and Correlated with Biomarkers and Symptoms[J]. Journal of Clinical Medicine, 2022, 11(12).

[191]Toru Kameda, Kamiyama Naohisa, Taniguchi Nobuyuki. The effect of attenuation inside the acoustic traps on the configuration of vertical artifacts in lung ultrasound: an experimental study with simple models[J]. Journal of medical ultrasonics (2001), 2022, 49(4).

[192]Yi Liu, Wang Jingyu, Geng Yuan, et al. The effect of ultrasound-guided lung recruitment maneuvers on atelectasis in lung-healthy patients undergoing laparoscopic gynecologic surgery: a randomized controlled trial[J]. BMC Anesthesiology, 2022, 22(1).

[193]Andrea-Antonello D, Del Giudice-Carmen, Fabiani Dario, et al. The Incremental Role of Multiorgan Point-of-Care Ultrasounds in the Emergency Setting[J]. International Journal of Environmental Research and Public Health, 2023, 20(3).

[194]Nicola-Riccardo Pugliese, Pellicori Pierpaolo, Filidei Francesco, et al. The incremental value of multi-organ assessment of congestion using ultrasound in outpatients with heart failure[J]. European heart journal. Cardiovascular Imaging, 2023.

[195]Elio Iovine, Petrarca Laura, Regina Domenico-Paolo-La, et al. The Key Role of Lung Ultrasound in the Diagnosis of a Mature Cystic Teratoma in a Child with Suspected Difficult to Treat Pneumonia: A Case Report[J]. Children, 2022, 9(4).

[196]Jing Liu, Zhang Xin, Wang Yan, et al. The Outcome- or Cost-Effectiveness Analysis of LUS-Based Care or CXR-Based Care of Neonatal Lung Diseases: The Clinical Practice Evidence from a Level III NICU in China[J]. Diagnostics (Basel, Switzerland), 2022, 12(11).

[197]Stanisław Bogusławski, Strzelak Agnieszka, Gajko Kacper, et al. The outcomes of COVID-19 pneumonia in children – clinical, radiographic, and pulmonary function assessment[J]. Pediatric pulmonology, 2022, 58(4).

[198]Abukonna Ahmed, Awadalla Wagealla, Dalia Belal, et al. The Role of Lung Ultrasound Before and During the COVID-19 Pandemic:A Review Article[J]. Current Medical Imaging, 2022, 18(6).

[199]Marina Lugarà, Tamburrini Stefania, Coppola Maria-Gabriella, et al. The Role of Lung Ultrasound in SARS-CoV-19 Pneumonia Management[J]. Diagnostics, 2022, 12(8).

[200]Claudia-Lucia Piccolo, Liuzzi Giuseppina, Petrone Ada, et al. The role of Lung Ultrasound in the diagnosis of SARS-COV-2 disease in pregnant women[J]. Journal of ultrasound, 2022.

[201]Silvia Mongodi, De Vita Nello, Salve Giulia, et al. The Role of Lung Ultrasound Monitoring in Early Detection of Ventilator-Associated Pneumonia in COVID-19 Patients: A Retrospective Observational Study[J]. Journal of Clinical Medicine, 2022, 11(11).

[202]Ahmed-Mohamed-Ahmed Ibrahim, Hosny Hisham, El Agaty-Ahmed, et al. The ultrasound estimation of extravascular lung water in volume controlled versus pressure controlled ventilation after one lung ventilation in Thoracoscopic surgery. A-comparative study[J]. Egyptian Journal of Anaesthesia, 2022, 38(1).

[203]Victoria Meissner. The Use of Lung Ultrasound for Detection of Fluid Overload in Patients on Dialysis and Its Applicability to Routine Nursing Practice: A Literature Review[J]. Nephrology nursing journal : journal of the American Nephrology Nurses' Association, 2022, 49(5).

[204]Zejun Guo, Zhang Xiaolin, Yuan Yu. The value of lung ultrasound in assessing the degree of lesions in children with mycoplasma pneumoniae pneumonia[J]. American journal of translational research, 2023, 15(3).

[205]Erminio Santangelo, Mongodi Silvia, Bouhemad Bélaid, et al. The weaning from mechanical ventilation: a comprehensive ultrasound approach[J]. Current Opinion in Critical Care, 2022, 28(3).

[206]Alistair-G Royse, Lui Elaine, Gai Dayu, et al. Three Zone Scanning Protocol For Lung Ultrasound: An Anatomical Basis[J]. Heart, lung & circulation, 2022, 32(2).

[207]Daniele-Guerino Biasucci, Bocci Maria-Grazia, Buonsenso Danilo, et al. Thromboelastography Profile Is Associated with Lung Aeration Assessed by Point-of-Care Ultrasound in COVID-19 Critically Ill Patients: An Observational Retrospective Study[J]. Healthcare, 2022, 10(7).

[208]Niccolò Parri, Allinovi Marco, Giacalone Martina, et al. To B or not to B. The rationale for quantifying B-lines in paediatric lung diseases[J]. Pediatric pulmonology, 2022, 58(1).

[209]So-Jin Yoon, Han Jung-Ho, Cho Kee-Hyun, et al. Tools for assessing lung fluid in neonates with respiratory distress[J]. BMC Pediatrics, 2022, 22(1).

[210]Jessica Schmidt, Chiu Arthur, Okiror William, et al. Training for Pediatric Cardiac and Pulmonary Point of Care Ultrasound in Eastern Uganda[J]. Ultrasound in medicine & biology, 2022, 48(12).

[211]Elke Platz, Claggett Brian, Jering Karola-S, et al. Trajectory and correlates of pulmonary congestion by lung ultrasound in patients with acute myocardial infarction: Insights from PARADISE-MI[J]. European heart journal. Acute cardiovascular care, 2023.

[212]Miguel-Lourenço Varela, Ribeiro Sofia-Branco, Krystopchuk Andriy, et al. Trans-hepatic Lung Ultrasound – A Window for Supine Patients[J]. POCUS journal, 2021, 6(1).

[213]Anna Lombardi, De Luca Mariarosaria, Fabiani Dario, et al. Ultrasound during the COVID-19 Pandemic: A Global Approach[J]. Journal of Clinical Medicine, 2023, 12(3).

[214]Yan-Bing Lin, Xia Bei, Cao Juan, et al. Ultrasound findings in neonates with alveolar capillary dysplasia with misalignment

of the pulmonary veins: report of two cases[J]. Journal of International Medical Research, 2022, 50(9).

[215]Daniele-Guerino Biasucci, Loi Barbara, Centorrino Roberta, et al. Ultrasound-assessed lung aeration correlates with respiratory system compliance in adults and neonates with acute hypoxemic restrictive respiratory failure: an observational prospective study[J]. Respiratory Research, 2022, 23(1).

[216]Elena Ciarmoli, Storti Enrico, Cangemi Jessica, et al. Use of Cardio-Pulmonary Ultrasound in the Neonatal Intensive Care Unit[J]. Children, 2023, 10(3).

[217]Andrew Shonk, Sergakis Georgianna, Varekojis Sarah-M. Use of Lung Sonography in the Assessment and Confirmation of Pulmonary Complications in the Pediatric Patient[J]. Journal of Diagnostic Medical Sonography, 2023, 39(2).

[218]Andrea Piccioni, Franza Laura, Rosa Federico, et al. Use of POCUS in Chest Pain and Dyspnea in Emergency Department: What Role Could It Have? [J]. Diagnostics, 2022, 12(7).

[219]Jake-K Donovan, Burton Samuel-O, Jones Samuel-L, et al. Use of point-of-care ultrasound by intensive care paramedics to assess respiratory distress in the out-of-hospital environment: A pilot study[J]. Prehospital emergency care, 2022.

[220]Nancy-L Hagood, Heincelman Marc, Thomas Meghan-K. Use of point-of-care ultrasound by internists to rapidly diagnose acute decompensated heart failure[J]. Respiratory Medicine Case Reports, 2023, 41.

[221]Jake-K Donovan, Burton Samuel-O, Jones Samuel-L, et al. Use of Point-of-Care Ultrasound by Non-Physicians to Assess Respiratory Distress in the Out-of-Hospital Environment: A Scoping Review[J]. Prehospital and disaster medicine, 2022, 37(4).

[222]Carl-Y Lo, Le Sang N, Nguyen Catherine-H, et al. Use of point-of-care ultrasound in the diagnosis and treatment of pulmonary oedema in an infant[J]. Anaesthesia and intensive care, 2022, 50(6).

[223]Jean Pasqueron, Dureau Pauline, Arcile Gauthier, et al. Usefulness of lung ultrasound for early detection of hospital-acquired pneumonia in cardiac critically ill patients on venoarterial extracorporeal membrane oxygenation[J]. Annals of intensive care, 2022, 12(1).

[224]Irene CasadoLópez, TungChen Yale, TorresArrese Marta, et al. Usefulness of Multi-Organ Point-of-Care Ultrasound as a Complement to the Decision-Making Process in Internal Medicine[J]. Journal of Clinical Medicine, 2022, 11(8).

[225]Rosa Morello, De Rose Cristina, Ferrari Vittoria, et al. Utility and Limits of Lung Ultrasound in Childhood Pulmonary Tuberculosis: Lessons from a Case Series and Literature Review[J]. Journal of Clinical Medicine, 2022, 11(19).

[226]Menna Mohamed, Khalil Magdy, Diab Haytham, et al. Utility of lung ultrasound in adjustment of the initial mechanical ventilation settings in patients with acute respiratory distress syndrome[J]. The Egyptian Journal of Chest Diseases and Tuberculosis, 2023, 72(1).

[227]Carl Hallgren, Svensson Carl-Johan, Ullerstam Tobias, et al. Validating a Simplified Lung Ultrasound Protocol for Detection and Quantification of Pulmonary Edema in Patients With Chronic Kidney Disease Receiving Maintenance Hemodialysis[J]. Journal of ultrasound in medicine : official journal of the American Institute of Ultrasound in Medicine, 2023.

[228]Tamer Mawla, Elhameed Aliaa, Abdallah Areeg, et al. Validity of lung ultrasound FALLS-protocol in differentiating types of shock in critically ill patients[J]. Research and Opinion in Anesthesia and Intensive Care, 2022, 9(4).

[229] Andrea Smargiassi, Zanforlin Alessandro, Perrone Tiziano, et al. Vertical Artifacts as Lung Ultrasound Signs: Trick or Trap? Part 2- An Accademia di Ecografia Toracica Position Paper on B-Lines and Sonographic Interstitial Syndrome[J]. Journal of ultrasound in medicine : official journal of the American Institute of Ultrasound in Medicine, 2022, 42(2).

[230]封在李，尹兆青，龚靖强，等.支气管肺泡灌洗在治疗重症新生儿肺炎和胎粪吸入综合征中的应用价值[J].重庆医学，2022，51（13）：2184-2188.

[231]封在李，杨明杰，段正凡，等.肺脏超声在新生儿肺复张检查和评估撤机中的临床应用价值[J].四川医学，2021，42（10）：976-979.

[232]封在李，杨晓，周策勋，等.肺脏超声在新生儿肺不张诊断与随访中的应用[J].中国临床研究，2021，34（08）：1081-1084.

[233]封在李，尹兆青，段正凡，等.肺脏超声在新生儿肺不张疾病检查中的应用价值[J].中国临床新医学，2021，14（01）：56-59.

[234]封在李，尹兆青，李学艳，等.高频振荡通气联合吸入一氧化氮治疗新生儿低氧性呼吸衰竭疗效分析[J].中华实用儿科临床杂志，2017，32（18）：1402-1405.

[235]李美菊，李文卓，柳金玲，等.不同SBT策略对机械通气患者肺通气量的影响[J].昆明医科大学学报，2022，43（07）：110-115.

[236]张其俐，梁晓宁，郭瑞君，等.超声对支气管肺泡灌洗术治疗儿童重症支原体肺炎疗效评估[J].中国超声医学杂志，2022，38（10）：1105-1108.

[237]卢骁，应岚，郑忠骏，等.超声技能提升对急诊科住院医师能力提高的影响[J].中国毕业后医学教育，2022，6（04）：362-365.

[238]杜燕然，焦景，任芸芸，等.超声影像组学技术在评估胎肺成熟度中的应用[J].诊断学理论与实践，2022，21（03）：326-330.

[239]万磊，杨灵杰，孟庆欣，等.超声诊断重症肺炎的临床价值[J].东南国防医药，2022，24（03）：253-256.

[240]王先进，曾文华，韩小羽，等.床边高频肺超声在早产儿呼吸窘迫综合征的应用价值探讨[J].江西医药，2022，57（11）：1914-1916.

[241]丁琦，张欢欢，黄新新，等.床旁超声对急性ST段抬高型心肌梗死患者Ⅰ期心脏康复风险的预测价值[J].中国心血管病研究，2022，20（05）：411-416.

[242]唐荣，薛芳，陈小梅，等.床旁超声心动图联合肺超声在急性呼吸困难中的诊断价值分析[J].宁夏医学杂志，2022，44（12）：1171-1172.

[243]罗艳合，杨水华，唐艳妮，等.床旁肺脏超声评分在诊治呼吸窘迫综合征早产儿中的应用[J].影像科学与光化学，2022，40（03）：601-605.

[244]欧霖洪，林晟，陈燕美，等.动态肺部超声评分对小儿重症肺炎病情诊断及呼吸治疗的指导研究[J].中外医学研究，2022，20（33）：68-72.

[245]燕亚茹，赵浩天，卢帆，等.对比肺超声与CT值对肺渗漏相关疾病的肺充气状况诊断的一致性[J].中国超声医学杂志，2022，38（09）：996-999.

[246]陈秀平.肺部超声检查B线评分在急性呼吸困难鉴别诊断中的应用研究[J].中国社区医师，2022，38（24）：108-110.

[247]钱鹤平，何海刚，李勇.肺部超声评分联合Lac、NT-proBNP对老年重症肺部感染全因死亡的预测价值[J].中国急救复苏与灾害医学杂志，2023，18（01）：64-68.

[248]吕茂华，曹励琪，李香祥，等.肺部超声评分评估急性呼吸窘迫综合征严重程度的Meta分析[J].中国超声医学杂

志，2022，38（10）：1191-1194.

[249]韩江英，胡兵兵，孙亮亮，等.肺部超声评分在神经外科气管切开合并肺部感染患者肺部理疗中的应用[J]. 皖南医学院学报，2022，41（03）：299-303.

[250]刘立静，马洪欣，杜睿，等.肺部超声新评分法在新生儿呼吸窘迫综合征病情评价及治疗中的应用效果[J]. 实用临床医药杂志，2022，26（21）：111-114.

[251]张娴洋，李丽，郁万友，等.肺部超声与纤维支气管镜用于支气管封堵器定位的比较[J]. 南京医科大学学报（自然科学版），2022，42（08）：1155-1158.

[252]刘鸿艳，董燕，李芙蓉，等.肺部超声在老年新型冠状病毒肺部感染的应用价值[J]. 广州医药，2023，54（03）：21-24.

[253]李雅雅，陈泽坤，陈晓康.肺部超声在小儿肺出血中的诊断价值[J]. 中国超声医学杂志，2022，38（08）：845-847.

[254]周俊，李浩，陶珍.肺部及膈肌超声联合NT - proBNP预测机械通气撤机失败的价值[J]. 深圳中西医结合杂志，2022，32（04）：13-16.

[255]崔建伟，赵炳朕，王林军.肺超声动态监测在重症休克患者容量复苏评估中的应用价值分析[J]. 山西医药杂志，2022，51（22）：2536-2539.

[256]钟春燕，张焜，罗田，等.肺超声评分评估呼吸窘迫综合征极低出生体重儿机械通气成功撤离的价值[J]. 重庆医学，2022，51（21）：3612-3616.

[257]闫媛媛，肖新广，娄君鸽，等.肺超声评分评估婴幼儿毛细支气管炎病情严重程度的临床价值[J]. 中国超声医学杂志，2023，39（03）：270-273.

[258]刘元琳，赵浩天，刘奕，等.肺超声与胸部CT评价社区获得性肺炎的一致性研究[J].中国超声医学杂志，2022，38（08）：841-844.

[259]怀佳萍，蒋晨琳，邓鸿胜，等. 肺泡灌洗液炎性因子对急性呼吸窘迫综合征患者肺复张潜能的评估价值[J]. 中国全科医学，2023，26（03）：329-334.

[260]黄艺君，吕国荣，徐武，等.改良肺部超声评分法与HRCT评分评价兔肺纤维化的比较研究[J]. 中国超声医学杂志，2022，38（05）：574-577.

[261]赵浩天，王华伟，赵鹤龄，等. 改良心肺超声方案对休克分型的鉴别诊断价值[J]. 实用休克杂志（中英文），2022，6（04）：218-222.

[262]范浩浩，姜倩倩，邢文宇，等.基于人工智能的自动肺部超声评分对ARDS患者血管外肺水评估的价值[J]. 中国急救医学，2023，43（01）：24-29.

[263]吴泳锐，林海，陈秀芹.急性呼吸衰竭床旁肺部超声检查的临床应用分析[J]. 医学影像学杂志，2022，32（09）：1604-1606.

[264]张雨薇，杨雪.透析患者容量负荷状态的监测与评估[J]. 中国临床医学，2022，29（02）：282-287.

[265]胡斌，程储记，孙泽丽.下腔静脉呼吸变异度联合肺部超声评分对脓毒症休克患者容量反应性的评估价值[J]. 中国急救复苏与灾害医学杂志，2022，17（08）：1043-1046.

[266]赵浩天，刘元琳，刘奕，等.胸膜超声表现的临床意义[J]. 中国超声医学杂志，2023，39（01）：12-16.

[267]陈宇，周强，张雷，等. 压力调节容量控制通气模式在胸腔镜肺癌根治术患者中应用效果评价[J]. 西部医学，

2022，34（07）：1078-1082.

[268]封在李，汪洋，鲍盈生，等.中国首例COVID-19孕妇治疗后分娩三胞胎早产儿阴性[J].中国感染控制杂志，2022，21（04）：330-337.

[269]封在李，孙亚洲，尹兆青，等.重度新生儿呼吸窘迫综合征致难治性呼吸衰竭疗效分析[J].中华实用儿科临床杂志，2016，31（18）：1409-1413.

[270]封在李.重度新生儿呼吸窘迫综合征致难治性呼吸衰竭治疗疗效分析[D].新乡医学院，2016.

[271]封在李，王明艳，徐冉，等.肺脏超声在新生儿肺部疾病诊断中的应用进展[J].健康研究，2023，43（01）：74-79.

[272]邵肖梅，叶鸿瑁，丘小汕，等.实用新生儿学[M].5版.北京.人民卫生出版社，2019：1-1024.

[273]施诚仁，蔡威，吴晔明，等.新生儿外科学[M].2版.北京.世界图书出版公司，2019：1-277.

[274]刘敬，曹海英，程秀永.新生儿肺脏疾病超声诊断学[M].2版.郑州：河南科学技术出版社，2020：1-245.

[275]王天有，申昆玲，沈颖，等.诸福棠实用儿科学[M].9版.北京.人民卫生出版社，2022：1-610.

[276]夏焙，张玉奇.小儿超声诊断学[M].2版.北京.人民卫生出版社，2018：1-342.